LEXIKON ERNÄHRUNG

Bettina Muermann

LEXIKON ERNÄHRUNG

Gondrom

Lizenzausgabe für Gondrom Verlag GmbH, Bindlach 1998

ISBN 3-8112-1632-5

Inhaltsübersicht

Vorwort

Die fortschreitende Spezialisierung und Informationsfülle auf allen Wissensgebieten macht es immer schwieriger, selbst in den wichtigsten Bereichen der Allgemeinbildung auf dem neuesten Stand zu sein.

Das gilt besonders für Fragen der Gesundheit im Zusammenhang mit der Ernährung. Das Interesse an Ernährungsfragen ist groß, wie erst kürzlich wieder durch eine Umfrage bestätigt wurde. Aber der Wunsch nach gesunder Ernährung steht im krassen Gegensatz zum richtigen Ernährungsverhalten.

Wir essen, weil es uns schmeckt, aber auch, weil wir unseren Körper mit den notwendigen Nährstoffen versorgen müssen, um gesund und leistungsfähig zu bleiben.

Leider essen wir meisten zu viel, zu fett, zu süß, zu salzig, trinken zu viel Alkohol und nehmen zu wenig Ballaststoffe auf. Besonders die reichliche Zufuhr begünstigt Übergewicht und ist somit ein Risikofaktor für ernährungsbedingte Krankheiten.

Der Verbraucher wird täglich mit Informationen überschwemmt, gerade auch auf dem Ernährungssektor. Vieles bleibt nur oberflächlich haften. Oft hat man das Bedürfnis, noch einmal das Gehörte zu vertiefen, ohne gleich ein ausschließlich wissenschaftliches Buch kaufen zu müssen. Man möchte ganz einfach einmal etwas unter einem Stichwort nachschlagen, z. B.:

- Wo beginnt das „Übergewicht"?
- Ist das „Idealgewicht" immer noch ideal?
- Was versteht man unter „ernährungsabhängigen Krankheiten"?

Auf diese Fragen soll das Lexikon Ernährung Antworten geben, und zwar in verständlicher Form dargestellt. Darüber hinaus kann man sich über verschiedene Diäten, über Vollwertkost und vieles mehr informieren.

Dieses Lexikon Ernährung, das in der Bundesrepublik Deutschland in der Art seiner Darstellung einmalig ist, kann und soll kein Lehrbuch ersetzen. Es gibt jedoch Auskunft zu rund 1000 Begriffen aus dem Ernährungsbereich. Die im Anhang gegebenen Hinweise auf weiterführende Literatur sind Anhaltspunkte für eine weitere Vertiefung des Ernährungswissens.

Das Lexikon richtet sich an:

- Studenten der Ernährungs- und Haushaltswissenschaften, Lebensmittelchemie, Lebensmitteltechnologie, Medizin,
- Ernährungs- und Haushaltswissenschaftler,
- Lebensmittelchemiker,
- Lebensmitteltechnologen,
- Ärzte,
- Diätassistenten,
- Fachkräfte in der Verbraucherberatung,
- Ernährungsmedizinische Berater,
- Lehrer an berufsbildenden Schulen,
- Lebensmittelhersteller,
- Ernährungsfachjournalisten.

Es ist ein nützliches Nachschlagewerk für alle, die sich für Ernährung und damit zusammenhängende Fragen interessieren.

Bei der Vielfalt des Wissensgebietes ist es allerdings nicht möglich, ein Werk herauszugeben, das eine abschließende Darstellung beinhaltet. Ergänzende oder richtigstellende Hinweise sowie sonstige Anregungen werden gerne entgegengenommen.

Die Autorin

Diplom-Trophologin Bettina Muermann hat sich durch ihre Lehrtätigkeit in der Erwachsenenbildung (Volkshochschule, Deutscher Hausfrauenbund, Deutsches Rotes Kreuz) praktische Erfahrungen in der Vermittlung von Ernährungswissen erworben. Wiederholt hat sie an Projekten des Auswertungs- und Informationsdienstes (AID) mitgearbeitet (u.a. Broschüre „Kennwort Lebensmittel“, Loseblattsammlung „Gemeinschaftsverpflegung“). Derzeit ist sie als wissenschaftliche Mitarbeiterin beim Bund für Lebensmittelrecht und Lebensmittelkunde e.V. tätig. Sie ist Mitautorin des Fachbuches „Lebensmittelrecht im Einzelhandel“, des deutsch-österreichischen Lebensmittellexikons, des „Lexikon Lebensmittelrecht“ und des „Praxis-Handbuch Lebensmittelrecht“.

A

Abendbrot

Abendessen; Abendmahlzeit

Letzte Hauptmahlzeit des Tages. Sie sollte etwa 25 % der Tagesenergiemenge enthalten und spätestens zwei Stunden vor dem Schlafengehen eingenommen werden, möglichst noch etwas früher. Späte, üppige Mahlzeiten belasten den Körper während der Nacht, verhindern ruhigen Schlaf und Entspannung und setzen sich besonders leicht in Form von Fettpolstern fest. Die Abendmahlzeit kann „warm" oder „kalt" sein. Entscheidend für die Bekömmlichkeit und den Energiegehalt sind Auswahl und Zubereitung der Gerichte.

→ Mahlzeiten

Abführmittel

Laxantien

Mittel, die die Darmtätigkeit anregen und die Darmentleerung fördern und erleichtern sollen. Folgende Mittel werden unterschieden: 1. Gleit- und aufweichende Mittel; sie enthalten an Wirkstoffen Paraffin, Glycerin oder Natriumdioctylsulfosuccinat; 2. Füll- und Quellmittel; sie enthalten z. B. Agar Agar, Methylcellulose, Pektine, Guar, Kleie, Flohsamenschalen, Leinsamen; 3. Mittel, die die Wasserresorption verhindern oder den Stuhl „wässern"; z. B. Bisacodyl, Natriumpicosulfat, Phenolphthalein, Anthrachinone, Rizinusöl; 4. Salinische Mittel; z. B. Salze, Lactulose und andere Zucker. Grundsätzlich sind A. ungesund, ganz gleich, ob es sich um chemische oder pflanzliche handelt. Regelmäßige Einnahme von A. kann zum Verlust des natürlichen Stuhlentleerungsreflexes und zu chronischer Verstopfung (→ Obstipation) führen. Ferner kommt es zu Wasserverlusten, Kaliumverarmung, Muskelschäden, Herzschwäche. Sinnvoller ist eine allmähliche Ernährungsumstellung auf eine Kost mit hohen Anteilen an → Ballaststoffen (also mehr Vollkornbrot, Obst und Gemüse in Form von Rohkost) und mehr körperliche Bewegung.

→ Appetitzügler → Bittersalz

Abmagerungsdiät

Abmagerungskost; Abmagerungskuren

→ Reduktionskost

Abnutzungsquote

→ Stickstoffminimum, absolutes

Acarbose

Pseudotetrasaccharid mikrobiellen Ursprungs, das nach oraler Verabreichung im Magen nicht verdaut wird. Führt zu einer kompetitiven Enzymhemmung bei der Kohlenhydratdigestion. Bei insulinpflichtigen und nicht insulinpflichtigen Diabetikern führt A. zu einer Senkung der postprandialen Blutzuckeranstiege, der durchschnittlichen Blutzuckerprofile, der Harnzuckerausscheidung und der Glukohämoglobinkonzentration. Schwerwiegende Nebenwirkungen einer-

Therapie mit A. wurden nicht beobachtet. Teilweise kommt es bei Anwendung zu erheblichen Blähungen.

Acceleration
→ Akzeleration

Acceptable Daily Intake
Abkürzung: ADI;
Duldbare tägliche Aufnahme (DTA)
International gebräuchliche Bezeichnung für die zulässige tägliche Aufnahme eines Stoffes, die der Mensch ohne Schädigung seiner Gesundheit mit der Nahrung je Tag und Kilogramm seiner Körpermasse lebenslang aufnehmen kann:

$$\text{ADI (mg/kg)} = \frac{\text{No Effect Level (NEL)}}{\text{Sicherheitsfaktor (SF)}}$$

Der „No Effect Level" ist die höchste Dosis ohne Wirkung (= no effect), d.h. bei den Versuchstieren treten keine erkennbaren Schädigungen auf. Dieser Wert wird unter Berücksichtigung eines Sicherheitsfaktors auf den Menschen übertragen. In der Regel wird der Sicherheitsfaktor international mit 100 festgesetzt. Unter Berücksichtigung der Verzehrsgewohnheiten (VM = Verzehrsmenge) und eines zusätzlichen Sicherheitsfaktors (ZFS) werden daraus duldbare Konzentrationen (DK) (permissible level) in Lebensmitteln abgeleitet:

$$\frac{\text{ADI} \times \text{Körpergewicht (60 kg)}}{\text{VM} \times \text{ZSF}} = \text{DK (mg/kg Lebensmittel)}$$

Daraus ergibt sich dann auch die geduldete Rückstandsmenge in einem Lebensmittel bei „good agricultural practice": gesetzlich festgelegte Höchstmenge (permitted level), angegeben in mg/kg Lebensmittel. ADI-Werte sind als Hinweis für Lebensmittelbehörden gedacht, um Rahmenbedingungen für die Lebensmittelgesetzgebung zu schaffen. Sie gelten nicht als Empfehlungen für Verbraucher und werden daher nicht auf den Lebensmittelverpackungen vermerkt.

Acerola
Ahornkirsche; westindische Kirsche; Barbadoskirsche
Botanischer Name: Malpighia punicifolia L.
Beheimatet auf den Westindischen Inseln. Heute wird die Pflanze in ganz Mittelamerika sowie in Texas und Florida kultiviert. Strauch oder kleiner Baum mit kirschenartigen roten Steinfrüchten. Fruchtfleisch wird roh oder als Kompott genossen, vor allem aber zu Saft verarbeitet. Verdient ein besonderes Interesse wegen des ungewöhnlich hohen Gehaltes an Vitamin C, der auch durch Bearbeitung zu Lutschpastillen oder Konzentrat kaum verringert wird. 100 g Fruchtfleisch enthalten 26 mg Vitamin C, 100 g Fruchtpulver etwa 27.500 mg Vitamin C. Eine Lutschpastille enthält etwa 500 mg Prozent Vitamin C.

Acesulfam-K
Dieser → Süßstoff wurde 1970 erstmals beschrieben. Er gehört zur

Gruppe der Oxathiazinondioxid-Süßstoffe. Der → ADI-Wert beträgt 0–9 mg/kg Körpergewicht. A. ist etwa 130–200fach süßer als Saccharose. A. wirkt mit → Cyclamat und → Aspartam synergistisch, nicht aber mit → Saccharin. In der Bundesrepublik Deutschland ist A. für bestimmte Lebensmittel zugelassen, für diätetische Lebensmittel bisher nur mit Ausnahmegenehmigung. A. wird unverändert wieder ausgeschieden. „Sunett" ist eingetragenes Warenzeichen für A. Der Süßstoff ist kalorienfrei, nicht kariogen, hitzebeständig und für Diabetiker geeignet.

Acetyl-Coenzym A

→ Energiestoffwechsel

Acidose

Absinken des pH-Wertes der Körperflüssigkeiten auf 7,1–7,3. Es kommt zu einer Übersäuerung des Organismus durch vermehrte → Ketonkörperbildung. Zur Beseitigung werden Natriumhydrogencarbonat oder Alkalisalze von organischen Säuren, z. B. Natriumlactat oder Natriummalat, gegeben.
→ Diabetisches Koma

Acrolein

Gesundheitsschädlicher Stoff, der bei zu starker Erhitzung von Fetten entsteht.

Actinidin

Eiweißspaltendes → Enzym, das z. B. in → Kiwis enthalten ist. Dieses Enzym bewirkt im Zusammenhang mit → Proteinen die Bitterkeit und verhindert auch das Festwerden von Gelatine, die aus Eiweiß besteht. A. verliert seine Wirkung, wenn man die geschälten Kiwis vor der Verarbeitung mit Milch und Milchprodukten wie Joghurt, Sahne oder Quark mit heißem Wasser übergießt und sie kurz ziehen läßt. Dasselbe gilt auch, wenn Kiwis in Gelatinespeisen verarbeitet werden.

Adaptation

Anpassung eines lebenden Organismus an veränderte Umweltbedingungen, z. B. Aktivierung von → Enzymen und Entgiftung von Schadstoffen, Anpassung von Verdauung und Stoffwechsel an veränderte Ernährungsgewohnheiten, Anpassung des Energiestoffwechsels bei erniedrigter Nahrungsaufnahme.

Adaptierte Säuglingsmilchnahrung

Ist der Frauenmilch in ihrer Zusammensetzung weitgehend angenähert. Ausgangsbasis ist Kuhmilch, deren Inhaltsstoffe teilweise oder ganz ausgetauscht bzw. ergänzt werden. Protein: 1,2–1,9 g/100 ml, Fett: 3,3–3,8 g/100 ml, Lactose: 6,3–7,9 g/100 ml. Die dünnflüssige Fertignahrung kann an Säuglinge in den ersten sechs Monaten verfüttert werden.
→ Teiladaptierte Säuglingsmilchnahrung

Adenosintriphosphat

Abkürzung: ATP
Speicherform der Energie, die beim Abbau der Nährstoffe anfällt.
→ Atmungskette → Energiestoffwechsel

ADI

→ Acceptable Daily Intake

Adipositas

Fettsucht; Fettleibigkeit; Obesitas
Erhöhtes Körpergewicht als Folge vermehrter Fettspeicherung. Ursache ist allgemein eine positive Energiebilanz (Energiezufuhr höher als der Verbrauch). Bewährt hat sich eine Einteilung der Fettsucht in zwei Gruppen: 1. Hyperplastische Fettsucht, auch endogene oder konstitutionelle F. genannt. Bei dieser Form besteht das Übergewicht bereits seit der frühesten Kindheit, es beruht in erster Linie auf einer Vermehrung der Fettzellmasse. Dauertherapieerfolge sind besonders schwierig. 2. Hypertrophe oder exogene F. Diese Form beginnt meist zwischen dem 20. und 40. Lebensjahr. Die Fettzellmasse ist von Geburt an nicht erhöht, sondern der Fettansatz ist die Folge eines übermäßigen Energieverzehrs. Diätmaßnahmen sind durchaus erfolgreich. Es wird angenommen, daß die erstgenannte Form der F. weniger, dagegen die zweitgenannte häufiger mit → Risikofaktoren und einer Vielzahl von Erkrankungen einhergeht, z.B. → Arteriosklerose, Herzinfarkt, → Diabetes, → Gicht, → Bluthochdruck, häufiges Auftreten von malignen Tumoren. Das Körpergewicht liegt 20–30% über dem → Normalgewicht nach Broca. Prinzip der diätetischen Behandlung besteht in einer Negativierung der Energiebilanz über einen längeren Zeitraum und Änderung der Ernährungsgewohnheiten. Maßnahmen: Bei erheblichem Übergewicht totales (Null-Diät) oder modifiziertes → Fasten unter ärztlicher Aufsicht, bei gleichzeitiger Zufuhr von ausreichend Flüssigkeit, Mineralstoffen und Vitaminen. Bei leichterem Übergewicht Durchführung einer → Reduktionskost. Nach Erreichen des angestrebten Gewichts als Dauerernährung eine fett- und kohlenhydratmodifizierte sowie im Energiegehalt dem Bedarf angepaßte vielseitige → Normalkost. Extrem Adipöse, bei denen diätetische Therapiemaßnahmen gescheitert waren, wurden in den vergangenen Jahren häufig operiert. Zunächst wurde der Ileum-Bypass, später der Gastric-Bypass und in neuerer Zeit die Gastroplastik in Form der „vertical banded gastroplasty“ angewandt (→ Ballontherapie). Eine medikamentöse Behandlung des Übergewichts ist derzeit nicht zu empfehlen (→ Ephedrin). Auch würde diese nicht unbedingt zu einer Verbesserung des Ernährungsverhaltens beitragen und vielen Personen als Alibi für unmäßigen Lebensmittelverzehr dienen.

→ androide Fettsucht → Fettleber → Fettsucht → gynoide Fettsucht → Fettzellen → Thermogenese

Adrenalin
→ Hormon, das vom Nebennierenmark an das Blut abgegeben wird, ist Gegenspieler von → Insulin. A. ist von Bedeutung für die Regulierung des Blutdruckes, des Blutzuckerspiegels, für die Fettspaltung in den Geweben, die Arbeitsleistung der Muskulatur und den → Grundumsatz.

Adzukibohne
Samen von Phaseolus angularis Wight, die als → Keimlinge verzehrt werden. Sie sollten vor dem Verzehr blanchiert werden.

Aeromonaden
Bakterien, die im Süß- und Salzwasserbereich und in Fischen vorkommen und schwerste Infektionen auslösen. Der Erreger kann über kleine Hautverletzungen in den menschlichen Organismus eindringen, aber auch über den Magen-Darmtrakt, etwa durch Verzehr von rohem Fisch oder dekontaminierten Austern oder Verschlucken von verunreinigtem Wasser. Gefährlich werden können A. vor allem für chronisch Kranke und Menschen mit geschwächtem Immunsystem. Solche Personen sollten deshalb beim Ausnehmen von Fischen Handschuhe tragen und mit verschmutztem Wasser in Berührung gekommene Wunden sofort desinfizieren, z.B. mit Jod.

Aerosol
Feinste Verteilung flüssiger oder fester Stoffteilchen in Luft oder bestimmten Gasen.

Aflatoxine
Giftige Stoffwechselprodukte von bestimmten Schimmelpilzen (→ Aspergillus), die Schädigungen (insbesondere an der Leber) beim Menschen hervorrufen können. Folgende Lebensmittel sind besonders häufig infiziert: Erdnüsse, Erdnußerzeugnisse; Hasel-, Wal- und Paranüsse, Pistazien, Mandeln, Aprikosen- und Pfirsichkerne, Kokosraspel, Mohn, Sesam, Getreide sowie die ausschließlich daraus hergestellten Erzeugnisse. Die Aflatoxinverordnung setzt Höchstmengen der Aflatoxine B_1, B_2, G_1, G_2 und M in bestimmten Lebensmitteln fest.
→ Mykotoxine

Agar Agar
Hochpolymeres Kohlenhydrat aus Galaktose, die teilweise mit Schwefelsäure verestert ist. Nach neueren Erkenntnissen besteht es aus zwei Fraktionen, zu 70 % aus der gelierenden Agarose und zu 30 % aus dem nicht gelierenden Agaropektin. Hergestellt aus Rotalgen, z.B. Gelidium amansii, Gelidium cartilagineum, Gelidium carneum, Gracilaria-Arten, Ahnfeltia plicata, Pterocladia pinnata, Pterocladia lucida. A. dient als Dickungsmittel für Soßen, Cremes und Speiseeis, aber auch für technische Zwecke, z.B.

zum Klären von Wein oder Obstsäften. Ferner wird es als Grundmaterial für Nährböden eingesetzt.
Agar Agar wird von den Enzymen des menschlichen Gastrointestinaltraktes nicht abgebaut und gelangt folglich nach Passage des Dünndarms in das Colon. Die Substanz gehört demnach definitionsgemäß zu den Ballaststoffen. Über das Ausmaß des bakteriellen Abbaues im Colon existieren keine exakten Untersuchungen. Es dürfte jedoch aufgrund der chemischen Zusammensetzung ein relativ hoher Anteil bakteriell in die üblichen bekannten Substanzen wie kurzkettige Fettsäuren, Wasserstoff, Methan etc. abgebaut werden. Der Anfall dieser Substanzen hat nach derzeitigem Wissensstand eher einen positiven als negativen Effekt im Colon. Es wird angenommen, daß die laxierende Wirkung von Agar Agar nur gering ist. Es gibt keinerlei Hinweise darauf, daß Agar Agar negative Auswirkungen auf die Gesundheit haben könnte.
→ Hydrokolloide

Ahornsirup
maple syrup
Wird aus dem Saft des Zuckerahornbaumes (Acer saccharum Marsh.), in geringem Umfang auch aus Saft des Rotahorns (Acer rubrum L.) und des Silberahorns (Acer saccharinum L.) gewonnen. Dazu werden im Frühjahr Ahornbäume angebohrt, der ausfließende Saft wird aufgefangen, gesammelt und durch Kochen eingedickt. Aus einem Ahornbaum werden ca. 40 Liter Ahornsaft gewonnen, die etwa 1 Liter Ahornsirup ergeben. A. hat einen Zuckergehalt von etwa 67 %. Der Energiegehalt beträgt ca. 1110 kJ (= 265 kcal/100 g). Ein Eßlöffel A. enthält 40 kcal (170 kJ). Der Zucker ist überwiegend Saccharose. Dunkler Sirup enthält noch kleine Mengen Invertzucker. Der Gehalt an anderen Komponenten, organischen Säuren, Aminosäuren, Vitaminen und Mineralstoffen ist zu gering, um bei den üblichen Verzehrsgewohnheiten etwas zur Versorgung mit diesen Nährstoffen beizutragen. Zu Beginn der Ernte hat A. eine helle Bernsteinfarbe und einen mild-süßen Geschmack, bei späterer Ernte wird er dunkler und unangenehm süß. Die verschiedenen Erntestadien werden durch sogenannte „Graduierungen" unterschieden. Kriterien hierfür sind u.a. Lichtdurchlässigkeit, einheitliche Farbe, einwandfreier Geruch und Geschmack, typisches Ahornaroma, nicht jedoch der Mineralstoffgehalt; z.B. A (= frühe Ernte), C (= späte Ernte). Von höchster Qualität sind die Grade AA und A. Die Grade C und D werden vorwiegend als Industrieware zur Weiterverarbeitung eingesetzt. A. ist wichtiger Bestandteil kanadischer Spezialitäten wie Ahornapfelbrotpudding, Ahornbohneneintopf und Schweinefleischgerichten. Er ist vielseitig beim Kochen und Backen

zu verwenden und schmeckt sehr gut als würzende Soße zu Süßspeisen und Pfannkuchen. A. sollte im Kühlschrank aufbewahrt und relativ rasch verbraucht werden, da er bei geöffnetem Glas schon nach wenigen Wochen verdirbt.
→ Zitronensaftkur

Ahornsirupkrankheit
Maple Syrup Disease, Valin-Leucin-Urie
Erhöhte Konzentration von Valin, Leucin und Isoleucin im Serum sowie Ausscheidung großer Mengen auch der entsprechenden Ketosäuren mit dem Harn. Ursachen: Angeborene Stoffwechselstörung im Abbau dieser verzweigtkettigen Aminosäuren. Stoffwechseldefekt liegt bei der oxidativen Decarboxylierung der von den verzweigtkettigen Aminosäuren (Leucin, Isoleucin und Valin) stammenden α-Ketosäuren, dadurch erfolgt eine Akkumulation der verzweigtkettigen Aminosäuren und ihrer entsprechenden α-Ketosäuren im Plasma, der Cerebrospinalflüssigkeit, den Erythrozyten und im Harn. Charakteristischer Geruch des Harns nach Ahornsirup. Symptome: In erster Linie Störungen des Zentralnervensystems. Ausmaß des Krankheitsbildes ist abhängig von der Art der Variante der A. Wirksamste Maßnahme ist eine → chemisch definierte Diät bei vollkommener Abwesenheit der verzweigtkettigen Aminosäuren.

AIDS, Ernährung
Es gibt nach heutigen Erkenntnissen keine Ernährungsform, die die Infektion mit HIV (= Human Immunodeficiency Virus) verhindern, die Entstehung von AIDS (englische Abkürzung für Acquired Immune Deficiency Syndrome, im Deutschen als Erworbene Immunschwäche bezeichnet) unterdrükken oder AIDS heilen kann. Da die Ernährung jedoch auch die Funktionen des Immunsystems beeinflußt, kann eine gut zusammengestellte Ernährung dazu beitragen, die körpereigene Abwehr zu stärken. Dazu gehören z.B. Reduzierung des Fettkonsums auf 25 bis 30% der Tagesenergiemenge; bevorzugter, täglicher Verzehr von Obst, Salaten, Gemüse und Vollkornprodukten; Verringerung des Konsums an Fleisch, Zucker, Alkohol und Salz.

Air-Force-Diät
Prinzipien: Energiezufuhr ist beliebig; fettreiche, eiweißreiche, kohlenhydratarme, ballaststoffarme Kost. Alkohol ist erlaubt. Vorwiegender Verzehr Lebensmittel tierischer Herkunft.
→ Schlankheitsdiäten

Akne
Acne vulgaris
Hauterkrankung, deren Beginn oft vor der Pubertät liegt. Ausgangspunkt sind Veränderungen der Talgdrüsenfollikel. Verantwortliche Faktoren sind Hormone, geneti-

sche Disposition, die auf der Haut befindlichen Mikroorganismen, Zusammensetzung und Produktion des Talges und die Ernährung. Bewährt hat sich das Prinzip der Eliminations- und Expositionsdiät, d. h. die erlaubten Lebensmittel (Kalb, Lamm, Roastbeef, Hähnchen, Süßwasserfisch, Magermilch, Buttermilch, gekochte Eier (höchstens 2 täglich), Vollkornbrot, Reis, Teigwaren, Zucker (in beschränktem Maße), Marmelade, Gelee, alle Arten Gemüse, Obst, gekochte Kartoffeln, Tee, Kaffee, Fruchtsaft (in beschränktem Maße) bilden die 14tägige Grundkost. Bei deutlicher Besserung der Haut wird die Diät nach und nach erweitert. Tritt eine Verschlechterung ein, darf das betreffende Lebensmittel über lange Zeit nicht mehr verwendet werden. A. ist durch die Einhaltung einer bestimmten Ernährung bzw. durch das Weglassen bestimmter Lebensmittel nicht heilbar; eine nicht zu fette, nicht zu süße, aber ballaststoffreiche Mischkost ist jedoch für die Hautfunktion wichtig und kann sich positiv auswirken.

Akzeleration
Acceleration
Beschleunigung in der biologischen Entwicklung. Merkmale: zeitliche Vorverlegung der geschlechtlichen Reife, beschleunigter Ablauf des Körperwachstums und größere Endwerte für die Körperhöhe, Zunahme der durchschnittlichen Geburtsgewichte und -längen, Verschiebung der Menopause. Ursachen: überwiegend bedingt durch Verbesserung der Ernährungs- und Lebensgewohnheiten.

Akzeptanz
Maß der voraussichtlichen Zufriedenheit. Grad der A. gibt an, wie gerne ein Lebensmittel oder eine Speise bei bestimmter Angebotshäufigkeit verzehrt wird.

Alanin
→ Aminosäure, die wie → Glycin im Organismus selbst synthetisiert werden kann. A. hat einen süßlichen Geschmack, wird als Baustein für die Eiweißstoffe benötigt, hat jedoch keine speziellen Funktionen.

Albumine
Gehören in die Gruppe der → globulären Proteine. A. gerinnen durch Hitze bei 70 °C. Aufgaben: Trägersubstanz für z. B. Vitamin B_{12}, Calcium und Magnesium, Fettsäuren, Arzneimittel; Trägersubstanz für Aminosäuren zu den Zellen. Vorkommen im menschlichen Organismus: Serumalbumine, Zellen, Enzyme. Vorkommen in Lebensmitteln: Milch, Eiklar, Fleisch, Fisch, Weizen-, Roggen- und Gerstenkörner, Hülsenfrüchte, Kartoffeln, Obst und Gemüse. Die → biologische Wertigkeit ist hoch.

Aldosteron
→ Hormon der Nebennierenrinde, das an der Regulation des Mineral-

stoffwechsels beteiligt ist. Bei vermehrter oder verminderter Aufnahme von Natrium und Kalium mit der Nahrung sorgt A. für einen Austausch von Natrium und Kalium auf dem Wege der Rückresorption bzw. zusätzlichen Sekretion durch die Nierenkanälchen.

Aleuronschicht
Besteht aus besonders dickwandigen Zellen und findet sich zwischen äußerer Schale und Mehlkern eines Getreidekornes. Hauptbestandteile sind Aleuroneiweiß und Cellulose. Die A. ist reich an Fetten, Mineralstoffen, Pentosanen, Vitaminen der B-Gruppe und Enzymen.
→ Getreide und Getreideerzeugnisse

Alfalfa
Englische Bezeichnung für Luzerne (Medicago sativa L.), deren Samen als → Keimlinge Verwendung finden.

Algen
Gruppe sehr heterogener Pflanzen, bei denen es sich vorwiegend um autotrophe Wasserpflanzen handelt. Bedeutung für die Ernährung haben die Grünalgen Ulva lactuca J.Ag., Enteromorpha compressa Grev., Monostroma-Arten, Scenedesmus quadricauda, Sc. obliquus, Chlorella ellipsoidea, Chl. pyrenoidosa, Chl. vulgaris, die Braunalgen Laminaria saccharina (L.) Lam., Hijikia fusiformis, Sargassum-Arten, Laminaria-Arten, Undaria pinnatifida, die Rotalgen Palmaria (Rhodymenia) palmata, Laurencia pinnatifida, Porphyra-Arten sowie die Blaualgen Spirulina platensis, Sp. gigantea, Sp. maxima. Es sind proteinreiche, ernährungsphysiologisch hochwertige Produkte, die in der ostasiatischen Küche eine große Bedeutung haben. In unterversorgten Ländern können sie eine wertvolle Ergänzung und Bereicherung der Nahrung darstellen. Wegen des hohen Nukleinsäuregehaltes sollten täglich nicht mehr als 0,3 g Algen pro kg Körpergewicht verzehrt werden. Diese Obergrenze kann nur dann gelten, wenn gleichzeitig eine zumindest purinarme Diät beachtet wird. Einige Algenpflanzen liefern Quellstoffe wie → Agar Agar oder → Alginsäure und Alginate.
→ Einzellerprotein

Alginsäure und Alginate
Polymerisat aus d-Mannuronsäure, dem Oxidationsprodukt der Hexose Mannose. Wird aus den Zellwänden von Braunalgen gewonnen, z. B. Laminaria digitata, L. saccharina, L. cloustonii, Ecklonia cava, Sargassum-Arten, Macrocystis pyrifera. A. dienen als Quellstoffe zur Dickung von Soßen, Marmeladen, Cremes. Auch zur Herstellung von bestimmten Papiersorten, Polituren, Gummiwaren und Wursthüllen, zur Appretur von Textilien sowie für Tabletten, Zahnpasta und Salben werden A. verwendet.
→ Hydrokolloide

Alkaloide

In bestimmten Pflanzen vorkommende Stoffe, die wegen ihres Aminostickstoffs alkalisch reagieren. Sie haben eine gesundheitsschädliche Wirkung, z. B. → Solanin in Kartoffeln, → Tomatin in Tomaten. A. können zu Magenschleimhautentzündung, Brechreiz, Durchfall, Kopfschmerzen, erweiterten Pupillen, Halsschmerzen, Erschöpfung und Koma führen. Der stetige Genuß von geringen Mengen an A. soll zu Erkrankungen wie Arthritis, Rheuma und Krebs führen.
→ Chinin

Alkalose

Entsteht durch Säureverlust, entweder respiratorisch durch Hyperventilation (respiratorische A.), durch Erbrechen (Verlust von Magensalzsäure) oder durch Kaliummangel (metabolische A.). Zur Beseitigung einer A. gibt man Ammoniumchlorid.

Alkohol

Ethanol, Ethylalkohol
1 g Alkohol liefert 30 kJ (7 kcal). Etwa 0,1 g Alkohol kann pro Stunde und kg → Normalgewicht in dem Zytoplasma der Leberzellen abgebaut werden. Geringe Mengen A. wirken anregend, steigern eventuell die Leistungsfähigkeit, können eine Kreislaufschwäche vorübergehend beseitigen, einen akuten Durchfall bessern, die Verdauungstätigkeit durch eine gesteigerte Magensäureproduktion anregen. Wirkung größerer Alkoholmengen: Erweiterung der peripheren Blutgefäße und dadurch verstärkte Wärmeabgabe, Anreicherung von Alkohol in den Lipiden, Gedächtnis- und Konzentrationsstörungen, gestörte Muskelkoordination, Bewußtlosigkeit. Chronischer Alkoholkonsum in größeren Mengen schädigt die Gesundheit (Hypertriglyceridämie, Bluthochdruck, Organschäden, Sucht) und erhöht den Bedarf an zahlreichen essentiellen Nährstoffen. Alkoholgenuß kann leicht zur Gewichtszunahme führen. Für Männer werden 60 g reiner Alkohol pro Tag als noch verträglich angesehen, für Frauen sind es nur 20 g, z. B. enthalten in 2 Gläsern Bier oder 1/4 Liter Wein oder 3 Gläschen Kognak oder 2–3 Gläsern Sekt. Um die Alkoholmenge von 0,3 l Bier abzubauen, braucht eine 70 kg schwere Person etwa 150 Minuten, von 0,1 l Sekt 120 Minuten, von 0,02 l Spirituosen 90 Minuten und von 0,2 l Wein 180 Minuten.
→ Blutalkoholkonzentration → Drogenabhängigkeit

Alkoholembryopathie

Schäden bei Neugeborenen durch regelmäßigen, übermäßigen Alkoholgenuß während der Schwangerschaft.

Alkoholfreie Getränke

Getränke, die keinen oder nur einen sehr geringen Alkoholgehalt (bis 0,5 %) aufweisen. Hierzu zählen: Fruchtsäfte, Fruchtnektar, Fruchtsaftgetränke, Gemüsesäfte, Gemüsetrunk, Limonaden, alkoholfreies Bier, alkoholfreier Wein, alkoholfreie Spirituosen.

Alkoholfreies Bier
Enthält, wie z.B. auch Fruchtsäfte, bis zu 0,5 %vol Alkohol. Diese Alkoholmenge ist jedoch so gering, daß keine meßbare Erhöhung des Blutalkoholspiegels feststellbar ist. Um an die Untergrenze alkoholbedingter Fahruntüchtigkeit zu gelangen, müßte ein Kraftfahrer die Menge von 20 Glas (0,2 l) a.B. zu sich nehmen, und zwar rasch hintereinander getrunken. Für Diabetiker ist Diätbier dem a.B. vorzuziehen. Der Energiegehalt von Diätbier liegt mit 330 kcal aufgrund des Alkoholgehaltes von 5 %vol höher als bei a.B., es enthält aber weniger anrechenbare Kohlenhydrate als a.B. Gichtkranke sollten keinen Alkohol und auch kein a.B. zu sich nehmen, da dessen Puringehalt wesentlich höher als bei Normalbier liegen kann. Bei Schädigungen der Leber oder Bauchspeicheldrüse, Erkrankungen des Herzens oder Nervensystems ist durch mäßigen Genuß a.B. keine Verschlechterung zu erwarten. Rücksprache mit dem Arzt ist empfehlenswert. Sind diese Erkrankungen auf chronischen Alkoholmißbrauch zurückzuführen, so muß hier auch vor dem Trinken von a.B. gewarnt werden. Es kann bei abstinenten Alkoholikern das Bedürfnis wecken, wieder „normales" Bier trinken zu wollen und somit zu einem erneuten Einstieg in die Alkoholabhängigkeit führen.

Alkoholische Getränke
Getränke mit einem Alkoholgehalt von 1,2 Volumenprozent (Malzbier) bis über 50 Volumenprozent (Spirituosen). Hierzu zählen: Wein, Schaumwein, Likörwein, weinhaltige Getränke, weinähnliche Getränke, Bier, Branntwein, Likör.

Alkoholismus
→ Drogenabhängigkeit vom Alkoholtyp. Die Ausbildung der Trunksucht verläuft über verschiedene Zwischenstufen (Vorphase, kritische Phase, chronische Phase), die teilweise übersprungen werden, und endet in der alkoholbedingten Geisteskrankheit, der Alkoholpsychose.

Allergene
Stoffe, die → Allergien auslösen. Chemisch und immunologisch lassen sich Allergene in zwei große Gruppen unterteilen: 1. Allergene mit hohem Molekulargewicht von 10.000 und mehr, z.B. Proteine, Glykoproteine, Polysaccharide; 2. Allergene mit kleinem Molekulargewicht von unter 500 mit definierter Struktur. Je nach Herkunft und Zufuhrweg lassen sich folgende Allergengruppen unterscheiden: – Inhalative Allergene (z.B. Pflanzenpollen, tierisches Material, Stäube, Schimmelpilze); – Nahrungsmittelallergene (z.B. Milch, Meeresfrüch-

te, Nüsse, Gewürze, Gemüse); – Arzneimittelallergene; – Kontaktallergene (Ekzemallergene); – Insektenallergene; – mikrobielle und parasitäre Allergene.

Allergie
Krankmachende Überempfindlichkeitsreaktion auf dem Boden einer immunologischen Sensibilisierung. Regulationsstörung des Immunsystems im Sinne einer krankmachenden Überempfindlichkeit durch Kontakt mit → Allergenen. Ausgelöst durch eine sogenannte Antigen-Antikörper-Reaktion, abhängig von einer genetischen Bereitschaft und von Ernährungsgewohnheiten im weitesten Sinne.
Klinische Symptome einer solchen Immunreaktion sind z.B. Schnupfen, Husten, Atemnot, Nesselfieber, Quincke-Ödem, Magen-Darm-Störungen und vieles mehr.
Entgegen der Meinung vieler sind Allergien kein neuartiges Umweltproblem. Schon Hippokrates (400 v. Chr.) beschrieb solche Phänomene. Der Unterschied zu früheren Zeiten liegt darin, daß das heute so große Angebot an Nahrungs- und Genußmitteln zu einer Verbreiterung der potentiellen Allergenpalette für entsprechend disponierte Individuen geführt und die moderne Forschung weitere Nahrungsmittel als Allergen erkannt hat. Die Häufigkeit allergischer Erkrankungen allgemein (alle Allergene inbegriffen) in der Gesamtbevölkerung wird auf etwa 15 % und die der Nahrungsmittel-Allergien auf unter 10 % geschätzt. Die Zahl der klinisch bedeutsamen Nahrungsmittel-Allergien dürfte bei maximal 3 bis 5 % liegen. Davon machen die Pollen-Allergiker den Hauptanteil aus.
Allergiker bilden eine besondere Klasse von Antikörpern (überwiegend IgE- und IgG-Antikörper), die für die andersartige Reaktionsweise bei einer Allergie verantwortlich sind. Ursächlich verantwortlich sind meist natürliche, unbehandelte Nahrungsmittel jedweder Provenienz, die mitunter schon durch eine Denaturierung (Kochen) einen Teil ihrer allergieauslösenden Aktivität verlieren können. Bei Nahrungsmittelallergien spielen Mediatorzellen wie Mastzellen und basophile Granulocyten eine zentrale Rolle. Durch Allergene und pseudoallergene Wirkung werden Mediatoren wie Histamin in einer ersten Reaktionsstufe freigesetzt. In der zweiten Stufe der allergischen Reaktion wirken Mediatoren und chemotaktische Faktoren auf Nervenendigungen, glatte Muskulatur (z.B. Blutgefäße) sowie auf das zelluläre Zusammenspiel des Immunsystems im höheren Organismus.
Neben den Lebensmittelinhaltsstoffen stehen folgende nutritive Faktoren im Blickpunkt: – Lebensmittel, die selbst Mediatoren wie Histamin (z.B. Wein, Erdbeeren) oder Serotonin (Bananen) enthalten; – Lebensmittelrückstände und

-zusätze (z. B. Pestizide, bestimmte Farb- und Konservierungsstoffe); - Dysbakterien verursachende Lebensmittel (besonders bei der Kleinkinderernährung sowie angeborene Enzym- und Immundefekte); - Faktoren bei Mangel- und Fehlernährung. Ernährungsbedingte A. ist vermeidbar, wenn bestimmte Lebensmittel nicht gegessen und damit die in ihnen enthaltenen Allergene nicht aufgenommen werden.
Nachweis einer A. durch Hauttests, serologische Untersuchungen, Provokationstests.
→ Eiweiß-Allergie → Food Intolerance → Lebensmittelunverträglichkeiten → Nahrungsmittelallergene → Pollen-assoziierte Nahrungsmittelallergie → Pseudoallergie → Sensibilisierungsgrad

Altenernährung
Grundsätze: 1. Der Gesamtenergiebedarf ist gesenkt, da sich das Stoffwechselgeschehen verlangsamt, aber auch die körperliche Betätigung meistens abnimmt. Für 65jährige wird ein Energiebedarf von 9000 kJ für Männer und 7500 kJ für Frauen angegeben. 2. Der Eiweißbedarf ist relativ erhöht. Es werden 45 g bis 55 g pro Tag empfohlen. Davon soll die Hälfte aus tierischen Lebensmitteln stammen. 3. Der Fettbedarf ist gesenkt. Der Fettanteil der Nahrung sollte 20 bis 30% der Gesamtenergiezufuhr nicht übersteigen. Bei der Fettauswahl ist auf eine ausreichende Versorgung mit → essentiellen Fettsäuren zu achten. 4. Der Kohlenhydratbedarf ist gesenkt. Es sollten energiearme kohlenhydratreiche Lebensmittel bevorzugt werden. 5. Auf ausreichende Zufuhr an Vitaminen, Mineralstoffen und Flüssigkeit ist zu achten. 6. Fünf bis sechs kleinere Mahlzeiten sollten gleichmäßig über den Tag verteilt werden.
→ Empfehlungen für die wünschenswerte Höhe der Nährstoffzufuhr

Alternative Ernährung
Alternative Ernährungsformen
Grundprinzipien: - Überwiegend ovo-lacto-vegetabile Kost; - weitgehender Verzicht auf industriell hergestellte Lebensmittel (z. B. Fertigprodukte, Zucker); - weitgehender Verzicht auf Zusatzstoffe (z. B. Konservierungsstoffe, Farbstoffe); - möglichst schonende Zubereitung; - nicht oder wenig verarbeitete (naturbelassene) Lebensmittel; - Bevorzugung von Lebensmitteln aus kontrolliert-ökologischer (kontrolliert-biologischer) Anbauweise. Motive können sein: gesundheitliche Aspekte, religiös-ethische Überlegungen, ökonomisch-ökologische Gründe.
→ Alternative Lebensmittel → Reformernährung → Vollwert-Ernährung

Alternative Lebensmittel
Alternativer Landbau
Im Unterschied zu herkömmlichen landwirtschaftlichen Produktionsmethoden wird weitgehend oder

vollständig auf den Einsatz von mineralischen Düngemitteln, synthetischen Pflanzenschutzmitteln und Tierarzneimitteln verzichtet. Die Weiterverarbeitung der „alternativ" produzierten Waren erfolgt überwiegend unter Verzicht auf Zusatzstoffe. Kriterien für alternative Lebensmittel: – Aus alternativem (sogenannten kontrolliertem) Anbau, z.B. „biologisch-dynamisch", „organisch-biologisch", „naturnaher Anbau"; – weitgehend ohne chemische (synthetische) Hilfsmittel wie Mineraldünger, Pflanzenschutzmittel, Zusatzstoffe, Medikamente; – nicht oder wenig be- und verarbeitet, d.h. vollwertig (ursprünglicher Inhaltsstoffgehalt), hohe Nährstoffdichte, niedrige Energiedichte; – unterstellte gesundheitsbezogene Wirkung oder ideeller Wert, psychologischer Wert.

Zahlreiche Untersuchungen zum Qualitätsvergleich „alternativer" und „moderner" Lebensmittel haben bisher keine eindeutigen Aussagen geliefert, da nicht nur bessere, sondern auch schlechtere und besonders häufig ähnliche Inhaltsstoff- und Schadstoffgehalte gemessen wurden.

→ Alternative Ernährung → Anbau, ökologischer

Aluminium

chem. Symbol Al

→ Spurenelement, dessen physiologische Funktionen nicht sicher bekannt sind. A. wird in Pflanzen und Sträuchern in unterschiedlichem Ausmaß gespeichert, Teesträucher und Gewürze akkumulieren A. Die tägliche perorale Aufnahme an A. wird auf 5 mg geschätzt, die Resorption liegt bei etwa 1% der aufgenommenen Menge. Beim Menschen ist erst bei einer A.-Aufnahme von mehr als 4 g/Tag mit ernsthaften Störungen des Calcium- und Phosphor-Stoffwechsels zu rechnen.

Amaranth

1. Farbstoff mit der Nummer E 123 (→ Lebensmittelfarbstoffe). → ADI-Wert: 0–0,5 mg/kg Körpergewicht.
2. A. ist ferner Name einer Getreidepflanze (Amaranthus caudatus L.) aus Mexiko, die in der Bundesrepublik Deutschland angeboten wird als ganze Körnchen, Müslimischungen mit A. und als A.-Kekse. Die kleinen, nur 1–1,5 mm großen, runden, nussig schmeckenden Samenkörnchen haben einen sehr hohen Rohproteingehalt. Er liegt zwischen 12,5 und 17,6% in der Trockensubstanz. Besonders interessant ist der Gehalt an den Aminosäuren, die beim Getreide die biologische Wertigkeit des Eiweißes limitieren, nämlich Lysin und die schwefelhaltigen Aminosäuren. Der Lysingehalt ist mit 5% von allen Getreidesorten am höchsten; die schwefelhaltigen Aminosäuren liegen bei 4,4%. Der Fettgehalt liegt, je nach Sorte, zwischen 5,4 und 17% in der Trockensubstanz und zeichnet sich durch einen hohen

Gehalt an ungesättigten Fettsäuren aus (ca. 75 %), davon sind rund 50 % Linolsäure. Probleme gibt es beim Vermahlen, weil die Samen so klein und hart sind. Versuche sind im Gange, größersamige Amaranthsorten zu züchten und neue Mahlmethoden zu entwickeln. Die Blätter der Amaranthpflanze können gedünstet als Gemüse, als Suppe oder als Salat zubereitet werden. Sie schmecken ähnlich wie Spinat.

Ameisensäure und Formiate
→ Konservierungsstoff aus der Reihe der niederen Fettsäuren. Ihre Wirkung beruht auf der Hemmung wichtiger Enzyme, vor allem aber auf einer Senkung des pH-Wertes in konservierten Lebensmitteln. A. kommt in geringen Mengen im menschlichen Organismus als normales Stoffwechselzwischenprodukt vor. Der → ADI-Wert beträgt 0 bis 3 mg/kg Körpergewicht pro Tag. A. reizt in konzentrierter Form Haut und Schleimhäute. Haupteinsatzgebiete sind Fischerzeugnisse, Obsterzeugnisse zur Weiterverarbeitung, Getränkegrundstoffe, Sauerkonserven.

Amine
Biochemische, stickstoffhaltige Verbindungen, die mit Hilfe von Bakterien oder Enzymen u.a. bei der Umbildung von Eiweißstoffen entstehen. Sie sind wichtige Stoffwechselverbindungen. Weit verbreitet sind sie in Lebensmitteln, vor allem in Fleisch und Fisch. Auch im Körper können sie gebildet werden.
→ Biogene Amine

Aminosäuren
Carbonsäuren, bei denen ein oder mehrere Wasserstoffatome durch die Aminogruppe (NH_2) ersetzt sind. Sie sind Bausteine der → Proteine. Die Einteilung erfolgt in essentielle und nicht essentielle Aminosäuren. Essentiell sind → Isoleucin, → Leucin, → Lysin, → Methionin, → Phenylanalin, → Threonin, → Trypthophan, → Valin, (→ Histidin für Kinder). Nicht essentiell sind → Alanin, → Arginin, → Asparaginsäure, → Cystein, → Glutaminsäure, → Glycin, → Prolin, → Serin, → Tyrosin. Acht der ca. 20 Aminosäuren müssen mit der Nahrung zugeführt werden, da sie der Organismus nicht selbst aufbauen kann, sie werden aber zum Aufbau von arteigenem Eiweiß benötigt (= unentbehrliche, lebensnotwendige, essentielle Aminosäuren). Etwa 20 verschiedene Aminosäuren sind je nach Art des Proteins in einer ganz bestimmten Reihenfolge (Aminosäuren-Sequenz) angeordnet. Diese Aminosäuren-Sequenz ist genetisch festgelegt und verleiht dem Protein seine spezifischen Eigenschaften. Der Aminosäuren-Pool im Organismus beträgt etwa 45 g (1 g im Plasma, 2–4 g in der Leber, 40 g in der Muskulatur).
→ Biogene Amine → EAA-Index → FAO-Referenzprotein

Aminosäuren-Antagonismus
Ursache sind Konkurrenzen zum gemeinsamen Transportsystem. Am bekanntesten sind Antagonismen im Bereich der verzweigtkettigen Aminosäuren Isoleucin, Leucin und Valin. Dadurch wird die Biosynthese mehrerer für den Zwischenstoffwechsel wichtiger Verbindungen verhindert.

Aminosäurenbedarf
Bedarf an → essentiellen Aminosäuren zur Bildung von Körpereiweiß. Z. B. werden zur Bildung von 70 g Körpereiweiß folgende Mengen benötigt: Valin 3,5 g, Leucin 5,3 g, Isoleucin 3,2 g, Threonin 3,4 g, Methionin 1,5 g, Lysin 4,2 g, Phenylalanin 3,2 g, Tryptophan 0,9 g.

Aminosäuren, glucoplastische
Zuckerbildende Aminosäuren
Dazu zählen Alanin, Arginin, Asparaginsäure, Cystein, Glutaminsäure, Glycin, Histidin, Methionin, Prolin, Serin, Threonin, Trypthophan, Valin. Die → Gluconeogenese aus Aminosäuren spielt bei mangelnder Kohlenhydratzufuhr mit der Nahrung eine wichtige Rolle.

Aminosäuren-Imbalanz
Aminosäuren-Ungleichgewicht
Dies bedeutet eine zu hohe oder zu niedrige Zufuhr von essentiellen Aminosäuren mit der Nahrung, die Störungen im Eiweißstoffwechsel zur Folge hat.

Aminosäuren, ketoplastische
Es handelt sich hierbei um Ketonkörper bildende Aminosäuren. Dazu zählen Leucin, Isoleucin, Phenylalanin und Tyrosin.

Aminosäuren, limitierende
Begrenzende Aminosäuren
Essentielle Aminosäuren, die im Nahrungseiweiß in geringerer Menge vorkommen und somit die → biologische Wertigkeit begrenzen.

Aminosäuren-Pool
→ Aminosäuren

Aminosäuren-Sequenz
→ Aminosäuren

Aminosäuren-Toxizität
Wird hervorgerufen durch Überdosierung von z. B. Methionin, Phenylalanin oder Tyrosin in Höhe von 2 %, bezogen auf das Tagesgewicht der Nahrung. Symptome der Toxizität sind Wachstumsverzögerung, degenerative Veränderungen in Leber, Milz, Pankreas sowie Lidschwellung.

Aminosäuren-Ungleichgewicht
→ Aminosäuren-Imbalanz

Amygdalin
→ Blausäure

Amylase
α-Amylase ist ein → Enzym, das die α-1,4-glycosidischen Bindungen

im Innern des Stärkemoleküls spaltet. Sie ist vorwiegend im Speichel sowie im Saft der Bauchspeicheldrüse enthalten. Im menschlichen Verdauungstrakt fehlen β-Amylasen.

Amylaseinhibitor

Hierzu zählt z. B. Trestatin, das in einer irreversiblen Reaktion die → α-Amylase hemmt. A. ist in der Lage, den postprandialen Blutglucoseanstieg insulinunabhängig zu senken und stellt somit ein interessantes, alternatives Therapieprinzip zur Behandlung von Typ II-Diabetikern dar.

Anämie

Blutarmut

Am häufigsten ist die Verminderung von roten Blutkörperchen infolge von Eisenmangel.

Ananas

Rohe A. enthält → Bromelin, ein eiweißspaltendes Enzym. Fleisch, das man mit A. belegt oder mit Ananassaft mariniert, wird zarter und leichter verdaulich. Gelatinespeisen und Cremespeisen aus Sahne und Eiern werden nicht fest, wenn sie mit frischer A. zusammengebracht werden.
→ Hollywood-Star-Diät

Anatto

Bixin; Orlean

Orangeroter Farbstoff E 160 b, der aus dem Samen des in Zentral- und Südamerika heimischen Rukuoder Orleanstrauches Bixa orellana L. gewonnen wird. Dient vor allem zum Färben von Margarine und Käse.

Anbau, ökologischer

Biologischer Anbau

Ziel des ökologischen Anbaus ist eine umweltschonende und energiesparende Produktion von ernährungsphysiologisch vollwertigen Agrarerzeugnissen. Er basiert auf einer langfristig stabilen Produktion, wobei die Bodenfruchtbarkeit und artenreiche Ökosysteme gefördert bzw. erhalten, aufgebaut und genutzt werden. Die verschiedenen Richtungen des ökologischen Anbaus haben folgende Merkmale: – Ganzheitliche Betrachtungsweise der Vorgänge, die mit der landwirtschaftlichen Produktion verbunden werden; – Es wird ein möglichst geschlossener Betriebskreislauf (mit vielfältiger Struktur) angestrebt, der den naturgesetzlichen Kreislauf zwischen Boden, Pflanze, Tier und Mensch beachtet; – Vermeidung bzw. Reduzierung aller Arten der bewirtschaftungsbedingten Umweltbelastung sowie Einsatz lokaler Rohstoffe und Betriebsmittel; – Gute Pflege und Ernährung des Bodenlebens durch umsichtige Bodenbearbeitung und organische Düngung; – Organisches Material wird optimal aufbereitet und gezielt verwendet, um so bodenbiologische Prozesse zur Nährstoffumsetzung und -mobilisierung zu fördern; – Unterstüt-

zung der Widerstandskraft gegen Schädlinge und Krankheiten durch Vielfalt der Betriebsorganisation (z.B. Untersaaten, Fruchtfolgen); – Standortgemäße Wahl der Pflanzen- und Tierarten; – Förderung der Nützlinge: biotechnische Schädlingsbekämpfung (z.B. Leimringe) und physikalische Pflegemaßnahmen (z.B. Hacken); – Bodenschonender, struktur- und humusgehaltverbessernder, energiesparender Technikeinsatz: tiefes Lockern und flaches Wenden; – Tiergerechte Stallhaltung: Fütterung möglichst mit hofeigenen, zusatzfreien Futtermitteln; – Eine vielgestaltige und attraktive Kulturlandschaft ist auch als Basis für nachhaltig nutzbare Produktionsgrundlagen zu erhalten; – Menschenwürdiges Arbeiten; – Vielseitigkeit in der Betriebsorganisation, niedrige Ausgaben für Betriebsmittel: günstiges Aufwands- und Ertragsverhältnis; – Verbot von Kunstdünger, Pflanzenbehandlungsmitteln, Hormonen und Wuchsstoffen.
→ Alternative Lebensmittel → Biokost

Aneurin
→ Thiamin

Androide Fettsucht
Die androide Fettsucht ist durch eine verstärkte Ausprägung der „Fettpolster" in der Abdominalregion, d.h. im Bauchbereich, gekennzeichnet. Abdominelle Fettzellen, v. a. intraabdominelle oder omentale Fettzellen sprechen stärker auf lipolytische Reize an als Fettzellen aus anderen Körperregionen, d.h. sie können schneller an Größe und Gewicht abnehmen. Die abdominelle Form der → Adipositas ist eng mit Stoffwechselstörungen, kardiovaskulären Erkrankungen und Bluthochdruck assoziiert. Möglicherweise spielen für die Fettgewebsverteilung die Geschlechtshormone eine wesentliche Rolle. Je höher z.B. die freien Testosteronspiegel sind, desto größer ist die → WHR. Östrogen hingegen führt zu einer → gynoiden Fettgewebsverteilung. Dies konnte auch bei Männern beobachtet werden, die wegen eines Prostatakarzinoms eine Östrogenbehandlung durchführten. Eine gesicherte Erklärung, warum die androide Fettsucht eher mit gesundheitlichen Komplikationen verhaftet ist, gibt es zur Zeit nicht. Als gesichert gilt, daß die Leber stärker mit Fettsäuren überflutet wird, woraus eine verminderte Insulinextraktion in der Leber und damit ein erhöhter Insulinspiegel resultieren könnte. Hohe Insulinspiegel können auch eine Erhöhung des Blutdruckes bewirken.

Angelika
Tee aus Wurzel und Samen von Angelica archangelica L. var. sativa wird wegen seiner appetitanregenden, nervenstärkenden Wirkung getrunken.

Angostura
Starkbitter, gebrannt aus rund 40 verschiedenen Kräuterextrakten. Früher als Medizin bei Fieber-, Magen- und Darminfektionen eingesetzt, heute Grundlage für Drinks und Würze für Soße und Desserts.

Animal-Protein-Factor
Veraltete Bezeichnung für → Cobalamine

Anis
Spaltfrüchte von Pimpinella anisum L. Verwendung als Gewürz für Weihnachtsgebäck, fernöstliche Gerichte, Süßspeisen, Liköre, aber auch Gemüse, wie z.B. Rotkohl, Möhren oder Kürbis. In der Medizin eingesetzt bei Husten, Blähungen, Verdauungsstörungen.

Anorexia nervosa
Magersucht
Fehlendes Nahrungsverlangen bis zur Verweigerung der Nahrungsaufnahme auf der Basis einer nervösen Störung.
Diagnosekriterien: 1. Beginn der Erkrankung vor dem 25. Lebensjahr. 2. Gewichtsverlust von mindestens 25% des ursprünglichen Körpergewichts. 3. Verzerrte Einstellung gegenüber Essen, Nahrung und Gewicht, z.B.: – Vergnügen am Gewichtsverlust, Nahrungsverweigerung wird als angenehm erlebt; – Körperschema von extremer Magerkeit; – ungewöhnliches Horten oder Umgehen mit Nahrungsmitteln. 4. Mindestens zwei der folgenden Symptome: –Amenorrhoe; – Lanugobehaarung; – Bradykardie (Puls von 60 und weniger); – Perioden von Hyperaktivität; – Bulimische Episoden; – (Selbstinduziertes) Erbrechen. 5. Keine bekannte körperliche Erkrankung, die für den Gewichtsverlust verantwortlich sein könnte. 6. Keine bekannte psychiatrische Erkrankung.
Behandlung: Sondenernährung, Infusionen, Psychotherapie.
→ Bulimia nervosa

Anorexie
Appetitmangel, Appetitlosigkeit, Eßunlust
Herabgesetztes oder fehlendes Verlangen der Nahrungsaufnahme. Ursachen sind Störungen des Allgemeinbefindens, z.B. Infektionskrankheiten, Erkrankungen im Bereich der Verdauungsorgane, psychische Ursachen (→ Anorexia nervosa). Bei länger andauerndem Appetitmangel ohne erkennbare Ursachen sollte immer nach einer möglichen Erkrankung geforscht werden. Maßnahmen: Eine vorübergehende Appetitlosigkeit bedarf keiner besonderen Behandlung. Bei länger andauernder Appetitlosigkeit im allgemeinen Verabreichung einer hochkalorischen, gut aufschließbaren, eiweißreichen Kost in mehreren kleineren Mahlzeiten, die in Art und Zusammenstellung den individuellen Wünschen angepaßt sein müssen.

Anreicherung
Supplementierung
Ausgleich eines Defizits bestimmter essentieller Nährstoffe durch künstlichen Zusatz, z. B. Anreicherung von Margarine mit fettlöslichen Vitaminen, Anreicherung von Speisesalz mit Jod.

Anstaltsverpflegung
Besondere Form der → Gemeinschaftsverpflegung. Einheitlich für alle Einrichtungen ist die Vollverpflegung. Einrichtungen sind Krankenhäuser, Bundeswehr, Heime, Justizvollzugsanstalten.

Anthropometrie
Lehre von den Messungen, Maßen und Maßverhältnissen des menschlichen Körpers und seiner Teile.
→ Hautfaltendicke → Körpergewicht → Trizepshautfalte

Anthroposophische Ernährungslehre
Die anthroposophische Ernährungslehre vertritt im Grundsatz die Prinzipien der ovo-lacto-vegetabilen Ernährung (→ Vegetarische Kost). „Schöpfer" und Vordenker ist Rudolf Steiner (1861–1925). Die Anthroposophie bezeichnet sich als Erkenntnisweg, der über die Grenzen der Sinneswelt hinausführt und im Übersinnlichen eine erfahrbare Realität erkennt. Sie ist eine ganzheitliche Lehre, die versucht, den Menschen als seelisch-geistiges Wesen in seinem Zusammenhang mit der Welt und dem Kosmos zu begreifen. Der Wert der Nahrung wird durch ihren Gehalt an ätherischen Bildekräften („Äthern") bestimmt. Die Qualität, also der Gehalt an Bildekräften, die Geschmack, Bekömmlichkeit und Nährwert der Lebensmittel ausmachen, wird durch das Zusammenwirken von irdischen und kosmischen Kräften bestimmt, und die Landwirtschaft muß die Harmonie zwischen beiden Polen schaffen. Nach Möglichkeit sollte der Eiweißbedarf in erster Linie aus pflanzlichem Eiweiß, insbesondere Getreideeiweiß, gedeckt werden. Tierisches Eiweiß ist generell nicht verboten. Auf Fleisch sollte verzichtet werden, weil „... die Fleischkost den geistig strebenden Menschen in der Entwicklung aufzuhalten vermag". Zudem soll ein übermäßiger Eiweißkonsum aufgrund toxischer Wirkungen unverdauter Eiweißreste zur „Sklerose" führen. Kohlenhydrate sollen in Form von Stärke aus Getreide, Obst und Gemüse verzehrt werden. Die Verwendung von Industriezucker wird abgelehnt. Vom Verzehr der Kartoffel wird abgeraten. Als Folge eines „übermäßigen" Kartoffelgenusses gilt ein allgemeiner Instinktverlust und ein nicht erstrebenswertes intellektuelles, materialistisches Denken. Empfohlen werden Samenöle und Fette mit hohem Anteil an → essentiellen Fettsäuren. Den Verbindungen der Kieselsäure, den Silikaten, wird eine besondere Be-

deutung beigemessen. Getreideprodukte enthalten einen hohen Anteil an Silikaten.

Antimetabolite
Exogene, unter pathophysiologischen Gegebenheiten auch endogene Verbindungen, die die Funktion eines → Metaboliten auf eine den Stoffwechsel störende Weise beeinträchtigen oder unterbinden. → Avidin → Phytinsäure

Antioxidantien
Stoffe, die unerwünschte oxidative (durch den Luftsauerstoff bewirkte) Veränderungen in Lebensmitteln (z.B. Ranzigwerden von Fetten) verhüten. Natürliche A. sind z.B. Vitamin C und Vitamin E, künstliche A. sind Sulfite, Butylhydroxyanisol, Butylhydroxytoluol. Die Wirkung der A. beruht auf ihrer Fähigkeit, mit bestimmten Radikalen der Autoxidationskette unter Bildung stabiler Produkte zu reagieren und auf diese Weise den Kettenprozeß abzubrechen. Der Einsatz von künstlichen A. ist unter Einhaltung bestimmter Höchstmengen auf bestimmte Lebensmittel begrenzt.

Antiperniziosa-Faktor
Veraltete Bezeichnung für → Cobalamine

Antivitamine
Chemische Verbindungen, die biologisch entgegengesetzte Wirkungen wie → Vitamine haben. A. stören die Funktion derjenigen Vitamine, die als Wirkgruppe an ein → Enzym gebunden sind. Als A. wirken Antibiotika und andere Chemotherapeutika, die z.B. B-Vitamine aus ihrer Enzymbindung verdrängen und außerdem die für die Vitamin-B-Synthese wichtige Darmflora zerstören. Bei Einnahme dieser Medikamente über längere Zeit ist deshalb eine zusätzliche Vitaminzufuhr notwendig.

Anus praeter
Künstlicher Darmausgang, operativ angelegt im rechten oder linken Unterbauch. Notwendig z.B. bei Darmverschluß, Dickdarmkrebs oder bei chronisch-entzündlichen Darmerkrankungen. Der Kostaufbau nach der Operation sollte stufenweise erfolgen: 1. Stufe: Leichte Vollkost. Zusätzlich sollten gerbsäure-, pektin- und kaliumreiche Lebensmittel verstärkt eingesetzt werden, um den Wasser- und Elektrolytverlust einzuschränken. Voraussetzung für die 2. Stufe (Leichte Vollkost unter Berücksichtigung spezifischer Unverträglichkeit) ist das Absetzen weicher, voluminöser Stühle. Die 3. Stufe ist eine Vollkost unter Berücksichtigung der eigenen Unverträglichkeiten. Ungeeignet sind abführende Lebensmittel (Alkohol, Kaffee, Kolagetränke, scharfe Gewürze, Gebratenes), blähende Lebensmittel (Kohlarten, Hülsenfrüchte, Lauch, Zwiebeln, frisches Brot, Kohlensäure) und geruchserzeugende Lebensmittel (Eier und -produkte,

Fisch, Zwiebeln, Spargel, Pilze, bestimmte Käsesorten).
→ Colektomie, totale

Apfel
Frucht von Malus sylvestris Mill. Reich an Vitaminen und Mineralstoffen, vor allem an Vitamin C, an Kalium und Phosphor. Hoher Gehalt an Fruchtsäure, Fruchtzucker und Ballaststoffen und daher anregend für den gesamten Verdauungsapparat.

Apfeldiät
Apfelkur
Einseitige → Schlankheitsdiät. Sofern keine Zugabe anderer Lebensmittel erfolgt, ist es eine ausgesprochene Mangeldiät. In der Regel nur kurzfristig anwendbar und wird häufig auch aus geschmacklichen Gründen nicht lange toleriert. Der Gewichtsverlust entspricht dem Energiedefizit. A. wird sinnvollerweise angewandt als spezielle Diät bei akuten Darmerkrankungen, z. B. Durchfall. Es wird geriebener, roher Apfel neben Schwarztee und Zwieback verabreicht.

Apfel-Ei-Diät
Einseitige → Schlankheitsdiät. Rezept: bei Hunger einen Apfel und ein hartgekochtes Ei essen (immer beides zusammen und so oft man will). Viel trinken, und zwar Mineralwasser, Kaffee oder Tee. Nicht länger als zwei Tage durchführen, und auch nicht öfter als einmal im Monat. Gewichtsabnahme: bis zu zwei Kilogramm in zwei Tagen.

Apfelessig
Reich an Mineralstoffen, vor allem Kalium; daneben aber auch Eisen, Kupfer, Mangan, Kalzium, Phosphor, Aluminium und Magnesium. Zur Anregung der Verdauung morgens auf nüchternen Magen ein Glas Wasser mit einem Eßlöffel Obstessig und einem Teelöffel Honig trinken. Soll die Fettverbrennung beschleunigen und für einen gesunden Säure-Basen-Ausgleich sorgen.

Apfelsine
Orange
Frucht von Citrus sinensis (L.) Pers. Reich an Vitamin C, Phosphor, Fruchtsäuren sowie Trauben- und Fruchtzucker. Zwei A. decken den täglichen Vitamin C-Bedarf eines Erwachsenen.

Apoenzym
→ Enzyme

Appetit
Gerichtetes Verlangen nach bestimmten Speisen, ausgelöst durch seitlich gelegene Nervenzellgruppen des Zwischenhirns (Appetitzentrum). Anregung des A. erfolgt durch äußere Faktoren (z. B. Geruch, Geschmack, Gehör, optische Eindrücke) und durch innere Faktoren (z. B. Füllungszustand des Magens, Blutzuckerspiegel). A. ist von → Hunger nur bedingt zu trennen. Impulse, die auf den A. wirken:
– Allgemein: Sättigungsverlangen, Genußverlangen in Wechselbezie-

hung zum → Flavour, zum Anreiz einer Speise; – spezielle psychische Einflüsse: Einstellung, Erfahrung, Gewohnheit, Kenntnis, Vorstellung, Urteil, Präferenzen und Aversionen; Gefühle (Kummer, Trauer, Langeweile, Streß, Euphorie, Nostalgie); Bewertung einer Speise als Belohnung oder Strafe, Selbstbeherrschung, Maßlosigkeit und Sucht, Futterneid; Image, Illusionen, Placebowirkung; Lesen einer Speisekarte, Diskussion um Speisen oder Rezepte, gedankliche Vorstellung einer Speise, Hören eines Bißgeräusches; – physiologische Einflüsse: Verträglichkeit und Bekömmlichkeit, Einflüsse des genetisch-metabolischen Musters, besondere Bedingungen wie Schwangerschaft, Stillzeit, körperliche Leistung, Krankheit, Gebißzustand; – vom Lebensmittel ausgehende Einflüsse: Anreiz durch Größe, Form, Verpackung, Servierung; – Umweltbedingungen: chrono-biologische (Tageszeit, Jahreszeit), ökonomische (Preise, Lebensmittelverfügbarkeit), soziokulturelle (soziale Normen, Traditionen) Situation; Örtlichkeit, Gesellschaft, Anlaß; hygienisch-ästhetische Situation; – metabolische Regulationsmechanismen.
→ Bittermittel

Appetitzügler
Appetithemmer
Arzneimittel, die den → Appetit hemmen. Enthalten häufig den Wirkstoff Nor-pseudo-ephedrin, der das Zentralnervensystem beeinflußt. Einige A. enthalten zusätzlich → Abführmittel, die die Gewichtsabnahme unterstützen sollen. Bei Dauergebrauch von A. wurden folgende Nebenwirkungen beobachtet: Konzentrationsstörung, Leistungsschwäche, Erregungszustände, Reizbarkeit, Schlafstörung, Erschöpfungszustände, Herzbeschwerden, Schweißausbrüche, Kreislaufstörungen, Lungenhochdruck, Euphorie. Zudem besteht Gefahr der Abhängigkeit, die zur → Sucht führen kann. Daneben gibt es „Hungerbremsen", die vom Magen-Darm-Trakt aus wirken. Sie enthalten meist Zitrusfasern, Weizenkleie oder Weizenkeime, aber auch Frucht- oder Molkepulver. Bei gleichzeitiger reichlicher Aufnahme von Flüssigkeit dehnen sich die Quellstoffe in Magen und Darm aus. Man sollte sie genau 20 Minuten vor den Mahlzeiten einnehmen, denn diese Zeit braucht der Körper, um Sättigungsgefühl zu empfinden.

Arachidonsäure
→ essentielle Fettsäuren

Arbeitsleistung
→ Berufsschwere

Arbeitsumsatz
→ Berufsschwere → Leistungsumsatz

Arginin
Basische → Aminosäure mit sechs Kohlenstoffatomen und einer zu-

sätzlichen Aminogruppe in der Seitenkette. Bestandteil der meisten tierischen Eiweißstoffe, im Erdnußprotein ist es zu 11 % enthalten. Der Eigengeschmack wird mit bitter angegeben. A. wird als halbessentielle Aminosäure eingestuft.

Aroma
[griech.] Gewürz
Geschmackliche Empfindung beim Verzehr eines Lebensmittels, die durch zahlreiche geruchliche Empfindungen bereichert wird. A. wird bewirkt durch die im Lebensmittel enthaltenen → Aromastoffe.

Aromaextrakte
Erzeugnisse – konzentriert oder nicht konzentriert – mit Aromaeigenschaften, gewonnen mittels geeigneter physikalischer Verfahren (einschließlich Destillation und Extraktion mit Lösungsmitteln) oder durch enzymatische oder mikrobiologische Methoden aus pflanzlichen oder tierischen Ausgangsmaterialien, die für den menschlichen Verzehr geeignet sind (→ Aromat). Die zahlreichen in diesen Aromaextrakten vorkommenden natürlichen → Aromastoffe bilden den Geschmack des Aromaextraktes. Verwiesen sei beispielhaft auf Gewürzextrakte oder Kräuterauszüge.

Aromastoffe
Chemisch definierte Stoffe mit Aromaeigenschaften (Geruchs- und Geschmacksstoffe), die sich, je nach Gewinnungsmethode, unterteilen lassen. Folgende Aromastoffarten sind zu unterscheiden: 1. Natürliche Aromastoffe, gewonnen mittels geeigneter physikalischer Verfahren (einschließlich Destillation und Extraktion mit Lösungsmitteln) oder durch enzymatische oder mikrobiologische Methoden aus pflanzlichen oder tierischen Ausgangsmaterialien, die für den menschlichen Verzehr geeignet sind (→ Aromate). 2. Naturidentische A. sind den natürlichen A. chemisch gleich, werden jedoch durch Synthese oder andere chemische Verfahren aus anderen Ausgangsmaterialien gewonnen. 3. Künstliche A. (Zusatzstoffe) sind bisher noch nicht in der Natur nachgewiesene Stoffe mit bestimmten Geschmackseigenschaften.
→ Aromen → Aromat

Aromat
Natürliches pflanzliches oder tierisches Ausgangsmaterial mit Geschmackseigenschaften in unbearbeitetem oder be- bzw. verarbeitetem Zustand für den menschlichen Verzehr geeignet.
→ Aromastoffe

Aromatherapie
Einsatz heilsamer Duftstoffe (ätherischer Öle) in der Therapie verschiedener Erkrankungen, z. B. Melisse, Edelgeranie und Lavendel für Schlafgestörte und Nervöse, Rosmarin für Hypotoniker, Eu-

kalyptus für Asthmakranke, Pfefferminz für Magenkranke. Durch das Erleben angenehmer Gerüche sollen vor allem das Gemüt und die Erinnerung günstig beeinflußt werden. Körperliches Wohlbefinden, Leistungs- und Konzentrationsfähigkeit sollen verbessert werden. Gelassenheit und Selbstsicherheit sollen zunehmen, Depressionen abnehmen. Krankheitsgefühle sollen sich vermindern oder ganz verlorengehen. Zu den wichtigsten aromatischen Heilpflanzen zählen: Angelika, Anis, Basilikum, Bergamotte, Bohnenkraut, Cajaput, Eukalyptus, Fenchel, Geranicum, Jasmin, Kamille, Nelke, Pfefferminze, Rosmarin, Sandelholz, Zimt.

Aromatisierung
Geruchs- und Geschmacksgebung von Lebensmitteln unter Verwendung von → Aromen mit der technologischen Funktion, Lebensmitteln einen bestimmten charakteristischen Geschmack zu verleihen und/oder fertigungsbedingte Aromaverluste auszugleichen.

Aromen
Essenzen
A. sind → Aromastoffe, → Aromaextrakte, → Reaktionsaromen, und → Raucharomen sowie deren Mischungen, die, auch mit einem Gehalt an Lebensmitteln oder Zusatzstoffen, zur → Aromatisierung von Lebensmitteln bestimmt und nicht zum unmittelbaren Verzehr geeignet sind. Es handelt sich hierbei in aller Regel um komplexe flüssige, pasten- oder pulverförmige Zubereitungen. Stoffe oder Erzeugnisse mit ausschließlich süßem, saurem oder salzigem Geschmack oder solche, die dazu bestimmt sind, als solche verzehrt zu werden, gelten nicht als Aromen.

Arteriosklerose
Degenerative Erkrankung der Arterienwand mit Wandverhärtung, Elastizitätsschwund und Blutgefäßverengung. Sie wird charakterisiert durch die Anhäufung von Fettstoffen, Bindegewebe und Calciumsalzen mit begleitenden Veränderungen der anderen Wandschichten der Arterien. Als Voraussetzung für die Entstehung der A. wird eine Verletzung des Endothels (Auskleidung der inneren Arterienwand) angenommen. An den defekten Stellen können z.B. Blutplättchen (Thrombozyten) anhaften und zu verklumpen beginnen. Daraufhin können im Blut zirkulierende Lipide und andere Substanzen leichter in die Gefäßwand eindringen und sich dort ablagern. Primäre Ursache der arteriosklerotischen Läsionen sind Oxidationsprodukte des → Cholesterins, welche bei der Lebensmittelverarbeitung und -zubereitung entstehen können. A. ist die wichtigste Ursache von Herzinfarkt und Schlaganfall. Hypercholesterinämie ist eine Voraussetzung für die Entstehung von A. und somit

ein → Risikofaktor für alle Herz-Kreislauf-Erkrankungen.
Diätetische Behandlung: Bei Übergewicht strikte → Reduktionskost, allgemein Verabreichung einer kalorisch knappen Kost; Fettzufuhr überwiegend in Form mehrfach ungesättigter Fettsäuren, von denen ein Teil aus → Omega-3-Fettsäuren bestehen sollte; Kohlenhydrate nur in hochmolekularer Form mit hohem Ballaststoffanteil; mäßige Alkoholzufuhr; Verbot von Nikotin. Vor einiger Zeit ist Wissenschaftlern in Los Angeles der Nachweis gelungen, daß mit einer Cholesterinspiegel-Senkung die arteriosklerotischen Ablagerungen an den Herzgefäßwänden vermindert werden können. Die Senkung des Cholesterinspiegels wurde mit strenger Diät (< 125 mg Cholesterin/Tag, wenig versteckte Fette) und Medikamenten erreicht.
→ Blutfette → Bluthochdruck

Arthritis urica
→ Gicht

Arthrosen
→ Rheuma

Artischocke
Für den Verzehr dienen die dicken Infloreszenzböden und die fleischigen Basen der inneren Hüllblätter von Cynara scolymus L., die man in Salzwasser mit Zitronensaft kocht. Enthält den Bitterstoff Cynarin, der günstig auf die Magenschleimhaut wirkt. Soll den Cholesterinspiegel senken helfen. Reich an Mineralstoffen (Kalium, Magnesium, Eisen, Calcium) und Vitaminen (Carotin, Vitamine B_1, B_2 und C).

Arzneimittel
Gemäß § 2 Arzneimittelgesetz vom 24. 8. 1976 werden Arzneimittel definiert als „Stoffe und Zubereitungen aus Stoffen, die dazu bestimmt sind, durch Anwendung am oder im menschlichen oder tierischen Körper 1. Krankheiten, Leiden, Körperschäden oder krankhafte Beschwerden zu heilen, zu lindern, zu verhüten oder zu erkennen; 2. die Beschaffenheit, den Zustand oder die Funktionen des Körpers oder seelische Zustände erkennen zu lassen; 3. vom menschlichen oder tierischen Körper erzeugte Wirkstoffe oder Körperflüssigkeiten zu ersetzen; 4. Krankheitserreger, Parasiten oder körperfremde Stoffe abzuwehren, zu beseitigen oder unschädlich zu machen oder 5. die Beschaffenheit, den Zustand oder die Funktion des Körpers oder seelische Zustände zu beeinflussen“. A. dürfen nur in den Verkehr gebracht werden, wenn sie vom Bundesgesundheitsamt in Berlin zugelassen sind.

Arzneimittel und Ernährung
Mögliche Wirkungsmechanismen von Arzneimitteln auf den Ernährungszustand sind: – Beeinflussung des Appetits; – Einflüsse auf die Nährstoffabsorption: veränderte pH-Verhältnisse im Verdauungs-

trakt, Interaktionen mit den Gallensäuren, veränderte Motilität des Verdauungstraktes, Inaktivierung von Enzymen, kompetitive Hemmung der Absorption von Nährstoffen, Schädigung der resorbierenden Mukosazellen, Komplexbildung zwischen Nährstoffen und Medikament; – Beeinflussung der Metabolisierung und Utilisierung von Nährstoffen; – veränderte Nährstoffausscheidung. Es erscheint empfehlenswert, für die Dauer der Arzneimitteleinnahme bei „kritischen Arzneimitteln" eine besonders vitamin- und mineralstoffreiche Kost einzunehmen. Bei langdauernder Medikamentenzufuhr können unter Umständen Substitutionen mit Vitamin- und Mineralstoffpräparaten erforderlich werden. Siehe auch Tabelle „Beispiele möglicher Beeinträchtigung der Nährstoffversorgung durch Arzneimittel", Anhang S. 321.

Ascorbinsäure

Vitamin C

Wirkung: Beteiligung bei Hydroxilierungen, beim Einbau von Eisen in Ferritin, beim Elektronentransport. Blockiert die Bildungsreaktion der → Nitrosamine. Fördert die Eisenresorption. Erhöht Widerstandskraft gegenüber Infektionen. Mangelsymptome: Skorbut, Hämorrhagien, Gingivitis mit Hypertrophie des Zahnwalls, Hämaturie, Blutungen, herabgesetzte Erythropoese, Verminderung der Resistenz gegenüber Infektionen, Knochenveränderungen, Anämie, gestörte Herztätigkeit. Bedarf für den gesunden Erwachsenen: 75 mg pro Tag. Raucher haben einen bis zu 40 % höheren Vitamin C-Bedarf pro Tag. Erhöht ist der Bedarf auch bei starker körperlicher Belastung, bei großer Flüssigkeitszufuhr und bei verschiedenen Erkrankungen. Vorkommen: Obst, Gemüse, Tomaten, Kartoffeln. A. ist sehr empfindlich gegenüber Hitze, Sauerstoff, Licht, Feuchtigkeit und zu langer Lagerung. Da Vitamin C wasserlöslich ist, kann es nicht gespeichert werden.

→ Antioxidantien → Vitamine

Asparagin

→ Asparaginsäure

Asparaginsäure

A. gehört zu den sauren → Aminosäuren. Vorkommen hauptsächlich in Kasein, Maiseiweiß und Wollkeratin. Die Salze heißen Aspartat. A. ermöglicht im intermediären Stoffwechsel die Transaminierung und Desaminierung, sie wirkt bei der Harnstoffsynthese mit. Asparagin ist das Amid der A., bei der Hydrolyse entsteht Ammoniak und A. Der Geschmack ist neutral. A. ist keine essentielle Aminosäure.

Aspartam

α-L-aspartyl-phenylalaninmethylester

Dieser → Süßstoff wurde 1965 erstmals beschrieben. Er ist 200mal süßer als Zucker. Er besteht aus den Aminosäuren Phenylalanin (als Methylester) und Asparaginsäure. Der → ADI-Wert beträgt 0–40 mg/kg Körpergewicht. Im Organismus wird der Süßstoff in seine Bestandteile aufgespalten, wobei Spuren von Methanol freigesetzt werden, die gesundheitlich unbedenklich sind. In der Bundesrepublik Deutschland ist A. für bestimmte Lebensmittel zugelassen, für diätetische Lebensmittel bisher nur mit Ausnahmegenehmigung. Ferner gibt es mit A. gesüßte Lebensmittel, z. B. Joghurt, Kaugummi und koffeinhaltige Erfrischungsgetränke (Markenname „NutraSweet"). In der Diät für Personen, die unter → Phenylketonurie leiden, ist der Phenylalanin-Gehalt von Aspartam (10 mg/Tablette „Canderel") zu berücksichtigen. Aspartam ist ein kalorienarmer und nicht kariogener Süßstoff. Eine Tablette „Canderel" (90 mg) entspricht der Süßkraft von einem Teelöffel Zukker (5 g) und hat 1,45 kJ (0,34 kcal). 0,5 g „Canderel" Streusüße (= 1 Teelöffel) entspricht der Süßkraft von 1 Teelöffel Zucker (5 g) und hat 8,5 kJ (2 kcal). „Canderel" Streusüße enthält Maltodextrin und muß bei Verwendung in der Diabetes-Diät mitberechnet werden (1 Teelöffel = 0,04 BE). A. ist geeignet zum Süßen von Getränken und Speisen, jedoch nicht zum Kochen und Backen, da es dabei an Süßkraft verliert.

Aspartat
→ Asparaginsäure

Aspergillus
Schimmelpilzgattung. Bedeutung für den Menschen: häufig Bildung von → Mycotoxinen. Einige Arten sind auch human- und tierpathogen. Von A. flavus-Stämmen z.B. wird → Aflatoxin gebildet. A. oryzae ist eine Schimmelpilzart, die zur Herstellung zahlreicher ostasiatische Fermentationsprodukte (Miso, Sojasoße) verwendet wird.

Assimilation
Baustoffwechsel
Gesamtheit der energieverbrauchenden Stoffwechselvorgänge, die zum Aufbau körpereigener Stoffe aus den mit der Nahrung aufgenommenen organischen und anorganischen Verbindungen führen.

Astronautenkost
→ chemisch definierte Diät.

Atkins-Diät
Prinzipien: Energiezufuhr ist beliebig. Fettreiche, eiweißreiche, kohlenhydratarme, ballaststoffarme Kost. Alkohol wird nicht empfohlen. Vorwiegend Verzehr Lebensmittel tierischer Herkunft. Die fettreiche Diät führt häufig zu → Mundgeruch. Dr. Atkins empfiehlt, diesen schlechten Mundgeruch mit Chlorophyll-Tabletten oder Mundspray zu bekämpfen.
→ Schlankheitsdiäten

Atmungskette
Gesamtheit der Enzymsysteme, die in den Mitochondrien der Körperzellen die Wasserstoffatome der Nährstoffe zu Wasser oxidieren und dadurch der Gewinnung von → Adenosintriphosphat dienen. Der Wasserstoff wird bei der biologischen Oxidation langsam über mehrere Reaktionsschritte auf den Sauerstoff der Atemluft übertragen.
→ Citronensäurecyclus

ATP
→ Adenosintriphosphat

Aufbaukost
Aufbaudiät; Mastkost
Kostform nach längerem → Fasten oder bei Untergewicht. Unterschieden werden vier Stufen: 1. Schonende Kost (leichtverdaulich, fettarm); häufige, kleine Mahlzeiten; 2. Übergang zu → leichter Vollkost; 3. Angebot energiereicher Kräftigungskost (bis 15 000 kJ pro Tag) so lange, bis mit dem → Idealgewicht die volle Leistungsfähigkeit erreicht ist; 4. Rückkehr zu energetisch ausgewogener → Normalkost.

Aufbaustoffwechsel
Neubildung von Körperzellen während der Kinder- und Jugendzeit, während die Körpermasse von 3 kg auf über 60 kg anwächst.
→ Erhaltungsstoffwechsel

aufbereitfertig
tischfertig, tafelfertig
Fertig vorbereitete oder gegarte Lebensmittel, die Zutaten benötigen und/oder bis zur Verzehrtemperatur zu erwärmen sind. Möglich ist eine weitere Unterteilung in: – Zugabe von warmer oder kalter Flüssigkeit und ggf. weiterer Zutaten (z. B. löslicher Kaffee, Milchpulver, Kartoffelpüreepulver); – Erwärmen ohne Zugabe von Flüssigkeit und weiterer Zutaten (z. B. tiefgefrorene Speisen, Dosensuppen); – Erwärmen mit Zugabe von Flüssigkeit und ggf. weiterer Zutaten (z. B. Dosensuppenkonzentrate, Soßenkonzentrate).

Ausmahlungsgrad
Bezeichnet den Gewichtsanteil des beim Vermahlen von Getreide anfallenden Mehls in Prozent des Getreideausgangsgewichtes. Vollkornmehl entspricht einem A. von 100%. Je niedriger der A. ist (60–70%), desto heller und stärkereicher sind Mehl und Brot. Je höher der A. ist (75–85%), desto dunkler und kleiehaltiger (ballaststoffreicher) sind Mehl und Brot.
→ Auszugsmehle → Typenzahl

Ausnutzung
→ Resorption

Außer-Haus-Verpflegung
Verpflegung von Personen mit verzehrfertigen Mahlzeiten außerhalb der eigenen Haushalte durch eigens dafür geschaffene und darauf spezialisierte Einrichtungen. A. umfaßt die Bereiche → Gemein-

schaftsverpflegung und Gastronomie.

Auszugsmehle
Mehle mit niedrigem → Ausmahlungsgrad

Auxone
Es handelt sich hierbei um noch nicht identifizierte, möglicherweise → essentielle Inhaltsstoffe.

Avidin
Glycoproteid im rohen Eiklar, das mit → Biotin einen festen Komplex bildet und dadurch das Biotin unverwertbar macht. Durch Kochen wird A. zerstört.
→ Antimetabolite

Avitaminose
Unterversorgung an → Vitaminen. Ursachen: – alimentärer Mangel (zu geringe Zufuhr mit der Nahrung aufgrund unzureichender oder einseitiger Ernährung oder durch unsachgemäße Nahrungszubereitung); – Störungen der Vitaminsynthese durch die Darmflora aufgrund langfristiger peroraler Behandlung mit Antibiotika; – Störungen der Resorption (beschleunigte Darmpassage bei chronischen Durchfällen; pathologische Veränderungen der Darmschleimhaut; spezifische Defekte, z. B. Fehlen von → intrinsic factor, Defekt in der Hydroxylierung von Vitamin D zu aktiven Metaboliten bei chronischen Nierenerkrankungen).
→ Hypovitaminose

Axerophtol
→ Retinol

B

Babykost
→ Beikost

Backen
Garen unter leichter oder stärkerer Bräunung in heißer Luft (165–250 °C).

Backhefe
Treibmittel zur Herstellung von Hefegebäck. B. ist reich an Vitamin B_1, Vitamin B_2 und Niacin.
→ Hefe

Backmittel
Pulverförmige, pastenförmige, kremartige oder flüssige Zubereitungen aus Lebensmitteln (z. B. Backzutaten) und/oder Lebensmittelzusatzstoffen, die zur Verbesserung der Qualität von Brot und anderen Backwaren (Bräunung, Rösche, Porung, Schnittfähigkeit, Frischhaltung, Schutz vor Schimmel- und Fadenbildung) und/oder zur Erleichterung ihrer Herstellung (Regulierung der Backfähigkeit der Mehle, Verbesserung der Teigentwicklung und Teigeigenschaften) bestimmt sind. B. werden bei der Teigbereitung und -bearbeitung oder Herstellung von Massen zugesetzt.

Backtriebmittel
Stoffe oder Stoffgemische zur Lockerung von Teigen durch Gasbildung, z. B. Backpulver, Hirschhornsalz, → Hefe, Sauerteig.

Backmischung
Backfertige Mehle oder Gemische in Pulverform, die zur Herstellung von Backwaren noch die Zugabe von Flüssigkeit und weiterer Zutaten (z. B. Ei, Fett) erfordern.

Bakterien
Untergruppe der Eubakterien. Eubakterien umfassen Bakterien, Kokken, Spirillen und → Bazillen. Sie sind einzellig und vermehren sich durch Teilung. Giftstoffe (Toxine) werden von pathogenen Bakterien gebildet.

Ballaststoffe
Pflanzenfasern; Nahrungsfasern; nicht verwertbare Kohlenhydrate; dietary fibre; non-starchpolysaccharides (NSP); Schlackenstoffe
Sammelbegriff für die durch menschliche Verdauungssekrete nicht abbaubaren pflanzlichen Zellwand-, Gerüst- und Stützgewebe. Dazu zählen Cellulose, Pektine, Hemicellulosen, Lignin und in minderem Umfang Cutin, Wachse, Glycoproteine und zellwandgebundene Mineralstoffe. B. zählen zu den nicht energieliefernden Begleitstoffen. Die Summe der unlöslichen Ballaststoffe (z. B. Cellulose, Lignin) und löslichen Ballaststoffe (z. B. Pektine) eines Lebensmittels wird als Gesamtballaststoffe bezeichnet. Hauptbestandteile der B. sind energiereiche NSP. Im Gegensatz zu den Enzymsystemen des Dünndarms können die anaeroben Kolonbakterien mit ihrem Enzymbesatz die NSP-Bindungen spalten. Als Endprodukte dieses Fermentationsprozesses entstehen energiereiche kurzkettige Fettsäuren, die aus dem Darmlumen resorbiert werden. Die Energiezufuhr durch B. beläuft sich je nach Zufuhr (20–150 g/Tag) auf 40 bis 300 kcal/Tag.
Wirkung der Ballaststoffe im Körper: – verlängern das Kauen und vermehren Absonderung von Speichel; – verzögern Magenentleerung; – verlängern Magenverweilzeit; – erhöhen Sättigungswert der Nahrung; – verhindern Darmträgheit und Verstopfung; – begünstigen vermehrte Entwicklung von Darmbakterien; – erhöhen das Stuhlgewicht und vermindern dadurch möglicherweise die Konzentration von krebserzeugenden Substanzen im Darminnern; – verkürzen die Passagezeit und schränken somit den Kontakt von möglicherweise krebserzeugenden Substanzen mit der Darmwand ein; – verzögern Glucoseresorption; – senken den postprandialen Blutglucosespiegel; – verbessern Glucosetoleranz (bedeutsam für den Diabetiker); – binden Gallensäuren und senken somit möglicherweise den Cholesterinspiegel. Eine optimale Zufuhr soll der Ent-

stehung einer Reihe von Erkrankungen und Funktionsstörungen entgegenwirken, z.B. Obstipation, Dickdarmdivertikulose, Dickdarmcarcinom, Gallensteine, Fettstoffwechselstörungen und Diabetes mellitus. Bei der Wahl ballaststoffreicher Lebensmittel muß berücksichtigt werden, daß die Wirkungen der einzelnen Ballaststoffkomponenten unterschiedlich sind. B. sollten deshalb sowohl aus Vollgetreide als auch aus Obst, Kartoffeln und Gemüse aufgenommen werden. Die Möglichkeit einer verminderten Resorption von mehrwertigen Kationen (Calcium, Magnesium, Eisen und Zink) hat praktische Bedeutung nur bei erhöhter Zufuhr isolierter B. (z.B. Kleie) aus therapeutischen Gründen. Die Verminderung der Resorptionsrate mehrwertiger Kationen aus ballaststoffreichen Lebensmitteln wird durch deren höheren Gehalt an diesen Nährstoffen mehr als ausgeglichen.
Als Richtwert für die Zufuhr von B. gilt bei Erwachsenen eine Menge von täglich mindestens 30 g bzw. rund 12,5 g pro 1000 kcal bzw. 3 g/MJ. Liegt die Energiezufuhr unter 2400 kcal, muß die Ballaststoffdichte entsprechend ansteigen. Für Säuglinge und Kinder sind keine Richtwerte für die Ballaststoffzufuhr bekannt. Die Hälfte der B. sollte aus Getreideprodukten stammen (→ Weizenkleie). Auf ausreichende Flüssigkeitszufuhr achten.

→ Darmbakterien → Diabetes mellitus → Divertikulose → Rohfaser

Ballontherapie
Das Konzept, durch luft- oder wassergefüllte Ballons das Magenvolumen zu verkleinern und damit die Nahrungszufuhr einzuschränken, ist bereits mehrere Jahre in der Erprobung. Diskutiert wird, ob durch eine antrale Dilatation eine vermehrte und permanente Freisetzung gastrointestinaler Hormone mit zentralnervösem Sättigungseffekt (z.B. Cholezystokinin) erzielt werden kann. Die bisherigen Erkenntnisse erlauben jedoch noch keine generelle Empfehlung zur Behandlung der → Adipositas. Die B. stellt einen invasiven Eingriff dar, der zu zahlreichen Nebenwirkungen und Komplikationen führen kann. Bekannt sind bisher Erbrechen, erosive Gastritiden, Antrumtamponade, Druckulzera, Refluxoesophagitis, Regurgitation des Ballons, Aspiration, Obstruktionsileus des Dünndarms und Oesophagusperforation.
Für die Therapie der Adipositas per magna könnte sich unter Berücksichtigung pathophysiologischer Überlegungen die intragastrale Ballonimplantation in Zukunft als sinnvoll erweisen.

Banane
Es gibt die zuckerreiche Obstbanane Musa sapientum und die weniger süße, stärkereiche Mehlbanane Musa paradisiaca. Reich an

Kalium und Vitamin C. Soll anti-depressiv wirkende Stoffe ins Gehirn entsenden.

Bananen-Joghurt-Diät
Einseitige → Schlankheitsdiät. Morgens, mittags und abends je eine Banane und ein Joghurt. Zusätzlich drei Scheiben Knäckebrot. Kaffee, Tee oder Mineralwasser in beliebiger Menge. Nicht länger als zwei Tage durchführen. Gewichtsabnahme: Drei bis vier Pfund.

Banting-Diät
Eingeschränkte Flüssigkeitszufuhr. Tägliche Aufnahme von 1 kg Fleisch, 100 g Obst und Gemüse. → Eiweißreiche Kostformen

Barbadoskirsche
→ Acerola

Basalumsatz
→ Grundumsatz

Basilikum
Botanischer Name: Ocimum basilicum L. Ihr zu 0,02–0,5 % vorkommenes ätherisches Öl besteht zu 55 % aus Methylchavicol und übt eine beruhigende Wirkung aus. Blätter werden frisch oder getrocknet in der Fischkonserven- und Likörindustrie sowie in der Küche für Salate, Soßen, Suppen und Fleischspeisen genutzt. Gilt als appetitanregend und verdauungsfördernd.

Batate
Süßkartoffel
Botanischer Name: Ipomoea batatas (L.) Lam. Eine in den ganzen Tropen und Subtropen verbreitete Pflanze, die in ihren Wurzelknollen vorzugsweise Stärke speichert, daneben aber noch so viel Zucker enthält, daß sie süßlich schmeckt. Die Knollen werden gekocht, geröstet oder gebraten gegessen.

Bauchspeicheldrüse
Pankreas
Ausführungsgang der B. und der Gallengang münden in den Zwölffingerdarm. B. ist die wichtigste Bildungsstätte für Verdauungsenzyme. Der Bauchspeichel (Pankreassaft) (täglich etwa 1 l) enthält kohlenhydrat-, fett- und eiweißspaltende Enzyme. Er reagiert alkalisch und hat die Aufgabe, die Magensalzsäure zu neutralisieren. In der B. wird auch das Hormon → Insulin produziert.

Baustoffe
Dienen dem Aufbau und der Erhaltung der Körpersubstanz. Zu den Baustoffen zählen Wasser, Eiweißstoffe und einige Mengenelemente der Mineralstoffe (Calcium, Phosphor).

Baustoffwechsel
→ Assimilation

Bazillen
Früherer Trivialname für → Bakterien ganz allgemein. B. sind grampositive, aerobe, unbewegliche, endosporenbildende, apathogene

oder obligat bzw. fakultativ pathogene Stäbchen von ubiquitärer Verbreitung, vor allem im Erdboden.

BE
→ Broteinheit

Becquerel
Bq
Maßeinheit für die Aktivität (Stärke) einer radioaktiven Substanz.

Bedarf
Menge eines Stoffes, die ausreicht, um Schäden zu vermeiden (Minimalbedarf). Keine konstante Größe. Sie ändert sich bei physiologischen oder pathologischen Zuständen.
→ Nährstoffbedarf

Bedarfsdeckende, bilanzierte Diät
Dient einer gezielten Stoffwechselführung zur Aufrechterhaltung einer physiologischen Stoffwechselsituation, oder sie dient der Korrektur einer pathologischen Stoffwechselsituation. Sie muß als einzige zugeführte Nahrung ungestörten Stoffwechsel und volle Leistungsfähigkeit über längere Zeit gewährleisten können. Hinsichtlich der Art der zugeführten Nährstoffe werden bilanzierte Diäten weiter unterteilt in:
→ chemisch definierte Diät → Formuladiät → nährstoffdefinierte Diät

Bedarfsempfehlung
→ Empfehlungen für die wünschenswerte Höhe der Nährstoffzufuhr.

Bedarfsgegenstände
Gegenstände, die dazu bestimmt sind, beim Herstellen, Behandeln oder Inverkehrbringen oder beim Verzehr von Lebensmitteln verwendet zu werden und dabei mit den Lebensmitteln in Berührung kommen oder auf diese einwirken, sowie Gegenstände, die mit dem menschlichen Körper in Berührung kommen (z. B. Koch- und Eßgeschirr, Verpackung, Gegenstände zur Körperpflege, Perücken, Spielwaren, Scherzartikel).

BEFFE
→ bindegewebseiweißfreies Fleischeiweiß

Begleitstoffe
Inhaltsstoffe der Lebensmittel ohne Energiewert, aber mit funktionsfördernder Wirkung. Dazu zählen → Ballaststoffe, → Duft- und → Geschmacksstoffe.

Begrenzende Aminosäuren
→ Aminosäuren, limitierende

Beifuß
Gänsekraut, Jungfernkraut
Botanischer Name: Artemisia vulgaris L. Würzkraut für fette Gerichte (z. B. Gänsebraten, Schmalz), da es die Fettverdauung fördert. Tee aus B. wirkt krampflösend und harntreibend.

Beikost
Babykost
Alle Nahrung, die zusätzlich zur Muttermilch- oder Flaschenernährung gegeben wird. Sie soll den Bedarf an bestimmten Vitaminen (A und C), Mineral- und Ballaststoffen decken. Hinsichtlich Alter bei Ersteinführung von Beikost (frühestens ab 5. Lebensmonat, spätestens ab 7. Lebensmonat) und hinsichtlich Reihenfolge und Zeitpunkte des Einsatzes von Beikost mit Beispielen für die Selbstherstellung gibt es entsprechende Empfehlungen der Ernährungskommission der Deutschen Gesellschaft für Kinderheilkunde.

Beilage
Speisenkomponente, die zur Ergänzung von Eier-, Fisch-, Geflügel-, Fleisch- und Wildspeisenkomponenten zu einem vollständigen Gericht dient, z.B. Kartoffeln, Teigwaren, Reis, Salat, Gemüse.

Beize
Marinade
Mischung aus säurehaltigen Flüssigkeiten und würzenden Zutaten zur Verbesserung der Konsistenz und/oder Geschmack von Fleisch, Fisch, Wild, Geflügel.

Bekömmlichkeit
Verträglichkeit
Subjektives Empfinden, die Nahrung ohne Beschwerden oder Mißempfinden zu vertragen. Wesentliche subjektive Faktoren, welche die B. beeinflussen, sind: – Erkrankungen des Verdauungskanals; – Erkrankungen der Anhangsdrüsen des Verdauungskanals (Pankreas, Leber, Galle); – unzureichende oder fehlende Produktion von Verdauungsenzymen; – angeborene oder erworbene Stoffwechselstörungen; – Infektionen des Magen-Darm-Traktes. Die B. wird aber auch durch Bestandteile der Kost beeinflußt: – Unzweckmäßige Zusammensetzung der Kost (z.B. sehr fettreich); – hoher Gehalt an unverdaulichen oder schwerverdaulichen Nahrungsbestandteilen; – Gehalt an toxischen Bestandteilen. Auch die Geschwindigkeit der → Magenpassage hat Einfluß auf die B. Häufig ist die Zubereitungsart entscheidend, ob ein Lebensmittel gut oder schlecht bekömmlich ist, Störungen der B. äußern sich durch Völlegefühl, Durchfall, Verstopfung, Sodbrennen, Aufstoßen, Blähungen, Magenschmerzen.

Benzaldehyd
Geschmackgebender Bestandteil von Obstkernen und bitteren Mandeln. Natürliches Bittermandelöl enthält 2–4 % → Blausäure neben 90 % B., künstliches Bittermandelöl enthält nur Benzaldehyd.

Benzoesäure und Benzoate
Sie entfaltet ihre Wirksamkeit als → Konservierungsstoff am wirksamsten in sauren Speisen. Die Wirkung der B. beruht auf ihrem

Hemmeffekt gegenüber den → Enzymen Katalase und Peroxidase, wodurch eine Wasserstoffperoxid-Ansammlung in den Zellen hervorgerufen wird. Aus dem menschlichen Organismus wird sie als Hippursäure ausgeschieden. Der → ADI-Wert beträgt 0–5 mg/kg Körpergewicht pro Tag. Wird in Beerenfrüchten, z. B. der Preiselbeere, aber auch in Pflaumen, Zimt und Gewürznelken gefunden.

3,4-Benzpyren
Polycyclischer aromatischer Kohlenwasserstoff, der u. a. bei der Verbrennung kohlenstoffhaltigen Materials entsteht. B. ist krebserregend und gefährdet den Menschen über die Haut (Hautkrebs), Atemluft (Lungenkrebs) und als Verunreinigung über die Nahrung. B. ist international als Leitsubstanz der aromatischen Kohlenwasserstoffe anerkannt. Durch sachgerechtes Rösten, Backen, Braten und Fritieren ist eine Verunreinigung der Lebensmittel durch B. gering.

Beri Beri
Vitamin-B_1-Mangelkrankheit
→ Thiamin

Berufsschwere
Tatsächliche Arbeitsleistung für die Ermittlung des beruflichen Arbeitsumsatzes. Infolge eines durch Mechanisierung und Automatisierung verringerten Berufsarbeitsumsatzes sind heute viele berufliche Tätigkeiten in eine Berufsschweregruppe mit einem im Vergleich zu früher geringeren Energieumsatz einzuordnen. Es gibt 4 Berufsschweregruppen: – Leichtarbeiter (z. B. Büroangestellte, Fließbandarbeiter); – Mittelschwerarbeiter (z. B. Verkäuferin, hauswirtschaftliche Tätigkeiten mit größerem manuellen Aufwand); – Schwerarbeiter (z. B. landwirtschaftliche Tätigkeiten, Maurer, mehrere Disziplinen im Leistungssport); – Schwerstarbeiter (z. B. Wald-, Stahl-, Hochofenarbeiter, Hochleistungssportler). Die Ermittlung des beruflichen Arbeitsumsatzes erfolgt auf der Basis des 8-Stunden-Werktages. Die Empfehlungen betragen für:

Leichtarbeiter
männlich: < 315 kJ/h (< 75 kcal/h)
weiblich: < 250 kJ/h (< 60 kcal/h)

Mittelschwerarbeiter
männlich:
315–630 kJ/h (75–150 kcal/h)
weiblich:
250–500 kJ/h (60–120 kcal/h)

Schwerarbeiter
männlich:
630–840 kJ/h (150–200 kcal/h)
weiblich: 500 kJ/h (120 kcal/h)

Schwerstarbeiter
männlich: 840 kJ/h (200 kcal/h)
→ Betriebsverpflegung → Energiebedarf

Beschränkt natriumarme Kost
→ natriumarme Kost

Bestrahlung
Physikalisches Behandlungsver-

fahren. Es dient der Verlängerung der Haltbarkeit eines Produktes. Für die Lebensmittel-Bestrahlung kommen Röntgenstrahlen, Elektronenstrahlen (von Maschinen erzeugt) und Gammastrahlen in Betracht. Nur die Gammastrahlen werden von bestimmten radioaktiven Isotopen ausgesendet, doch sind weder die Strahlen noch die bestrahlten Lebensmittel radioaktiv. In keinem Fall kommen die bestrahlten Produkte mit der Strahlenquelle in Berührung. Die Bestrahlung bedarf ausdrücklich einer Zulassung. Die Lebensmittel-Bestrahlungsverordnung erlaubt in der Bundesrepublik Deutschland nur eine Direktbestrahlung mit UV-Strahlen zur Oberflächenentkeimung von Trinkwasser, von Obst- und Gemüseerzeugnissen sowie von Hartkäse. Zur Zeit wird lediglich die technologische Notwendigkeit der Bestrahlung von Gewürzen und Trockenkräutern diskutiert. Diese sind häufig mikrobiell kontaminiert. Ein Teil der den Gewürzen anhaftenden Keime entstammt dem Boden, auf dem die Gewürzpflanze gewachsen ist. Hinzu kommen Keimanreicherungen durch Staub, Erntebedingungen und die teilweise weniger hygienischen Verhältnisse in den Produktionsländern sowie die langen Transportwege. Bisher haben über 20 Länder Bewilligungen für die B. von mehr als 40 verschiedenen Lebensmitteln erteilt. In Zukunft ist zu erwarten, daß bestrahlte Lebensmittel, welche den Vorschriften des Codex Alimentarius Standards entsprechen, auch in den internationalen Handel einbezogen werden. Außerdem sollen bestrahlte Lebensmittel entsprechend gekennzeichnet werden, sowohl zur Information des Verbrauchers als auch zur Vermeidung von wiederholter, unnötiger Bestrahlung. In der Bundesrepublik Deutschland und in Großbritannien ist der Verkauf von bestrahlten Lebensmitteln nicht erlaubt, während in anderen Mitgliedstaaten der EG der Verkauf einiger bestrahlter Produkte gestattet ist. In den Niederlanden sind z. B. bestrahltes Schlachtgeflügel und Zwiebeln uneingeschränkt zugelassen. Es ist zu erwarten, daß es für einige Lebensmittelgruppen in absehbarer Zeit zuverlässige Nachweismethoden geben wird. Die Wirkung der Bestrahlung auf die Qualität der Lebensmittel wurde jahrzehntelang untersucht, speziell unter den Gesichtspunkten der mikrobiologischen Sicherheit, der gesundheitlichen Unbedenklichkeit, der physikalischen und chemischen Eigenschaften, der sensorischen Qualität und der Wirtschaftlichkeit. Die Strahlenwirkung im Lebensmittel hängt von der absorbierten Strahlendosis ab, die in Gray (Gy) gemessen wird. Ein niedriger Dosisbereich umfaßt 10 Gy–1 kGy, ein mittlerer Bereich 1–10 kGy und ein hoher Bereich 10–50 kGy. Bei Anwendung von Dosen bis 10 kGy treten in Lebensmitteln nur geringe chemische Veränderungen auf, weshalb auch ein analytischer Nachweis einer erfolgten Bestrahlung bisher nicht mit Sicherheit möglich ist. Der Abbau von Vitaminen bei niedrigen Dosen ist dem bei der Kühllagerung vergleichbar. Ein gemeinsamer Expertenausschuß von Welternährungsorganisation (FAO), Weltgesundheitsorganisation (WHO) und Internationaler Atomenergieorganisation (IAEA) kam im Jahr 1980 zu dem Ergebnis, daß die Lebensmittelbestrahlung auf jeden Fall bis zu einer Gesamtdosis von 10 kGy gesundheitlich unbedenklich ist, d.h. eine allgemeine Zulassung des Verfahrens bis zu diesem Wert in Betracht kommen kann.

Betriebsverpflegung
Teilverpflegung in Industrie, Gewerbe und öffentlichem Dienst. Sie umfaßt neben der warmen Mahlzeit als Kernstück auch die Zwischenverpflegung in Form kalter und warmer Speisen. Anforderungen an den Energiegehalt der Mittagsmahlzeit bei unterschiedlicher → Berufsschwere:

- Leichtarbeiter: 2700–3600 kJ (650–850 kcal)
- Mittelschwerarbeiter: 3600–4400 kJ (850–1050 kcal)
- Schwerarbeiter: 4400–5200 kJ (1050–1250 kcal)
- Schwerstarbeiter: 5200–6100 kJ (1250–1450 kcal)

Empfehlenswerte Zusammensetzung der Mittagsmahlzeit für Leichtarbeiter: Eiweiß: 23–32 g, Kohlenhydrate: 76–100 g, Fett: 24–32 g, Linolsäure: 4–6 g, Calcium: 200–250 mg, Eisen: 6–7 mg, Vitamin C: 40–50 mg, Vitamin B_1: 0,5 mg.

Bevorratung
Einlagerung von Lebensmitteln zur Sicherstellung der Versorgung. Für solche Fälle sollte sich jeder Haushalt einen Grundvorrat für zwei Wochen anlegen, der aus Lebensmitteln besteht, die auch ohne Kühllagerung haltbar sind und bei Energieausfall auch kalt gegessen werden können. Es gibt entsprechende Empfehlungen für einen Grundvorrat pro Person für 14 Tage, errechnet auf der Grundlage von etwa 8400 kJ. Zu jedem Grundvorrat gehört unbedingt eine ausreichende Menge Flüssigkeit, und zwar 2½ Liter pro Person und Tag.

Bezugspersonen
Bei Festlegung der → Empfehlungen für die wünschenswerte Höhe der Nährstoffzufuhr werden die Bedingungen von weiblichen und männlichen B. zu Grunde gelegt, die unter normalen Lebensverhältnissen bei theoretisch standardisierten Verhältnissen leben. Z. B. männliche Bezugsperson; 19–35 Jahre, Größe: 176 cm, Gewicht: 74 kg; weibliche Bezugsperson; 19–35 Jahre, Größe: 165 cm, Gewicht: 60 kg.
→ Referenzmaße

Bierhefe
Nebenprodukt bei der Bierbrauerei. Sie wird in Form von Hefeflokken, Tabletten, Pulver, Extrakt oder flüssig zur täglichen Ergänzung der Vitamin B-Zufuhr angeboten. 100 g getrocknete Bierhefe enthalten im Durchschnitt 14 mg Vitamin B_1, 4 mg Vitamin B_2, 4 mg Niacin.
→ Backhefe → Hefe

Bifidobakterien
Bakterien der Gattung Bifidobacterium, darunter B. infantis und B. bifidum als dominierende Bakterien der Frauenmilchflora.
→ Bifidusfaktor

Bifidusfaktor
In der Frauenmilch vermuteter spezifischer Förderungsfaktor, der für das Vorherrschen von → Bifidobakterien im Stuhl des gestillten Säuglings ursächlich verantwortlich gemacht wird. Die Gastrointestinalflora des brustgestillten Säuglings ist im allgemeinen gekennzeichnet durch Keimarmut von Magen und Dünndarm und durch einen dominierenden Anteil der Gattung Bifidobacterium im Dickdarminhalt und in den Faeces, verbunden mit weitgehender Reduktion von Fäulnisbakterien und Fäulnisprozessen.

Bilanzierte synthetische Diät
Abkürzung: BSD
→ chemisch definierte Diät

Bilanzgleichgewicht
→ Bilanzminimum

Bilanzmethoden
Verfahren zur Bestimmung des Bedarfs an Energie und Nährstoffen. Gemessen wird jeweils die Differenz zwischen innerhalb einer bestimmten Zeit aufgenommener und wieder ausgeschiedener Menge. Entspricht die aufgenommene der ausgeschiedenen Menge, so spricht man von einer ausgeglichenen Bilanz. Ist die aufgenommene Menge größer als die ausgeschiedene, so spricht man von einer positiven, im umgekehrten Fall von einer negativen Bilanz.

Bilanzminimum
Bilanzgleichgewicht; Stickstoff-Bilanzminimum
Früher bezeichnet als „physiologisches N-Minimum". Bezeichnet eine Stickstoffmenge, die geeignet ist, das Gleichgewicht zwischen Stickstoffaufnahme und Stickstoffausscheidung herzustellen. Die Summe der Stickstoffverluste durch Harn, Faeces, Haut, Haare und Nägel bei proteinfreier Ernährung repräsentiert den Minimalbedarf an Protein-Stickstoff, der über die Nahrung ersetzt werden muß. Für die einzelnen Proteine ist das B. unterschiedlich in Abhängigkeit von der → biologischen Wertigkeit, z. B. beträgt der Mindestbedarf 54 mg N pro kg Körpergewicht bzw. 0,34 g Protein pro kg Körpergewicht oder etwa 24 g Protein/Tag,

bezogen auf Vollei, für einen 70 kg schweren Erwachsenen.
→ Stickstoffminimum, absolutes

Bilirubin
Hauptabbauprodukt des roten Blutfarbstoffes. Wird als Gallenfarbstoff über den Gallenweg in den Darmkanal ausgeschieden.

Bindegewebseiweißfreies Fleischeiweiß
Abkürzung: BEFFE
Differenz zwischen Gesamteiweiß und der Summe aus Fremdeiweiß, fremden Nichteiweißverbindungen und Bindegewebseiweiß.

Bindemittel
Verdickungsmittel
Stoffe, die durch ihre Eigenschaften eine bestimmte Konsistenz von Flüssigkeiten oder Pasten erzielen und erhalten, eingesetzt zum Herstellen von Speisen, insbesondere Suppen, Soßen und Desserts. Am häufigsten verwendet werden Mehl und Stärke, daneben auch Guarmehl, Johannisbrotkernmehl, Carrageen, Agar Agar sowie Gelatine, aber auch Stärkesirup und Dextrine.

„Bio"-Brot
Keine geschützte Bezeichnung. Folgendes sollte beachtet werden:
– Verwendung von Vollkornschrot bzw. Vollkornmehl von Getreide aus alternativem Anbau,
– keine Verwendung von Triebmitteln, Zusatzstoffen und gehärteten Fetten,
– Verwendung von Honig statt Zucker.

Biogene Amine
Niedermolekulare organische Basen mit der Struktur von aliphatischen, aromatischen oder heterocyclischen Verbindungen. Sie werden im normalen Stoffwechsel von Mensch, Tier, Pflanzen und Mikroorganismen gebildet und metabolisiert. Für die Entstehung der → Amine in Lebensmitteln kommen hauptsächlich drei Wege in Frage: 1. Decarboxylierung von → Aminosäuren, 2. Aminierung von Aldehyden und Ketonen und 3. Abbau stickstoffhaltiger Verbindungen. Die meisten Amine werden durch Decarboxylierung von Aminosäuren gebildet, z. B. Histamine aus Histidin. Biogene Amine, wie Cadaverin, Serotonin, Histamin, Tyramin und deren Derivate kommen in großen Mengen in Südfrüchten, Tomaten, Walnüssen, Himbeeren, Pflaumen, Spinat vor, außerdem in mikrobiell hergestellten Lebensmitteln (Käse, Sauerkraut) und in mikrobiell verdorbenen Lebensmitteln (Fisch, Fleisch). Bedeutung der biogenen Amine: Aroma- und Geschmacksstoffe; sie wirken mit bei der enzymatischen Bräunung; sie sind Vorläufer oder Bestandteile von Alkaloiden; sie dienen als ergänzendes Kriterium in der Qualitätskontrolle von Lebensmitteln; sie sind mitauslösender Faktor von Migräne und lösen schwere Lebensmittelvergiftungen aus. Sie

sind ein wichtiges Ausgangssubstrat für die Entstehung von → Nitrosaminen in Lebensmitteln.
10 mg Histamin ist die Verträglichkeitsgrenze, etwa 100 mg Histamin können zu einer mittleren Vergiftung führen und um 1000 mg zu einer schweren Vergiftung. Andere biogene Amine scheinen weniger toxisch zu sein. Symptome einer Histaminvergiftung: allgemeine Rötung der Haut, Nesselausschlag mit Jucken, Übelkeit, Durchfall, Magenkrämpfe, Kopfschmerzen, Schwindel, Bewußtseinsstörungen. Die Inkubationszeit beträgt 30–40 Minuten.

Bioghurt
Joghurt, dessen Säuerung erreicht wird durch den Zusatz bestimmter Milchsäurekulturen. Aufgrund des hohen Anteils an rechtsdrehender → Milchsäure wird B. als besonders gut verträglich herausgestellt.

Bioindikator
Empfindliche Lebewesen, z. B. Mikroorganismen, die auf Verunreinigungen von Lebensmitteln reagieren. Zur Überwachung der Trinkwasserqualität dient z. B. in einigen Wasserwerken ein kleiner Fisch, der Nilhecht, als B.

Biokost
Unter diesem Namen wird angepriesen, was derzeit als „gesunde Kost" gilt: – Obst und Gemüse aus → biologischem Anbau; – getrocknetes Obst und andere getrocknete Pflanzenteile, die auf natürliche Weise haltbar gemacht wurden; – naturreiner Bienenhonig; – naturtrübe Fruchtsäfte; – kaltgeschlagenes Speiseöl. Für pflanzliche Erzeugnisse, die als Erzeugnisse aus ökologischem Anbau gekennzeichnet werden sollen, gibt es eine EG-Verordnung Nr. 2092/91 vom 24. 6. 1991 über den ökologischen Landbau und die entsprechende Kennzeichnung.
→ Vollwerternährung → Anbau, ökologischer

Biologische Oxidation
→ Atmungskette

Biologischer Anbau
→ Anbau, ökologischer

Biologischer Ergänzungswert
Ergänzungswert; Ergänzungswirkung
Nahrungseiweißstoffe können sich gegenseitig ergänzen. Die biologische Wertigkeit von Pflanzeneiweiß wird durch gleichzeitige Aufnahme von tierischem Eiweiß erhöht. Die beiden Nahrungseiweißstoffe müssen unterschiedliche begrenzende Aminosäuren haben. Auch pflanzliche Eiweißstoffe können sich gegenseitig ergänzen. Wichtig ist die Beachtung des biologischen Ergänzungswertes bei einer vegetarischen Ernährung. Einen guten B. E. haben: – Getreideerzeugnisse mit Ei, Fleisch, Fisch, Milch, Käse, Wurst, Quark,

Hefe; – Hülsenfrüchte mit Ei, Fleisch, Fisch, Milch oder Getreide; – Kartoffeln mit Ei, Fleisch, Fisch, Milch, Quark, Käse. Keinen B. E. haben: – Getreideerzeugnisse mit Gemüse; – Hülsenfrüchte mit Kartoffeln; – Kartoffeln mit Getreideerzeugnissen.

Biologische Wertigkeit

Eiweißwertigkeit; Protein-Efficiency-Ratio (PER)

Gibt an, wieviel g Körpereiweiß aus 100 g Nahrungseiweiß aufgebaut werden können. Im Tierversuch (meist Ratte) wird die B. W. häufig als „Protein-Efficiency" gemessen. Man versteht darunter die tägliche Gewichtszunahme eines jungen Tieres unter Standardbedingungen durch 1 g Nahrungseiweiß. Die unter Standardbedingungen am Gesunden ermittelte B. W. hat unter pathologischen Bedingungen und für das Wachstumsalter keine Gültigkeit. Je ähnlicher ein Nahrungseiweiß dem menschlichen Körpereiweiß ist, um so höher ist die B. W. Die B. W. wird durch die essentielle Aminosäure begrenzt, die in der kleinsten Menge vorkommt. Bei vielen Pflanzeneiweißstoffen ist Lysin die → limitierende Aminosäure, bei tierischen Eiweißstoffen meist Methionin. Die B. W. eines Proteins ist gleich 100, wenn 0,5 g je kg Körpergewicht ausreichen, um das Stickstoffgleichgewicht herzustellen. Die höchste bisher gefundene B. W. hat ein Gemisch von 36 % Volleiprotein und 64 % Kartoffeleiweiß. Bei einem Menschen genügen davon 0,34 g/kg Körpergewicht, um das Stickstoffgleichgewicht herzustellen.

$$\text{Biologische Wertigkeit} = \frac{\text{retinierter N}}{\text{resorbierter N}} \times 100$$

→ Albumine → Bilanzminimum
→ Chemical Score

Biotin

Biotin wird heute den Vitaminen der B-Gruppe zugeordnet.
Wirkung: als Coenzym bei der Synthese von Kohlenhydraten und Fettsäuren. Rohes Eiklar hemmt die Biotinverwertung (→ Avidin). Mangelsymptome werden unter üblichen Ernährungsgewohnheiten bei Erwachsenen nicht beobachtet. Im Gegensatz zu älteren Ansichten ist der Beitrag der Darmflora zur Bedarfsdeckung beim Menschen als gering einzuschätzen. Bedarf: Es werden 30–100 µg/Tag als Schätzwert für Jugendliche und Erwachsene genannt. Vorkommen: Leber, Niere, Eigelb, Sojabohnen, Haferflocken, Erdnüsse, Sardinen, Blumenkohl, Champignons, Linsen, Weizenkeime, Möhren, Hefe.

Biphenyl

→ Diphenyl

Bircher-Benner-Müsli

Haferflocken-Obst-Brei, ursprünglich von dem Schweizer Arzt Bircher-Benner (1867–1939) empfohlen als Übergangskost nach längeren Fastenkuren. Zubereitung: 1 gestrichener Eßlöffel Haferflocken wird 12 Stunden in 3 Eßlöffeln Wasser eingeweicht. Kurz vor Einnahme gibt man dazu: 1–2 geriebene Äpfel, eventuell eingeweichtes Dörrobst, Saft ½ Zitrone, 1 Eßlöffel süße Kondensmilch oder 1–2 Eßlöffel süße Sahne, 1 Eßlöffel Honig, geriebene Mandeln oder Nüsse.

Birne
Früchte stammen von Pyrus communis L. Weniger säurereich als der Apfel. Reich an Vitamin B_2, Phosphor, Eisen und Kalium.

Birnen-Käse-Diät
Einseitige Schlankheitsdiät, allenfalls für ein Wochenende. Pro Tag 250 g Käse beliebiger Sorte, dazu eine unbegrenzte Menge Birnen (mindestens aber sechs), außerdem drei Scheiben Knäckebrot. Reichlich trinken: Kaffee, Tee oder Mineralwasser. Gewichtsabnahme: zwei bis drei Pfund.

Bittermandel
Enthält Blausäure. Zum Backen und Kochen wird fast nur noch Bittermandelöl (ohne Blausäure) verwendet.

Bittermittel
Mittel, die Bitterstoffe enthalten und reflektorisch über eine Reizung der Geschmacksnerven eine verstärkte Magensaftsekretion auslösen und den → Appetit anregen. Bitterstoffe werden hauptsächlich gewonnen aus Brechnuß, Chinarinde, Enzian, Pomeranzenschalen und Wermut.

Bittersalz
Magnesiumsulfat
1 Eßlöffel pro Glas Wasser wirkt als → Abführmittel. Bei Überdosierung werden Magnesiumionen im Darm resorbiert, die toxisch wirken.

Blähungen
Gasansammlungen im Magen-Darm-Trakt, die entweder durch Aufstoßen oder als Darmwinde (Flatulenz) nach außen befördert werden. Verstärkte B. treten auf nach Genuß von Kohl, Hülsenfrüchten und frischem Brot.

Blanchieren
Kurzfristige Hitzebehandlung roher Lebensmittel (Gemüse, Obst) in kochendem Wasser, Wasserdampf oder heißem Fett. Oberflächenenzyme (z. B. Ascorbinsäureoxidase) werden hierdurch zerstört und können nicht mehr verändernd wirken. Durch das B. bleiben Vitamine, Farbe und Aussehen besser erhalten.

Blattproteine
Aus z. B. Rüben- oder Blumenkohlblättern werden Proteine extrahiert, die dann durch Verschiebung des pH-Wertes oder durch Hitzeeinwirkung ausgefällt werden. Danach erfolgt eine Trocknung im Luftstrom bei 40–60 °C, Konservierung der B.

erfolgt durch Essigsäure. Die → Biologische Wertigkeit von Getreideproteinen kann durch Zugabe von B. ergänzt werden.

Blausäure

Cyanwasserstoff

Hochgiftig; 0,06 g Blausäure wirken tödlich. Die toxische Wirkung der B. beruht auf der Inaktivierung der Atmungsenzyme. B. kommt in gebundener Form in der Natur vor, z.B. als Amygdalin in Obstkernen und in bitteren Mandeln. Künstliches Bittermandelaroma enthält keine B., sondern nur → Benzaldehyd.

→ Ethylcarbamat

Blei

chem. Symbol Pb

→ Schwermetall, dessen Verbindungen sehr toxisch sind. Der Mensch nimmt B. entweder direkt mit der Atemluft oder mit Lebensmitteln (vor allem Obst und Gemüse) auf. Das aufgenommene B. wird in den Knochen und Erythrozyten abgelagert. Ein zu großer Bleigehalt im Organismus wirkt schädigend auf die Hämoglobinbildung, die Muskulatur und das Nervensystem.

Maßnahmen zur Senkung des Bleigehaltes: – bei Obst und Gemüse äußere Blätter entfernen oder schälen; – Obst und Gemüse gründlich waschen; – Inhalt aus Konservendosen sofort nach dem Öffnen umfüllen.

→ Tintenfische, Richtwerte Blei und Cadmium

BLS

→ Bundes-Lebensmittel-Schlüssel

Blumenkohl

Botanischer Name: Brassica oleracea L. convar. botrytis var. botrytis L. Reich an Kalium und arm an Energie (100 g B. haben nur 30 kcal).

Blutalkoholkonzentration

Promillezahl

Errechnet sich nach der Formel: Alkoholgramm (des Getränks) geteilt durch Körpergewicht (in kg) mal 0,6 (Mittelwert). Doch Vorsicht ist geboten: Nicht jeder verträgt gleich viel, und nicht jeder verträgt jederzeit gleich viel; entscheidend ist die jeweilige körperliche und seelische Verfassung.

Blutarmut

→ Anämie

Blutcholesterinspiegel

→ Serumcholesterinspiegel

Blutdruck

Druck, mit dem das Blut durch die Adern gedrückt wird. Hervorgerufen durch rhythmische Pumpbewegungen des Herzens. Das Zusammenziehen des Herzmuskels bezeichnet man als Systole, das Erschlaffen als Diastole. Normal ist ein B. unter 140 mm Quecksilber (Hg) systolisch und 90 mm Hg diastolisch. Werte zwischen 140 und 160 mm Hg systolisch bzw. 90 und 95 mm Hg diastolisch werden als Grenzwerthypertonie bezeichnet.

→ Bluthochdruck

Bluteiweiße
Überwiegend Albumine und Globuline. Der mittlere Anteil im Blut des Erwachsenen liegt bei 7,2 ± 0,7 g/100 ml. Neben ihrer Beteiligung am Eiweißstoffwechsel wirken B. mit an der Bindung und dem Transport von Lipiden, Metallen und Hormonen, an der Aufrechterhaltung des kolloidosmotischen Drucks des Blutes, an der Bildung von Immunkörpern sowie an der Blutgerinnung.
→ Blutfette

Blutfarbstoffe
→ Hämoglobin

Blutfette
Blutlipide
Im Blutplasma vorhandenes Gemisch aus Triglyceriden, Phosphatiden, Cholesterin und freien Fettsäuren. Konzentration und Zusammensetzung der B. ist von Menge und Zusammensetzung der mit der Nahrung aufgenommenen Fette und vom Fettstoffwechsel abhängig. B. sind teilweise an bestimmte → Bluteiweiße gebunden. Dabei unterscheidet man Lipoproteine mit sehr niedriger Dichte, niedriger Dichte und solche mit hoher Dichte. Ein erhöhter Blutcholesterinspiegel (über 260 mg %) ist ein → Risikofaktor für → Arteriosklerose. Der Triglyceridwert sollte 200 mg/100 ml nicht übersteigen.

Blutglucose-Spiegel
Blutzuckerspiegel
Theoretisches Maß für den relativen Anstieg des B. nach Gabe von kohlenhydratreichen Lebensmitteln ist der glykämische Index. Vergleichswert ist die → Glucose mit einem Index von 100 %. B. beträgt normalerweise 120 mg/100 ml. Er ist krankhaft erhöht, wenn der Blutglucose-Spiegel über 180 mg/100 ml liegt.
→ Diabetischer Schock

Bluthochdruck
Hypertonie
→ Blutdruck liegt über 160 mm Quecksilber (Hg) systolisch und über 95 mm Hg diastolisch. B. ist → Risikofaktor für Herzinfarkt, → Arteriosklerose und Schlaganfall.
Beim B. unterscheidet man primäre bzw. essentielle und sekundäre Formen. Die weitaus häufigste Form ist die essentielle Hypertonie, die bei etwa 90 % aller Hypertoniepatienten gefunden wird. Es handelt sich dabei um eine multifaktorielle Fehlregulation des Blutdrucks, bei der eine genetische Prädisposition, Umweltfaktoren wie Ernährung, insbesondere erhöhte Natriumzufuhr, Adipositas und Streß sowie mögliche Störungen des adrenergen Systems, des Renin-Angiotensin-Aldosteron-Systems sowie des renalen vasopressorischen Systems eine Rolle spielen. Ursache der sekundären Hypertonie sind vor allem Veränderungen im Bereich vom Nierenparenchym oder Nierengefäßen sowie endokrine Funktionsstörun-

gen. Symptome anfangs nicht erkennbar; später Druckgefühl und Schmerzen im Kopf, Müdigkeit und Leistungsminderung. Bei länger bestehendem Hochdruck auch Schmerzen in der Herzgegend und Atemnot. Die überwiegende Mehrzahl aller Hochdruckformen erfordert eine medikamentöse Langzeittherapie.

Ernährungsempfehlung: – Verminderung der Natriumzufuhr (2–5 g Kochsalz täglich); – Erhöhung der Kaliumzufuhr; – verminderte Energiezufuhr bei bestehendem Übergewicht; – Verwendung von Nahrungsmitteln, die Omega-3-Fettsäuren (Makrele, Hering, Lachs) enthalten; – Kaffee und Alkohol nur in mäßigen Mengen. Pro kg Gewichtsabnahme sinkt der Blutdruck bei Hypertonikern um durchschnittlich systolisch 3 und diastolisch 2 mm Hg.

Die Auffassung, daß Salz die Entwicklung einer Hypertonie (Bluthochdruck) fördert und Hypertonikern schadet, ist heute weit verbreitet. Sie stützt sich auf folgende Argumente: 1. Mit Salzentzug läßt sich der Blutdruck bei hypertonen Menschen senken. 2. In Ländern mit hohem Salzverzehr kommt Hypertonie weit häufiger vor als in Ländern mit niedrigem Salzverzehr. 3. In Tierversuchen läßt sich mit anhaltender Salzverfütterung eine Hypertonie experimentell erzeugen, und bei Tieren mit experimentell erzeugter oder spontan auftretender Hypertonie kann Salzentzug den Blutdruck senken. Schon die ersten klinischen Erfahrungen zeigten, daß nicht alle Hypertoniker auf Kochsalzentzug mit befriedigender Blutdrucksenkung reagieren, viele erst bei sehr strenger Beschränkung auf 1,5 g Kochsalz am Tag, manche auch dann nicht. Am besten reagiert die milde sog. essentielle (nicht durch erkennbare Ursachen hervorgerufene) Hypertonie. Auch fällt natürlich auf, daß in den zivilisierten Ländern mit hohem Salzverzehr immer nur ein begrenzter Teil der Bevölkerung eine Hypertonie entwickelt, der weitaus größte Teil (etwa 80 %) aber nicht, obwohl sie nicht weniger Salz verzehren. Es gibt auch Hochdruckmodelle beim Tier, bei denen der Blutdruckanstieg mit Kochsalz nur unsicher beeinflußt werden kann. Dazu gehören die Hochdruckformen mit „endokriner Niere“, bei denen blutdrucksteigernde Hormone der Niere-Nebenniere den Blutdruckanstieg bestimmen. In Tierversuchen wurde die Bedeutung der erblich bedingten Salz-Sensitivität festgestellt, und man kann annehmen, daß dieser Faktor auch beim Menschen eine Rolle spielt. Alle diese Feststellungen zeigen jedenfalls, daß Salz nicht oder nicht allein für die Entstehung einer Hypertonie verantwortlich ist. Salz ist aber ein bedeutsamer Faktor, der dazu beitragen kann, zumal wenn eine Neigung zu Hypertonie besteht.

Blutlipide
→ Blutfette

Blutzucker
Besteht vorwiegend aus → Glucose. Normalerweise liegt der Gehalt bei 100–120 mg/100 ml.
→ Blutglucose-Spiegel

BMI
= Body Mass Index
→ Körpergewicht

BMR
= Basal Metabolic Rate
→ Grundumsatz

Bockshornklee
Fenugreek, Methi
Botanischer Name: Trigonella foenum-graecum L. Samen wird kurz vor der Verwendung gemahlen, muß mitgekocht werden. B. ist Bestandteil von Currymischungen.

Body Mass Index
→ Körpergewicht

Bohnen
Vielseitige Hülsenfrucht aus der Gattung Phaseolus. Geschätztes Lebensmittel wegen ihres besonderen Geschmacks und hohen Eiweißgehaltes. Getrocknete Bohnen weisen einen hohen Ballaststoffgehalt auf. Fast alle Bohnen verursachen Vergiftungen, wenn sie roh gegessen werden. Sie enthalten eine Reihe von schädlichen Substanzen, die häufig durch geeignete Behandlung und Zubereitung vor dem Verzehr beseitigt werden können. Diese schädlichen Substanzen sind hauptsächlich: → Proteinase-Inhibitoren, → Phytohämagglutinine, → Favismus-Substanzen, → Allergene, → Phytinsäure, Blähungssubstanzen, → Saponine, → Tannine, kondensierte → Goitrogene.
→ Hülsenfrüchte

Bohnenkraut
Botanischer Name: Satureja hortensis L. Mit seinem pfeffrig-herben Aroma ideale Würze für alle Bohnengerichte. Macht schwere Gerichte leichter verdaulich. Wird in der Medizin auch wegen seiner magenstärkenden und krampfstillenden Wirkung verwendet.

Bombagen
Aufgewölbte Konservendosen oder sich lösende Deckel bei Gläsern, verursacht durch Gasbildung bei der Tätigkeit von Mikroorganismen. B. geben Hinweis auf verdorbenen Inhalt.
→ Botulinus-Toxine

Bor
chem. Symbol B
Nach neueren Untersuchungen essentielles → Spurenelement. B. unterstützt die Wirkung von → Parathormon, das die Ausschüttung von Calcium in das Blut bewirkt.

Borretsch
Gurkenkraut
Botanischer Name: Borago officinalis L. Blätter und Blüten werden

verwendet für Gurkengerichte und Kräutersoßen. In der Volksheilkunde wird Borretsch-Tee zur Stärkung von Herz und Nerven verschrieben. Borretschöl hat einen hohen Anteil an → Linolensäure. Wird zur Behandlung von Neurodermitis mit Erfolg eingesetzt.

Bouillon-Kur
Einseitige → Schlankheitsdiät. Prinzip: morgens Kaffee oder Tee, 1 Scheibe Knäckebrot, 1 weichgekochtes Ei; mittags 3 Tassen Bouillon mit frischen Kräutern und 100 g magerem Fleisch, Salat ohne Öl; abends 2–3 Tassen Brühe mit frischem, kurz gegartem Gemüse der Jahreszeit. Pro Tag mindestens 1 l Mineralwasser. Nicht länger als zwei Tage durchführen. Mögliche Gewichtsabnahme: ein Kilogramm in zwei Tagen.

Botulinus-Toxine
Werden produziert von Clostridium botulinum (Botulinusbakterien), die im Boden leben und sich in infizierten Lebensmitteln vermehren. Sie leben streng anaerob. Die Toxine werden durch Hitze zerstört: 30 Minuten bei 80 °C oder 5 Minuten bei 100 °C. Folgende Lebensmittel sind besonders häufig infiziert: ungenügend erhitztes Gemüse, besonders Bohnen, und ungenügend geräucherte oder gepökelte Wurstwaren oder Schinken, ungenügend gesäuerte Fischwaren. Genuß infizierter Lebensmittel führt zu → Botulismus.
→ Bombagen

Botulismus
Meldepflichtige (→ Bundesseuchengesetz) Lebensmittelvergiftung, hervorgerufen durch → Botulinus-Toxine. Inkubationszeit: 1–3 Tage, Krankheitsdauer: 6–8 Monate oder nach 1–8 Tagen tödlich. Die Toxine führen zu einer Lähmung der Nervenzentren und des verlängerten Marks. Der B. ist heute bei rechtzeitiger Verabreichung eines Antitoxins nicht mehr tödlich. Vergiftungssymptome: Müdigkeit, Kopfschmerzen, allgemeine Schwäche, Doppelsehen, Schluckbeschwerden, Sprachschwierigkeiten.
→ Bombagen

Bräunungsreaktion
→ Maillard-Reaktion

Brause
Gattungsbezeichnung für ein → Erfrischungsgetränk, das im Gegensatz zu den unter Verwendung natürlicher Stoffe hergestellten Fruchtsaftgetränken und Limonaden einen oder mehrere künstliche Zusatzstoffe (Farbstoffe, Süßstoffe, künstliche Aromastoffe) enthält.

Braten
Garverfahren. Bräunen und Garen in heißem Fett bei 160–200 °C in der Pfanne oder im Bratgeschirr auf dem Herd bzw. in heißer Luft, eventuell mit Fett- und Flüssigkeitszugabe bei 160–275 °C im Backofen.

Brauner Zucker
Rohzucker

→ Zucker, dem noch Melassereste anhaften. Zwar sind in der Melasse Spuren von Mineralstoffen und Vitaminen enthalten, doch ist deren Anteil insgesamt so gering, daß er für die Versorgung des Organismus ohne Bedeutung ist.

Brennessel
Botanischer Name: Urtica dioica L. Verwendbar als Tee oder als Gemüse vor der Blüte, vorher kurz blanchieren. Reich an Eisen.

Brennstoffe
→ Nährstoffe zur Deckung des Energiebedarfs. Hierzu zählen vorwiegend → Fette und → Kohlenhydrate, aber auch → Proteine. B. liefern dem Körper vorwiegend Energie (Bewegung und Wärme).

Brennwert
Menge an Wärmeenergie, die bei der vollständigen Verbrennung von Nährstoffen und Nährstoffgemischen entsteht. Der physikalische B. wird in der → Kalorimeterbombe gemessen, der physiologische B. erfaßt die beim Aufbau im Organismus anfallende Energie:

Eiweiß	17 kJ/g (4,1 kcal/g)
Fett	39 kJ/g (9,3 kcal/g)
Kohlenhydrate	17 kJ/g (4,1 kcal/g)
Ethylalkohol	30 kJ/g (7,1 kcal/g)

Bries
Milcher, Schweser
Im vorderen Teil des Brustkorbs vom Kalb sitzende Thymusdrüse, die nur während des Wachstums arbeitet und sich später zurückbildet.

„Brigitte“-Diät
→ Reduktionskost (1000, 1200 oder 1400 kcal pro Tag) auf der Grundlage einer energiereduzierten Mischkost mit erhöhtem Eiweißanteil, erarbeitet und verbreitet von der Redaktion der Frauenzeitschrift „Brigitte“.

Broca-Index
Definition für das „normale“ → Körpergewicht nach Pierre Paul Broca, französischer Arzt und Anthropologe (1824–1880).

Broccoli
Botanischer Name: Brassica oleracea L. convar. botrytis var. italica Plenck. Schon im 18. Jahrhundert in Europa als „Bröckelkohl“ bekannt, danach in Vergessenheit geraten. Heute wieder auf dem Markt, würziger und aromatischer als Blumenkohl, reich an Carotin und Vitamin C, an Eisen und Kalium. Neuere Züchtung ist der Romanesco, im Geschmack ähnlich wie Blumenkohl.

Bromelin
Ein in der Ananas enthaltenes Eiweiß spaltendes Enzym.

Brot
Grundnahrungsmittel. Hauptlieferant für Kohlenhydrate in Form von Stärke. B. aus hellen Mehlen hat einen höheren Kohlenhydratgehalt,

aber einen niedrigeren Ballaststoff- sowie Mineralstoffgehalt und meist auch einen niedrigeren Eiweiß- und Vitamingehalt als Brot aus dunklen Mehlen (→ Ausmahlungsgrad). Auch zur Deckung des Eiweißbedarfs trägt B. wesentlich bei, wobei die → biologische Wertigkeit durch den gleichzeitigen Verzehr von tierischem Eiweiß erhöht wird. B. ist wichtig für die Versorgung mit Vitamin B_1, Mineralstoffen und Ballaststoffen.

Brot-Diät

Prinzipien: Energiezufuhr ist reduziert, Mischkost, empfohlen werden 1200 bis 1600 kcal (5000 bzw. 6700 kJ). Die Kost enthält pro Tag bis zu 210 bzw. 300 g Brot mit energiearmem Belag. Zucker sowie zuckerhaltige Speisen oder Getränke und Alkohol sollen gemieden werden. Reichlich Mineralwasser, Kaffee oder Tee trinken.
→ Schlankheitsdiäten

Broteinheit

Abkürzung: BE
Entspricht einer Menge von 12 g verwertbaren Kohlenhydraten (Monosaccharide, verdauliche Oligo- und Polysaccharide sowie Sorbit und Xylit), die z.B. in 25 g Graubrot enthalten ist. Die B. ist eine wichtige Berechnungsgröße bei → Diabetes.

Bruker-Kost

Arzt Dr. Bruker entwickelte eine Erährungslehre, die den Wert der Nahrung nicht nach Kalorien und Nährstoffen mißt, sondern nach ihrer „Lebendigkeit und Natürlichkeit". Bruker unterscheidet:
1. „Lebensmittel", die noch einen eigenen Stoffwechsel haben, d.h. lebendige Nahrung und
2. „Nahrungsmittel", die durch Erhitzung, Konservierung und „Präparierung" verändert sind, d.h. tote Nahrung. Unter „präparierten" Nahrungsmitteln versteht Bruker „alle in der Fabrik hergestellten chemischen Stoffe wie Fabrikzukker, Auszugsmehl und Fabrikfette. Je größer der Anteil an „Lebensmitteln" und je geringer der Anteil an „Nahrungsmitteln" ist, umso größer ist die gesunderhaltende und heilende Wirkung der Kostform. „Lebensmittel" sind: unerhitzte Gemüse, rohes Obst und Getreide, rohe Milch, Butter, kalt gepreßte Öle. „Nahrungsmittel" sind: gekochtes Obst und Gemüse, gekochtes und gebratenes Fleisch, pasteurisierte Milch, gegarte Getreidespeisen, Brot, konservierte Produkte aller Art, Dauerbackwaren, Fabrikzucker und Fabrikfette, Auszugsmehlprodukte.
Prinzipien:
I. Zu meidende Speisen:
1. Säfte aller Art von Früchten und Gemüsen, gekochtes und eingemachtes Obst; 2. Auszugsmehlprodukte; 3. alle „Fabrikzuckerarten"; 4. „Fabrikfette"; 5. regelmäßiger Genuß von Bohnenkaffee, Tabak, Alkohol.
II. Unbedingt gegessen werden müssen: 1. Vollkornbrote verschie-

dener Art; 2. Frischkornbrei; 3. Frischkost; 4. Butter und kalt geschlagene Öle.
III. Alle übrigen Speisen sind erlaubt.
Bruker stellt bei Einhaltung seiner Regeln eine Heilung von verschiedenen Erkrankungen in Aussicht.

Brunnenkresse
Botanischer Name: Nasturtium officinale R.Br. Feiner und aromatischer als Gartenkresse mit einer leichten, an Meerrettich erinnernden Schärfe. Verwendung in Salat oder in hellen Suppen.

BSD
→ bilanzierte synthetische Diät → chemisch definierte Diät

Buchinger, Heilfasten nach
→ Fasten

Buchweizen
Heidekorn
Strenggenommen keine Getreideart, sondern eine stärkehaltige Pflanze aus der Familie der Knöterichgewächse (Fagopyrum esculentum Moench.). Nach Entfernen der harten Schale Verarbeitung zu Buchweizengrütze oder Buchweizenmehl für Suppen, Breie, Pfannkuchen, Grützwurst. Reich an Eiweiß, Ballaststoffen, Vitaminen der B-Gruppe und an Kieselsäure. B. enthält kein → Gluten, daher zur Ernährung bei → Coeliakie geeignet.

Budwig, Kost nach
Wesentliche Bestandteile: kaltgepreßte Pflanzenöle, insbesondere Leinöl, Quark, milchsaures Gemüse, rohes Gemüse, spezielle Margarinesorten etc. Zu meiden sind: alle tierischen Fette, Margarine, Fleisch, Fisch, „denaturierte“ Kohlenhydrate.

Bulimia nervosa
Bulimie; Bulimarexie; Freßsucht; Stierhunger
Diagnosekriterien: 1. Wiederholtes Auftreten von Freßanfällen, d. h. rascher Verzehr großer Mengen von Lebensmitteln in einem kurzen Zeitraum.
2. Mindestens drei der folgenden Symptome: a) schneller hastiger Verzehr von Lebensmitteln während eines Freßanfalls; b) Bevorzugung von hochkalorischen, leicht verzehrbaren Lebensmitteln während eines Freßanfalls; c) unkontrollierbares, als ich-fremd erlebtes Essen während eines Freßanfalls; d) Beenden eines Freßanfalls durch Magenbeschwerden, Übelkeit, selbstinduziertes Erbrechen, Schlaf oder Unterbrechung durch Dritte; e) wiederholte Versuche, durch strenge Diät, Fasten, selbstinduziertes Erbrechen oder Einnahme von Laxantien oder Diuretika an Gewicht zu verlieren; f) häufige Gewichtsschwankungen um mehr als 4,5 kg.
3. Einsicht in das gestörte Eßmuster; Angst vor Kontrollverlust beim Essen.

4. Depressive Stimmung, Minderwertigkeitsgefühl und Selbstvorwürfe nach einem Freßanfall.
5. Keine → Anorexia nervosa oder andere bekannte Erkrankung.

Bundes-Lebensmittel-Schlüssel
Abkürzung: BLS
Erarbeitet von der Kommission für Verzehrserhebungen des Bundesgesundheitsamtes. Katalog mit über 5000 Lebensmitteln, Lebensmittelzubereitungen und Rezepten (codiert aus Haushalt, Gastronomie und Kantine). Der Schlüssel ist so aufgebaut, daß die ersten 3 Stellen das Lebensmittel und die 4. Stelle die industrielle Verarbeitung angeben, Gruppe 5 enthält die Zubereitung, Gruppe 6 + 7 Sorte und Maße, Gruppe 8–12 sollen eventuell später für Bezugsquelle, Verpackung und Herkunftsland verwendet werden. Der BLS enthält pro Lebensmittel bis zu 130 Nährstoffe, die aus insgesamt 10 Quellen ermittelt wurden.

Bundesseuchengesetz
Trifft Maßnahmen zur Verhütung und Bekämpfung übertragbarer Krankheiten, sieht für bestimmte Krankheiten eine Meldepflicht vor, auch → Dauerausscheider unterliegen dieser Meldepflicht. Für Großküchen sind insbesondere die §§ 17, 18 zu beachten, die regelmäßig Gesundheitskontrolle der Mitarbeiter vorschreiben.
→ Botulismus
→ Enteritis infectiosa
→ Salmonellose

Burkitt, Diät nach
Kost mit hohem Anteil an → Ballaststoffen.

Burning-feet-Syndrom
Besonders nachts auftretende brennende Schmerzen in den Füßen als Folge einer allgemeinen Unterernährung. Kostempfehlung: eiweiß- und Vitamin-B-reiche Kost.

Butter
Milchfett mit 2–4 % → essentielle Fettsäuren, 0,6 mg% Vit. A, 240 mg% Cholesterin. Leicht verdaulich wegen des niedrigen Schmelzpunktes und der Kurzkettigkeit der Fettsäuren. Erhitzbar bis 150 °C.

Buttermilch-Diät
Einseitige → Schlankheitsdiät, nicht länger als zwei Tage durchführen. Prinzip: Pro Tag zwei Liter Buttermilch trinken, eventuell Kräuter oder frisch gepreßten Obstsaft zusetzen. Gewichtsabnahme: drei bis vier Pfund an zwei Tagen.

Butylhydroxyanisol
Abkürzung: BHA
→ Antioxidantien

Butylhydroxytoluol
Abkürzung: BHT
→ Antioxidantien

B-Vitamine
→ Vitamine

C

Cadaverin

→ Biogene Amine

Cadmium

chem. Symbol Cd

Giftiges → Schwermetall, dessen Verbindungen in der Natur weit verbreitet sind. Wurde bereits 1817 als Begleitelement des Zinks entdeckt. Elementares C. ist weiß, glänzend, relativ weich und hat einen Schmelzpunkt von 321 °C. In der Natur wird es vor allem als Cadmium-Sulfid, Cadmium-Carbonat und Cadmium-Oxid gefunden, meist jedoch vergesellschaftet mit Zink, z.B. in Mineralien wie der Zinkblende. Nach derzeitigem Erkenntnisstand für den Menschen nicht lebensnotwendig. Es wird von Pflanzen und Fischen direkt aufgenommen, von anderen Tieren und von Menschen indirekt. C. wird in Legierungen als Korrosionsschutz für Stahl und Eisen verwendet. Mit Industrieabfällen gelangt es in Gewässer. Der überwiegende Teil der aufgenommenen Cadmium-Menge wird in Leber und Niere gespeichert. Bei Calcium-Mangel wird C. in die Knochen eingelagert. Bewirkt dann eine Entmineralisierung der Knochen. Die biologische → Halbwertzeit von C. beträgt 16 bis 33 Jahre. C. wirkt auf Blut (Beeinflussung der Verfügbarkeit des Eisens), Nierengewebe und besonders durch starke Schädigung der Keimdrüsen toxisch. Wildpilze reichern C. in größeren Mengen an. Zur Verringerung der Schwermetallbelastung wird empfohlen, pro erwachsene Person und Woche nicht mehr als 200–250 g Wildpilze, Gerichte aus Leber und Nieren vom Rind (ausgenommen Kalb) und Schwein nur in 2- bis 3wöchigem Abstand zu verzehren. Eine ausreichende Calciumzufuhr verringert die Cadmium-Aufnahme. Eine völlig vermeidbare Quelle einer erhöhten Cadmium-Aufnahme ist der Zigarettenrauch. Die Weltgesundheitsorganisation hat festgelegt, daß höchstens 0,5 mg Cadmium pro Woche aufgenommen werden dürfen.

→ Itai-Itai-Krankheit

→ Tintenfische, Richtwerte Blei und Cadmium

CA-Lagerung

CA = Controlled Atmosphere.

Spielt eine besondere Rolle bei der gewerblichen Lagerung von Obst, die bei niedrigen Temperaturen und hoher relativer Luftfeuchtigkeit erfolgt, um die Früchte ohne oder zumindest mit geringer Einbuße an Qualität und Gewicht zu bewahren.

Calciferole

Vitamin D

Die Vitamin-D-Gruppe besteht aus mehreren biologischen Wirkstoffen, die man als Calciferole bezeichnet. Eine Vorstufe der Calciferole ist das 7-Dehydrocholesterin, das in Leber und Darmschleimhaut aus → Cholesterin entsteht. In der Haut wird daraus unter Einwirkung von UV-Licht Cholecalciferol (Vitamin D_3) gebildet. In gleicher Weise kann aus dem mit der Nahrung aufgenommenen pflanzlichen Ergosterol in der Haut unter Einwirkung des UV-Lichtes das Ergocalciferol (Vitamin D_2) entstehen. Vitamin D_2 und D_3 haben beim Menschen etwa die gleiche Wirksamkeit. Wirkung: C. fördert die Resorption von → Calcium und → Phosphor und beeinflußt somit die Mineralisation der Knochen. Mangelsymptome: Störungen der Calcium-Homöostase und sekundäre Änderungen des Phosphat-Stoffwechsels. Im Säuglings- und Kleinkindalter führt ein Vitamin-D-Mangel zur Rachitis (Deformierung der wachsenden Knochen); typisch sind außerdem herabgesetzte Muskelkraft und verminderter Muskeltonus. Eine kritische Komplikation des Vitamin-D-Mangels mit niedrigen Blutcalciumwerten sind anhaltende Krämpfe. Im Erwachsenenalter verursacht Vitamin-D-Mangel eine → Osteomalazie, welche durch Demineralisierung und Umbauvorgänge des voll entwickelten Knochengewebes charakterisiert ist und zu Verbiegungen belasteter Knochen oder zu Knochenbrüchen führen kann. Eine ausreichende Versorgung mit Vitamin D wird auch als Schutz vor frühzeitiger Demineralisierung des Knochens im Alter und vor → Osteoporose, d.h. Verminderung des Knochengewebes insgesamt bei gleichzeitiger Vergröberung seiner Struktur, angesehen. In Ergänzung zur optimalen Calciumzufuhr wird eine tägliche Exposition mit UV-Licht (290 bis 320 nm Wellenlänge) empfohlen. Eine ständige Überdosierung an Vitamin D (mehr als 500 µg) führt zu Demineralisierung, pathologischen Kalkablagerungen in weichen Geweben und in den Nierentubuli, ferner zu Fertilitätsstörungen. Bedarfsempfehlung: Für den Erwachsenen werden 5 µg/Tag als exogene Zufuhr empfohlen (s. Tabelle, Anhang S. 322). Die Vitamin-D-Gehalte von Muttermilch und Kuhmilch reichen für eine Dekkung des Bedarfs beim Säugling keinesfalls aus. Es ist deshalb erforderlich, zumindest im ersten Lebensjahr zusätzlich Calciferol-Präparate zur → Rachitis-Prophylaxe zu verabreichen. Vorkommen: Lebertran, Fettfische (Hering, Makrele), Leber, Margarine, Butter, Eigelb. Vitamin D wird durch Lagerung und Zubereitung von Lebensmitteln in seiner Aktivität nicht beeinflußt. Es ist während der üblichen Garzeiten bis 180°C hitzestabil.

Calcium

chem. Symbol Ca; Kalzium

Wirkung: lebenswichtiger Baustoff für Gewebe, Knochen, Zähne, grundlegende Wirkung bei den Erregungstransformationen, wichtig für die Blutgerinnung. Der Körperbestand an C. beträgt beim erwachsenen Mann 1000 bis 1100 g,

bei der erwachsenen Frau 750 bis 850 g. Über 99% des C. sind im Sklelett und in den Zähnen enthalten. Die maximale Knochenmasse wird zwischen dem 25. und 30. Lebensjahr erreicht. Eine große Knochenmasse gilt als wichtige Voraussetzung zur Vorbeugung einer → Osteoporose im Alter. Mangelsymptome: Verkalkungsstörungen, Krämpfe, Paralysen, Hämorrhagien, Übererregbarkeit von Nerven und Muskeln. Die Resorption wird durch Vitamin D (→ Calciferole) sowie durch eine normale Proteinzufuhr gefördert. Ein fördernder Effekt von → Lactose konnte nicht durchgehend gesichert werden. Die hemmende Wirkung von Phytaten (in den Randschichten von Getreide), Oxalaten (in Kakkao, Rhabarber, Stachelbeeren, Spinat) und bestimmten Ballaststoffen auf die Calciumresorption ist bei normaler Ernährung von geringer praktischer Bedeutung. Der Ca-Bedarf eines erwachsenen Menschen beträgt 800 mg täglich (s. Tabelle, Anhang S. 323). Das Minimum liegt bei 400 bis 500 mg/Tag. Eine lang andauernde Ca-Unterversorgung kann im Wachstumsalter eine geringere Knochendichte und im Erwachsenenalter, insbesondere bei Frauen nach der Menopause, eine → Osteoporose zur Folge haben. Ältere Menschen müssen besonders auf Ca-Zufuhr achten, es besteht ferner erhöhter Ca-Bedarf während Wachstum, Schwangerschaft und Stillzeit. Erhöhte Ca-Zufuhr kann bei Personen mit Neigung zu Harnsteinen, weit überhöhte Ca-Zufuhr (mehr als 3 g pro Tag) bei der Behandlung eines Magengeschwürs mit großen Mengen Milch und alkalisierenden Arzneimitteln bei Patienten mit Nierenschaden (Milch-Alkali-Syndrom) schädlich sein. Vorkommen: Milch und Käse sind in jedem Lebensalter die beste Calciumquelle (120 mg/100g). Fettarme Milch und Milchprodukte sollten bevorzugt werden. Mit einem Viertel Liter Milch und zwei Scheiben Käse (60 g) läßt sich bereits der Calciumbedarf decken. Weitere Calciumlieferanten sind: Eigelb, grüne Gemüse, Obst, Brot, Haferflocken, Fisch, Hülsenfrüchte, Nüsse.
→ Mineralstoffe

Calciumcyclamat
→ Cyclamat

Calciumhaltige Steine
→ Harnsteine

Caliper
Zangenartiges Gerät zur Messung der Hautfaltendicke über bestimmten Körperpartien („Speckzange").
→ Trizepshautfalte

Calorie
→ Kalorie

Cambridge-Diät
Diätetisches Lebensmittel zur Gewichtsreduktion. Die Formuladiät wird in verschiedenen Ge-

schmacksrichtungen angeboten. Sie wird mit Milch angerührt und liefert bei einer Volldiät 700 kcal pro Tag. Produkte werden über den Direktvertriebsweg angeboten. Die Berater benötigen für ihre Aufgabe keine spezielle Qualifikation, durchlaufen aber vor Beginn ihrer Tätigkeit eine firmeneigene Schulung.

Campesterin
→ Phytosterine

Cancerogene
Kanzerogene, Carcinogene, Karzinogene
Stoffe mit krebserzeugender Wirkung, z. B. → Aflatoxine, → 3,4-Benzpyren, → Nitrat.

Caramel
Karamel
Wird aus → Saccharose bei trockenem Erhitzen auf 170 °C unter Wasserabspaltung gebildet. C. hat eine geringere Süßkraft als Saccharose.

Carbo medicinalis
Medizinische Kohle, die bei → Durchfall verabreicht wird. Wird auch als schwarzer Lebensmittelfarbstoff (E 153) verwendet.

Carboxymethylcellulose
Abkürzung: CMC
Celluloseäther, hergestellt aus reiner Cellulose durch chemische Reaktionen. Verwendung als Dikkungsmittel, auch zur Herstellung eßbarer Kunstdärme, als Füllstoff in kalorienreduzierten Produkten.
→ Hydrokolloide

Carcinogene
→ Cancerogene

Cardiovasopathogene Diät
Experimentell erzeugtes Auftreten von Hochdruck und Myokardnekrosen bei folgender Kost: 180 g Casein, 100 g Fett, 30 g Trockenhefe, 40 g Salzgemisch, 650 g Stärke.

Caries
→ Karies

Carnitin
L-γ-Amino-β-hydroxybutyrobetain
Wurde früher als Vitamin B_T bezeichnet. Für den höheren tierischen Organismus hat C. keinen Vitamincharakter. C. hat eine wichtige Funktion beim Transport von Fettsäuren, Triglyceriden und Phosphatiden im Zwischenstoffwechsel. Kommt praktisch in jedem tierischen Gewebe vor, besonders reichlich im Muskel. Käuflicher Fleischextrakt enthält 1,5–1,8 % C.

Carotin
→ Retinol

Carotinoide
Gelbe bis rote Farbstoffe, die nur von Pflanzen gebildet werden können. Der Farbstoff der Karotte (→ Carotin) ist der wichtigste Vertreter der C.

Carragheenane
Es handelt sich um ein Sulfatgruppen enthaltendes Polysaccharid aus Rotalgen verschiedener Spezies.
→ Algen → Hydrokolloide

Carry over
Übergang von Schadstoffen, die das lebende Tier aufnimmt, in die von diesem Tier gewonnenen Produkte (z. B. Fleisch, Milch, Eier).

Carrier
Trägerstoffe, die verdaute Nährstoffe und andere Verbindungen aus dem Darm in die Blut- bzw. Lymphbahn befördern.

Caseine
Bestandteil des Milcheiweißes. Die verschiedenen Caseine bestehen aus gefalteten Peptidketten mit unterschiedlicher Länge. C. sind wichtige Calcium- und Phosphatlieferanten.

Caseinate
Wasserlösliche Milcheiweißprodukte, die aus → Casein gewonnen und zur Eiweißanreicherung von Lebensmitteln verwendet werden.

Cäsium-137
chem. Symbol ^{137}Cs
Verhält sich im Organismus ähnlich wie → Kalium. → Halbwertszeit beträgt 27 Jahre. Hauptmenge wird in der Muskulatur gespeichert.
→ Radionuklid

Catering
Fremdbewirtschaftung einer Gemeinschaftsverpflegungseinrichtung.

CDD
Abkürzung für → chemisch definierte Diät.

Cellulose
Zellulose
Polysaccharid aus β-1,4-verknüpfter D-Glukose.
→ Ballaststoffe → Hydrokolloide

Cerealien
→ Getreide und → Getreideerzeugnisse

Chemical Score
Chemische Punktzahl
Als Maß für die → biologische Wertigkeit (BW) wird der prozentuale Anteil der limitierenden essentiellen Aminosäure des zu prüfenden Proteins verglichen mit deren Anteil im Volleiprotein, dessen BW = 100 gesetzt wird.

$$\text{Chemical Score} = \frac{\text{\%satz limit ess. Aminosäure (Testprotein)}}{\text{\%satz limit. ess. Aminosäure (Referenzprotein)}} \times 100$$

Chemisch definierte Diät
Abkürzung: CDD
Bilanzierte synthetische Diät (BSD); Elementardiät
Standardisierte niedermolekulare Nährstoffgemische, die synthe-

tisch oder durch Abbau natürlicher Lebensmittel gewonnene Bausteine der drei Hauptnährstoffe (Kohlenhydrate, Protein, Fett) enthalten. Anwendung als „Astronautenkost“ bei Maldigestions- und Malabsorptionssyndromen. Frei von hochmolekularen Stoffen und Ballaststoffen, daher praktisch rückstandslos verwertet. Chemisch definierte Diäten können bei weitgehend eingeschränkter Verdauungskapazität des Darmes appliziert werden. In der Regel werden sie intraduodenal oder intrajejunal per Sonde verabreicht.
→ Ahornsirupkrankheit → Bedarfsdeckende, bilanzierte Diäten → Ernährung, bilanzierte → Sondenernährung

Chemische Punktzahl
→ Chemical Score

China-Kur
Prinzipien: 7-Tages-Kur. Energiezufuhr ist reduziert, Mischkost. Zu jeder Mahlzeit Reis, dafür kein Brot, keine Kartoffeln oder Nudeln, Zubereitung ohne Salz.
→ Schlankheitsdiäten

Chinarestaurant-Krankheit
„Heißes-Würstchen-Syndrom“ (Hot dog syndrom), China-Restaurant-Syndrom
Symptome: gastrointestinale Störungen; besonders starke Kopfschmerzen nach Genuß von vor allem chinesischen Speisen, die große Mengen Sojasoße enthielten. Ferner Herzklopfen, Schwächegefühl, Taubheitsgefühl im Nakken, das sich auf Arme und Rücken ausbreitet. Mögliche Ursachen: hoher Anteil an Natriumglutamat, möglicherweise aber auch Nitrite und rote Farbstoffe. Die Symptome führten zu einem zeitweiligen Verbot von Glutamat in einzelnen Ländern und zu einer bleibenden Einschränkung der Anwendung in besonders kritischen Lebensmitteln, wie z. B. Babynahrung. Neuere Modellversuche deuten darauf hin, daß zwischen Glutamatverzehr und „Chinesischem Restaurant-Syndrom“ keine klinisch feststellbare Verbindung besteht. Man hat festgestellt, daß es sich bei den Betroffenen um Personen handelt, die zu dyspeptischen Beschwerden neigen und auch auf andere Lebensmittel wie Orangensaft oder gewürzten Tomatensaft mit ähnlichen Symptomen reagieren. Beim Auftreten der Symptome wird häufig → Vitamin B_6 gegeben.

Chinin
→ Alkaloid der bitter schmeckenden Chinarinde (Gattung Cinchona). Bitterlimonaden, z. B. Tonic Water, dürfen bis zu 80 mg C./l enthalten.

Chlorella
→ Algen

Chlorid
chem. Symbol Cl^-
Lebenswichtiger → Mineralstoff.

Häufigstes Anion der extrazellulären Flüssigkeit. Nur geringe Mengen liegen intrazellulär vor. Aufgaben: C. ist wichtig für die Aufrechterhaltung des osmotischen Gleichgewichts im Organismus, außerdem für Bildung der Magensalzsäure. Findet sich in hoher Konzentration in den Verdauungssekreten, insbesondere als Salzsäure im Magen, und im Liquor cerebrospinalis. Der Körperbestand beträgt 120 g. Zufuhr erfolgt hauptsächlich als Natriumchlorid (= Kochsalz) oder als Kaliumchlorid. Bei anhaltendem Erbrechen oder Durchfall können Mangelzustände (→ Alkalose) auftreten. Die empfohlene Zufuhr für den erwachsenen Menschen liegt bei 3–5 g Chlorid pro Tag. Der Bedarf ist normalerweise reichlich gedeckt. Der geschätzte tägliche Mindestbedarf für Jugendliche über 15 Jahre und für Erwachsene beträgt 830 mg Chlorid. 1 mmol Chlorid entspricht 35,5 mg. Vorkommen: In fast allen verarbeiteten Lebensmitteln.

Chlorogensäure

3-Caffecylchinasäure

Chlorogensäure wirkt in Dosen von 3,75 mg/kg Lebensmittel zentral erregend. Die hierfür erforderlichen Konzentrationen werden im Kaffee erreicht. C. und ihre Isomeren kommen auch in Gemüse, Kartoffeln und Obst vor, jedoch in wesentlich geringeren Konzentrationen.

Chlorophyll

Blattgrün

Enthalten in den Chloroplasten der Pflanzen. Dort wird mit Hilfe von Lichtenergie und anorganischen Substanzen Zucker aufgebaut (→ Photosynthese). C. wird auch als grüner Lebensmittelfarbstoff eingesetzt (E 140).

Cholecalciferol

→ Calciferole

Cholelithiasis

→ Gallensteine

Cholesterin

Cholesterol

Lebenswichtiger Stoff, den der Körper in ausreichendem Maß selbst produziert. Ungesättigter wasserunlöslicher Alkohol, der praktisch nur im Tierreich vorkommt und wichtiger Bestandteil aller Zellmembranen ist. In pflanzlichen Fetten kommt Ch. nur in Spuren vor und diese in analytisch schwer zugänglicher Form. Die durchschnittliche tägliche Zufuhr beträgt 0,5–0,7 g, die tägliche endogene Synthese 0,4–1,2 g. Hauptorte der Cholesterinsynthese sind Leber und Darmwand. Ch. kann folgende Stoffwechselwege einschlagen: 1. Dehydrierung zu 7-Dehydrocholesterin, das in der Haut angereichert und durch UV-Bestrahlung in Vitamin D_3 übergeführt wird (→ Calciferole); 2. Abbau zu Steroidhormonen; 3. Oxidation zu Gallensäuren; 4. Ausscheidung im Darm. Chole-

sterinausscheidung erfolgt auf drei Wegen:
1. Darm (unverändertes Ch. + bakterielle Umsatzprodukte, etwa 0,5–1 g/Tag; in Form der Gallensäuren, etwa 0,5 g/Tag); 2. Harn (in Form der Metaboliten der Steroidhormone, 10 mg/Tag); 3. Haut (in Form von Ch. und Squalen, 50–100 mg/Tag). Ch.-Aufnahmen bis 100 mg/Tag haben keinen Einfluß auf den → Serumcholesterinspiegel. Durch Aufnahme von 300–500 mg Ch./Tag wird der Spiegel um etwa 30 mg/100 ml erhöht. Oxidationsprodukte des Cholesterins (z.B. 25-Hydroxicholesterin, 3α-, 5α-, 6β-Cholestantriol) werden als primäre Ursache der → Arteriosklerose angesehen. Bis heute sind mehr als 80 Autoxidationsprodukte von Ch. bekannt geworden.
Cholesterinreich sind Innereien, Butter, Hühnerei, Eigelb, Trockenvollei, Trockeneigelb, Krebstiere. → Phytosterine hemmen die Resorption von Ch. und senken daher den Blutcholesterinspiegel sowie die Speicherung von Ch. in der Leber. Früher wurde der Cholesteringehalt ausschließlich in mg% angegeben. Entsprechend dem seit 1971 geltenden internationalen Einheitssystem werden Cholesterinwerte, vor allem im wissenschaftlichen Bereich, mit mmol/l angegeben. Umrechnungsformel für Cholesterin:
mg% × 0,02586 = mmol/l
mmol/l × 38,67 = mg%
→ Hypercholesterinämie

Cholesterinblutspiegel
→ Serumcholesterinspiegel

Cholin
Entsteht endogen durch Methylierung von Äthanolamin. Alimentäre Aufnahme: 1,5–4 g/Tag. Cholinmangel wurde beim Menschen bisher nie beobachtet.
→ Phospholipide

Chrom
chem. Symbol Cr
Übt eine Funktion im Kohlenhydratstoffwechsel aus. Die Toxizität des in der Nahrung enthaltenen dreiwertigen Chroms ist sehr niedrig, im Gegensatz zur hohen Toxizität des sechswertigen Chroms (chromhaltige Stäube). Bei länger anhaltendem Mangel entstehen Wachstumsstörungen und Hornhauttrübungen. Für Erwachsene wird ein Bereich von 50 µg bis 200 µg/Tag als angemessene Zufuhr angesehen (s.Tabelle, Anhang S. 324). Fleischprodukte, Bierhefe, Käse und Vollkornprodukte enthalten nennenswerte Mengen an Chrom.
→ Mineralstoffe → Spurenelemente

Chylomikronen
Haben die Aufgabe, die Nahrungsfette zum Fettgewebe zu transportieren. Es sind Tröpfchen von 0,5–1 µm Durchmesser mit einer Hülle aus Protein. Sie bestehen aus 85–90% langkettigen Triglyceriden, 6–9% Phospholipiden, 3% Cholesterin und etwa 2% Protein. Ihre Syn-

these erfolgt am endoplasmatischen Reticulum. Den Einstrom von C. ins Blut nach einer fettreichen Mahlzeit kann man an einer milchigen Trübung des Serums erkennen. Die C. werden in der Leber und in peripheren Geweben durch Lipoprotein-Lipasen zu Fettsäuren, Glycerin und Chylomikronresten abgebaut. Chylomikronenreste werden zur Leber zurücktransportiert und dort erneut in den Fettstoffwechsel eingeschleust.
→ Chylus → Lipoproteine

Chylus
Flüssigkeit in den Lymphgefäßen der Darmwand mit einem hohen Gehalt an → Chylomikronen unmittelbar nach der Fettverdauung.

Chymus
Breiige Mischung von zerkleinerter Nahrung mit dem Magensaft (Magenchymus). Magenchymus + Darmsaft + Gallenflüssigkeit bilden den Darmchymus. Im C. findet die Verdauung der Nahrungsbestandteile statt.

Citronensäure
Zitronensäure
Entsteht im → Citronensäurecyclus als Zwischenstufe aus Oxalacetat und aktivierter Essigsäure. Hauptquelle der alimentär aufgenommenen Citronensäure sind Citrusfrüchte bzw. Citrussäfte. Der Energiegehalt der Citronensäure beträgt 10,5 kJ/g (2,5 kcal/g). Industriell hergestellte Citronensäure (E 330) wird verwendet zum Ansäuern von Erfrischungsgetränken, Marmelade, Konfitüren, als Kuttermittel bei Fleischwaren und zur Konservierung von z. B. Fischerzeugnissen.

Citronensäurecyclus
Endabbau des beim Kohlenhydrat-, Fett- und Aminosäurenabbau gebildeten → Acetyl-CoA. Im C. wird Acetyl-CoA vollständig zu Kohlendioxid oxidiert, das ausgeatmet wird. Der von den Coenzymen übernommene Wasserstoff wird über die → Atmungskette auf Sauerstoff übertragen.

Citrullin
Gehört nicht zu den essentiellen → Aminosäuren. Es wurde erstmals aus dem Saft der Wassermelone isoliert und findet sich reichlich im „Blutungssaft" der Birke und Erle.

Claviceps purpurea
→ Mutterkorn

Clinical nutrition
→ Ernährungsmedizin

Clostridien
Zählen zu den → Bakterien der Gattung Clostridium. Sie bewirken die Zersetzung organischer Stoffe, insbesondere von Eiweißstoffen, und bilden Toxine. Vertreter sind C. botulinum, das → Botulismus verursacht, und C. perfringens als Erreger des Gasbrandes.

Cobalamine

Vitamin B_{12}; Antiperniciosa-Faktor; Cyanocobalamin; Animal-Protein-Factor; Extrinsic Factor

Als Vitamin B_{12} werden verschiedene, kompliziert aufgebaute Verbindungen zusammengefaßt, die ein Cobaltatom im Zentrum eines Porphyrin-ähnlichen Ringsystems enthalten. Die Vitamin-B_{12}-wirksamen Verbindungen werden vom Organismus in ein Coenzym eingebaut, das für die Übertragung von Methylketten wichtig ist. Dadurch spielt Vitamin B_{12} auch eine wesentliche Rolle bei der Überführung der Speicher- und Transportformen der → Folsäure in ihrer Wirkform. Vitamin B_{12} ist wichtig für die Blutbildung. Es ist maßgeblich am Aufbau der Zellkernsubstanz beteiligt und damit für alle Wachstumsvorgänge unentbehrlich. Zur Bildung von C. sind nur Mikroorganismen fähig. Resorption erfolgt durch passive Form oder durch den → Intrinsic-Factor-Mechanismus. Mangelsymptome: können auftreten nach Entfernung des Magens oder bei bestimmten Formen von Magenschleimhautentzündung; fortgeschrittener Mangel führt zu einer Blutarmut mit charakteristischen, übernormalgroßen roten Blutkörperchen (megaloblastische Anämie), Degeneration bestimmter Rückenmarksbezirke (funiculäre Myelose), die zu Dauerschäden des Nervensystems führen kann. Bedarfsempfehlung: für Jugendliche und Erwachsene 3 µg/Tag. Vorkommen: in tierischen Lebensmitteln, vor allem in der Leber; in pflanzlichen Lebensmitteln nur dann in Spuren, wenn sie einer bakteriellen Gärung unterworfen waren (Sauerkraut, Bier).

Cobalt

→ Kobalt

Co-Cancerogene

Stoffe, die keine Tumorkeimanlagen induzieren können, die aber das Auswachsen von Tumorkeimanlagen in klinisch manifeste Tumoren fördern.

Codex Alimentarius Commission

Eine von der → FAO und → WHO gemeinsam gebildete Kommission, die Empfehlungen für international anerkannte Lebensmittelstandards erarbeitet. Hierfür wurden verschiedene Ausschüsse (Codex Komitees) gebildet, z. B. Codex Komitee für diätetische Lebensmittel. Ferner erfolgt eine toxikologische Bewertung von Lebensmittelzusatzstoffen und Schadstoffrückständen. Zur Vermeidung einer Gefährdung der menschlichen Gesundheit erfolgen toxikologische Bewertungen (→ acceptable daily intake).

Coeliakie

Cöliakie; Zöliakie; Enteropathie; glutenbedingte Heubner-Hertersche Krankheit; Sprue

Erkrankung des Dünndarmes, bei der eine Überempfindlichkeit gegen das Klebereiweiß „Gluten" der Getreidearten Weizen, Dinkel, Hafer, Roggen und Gerste vorliegt. Unter dem Einfluß des Glutens verändert sich die Dünndarmschleimhaut. Es kommt zu einer Schädigung der Dünndarmzotten. Das bewirkt, daß Vitamine, Mineralstoffe, Fette und Proteine nur ungenügend aufgenommen werden. Ein Zeichen für unzureichende Nahrungsausnutzung ist ein erhöhter Gehalt an (unverdautem) Fett im Stuhl. Bei schweren Verlaufsformen kann es zu einer vorübergehenden Milchzuckerunverträglichkeit (→ Lactoseintoleranz) kommen, die jedoch unter glutenfreier Ernährung meist wieder verschwindet. Symptomfreiheit besteht bei glutenfreier Ernährung, die lebenslang beibehalten werden muß. Von Natur aus glutenfrei sind: Milch, Käse, Fleisch, Fisch, Gemüse, Kartoffeln, Obst, Reis, Mais, Buchweizen, Johannisbrotkernmehl, Mais-, Kartoffel-, Reisstärke, Sojamehl, Eßkastanien, Hirse, Maisgrieß, Quinoa, Amaranth sowie speziell für eine glutenfreie Ernährung hergestellte Erzeugnisse wie Brote, Backwaren, Mehle, Teigwaren. Glutenfreie diätetische Lebensmittel sind mit dem Symbol einer durchgestrichenen Weizenähre oder durch den Hinweis „glutenfrei" kenntlich gemacht.
→ Buchweizen

Coenzym A
CoA, CoA-SH
Energiereiche Verbindung aus Adenosindiphosphat, Pantothensäure und Cysteamin. Wichtige Verbindung für den Zwischenstoffwechsel vieler Nahrungsbestandteile. CoA wird zur Aktivierung von Acetat und Fettsäuren benötigt. Die wichtigste Verbindung von CoA ist Acetyl-CoA („aktivierte Essigsäure"). Zum weiteren oxidativen Abbau wird Acetyl-CoA in den → Citronensäurecyclus eingeschleust.
→ Energiestoffwechsel

Coenzyme
→ Enzyme

Coffein
Hauptalkaloid verschiedener Genußmittel (Kaffee, Tee, Mate, Cola). C. hat im Organismus folgende Wirkung: – Adrenalinausschüttung, dadurch – verstärkter Glykogen- und Fettabbau; – allgemeine Stimulierung des Zentralnervensystems; – Steigerung der Herztätigkeit, Erhöhung des Blutdrucks; – kurzfristige Steigerung der geistigen Leistungsfähigkeit; – Steigerung der Darmbewegung.

Colektomie, totale
Operative Entfernung des Darmes. Besondere diätetische Maßnahmen sind nicht erforderlich. Es kann im Einzelfall nur empfohlen werden, die Lebensmittel und Speisen zu meiden, die am häufigsten Beschwerden auslösen.
→ Anus praeter

Colidyspepsie
Akute Ernährungsstörung im Säuglingsalter, hervorgerufen durch Colibakterien.

Colitis ulcerosa
Chronische entzündliche Erkrankung des Dickdarms mit Geschwürbildung. Führendes Symptom sind Durchfälle, mit Blut vermischt. Diätetische Behandlung: In der akuten Phase positive Beeinflussung durch ausschließlich parenterale Ernährung oder ausschließliche Ernährung mit einer Elementardiät über mindestens drei Wochen; anschließend Normalkost bei Einschränkung zuckerhaltiger Lebensmittel. Nach Abklingen der Beschwerden Übergang auf → leichte Vollkost.

Colostrum
Vormilch für Neugeborene. Wichtig für die passive Immunisierung.

Computer-Diäten
Für die Dauer eines Jahres werden monatlich Essenspläne vorgeschlagen. Aus einer umfangreichen gespeicherten Rezeptsammlung werden mit Hilfe der elektronischen Datenverarbeitung Menüvorschläge zusammengestellt, die auf die Ernährungsbedürfnisse der einzelnen Kunden zugeschnitten sind. Diese Vorschläge, die gegen eine Jahresgebühr per Post zugesandt werden, müssen dann von den Teilnehmern befolgt werden.

Convenience Food
Durch Be- und Verarbeitung sind in zahlreichen Lebensmitteln Dienstleistungen enthalten, die nicht mehr von Haushalten erbracht werden müssen und damit Arbeitserleichterungen schaffen. Vorgefertigte Lebensmittel sind entweder verzehrfertig (direkt oder nach Öffnen oder nach Entfernen der Verpackung) oder teilfertig (küchen-, gar- oder aufbereitungsfertig). Mit frischen Kräutern, mit Obst und Salaten für zusätzliche Vitamine und Mineralstoffe sorgen.
→ Fertiggerichte

Cooley-Kur
Fleisch-, Eier- und Gemüsekost, die mit Magermilch, Obstsäften und gelegentlich einer Scheibe Brot angereichert ist. Mehlspeisen und Zucker sind verboten.
→ Eiweißreiche Kostformen

Couleur
Kulör
Tiefbraune Flüssigkeit zum Braunfärben von Getränken, Soßen und Süßwaren, hergestellt durch Karamelisieren von Zucker, Lösen in Wasser und Filtration.

Cuisine Naturelle
Als Erfinder dieser „natürlichen Küche“ gilt der Schweizer Anton Mosimann. Die Cuisine Naturelle ist ein Kochstil ohne Butter, ohne Sahne, ohne Alkohol und fast ohne Salz und Zucker.

Cumarin
Geruchsstoff in Waldmeister und Inhaltsstoff anderer Pflanzen, z.B. von Lavendelöl. Nach Verfütterung großer Mengen an Hunde wurde eine Bildung von Lebernekrosen beobachtet. Seine Anwendung als solches zur Aromatisierung ist verboten.

Cushing-Syndrom
Von dem Chirurgen H. W. Cushing 1932 beschriebenes seltenes Krankheitsbild mit den Symptomen der Nebennierenrindenüberfunktion infolge Cortisolüberproduktion, angeboren oder erworben.

Cutin
→ Ballaststoffe

Cyclamate
Dieser kalorienfreie → Süßstoff wurde 1937 erstmals beschrieben. Eingesetzt werden die Natrium- oder Calcium-Salze der Cyclohexylsulfaminsäure. Natriumcyclamat hat die größte Bedeutung als Süßstoff. Calciumcyclamat hat technisch nur geringe Bedeutung. Die → Süßkraft von Natriumcyclamat im Vergleich zu 0,1 mol/l Saccharose ist etwa 35. Ein Beigeschmack tritt erst bei hohen Konzentrationen auf. In der Praxis werden oft Mischungen aus Natriumcyclamat und Saccharinnatrium verwendet im Verhältnis 9–10: 1. Vorläufiger → ADI-Wert: 0–11 mg/kg Körpergewicht. Die von der → WHO obere Sicherheitsgrenze entspricht bei 70 kg Körpergewicht etwa 21 handelsüblichen Mischsüßtabletten, wenn eine Tablette 40 mg Cyclamat und 4 mg Saccharin enthält.

Cystein
Schwefelhaltige → Aminosäure. C. kann im Organismus aus → Methionin synthetisiert werden. Die SH-Gruppe des C. kann leicht dehydriert werden, es kommt mit einem zweiten Molekül zur S-S-Brückenbindung innerhalb der Eiweißmoleküle. Auch freies C. kann dehydriert werden, es entsteht Cystin. Cystein und Cystin werden als Mehlverbesserungsmittel eingesetzt. C. erweicht das Proteingerüst des Weizenklebers und setzt die zum Teigkneten benötigte Energie herab.

Cystin
→ Cystein

Cystinsteine
→ Harnsteine

Cystinurie
Seltene, autosomal rezessiv vererbliche Stoffwechselstörung mit stark erhöhter Ausscheidung der Aminosäuren → Cystin, Ornithin, → Lysin und Arginin. Es kommt zu Ablagerungen von → Cystinsteinen in der Niere und den ableitenden Harnwegen.

D

Dämpfen

Garen in strömendem Wasserdampf (98–100 °C); Gargut ist durch Siebeinsatz von der kochenden Flüssigkeit getrennt.

Darmbakterien

Bei der Geburt setzt die Besiedlung des vorher sterilen Magen-Darm-Traktes des Neugeborenen mit Keimen aus der Umgebung ein; in wenigen Tagen entwickelt sich unter dem Einfluß der Ernährung die typische Frauenmilchflora, die sich deutlich von der Kuhmilchflora unterscheidet. Mit dem allmählichen Übergang zu gemischter Kost entwickelt sich die auch für den Erwachsenen typische Besiedlung des Dickdarms mit verschiedenen Bakterien. Diese Bakterien vergären unverdaut gebliebene Speisereste und einen Teil des von Enzymen des Magens und Dünndarms und seiner Anhangsdrüsen nicht verdaubaren Materials. Hier wird z. B. ein Teil der → Ballaststoffe verwertet, wobei als Stoffwechselprodukte der Bakterien erhebliche Mengen kurzkettiger Fettsäuren entstehen können, die resorbiert und vom Organismus genutzt werden. Außerdem werden Wasserstoff und Kohlendioxid gebildet. Eiweißstoffe z. B. aus Enzymen und abgeschilferten Darmepithelien werden ebenfalls bakteriell zersetzt. Dabei entstehen durch Fäulnis u. a. Ammoniak, Wasserstoff, Schwefelwasserstoff, Kohlendioxid und Methan. Ferner kann der Vitaminbedarf durch die Darmbakterien beeinflußt werden. Manche Vitamine, z. B. Vitamin K und Biotin, werden von den D. in so großem Umfange synthetisiert, daß der erwachsene Mensch im allgemeinen von der exogenen Zufuhr unabhängig ist. Durch Verabreichung von antibiotisch wirksamen Substanzen kann die Synthese durch D. jedoch so geschädigt werden, daß eine exogene Zufuhr notwendig ist.

Darmflora

→ Gastrointestinalflora

Darmperistaltik

Bewegungen der Darmwand, die zu einer Durchmischung und Fortbewegung des Darminhaltes führen.

Darmsaft

Von den Schleimhautdrüsen des Dünn- und Dickdarms gebildete Flüssigkeit, die Schleimstoffe, Verdauungsenzyme und Mineralstoffe enthält.

Darmträgheit

→ Obstipation

Dauerausscheider

Personen mit krankheitserregenden Darmkeimen, z. B. → Salmonellen.
→ Bundesseuchengesetz

Dauerwaren
Lebensmittel oder Zubereitungen, die durch besondere Behandlung, Herstellung oder durch konservierende Zusätze für längere Zeit haltbar gemacht sind.

DeBakeys Herz-Diät
Neuere amerikanische Diät mit folgenden Zielen: – nicht mehr als 300 mg Cholesterin pro Tag; – 50 % der Gesamtenergie in Form von Kohlenhydraten; – 20 % der Gesamtenergie in Form von Eiweiß; – 30 % der Gesamtenergie in Form von Fett; – weniger als 10 % der Fettkalorien aus gesättigten Fettsäuren; – bis 10 % der Fette aus vielfach ungesättigten Fettsäuren; – das restliche Fett aus einfach ungesättigten Fettsäuren.

Dehydroascorbinsäure
Verbindung mit der gleichen Vitamin-C-Aktivität wie die → Ascorbinsäure.

7-Dehydrocholesterin
→ Calciferole

Delaney-Klausel
Ein seit 1958 in den USA gültiges Gesetz, demzufolge in Lebensmitteln keine Stoffe geduldet werden, bei denen im Tierversuch eine krebserzeugende Wirkung festgestellt wurde.

Denaturierung
Veränderung der natürlichen Struktur der Eiweißstoffe durch: – stärkeres Erhitzen, meist über 60 °C; – pH-Wert-Änderungen, z. B. durch Säuern; – organische Lösungsmittel, z. B. Alkohol; – Schwermetallsalze. Die D. der Eiweißstoffe ist umkehrbar, solange die Molekülstruktur unverändert bleibt. Bei Veränderung der Molekülstruktur ist der Vorgang nicht umkehrbar. Denaturierte Eiweißstoffe, z. B. weichgekochte Eier, sind leichter verdaulich als natürliche Eiweißstoffe, z. B. rohe Eier.

Densitometrie
Bestimmung der Gesamtkörperdichte und Berechnung des prozentualen Fettanteils an der Gesamtkörpermasse.

Depolymerasen
→ Enzyme, die Makromoleküle spalten.

Depotfett
Wird überschüssige Energie mit der Nahrung aufgenommen, so wird sie in Form von Fett im Fettgewebe gespeichert. Die Speicherfähigkeit ist fast unbegrenzt. Im Durchschnitt beträgt der Anteil an D. bei Männern etwa 15 %, bei Frauen etwa 25 % der Körpermasse. Fett wird hauptsächlich im Unterhautfettgewebe und im Bauchraum gespeichert. Eine geringe Menge D. ist für den Körper unbedingt notwendig. Sie dient als Wärmeschutz, Schutz gegen Stoß, als Polster für bewegliche Organe, z. B. Augen, Nieren.

Dermatosen

→ Hauterkrankungen

Deutsche Gesellschaft für Ernährung

Abkürzung: DGE.
Die Deutsche Gesellschaft für Ernährung e.V. ist gemeinnützig tätig. Sie hat sich zum Ziel gesetzt, die wissenschaftliche Diskussion über Ernährungsfragen auf nationaler und internationaler Ebene anzuregen und zu fördern. Auf der Basis gesicherter Kenntnisse über eine vollwertige Ernährung will die DGE dazu beitragen, Gesundheit und Leistungsfähigkeit der Bevölkerung zu erhalten oder wiederherzustellen. Die DGE ist unabhängig und verfolgt ihre Ziele frei von wirtschaftlichen und politischen Interessen.

Dextrine

Höhere Abbauprodukte der → Stärke und des → Glykogens. D. sind leichter verdaulich als Stärke und spielen daher in der Säuglings- und Krankenernährung eine besondere Rolle. D. entstehen z.B. durch trockenes Erhitzen von Stärke. Gebäckkrusten, Toast, Zwieback enthalten daher Dextrine.

Dextrose

→ Glucose

Diabetes insipidus

Symptome sind starkes Durstgefühl, reichliches Trinken und die Ausscheidung großer Harnmengen. Ursache ist ein Mangel an → Vasopressin. Diätetische Maßnahmen: Bilanzierung der Flüssigkeitszufuhr, um eine Wasserverarmung des Organismus zu vermeiden. Salzarme Kost mit nicht zu hohem Eiweißanteil.

Diabetes mellitus

Zuckerkrankheit, Zuckerharnruhr
Durch relativen oder absoluten Insulinmangel hervorgerufene chronische Erkrankung des Kohlenhydrat-, Fett- und Proteinstoffwechsels, wobei am auffälligsten der Glucosestoffwechsel betroffen ist. Wörtliche Bedeutung: „Honigähnlicher Durchfluß." Die wichtigsten Kennzeichen des Diabetes sind: – erhöhter Blutglucosespiegel; – Ausscheidung von Glucose im Harn; – Auftreten von Ketonkörpern in Blut und Harn; – erhöhter Fettsäuregehalt im Blut; – Verfettung der Leber; – vermehrte Stickstoffausscheidung im Harn. Die beiden wichtigsten Formen werden als Typ I und Typ II bezeichnet. Typ I: früher bezeichnet als Jugendlichendiabetes; meist schlanke, jüngere Diabetiker, die einen absoluten Insulinmangel aufweisen. Typ II: früher bezeichnet als Erwachsenen- oder Altersdiabetes; meist übergewichtige, eher ältere Menschen mit einer eingeschränkten Insulinproduktion. Typ II a ist ein Diabetiker ohne Adipositas, Typ II b mit Adipositas. Beim Diabetiker wird → Insulin unzureichend oder gar nicht gebildet, so daß es zu

einem Anstieg des Blutzuckerspiegels kommt. Erreicht der Blutzuckerspiegel einen Wert von 160–180 mg/100 ml, so scheiden die Nieren diesen Zuckerüberschuß mit dem Harn aus. Die Höhe des Blutzuckerspiegels wird nicht nur von der Menge der Kohlenhydrate beeinflußt, auch von der Art der Darreichung. Zucker und zuckerhaltige Lebensmittel gelangen besonders schnell ins Blut, während besonders stärkehaltige Produkte wie Kartoffeln, Brot und Gemüse längere Zeit beanspruchen. Sie sind deshalb zu bevorzugen. Neuere Untersuchungen haben gezeigt, daß → Ballaststoffe die Aufnahme der Kohlenhydrate ins Blut verzögern. Warnsignale, die auf Diabetes hindeuten können, sind: starkes Durstgefühl, Harndrang, Gewichtsabnahme, Leistungsabfall, Juckreiz, verzögerte Wundheilung. Spätfolgen eines nicht erkannten Diabetes sind: Durchblutungsstörungen und Gangrän. Leitlinien für die Ernährung: Prinzip: Normalisierung der Blutglucosekonzentration durch exakte Dosierung und Verteilung der Kohlenhydrate unter Berücksichtigung der Insulinproduktion, der eventuellen medikamentösen Behandlung oder der Insulintherapie. Im allgemeinen: – eine bedarfsgerechte, für die meist übergewichtigen Patienten also eine energiearme, der Normalkost angenäherte gemischte Kost; – Verbot von leicht resorbierbaren Kohlenhydraten, wie z.B. Saccharose in Getränken und Süßigkeiten, statt dessen ein relativ konstanter, langsam verdaubarer Kohlenhydratanteil in ballaststoffreichen Lebensmitteln wie Brot, Kartoffeln, Gemüse; der Kohlenhydratanteil sollte 50–55 % der Gesamtenergie betragen; Verwenden von → Zuckeraustauschstoffen oder → Süßstoffen; – Fettanteil sollte auf 30–35 % der Gesamtenergiezufuhr beschränkt werden; etwa die Hälfte des Nahrungsfettes sollte in Form mehrfach ungesättigter Fettsäuren aufgenommen werden; – Verteilung der Tageskost auf mindestens 5 Mahlzeiten unter Beachtung der vom Arzt festgelegten Broteinheiten; – Eiweißanteil 15–20 % der Gesamtkalorien. Die Berechnung der Kohlenhydrate erfolgt nach Gramm Kohlenhydrate (KH) oder nach → Broteinheiten (BE), wobei 12 g verwertbare KH = 1 BE sind. Zum Berechnen dienen Kohlenhydrataustauschtabellen. Die kohlenhydrathaltigen Lebensmittel können in folgende Gruppen eingeteilt werden: 1. Gruppe: Zuckeraustauschstoffe Fructose, Sorbit, Xylit und sonstige Diabetiker-Lebensmittel; z.B. entsprechen 1 BE 12 g Fructose oder 12 g Sorbit oder 25 g Diabetikerkonfitüre. 2. Gruppe: Brot, Nährmittel, Kartoffeln; z.B. entsprechen 1 BE 30 g Brot oder 20 g Knäckebrot oder 20 g Haferflocken oder 15 g Mehl oder 80 g Kartoffeln. 3. Gruppe: Obst, Obstsaft; z.B. entsprechen 1 BE 100 g Apfel oder 130 g Apfelsine oder 130 g

Grapefruit oder 120 g Birne oder 190 g Erdbeeren. 4. Gruppe: Trinkmilch, Sauermilch; z.B. entsprechen 1 BE 250 ml Trinkmilch. 5. Gruppe: Gemüse, Gemüsesaft, Hülsenfrüchte; z.B. entsprechen 1 BE 250 ml Möhrensaft oder 20 g Erbsen, getrocknet. Die meisten Gemüsesorten sind ohne Anrechnung bis zu 250 g erlaubt. Es ist empfehlenswert, die Kohlenhydrate nur innerhalb einer Gruppe auszutauschen.
→ Diät nach Dr. Lutz

Diabetes renalis
Zuckerausscheidung im Harn bei normalen Blutzuckerwerten. Ursache ist eine gestörte Glucoseresorption in den oberen Nierentubuli. Eine besondere Diät ist nicht erforderlich.

Diabetiker, latenter
Person mit verringerter Glucosetoleranz, z.B. aufgrund einer Infektion.

Diabetiker, manifester
Person, bei denen bei normaler Kohlenhydratzufuhr der Blutglucosespiegel erhöht ist und Glucose im Harn ausgeschieden wird.

Diabetiker, potentieller
Mit Auftreten der Krankheit könnte gerechnet werden, z.B. bei Kindern diabetischer Eltern oder bei Frauen, die stark übergewichtige Kinder gebären.

Diabetiker-Lebensmittel
Sie müssen folgenden Anforderungen der Diätverordnung genügen: – der Gehalt an Fett und Alkohol darf gegenüber vergleichbaren Lebensmitteln des allgemeinen Verzehrs nicht erhöht sein; – d-Glucose, Invertzucker, Disaccharide und Glucosesirup dürfen nicht zugesetzt werden; anstelle dieser Stoffe dürfen nur Fructose, Saccharin, Cyclamat, Mannit, Sorbit und Xylit zugesetzt sein. Auch bei Diabetiker-Lebensmitteln muß der Gehalt an Kohlenhydraten, Broteinheiten, Fett, Eiweiß und Energie genau beachtet und mit in den Ernährungsplan einbezogen werden.

Diabetische Angiopathien
Gefäßveränderungen im arteriellen Gefäßsystem, besonders in den Endabschnitten. Auswirkungen: Degenerationserscheinungen in der Netzhaut, Einschränkung der Nierenfunktion, Herzinfarkt, Schlaganfall, Brand an den Beinen.

Diabetischer Schock
Infolge einer zu hohen Insulindosis oder einer zu geringen Kohlenhydrataufnahme bei gleichbleibender Insulindosis kommt es zum Absinken des → Blutglucosespiegels. Kennzeichen: Herzklopfen, Schweißausbruch, Zittern, Bewußtlosigkeit. Kohlenhydratzufuhr (Würfelzucker) ist erforderlich.

Diabetisches Koma
Insulinmangel, dadurch verringerter Glucoseabbau, verstärkter

Fettsäurenabbau, führt zu Ketonkörperbildung, → Acidose. Kennzeichen: tiefe Bewußtlosigkeit, Acetongeruch der Atemluft. Insulinbehandlung ist erforderlich.

Dialyse-Diät

Diät für Patienten mit künstlicher Niere, die individuell abgestimmt werden muß. Empfehlung: – Meiden kaliumreicher Lebensmittel; – geringe Flüssigkeitsaufnahme (Zufuhr = Harnmenge vom Vortag + 500 ml); – Einschränkung von Kochsalz.

Diarrhoe

→ Durchfall

Diät

Therapeutische Maßnahme zur Heilung oder Linderung von Krankheiten. Nach der „Grünen Liste 1992" lassen sich die diätetischen und diätgeeigneten Lebensmittel in folgende Anwendungsgebiete gliedern:

- Diäten bei angeborenen Stoffwechselstörungen wie z. B. Phenylketonurie („streng phenylalaninarme Kost"), Galaktoseintoleranz („streng galaktosefreie Ernährung"), Galaktokinasemangel („milchfreie Ernährung") und Fructoseintoleranz („streng saccharose- und fructosefreie Ernährung")
- Diäten bei Hyperurikämie, Gicht und Harnsäuresteinen („Begrenzung des Verzehrs von Fleisch, alkoholischen Getränken und der Gesamtenergiezufuhr")
- Diäten bei Diabetes mellitus
- Diäten bei Hyperlipoproteinämien („Einschränkung der Energiezufuhr, des Zuckerkonsums und der Zufuhr von gesättigten Nahrungsfetten und Cholesterin")
- Diäten bei Allergien gegen Bestandteile von Lebensmitteln („Freihaltung der Lebensmittel von den jeweiligen Allergenen")
- Diäten bei glutensensitiven Enteropathien („Ernährung mit glutenfreien Lebensmitteln")
- Diäten bei Disaccharidasemangel („Vermeidung von unverdaulichen Disacchariden in der Nahrung")
- Diäten bei chronisch entzündlichen Darmerkrankungen („milchfreie Kost" und „Einschränkung der Zuckerzufuhr")
- Diäten bei Operationen des Darms
- Diäten bei Leberinsuffizienz („Verbot von alkoholischen Getränken")
- Diäten bei Hypertonie, Ödem- und Ascitesbildung („Einschränkung der Energie- und Kochsalzzufuhr")
- Diäten bei Maldigestion und Malabsorption („Verzicht auf nichttolerierte Nahrungsmittel")
- Diäten bei Obstipation und Divertikulose („ballaststoffreiche Kost")
- Diäten bei Niereninsuffizienz
- Diäten bei Adipositas („Verringerung der Energiezufuhr durch kalorienverringerte Nahrungsmittel und Getränke")
- Diäten bei Unterernährung und

Störungen der Nahrungsaufnahme
- Diäten bei chronischer Pankreatitis („Alkoholverbot")
- Diäten bei Vitamin- und Mineralstoffmangel („Verzehr u. a. von B_1-, B_6-, Vitamin-A-, Vitamin-C-, folsäure- und eisenreichen Lebensmitteln")
- Diäten bei Rekonvaleszenz
- Diäten während der Schwangerschaft und Stillzeit
- Diäten für Hochleistungssportler („energieliefernde Nährstoffe, eiweißreiche Ernährung, elektrolytreiche Getränke")
- Diäten für Senioren („verminderter Energie- und Kochsalzbedarf, dagegen erhöhter Bedarf an Vitaminen, Calcium und Flüssigkeit")

Diätassistenten
Hauptaufgabe der D. ist, ärztliche Diätversorgung in die ärztliche Praxis zu übertragen. In Kliniken sind die D. wichtiges Bindeglied zwischen Diätküche und Krankenstation. Zu ihren Aufgabengebieten zählen: – fachgerechte Zusammenstellung, Berechnung und Zubereitung der verschiedenen Kostformen; – Wareneinkauf, Lagerhaltung; – Personalanleitung; – Kontrolle der Essensausgaben; – Erstellung von Speiseplänen; – Diätberatung in Zusammenarbeit mit den Ärzten.

Diätberatung
Beratung Diätbedürftiger durch Fachleute, z. B. → Diätassistentin, → ernährungsmedizinische Berater, → Oecotrophologen.

Diätetik
diet, dietetics
Das griechische Wort „Diaita" bedeutet Lebensweise. In der Antike Lehre von der gesunden Lebensführung, in der Neuzeit Lehre von der Ernährung des gesunden und kranken Menschen einschließlich der krankheitsvorbeugenden Ernährung. D. ist Wissenschaft und Kunst, die festgestellten Tatsachen über die Lebensmittel und ihren Nutzen im Körper bei der Ernährung des Individuums, der Familie und der Bevölkerung anzuwenden. Ausgangspunkt für alle diätetischen Maßnahmen muß die bilanzierte → Normalkost sein, welche bei pathologischen Zuständen so abzuwandeln ist, daß unerwünschte Veränderungen im Stoffwechsel verhindert oder weitestgehend kompensiert werden.

Diätetische Lebensmittel
Gemäß → Diätverordnung sind es Lebensmittel, die dazu bestimmt sind, einem besonderen Ernährungszweck dadurch zu dienen, daß sie die Zufuhr bestimmter Nährstoffe oder anderer ernährungsphysiologisch wirkender Stoffe in einem bestimmten Mischungsverhältnis oder in bestimmter Beschaffenheit bewirken. Sie müssen sich von anderen Lebensmitteln vergleichbarer Art durch ihre Zusammensetzung oder ihre Eigenschaften maßgeblich unterscheiden. Lebensmittel dienen einem besonderen Ernährungs-

zweck, wenn sie dazu beitragen, besonderen Ernährungserfordernissen (Krankheit, Mangelerscheinungen, Funktionsanomalie und Überempfindlichkeit gegen einzelne Lebensmittel oder deren Bestandteile, Schwangerschaft, Stillzeit) sowie beim Säugling und Kleinkind zu entsprechen. Diätetische Lebensmittel sind auch: Kochsalzersatz, die Zuckeraustauschstoffe Fructose, Sorbit, Mannit, Xylit und die Süßstoffe Saccharin und Cyclamat.

Diät nach Dr. Lutz
Empfiehlt ein „Leben ohne Brot". Reduzierte Kohlenhydratzufuhr bei Diabetikern von z.B. 15 auf 6 → Broteinheiten. Die mit diesen Empfehlungen häufig verbundene Erhöhung des Fettanteils in der Diabetes-Diät führt zu einer Steigerung des Arteriosklerose-Risikos.

Diätverordnung
Die Verordnung über diätetische Lebensmittel vom 25.8.1988 (BGBl. I S. 1713) in der jeweils geltenden Fassung regelt den Verkehr mit → diätetischen Lebensmitteln.

Dickdarmerkrankungen
Beschwerden infolge von Störungen der Darmbewegung (funktionelle Durchfälle und spastische Obstipation beim Syndrom des gereizten Darmes, schmerzhafte Divertikelkrankheit) lassen sich durch ballaststoffreiche Kost (insbesondere Getreidefasern) günstig beeinflussen. Bei chronisch entzündlichen Darmerkrankungen (Colitis ulcerosa, Morbus Crohn) sind bisher keine Diätmaßnahmen bekannt, die den Langzeitverlauf beeinflussen könnten. Die Effektivität einer Kost, die raffinierte Kohlenhydrate oder gehärtete Pflanzenfette meidet, ist bisher klinisch nicht gesichert. Während akut entzündlicher Krankheitsphasen hat sich bei beiden Erkrankungen die Ernährung mit voll resorbierbaren Elementardiäten (Astronautenkost) sowie Ernährung über die Blutbahn (parenterale Ernährung) bewährt.

Dickungsmittel
→ Hydrokolloide

Diensäuren
→ Fettsäuren

Dietary fibre
→ Ballaststoffe

Dietary-history-method
→ Ernährungsgeschichte

Diffusion
Aneinandergrenzende Lösungen, die miteinander mischbar, aber von verschieden hoher Stoffkonzentration sind, durchdringen einander, bis nach einiger Zeit nur noch eine einzige Flüssigkeit von einheitlicher Zusammensetzung vorliegt. An dem Austausch nehmen die Teile des gelösten Stoffes und des Lösungsmittels teil.

Digestif
Getränk, das zur Verdauungsförderung nach dem Essen getrunken wird. Es werden dafür alkoholische Getränke (z.B. Schnaps, Kräuterlikör, Weinbrand, Wacholder, Aquavit), aber auch Kaffee, Mokka oder Tee angeboten.

Digestion
→ Verdauung

Dihydrochalcone
D. verschiedener Flavone, besonders des Neohesperidins und des Naringins, sind intensiv süß. Das größte Interesse hat Neohesperidin-dihydrochalcon. → Süßkraft im Vergleich zu verdünnten Saccharose-Lösungen etwa 1000. Neben der Süße starker, nachhaltiger mentholähnlicher Geschmack. Ausgangsmaterial für die Gewinnung sind die in Citrusschalen vorkommenden Flavonone. D. sind in der Bundesrepublik Deutschland nicht zulässig.

Dinkel
Genügsame Weizenart, die als Brotfrucht dient. Die unreif geernteten Körner des Dinkelweizens werden gedarrt. Beim Darren entsteht aus dem rötlichen D. der olivgrüne → Grünkern.

Dip
Spezialsoßen (Würzsoßen) bestimmter Konsistenz zum Eintunken von kleingeschnittenen Lebensmitteln (z.B. Fleisch, Gemüse, Meeresfrüchte).

Dipeptide
→ Peptide

Diphenyl
Biphenyl
Fruchtbehandlungsmittel für Citrusfrüchte mit geringer Toxizität, das als → Konservierungsmittel gegen Schimmelpilze gemäß Zusatzstoffzulassungs-Verordnung zugelassen ist. D. diffundiert in das Fruchtfleisch, jedoch nur in geringen Mengen, die unter 1 % bleiben.

Disaccharidasen
→ Enzyme, die Disaccharide spalten, z.B. β-Fructosidase, β-Galaktosidase.

Disaccharide
Doppelzucker
Entstehen durch die Reaktion von zwei Monosaccharidmolekülen unter Abspaltung von einem Molekül Wasser. Eigenschaften: – sind leicht löslich; – haben Süßkraft; – sind vergärbar; – karamelisieren; – konservieren; – invertieren (Abbau zu Einfachzucker).
→ Lactose → Maltose → Saccharose

Disaccharidmalabsorption
Lactose oder Saccharose müssen jeweils vermieden werden, je nachdem ob es an den → Enzymen Lactase oder Saccharase mangelt. Die Nahrung darf nur mit → Monosacchariden zubereitet werden.

Dissimiliation
Endabbau der mit der Nahrung aufgenommenen Nährstoffe. Bei der

D. von Fetten entstehen wie bei Kohlenhydraten Kohlendioxid und Wasser. Bei der D. von Eiweißstoffen entsteht daneben auch Harnstoff.

Diuretika
Saliuretika
Mittel, die die Harnausscheidung verstärken und zur Ausschwemmung von Ödemen führen. Wirksamer Bestandteil in harntreibenden Tees ist das ätherische Öl der Wacholderbeere.

Divertikulose
Erkrankung des Dickdarms, bei der sich infolge eines hohen Drucks im Darminnern säckchenförmige Ausstülpungen in der Darmschleimhaut durch die Muskulatur der Darmwand bilden. Die D. geht meist mit → Obstipation einher, es können aber auch periodische Durchfälle auftreten. Es besteht ein möglicher Zusammenhang zwischen D. und zu geringer Aufnahme von → Ballaststoffen.

Doppelzucker
→ Disaccharide

Dosis-Wirkungs-Beziehung
In toxikologischen Tests ermittelte Beziehung zwischen der verabreichten Dosis eines chemischen Stoffes und seiner substanzspezifischen Wirkung.

Dreiviertelkonserven
Durch Hitzebehandlung haltbar gemachte, mittelfristig lagerfähige Konserven (6 bis 12 Monate bei 15 °C).

Dressing
Salatsoßen mit speziellen Würzungen.

Drogenabhängigkeit
Zustand psychischer (seelischer) oder psychischer und physischer (körperlicher) Abhängigkeit von einer Substanz, z. B. → Alkohol, mit zentralnervöser Wirkung, die in einer Person aufgrund periodischer oder ununterbrochener Zufuhr entstanden ist.
→ Alkoholismus

Druckgaren
Garen in reichlich Flüssigkeit = Druckkochen; in wenig Flüssigkeit = Druckdünsten, -schmoren; in Wasserdampf = Druckdämpfen bei Temperaturen von 104–120 °C, je nach Druck.
→ Garmachungsarten

DTA
Abkürzung für duldbare tägliche Aufnahme.
→ Acceptable Daily Intake

Dünsten
Garen im eigenen Saft ohne Bräunung; geringe Fett-, evtl. wenig Flüssigkeitszugabe bei Temperaturen von 98–100 °C.
→ Garmachungsarten

Duftstoffe
→ Begleitstoffe mit appetitanregender Wirkung.

Dulcin

→ Süßstoff, der in der Bundesrepublik Deutschland nicht mehr zulässig ist.

Dumping-Syndrom

Krankheitsbild nach Nahrungsaufnahme bei operiertem Magen. Beschwerden treten besonders nach Genuß von Milch, Zucker, Süßspeisen auf (dump = hineinplumpsen). Es kommt zu Blässe, Schweißausbruch, Übelkeit, Herzklopfen und Schwindelgefühl mit Kollapsneigung kurz nach der Nahrungsaufnahme. Maßnahmen: Bei dieser Störung hat sich eine Verteilung der Nahrung auf 5 – 6 kleine Mahlzeiten pro Tag und ein völliges Meiden von Zucker und zuckerhaltigen Speisen bewährt. Versuchsweise Verabreichung von Pektin und Guar zu den Mahlzeiten, beim Spät-Dumping auch → Acarbose. Vorsicht mit Milch und Milchprodukten, bei Verdacht auf → Lactose-Intoleranz milchzuckerfreie Nahrungsmittel. Einnahme der Mahlzeiten eventuell im Liegen. Die Intensität der von der Nahrungsaufnahme abhängigen Beschwerden wird mit zunehmendem zeitlichen Abstand von der Magenresektion geringer.

Durchfall

Diarrhoe

Gehäufte Entleerung von Stühlen mit dünnbreiiger bis wäßriger Konsistenz. Ursache können Erkrankungen sein oder auch übermäßige alimentäre Belastung. Diätempfehlung bei akuten Durchfällen: Zuerst fasten und trinken, um Flüssigkeitsverlust auszugleichen. Geeignet ist schwarzer Tee, Tee von Brombeer-, Erdbeer-, Heidelbeerblättern, Pfefferminz- oder Kamillentee. 5 g Kochsalz je Liter zusetzen. Roh geriebener Apfel oder Pektinpräparate fördern die Heilung. Nach 1–2 Tagen Tee kann Wasserkakao mit Süßstoff, Haferschleim, Reisschleim, Zwieback, Toastbrot, Salzstangen, Möhrenbrei, Kartoffelbrei mit Salz, aber ohne Milch aufgenommen werden; danach Übergang zu → leichter Vollkost bis → Normalkost. In leichteren Fällen rascherer Kostaufbau. Bei D. sollten zunächst Milch, Fett, Ei, Schokolade, Eis, Fruchtsäfte gemieden werden. Die Weltgesundheitsorganisation (WHO) und das Kinderhilfswerk der Vereinten Nationen (Unicef) propagieren seit 1971 folgende Formel für die sogenannte „orale Rehydrationstherapie“ (ORT): 3,5 g Natriumchlorid, 2,5 g Natriumhydrogencarbonat und 20 g Glucose oder Traubenzucker werden in einem Liter Wasser gelöst. Bei vorschriftsgemäßer Einnahme dieser Lösung werden die durch akuten Durchfall entstehenden Verluste an Wasser, Natrium- und Kaliumionen ersetzt. Hydrogencarbonationen verhindern die Übersäuerung. Glucose ist unerläßlich für die Aufnahme der Salze und des Wassers durch die Darmwand.

→ Apfeldiät

Durst
Subjektive Empfindung infolge ungenügender Flüssigkeitsaufnahme oder nach überhöhter Kochsalzzufuhr. Das Zustandekommen des Durstgefühls ist offensichtlich ein komplizierter Prozeß, bei dem mehrere Faktoren gleichzeitig eine Rolle spielen, wie der osmotische Druck, die Konzentrationen an Natrium und Chlorid, die Größe des extrazellulären Raumes und das Zellvolumen. Es bestehen große individuelle und artspezifische Unterschiede.

Dysenterie
Allgemeine Bezeichnung für anomale Zustände des Magen-Darm-Kanals, die mit Durchfällen einhergehen.

Dyspepsie
Verdauungsstörung, die exogen (z.B. zu hohe Kohlenhydrat- oder Eiweißzufuhr) oder endogen (z.B. durch Fehlen von Verdauungsenzymen) bedingt sein kann.

Dysphagie
Schluckstörung infolge Passagebehinderung in der Speiseröhre.

Dystrophie
Hochgradige Ernährungsstörung bei Zustand nach Magenresektion oder nach totaler Gastrektomie. Ursachen sind einseitige und unzureichende Ernährung bei Zustand nach Magenoperationen, eventuell Proteinverluste bei entzündlicher oder atrophischer Dünndarmschleimhaut. Krankheitsbild äußert sich in Eiweißmangelerscheinungen, Fettverlust, Vitaminmangelerscheinungen, Calciumunterversorgung, Eisenresorptionsstörungen, Gewichtsverlust. Maßnahmen: Verabreichung einer leicht verdaulichen hochkalorischen Kost in kleinen Portionen, gleichmäßig über den Tag verteilt; Vermeidung niedermolekularer Kohlenhydrate. Bei Fettverlust Verwendung von mittelkettigen Triglyceriden. Zur Behebung des Nährstoffmangels, zur Gewichtsanhebung und -stabilisierung zusätzlich Verabreichung von → Formeldiäten in kleinen Portionen und/oder Verwendung von Nährstoffkonzentrat. Bei → Lactose-Intoleranzerscheinungen Vermeiden von Milch und Milchprodukten, Anwendung von lactosearmem oder -freiem Eiweißkonzentrat und entsprechender Flüssignahrung. Bei hochgradiger D. vorübergehend → parenterale Nahrungszufuhr oder → Sondenernährung mit bedarfsdeckender niedermolekularer Flüssigdiät erforderlich.

E

EAA-Index
Abkürzung für Essential Amino Acid Index. Er berechnet für alle essentiellen → Aminosäuren das Verhältnis ihres prozentualen Anteil im

Testprotein zu dem analogen Wert im Eiprotein als Vergleichsmaßstab.

$$\text{EAA-Index} = \sqrt[n]{\frac{a_T \cdot 100}{a_E} \cdot \frac{b_T \cdot 100}{b_E} \cdot \ldots \frac{n_T \cdot 100}{n_E}}$$

$a_T - n_T$ = Ess. Aminosäuren im Testprotein
$a_E - n_E$ = Ess. Aminosäuren im Eiprotein

EG-Nummer
im Bereich der Europäischen Gemeinschaft gültige Kennzeichnung von → Zusatzstoffen durch drei- oder vierstellige Zahlen. Als erste Ziffer deutet 1 auf Farbstoffe hin, 2 auf Konservierungsstoffe, 3 auf Antioxidantien, 4 auf Stabilisatoren und Emulgatoren. Der Zahl wird ein großes E vorangestellt, z. B. E 200 = Sorbinsäure.

Eicosapentaensäure
Zählt zu den Omega-3-Fettsäuren (weisen ihre erste Doppelbindung am 3. C-Atom des Fettsäurenmoleküls auf). E. weist einen lipid- und blutdrucksenkenden Effekt auf. Selbst bei 20fach geringerer Dosis ist E. noch wirksamer als → Linolsäure (Omega-6-Fettsäure) und → Linolensäure (Omega-3-Fettsäure). Der kardioprotektive Effekt der E. erklärt sich über eine Hemmung der VLDL- und LDL-Synthese (→ Lipoproteine) und einer Verminderung der Blutplättchenaggregation. Meerwasserfische enthalten etwa doppelt so viel E. wie Süßwasserfische.
→ Makrelendiät

Eier
Ein Hühnerei besteht zu etwa 65 Prozent aus Wasser. Bei einem mittleren Gewicht von etwa 57 g beträgt sein Nährwert knapp 350 kJ (84 kcal). Es enthält Spuren Kohlenhydrate, 6 g Fett im Dotter, 7 g Eiweiß im Eiklar und Eidotter. Hühnereiweiß ist biologisch hochwertiges Protein aufgrund des hohen Anteils an essentiellen Aminosäuren. Eier enthalten bedeutende Mengen der Vitamine A, B_1, B_2, D und E. An Mineralstoffen sind Kalium, Calcium, Phosphor und Eisen vorhanden. Ein Eidotter enthält etwa 240 mg % → Cholesterin. Von grünschaligen Eiern wurde behauptet, daß sie weniger Cholesterin enthalten. Dies ist jedoch unzutreffend. Eier sind weichgekocht leichtverdaulich, hart gekocht oder gebraten schwerer verdaulich. Das Eigelb ist wegen seines hohen und leichtverdaulichen Nährstoffgehaltes für die Säuglingsernährung und die → leichte Vollkost besonders geeignet. Die → Deutsche Gesellschaft für Ernährung empfiehlt, nicht mehr als drei bis vier Eier pro Woche zu verzehren.

Eignungswert
Eigenschaften eines Lebensmittels, die durch formale funktionale oder ökonomische Merkmale charakterisiert sind, wie Sortierung, Verpackung, Ergiebigkeit, Haltbarkeit, Grad der Vorgefertigtheit (→ Convenience Food), erklärende und weitere Bezeichnungen: Ge-

brauchswert, Nutzwert, Dienstleistungswert. Der Eignungswert umfaßt Kriterien wie: – Preis, Haltbarkeit, küchentechnische Eignung für den Verbraucher; – Ertragsfähigkeit, Ernteeigenschaften, Haltbarkeit, Absetzbarkeit, Marktwert (für den Erzeuger); – Transportfähigkeit, Haltbarkeit, äußere Beschaffenheit, Absetzbarkeit (für den Händler); – verschiedene Eigenschaften zur Weiterverarbeitung (für den Hersteller).
→ Lebensmittelqualität

Einfachzucker
→ Monosaccharide

Einzellerprotein
Single Cell Protein (SCP)
Wird als Bakterien-, Hefe- oder → Algenzellmasse mit hohen Proteinerträgen (Proteingehalt 20 bis 30%) aus verschiedenartigen Grundstoffen gewonnen. Bei der schnellen Vermehrung von Mikroorganismen entstehen hohe Konzentrationen von Nucleinsäuren, welche zu verstärkter Harnsäurebildung mit oft starker Erhöhung des Blutharnsäurespiegels und der Harnausscheidung führen.

Eisen
chem. Symbol Fe
Der Körperbestand beträgt 2–4 g. Aufgaben: Sauerstofftransport, Bestandteil des roten Blutfarbstoffes (Hämoglobin) und des Muskelfarbstoffes (Myoglobin), Bestandteil von Enzymen. Eisenmangel kann die körperliche Leistungsfähigkeit beeinträchtigen, die Thermoregulation stören, die Infektanfälligkeit erhöhen und Verhaltensstörungen verursachen. Das Immunsystem ist ebenfalls eisenabhängig. Chronisch erniedrigte Eisenzufuhr führt zur Eisenmangelanämie und Senkung des Plasma-Eisenspiegels. Ursachen eines schweren Eisenmangels mit Blutarmut sind z. B. hohe Blutverluste bei der Menstruation oder gynäkologischen Erkrankungen sowie bei Entzündungen oder Geschwülsten im Magen-Darm-Bereich. Der Bedarf für den Erwachsenen wird mit 10–15 mg/Tag angegeben (s. Tabelle, Anhang S. 325). Zweiwertiges Eisen (Fe^{++}) wird resorbiert, schlecht dagegen Fe^{+++}. Durchschnittliche Eisenresorption aus pflanzlichen Lebensmitteln beträgt nur 10%, aus tierischen Lebensmitteln ca. 30%. Personen, die sich hämarm ernähren, z. B. Veganer, sonstige Vegetarier, müssen darauf achten, daß sie regelmäßig eisenreiche, pflanzliche Lebensmittel verzehren, möglichst in Kombination mit ascorbinsäurereichen Lebensmitteln. Gemüsesorten wie Wirsing, Spinat, Bohnen und Erbsen sind aufgrund ihrer Nährstoffdichte relativ gute Quellen für Eisen. Vitamin C (Fruchtsaft, Obstdessert), Fleisch und Fisch erhöhen die Resorptionsrate von Nicht-Hämeisen aus dem Duodenum bis zum Vierfachen. Die Verfügbarkeit wird vermindert durch Weizenkleie, Milch-

und Sojaprodukte, Calciumsalze, Phosphate, Oxalate, Phytate, Ballaststoffe, Tannine, schwarzen Tee und Kaffee sowie Salizylate (z.B. Aspirin), Antazida, Ionenaustauscher, Clofibrate. Eisenlieferanten sind Leber, Herz, Nieren, Fleisch, Wurst, Eigelb, Vollkornerzeugnisse, Gemüse und Hülsenfrüchte.
→ Ferritin → Mineralstoffe

Eitererreger
→ Staphylokokken

Eiweiß
→ Proteine

„Eiweiß"-Allergie
→ Allergien gegen Eiweiße von Tieren (Kuhmilch, Hühnerei, Rindfleisch, Schweinefleisch, Fisch u.a.) sind üblicherweise „artspezifisch", eine globale „Eiweißallergie" gibt es nicht. Bei Kindern sind Kuhmilchallergien von größerer Bedeutung als beim Erwachsenen. Die meisten Kinder verlieren ihre Kuhmilchallergie bis zum 6., spätestens bis zum 12. Lebensjahr. Die Häufigkeit für Kuhmilch- oder Hühnereiallergien dürften bei etwa 2 bis 3% der Gesamtbevölkerung liegen.

Eiweißeinheit
Eine Eiweißeinheit (EWE) entspricht 7 g biologisch hochwertigem Eiweiß = 96% essentiellen Aminosäuren = 1 mittelgroßen Hühnerei.
→ Nierenerkrankungen, Diäten

Eiweiß-Mangel-Syndrom
→ Kwashiorkor

Eiweißreiche Kostformen
Diesen Kostformen liegt die Vorstellung zugrunde, daß die höhere spezifisch dynamische Wirkung der Proteine zu einer rascheren Gewichtsabnahme führt als weniger eiweißreiche Diäten gleichen Energiegehalts. Die für die praktische Durchführung jeweils dogmatisch vorgeschlagene Auswahl an Lebensmitteln ist rational kaum begründbar.
→ Banting-Diät → Cooley-Kur → Gaylord-Hauser-Kur → Hollywood-Kur → Kuhnsche Fischkur → Riessche Eierkur

Eiweißwertigkeit
→ Biologische Wertigkeit

Ekzem
Akute oder chronisch entzündliche Reaktion der dermo-epidermalen Funktionseinheit. Verursacht Juckreiz und äußert sich in einer Vielzahl von Hauterscheinungen (Rötung, Schwellung, Bläschen). Unterschieden werden endogene, dysregulativ-mikrobielle und exogene Ekzeme. Das allergische Kontaktekzem ist eine Sonderform des exogenen Ekzems. Nickelionen sind das häufigste Kontaktallergen in Mitteleuropa.
→ Nickelallergie

Elektrolythaushalt
Aufnahme, Verteilung und Ausscheidung von Elektrolyten (Säu-

ren, Basen, Salzen), die dem menschlichen Körper mit der Nahrung zugeführt oder von ihm gebildet werden.

Elementardiät
→ chemisch definierte Diät

Eliminationsdiät
→ Akne

Empfehlungen für die Nährstoffzufuhr
Recommended Dietary Allowances
Diese Bedarfsempfehlungen (s. Anhang, S. 326/327) sind herausgegeben von der → Deutschen Gesellschaft für Ernährung. Sie orientieren sich an Standardbedingungen (→ Bezugspersonen) und beinhalten einen Sicherheitszuschlag von 20–30% zum durchschnittlichen → Nährstoffbedarf. Es wird angenommen, daß sie gesunde Personen der jeweils angegebenen Gruppe vor ernährungsbedingten Gesundheitsschäden schützen und die Voraussetzung für volle Leistungsfähigkeit geben. Die Erfahrungen zeigen, daß dies für gesunde Personen in Mitteleuropa zutrifft. Für Schwangerschaft und Stillzeit werden für den Mehrbedarf (ab 4. Monat) entsprechende Zuschläge addiert. Derartige Empfehlungen werden für Protein, essentielle Fettsäuren, bestimmte Mineralstoffe und Vitamine ausgesprochen. Bei einigen Nährstoffen (Biotin, Pantothensäure und einigen Spurenelementen) werden Schätzwerte festgesetzt. Richtwerte im Sinne von Orientierungshilfen werden genannt für Energiezufuhr, Zufuhr von Wasser, Fett, Cholesterin, Saccharose, Ballaststoffen, Natrium, Kalium, Fluorid und ß-Carotin. Der von der FAO/WHO verwendete Ausdruck „safe level of intake" bezeichnet diejenige Menge, die als notwendig angesehen wird, um den physiologischen → Bedarf normaler, gesunder Menschen zu decken und die Gesundheit fast aller Individuen einer definierten Gruppe zu erhalten. Die Empfehlungen können und müssen nicht an jedem einzelnen Tag und schon gar nicht anteilig von einer einzelnen Mahlzeit erfüllt werden. Verluste an verzehrbarer Substanz, die im Haushalt entstehen, werden bei den empfohlenen Nährstoffmengen nicht berücksichtigt. Sie dürften bei etwa 10 bis 15% liegen.
Empfohlen wird eine abwechslungsreiche gemischte Kost mit folgenden Anteilen der Hauptnährstoffe: 15% Eiweiß, 30% Fett, 55% Kohlenhydrate. Es handelt sich hierbei um Richtwerte für eine → vollwertige Ernährung.
→ Ernährung bestimmter Gruppen

Emulgatoren
Stoffe, welche die Herstellung von → Emulsionen aus zwei nicht miteinander mischbaren Phasen erleichtern bzw. erst ermöglichen, wobei die eine Phase hydrophilen und die andere Phase lipophilen

Charakter aufweist. Emulgatoren werden z.B. bei der Herstellung von Margarine, Mayonnaise und Schokolade eingesetzt.

Emulsionen
Disperse Systeme von zwei nicht oder nur teilweise miteinander mischbaren Flüssigkeiten oder Phasen, von denen die eine in der anderen fein verteilt ist. Es gibt zwei Emulsionstypen: „O/W"- und „W/O"-Emulsionen, Beispiel einer O/W-Emulsion ist Milch, Emulsion aus Öl und Wasser, Grundcharakter ist durch das Wasser geprägt, sie läßt sich also mit Wasser verdünnen bzw. mit wasserlöslichen Farbstoffen anfärben. Beispiel einer W/O-Emulsion ist Margarine, Emulsion aus Wasser und Öl, sie ist mit Öl und unpolaren organischen Lösungsmitteln verdünnbar.
→ Emulgatoren

Endemie
Vorkommen von Erkrankungen (Infektionskrankheiten), die ständig in kleiner Zahl in einer Bevölkerung nachweisbar sind.

Endoenzyme
Spalten einzelne Bausteine im Inneren des Makromoleküls. Typische E. sind Amylase, Pepsine, Trypsin.

Energiebedarf
Energieumsatz, Energiezufuhr, Kalorienbedarf
Diejenige Menge an Nahrungsenergie, die den Energieverbrauch eines gesunden Menschen in Abhängigkeit von Alter, Geschlecht und körperlicher Leistung unter bestimmten Umweltbedingungen deckt. Der E. ergibt sich aus → Grundumsatz, → Leistungsumsatz, → spezifisch-dynamischer Wirkung der Nährstoffe, Bedarf für das Wachstum und Energieverlust mit dem Stuhl. Faustregel: 150 kJ in 24 Stunden je kg Körpergewicht. Die → Empfehlungen für die Nährstoffzufuhr berücksichtigen für erwachsene Personen einen Zuschlag von 0,84–1,26 MJ (200–300 kJ/Tag) für die berufsarbeitsfreie Zeit. Für Sport und andere körperliche Betätigungen mit höherem Energieumsatz sind Zuschläge erforderlich. Für die Ermittlung des beruflichen Arbeitsumsatzes ist die → Berufsschwere entscheidend. Richtwerte für den Energiebedarf von der → Deutschen Gesellschaft für Ernährung: Empfehlungen für die Nährstoffzufuhr, s. Tabelle, Anhang S. 328.
→ Kalorienfaktor

Energiebilanz
Verhältnis von Energiezufuhr zu Energieverbrauch. Die E. ist ausgeglichen, wenn die aufgenommene Energie der abgegebenen entspricht. Sie ist negativ, wenn weniger Energie aufgenommen wird als eigentlich benötigt wird; Folge ist Abnahme des Körpergewichts. Bei positiver E. wird mehr aufgenom-

men als tatsächlich benötigt wird; Folge ist Gewichtszunahme.

Energiegehalt
Die Menge an Nahrungsenergie, die ein Lebensmittel enthält. Der E. setzt sich aus dem Brennwert der energieliefernden Nährstoffe Eiweiß, Fett, Kohlenhydrate und aller anderen organischen Verbindungen einschließlich Alkohol zusammen. Der E. wird mit Hilfe der → Kalorimeterbombe bestimmt oder aus dem E. der einzelnen Bestandteile berechnet. Maßeinheit für den E. ist → Joule (kJ) bzw. → Kalorie (kcal).

Energiedichte
Energiegehalt eines Lebensmittels pro Volumeneinheit, z. B. kcal pro cm^3 oder kJ pro cm^3.

Energiereduzierte Mischkost
→ Reduktionsdiät

Energiereiche Verbindungen
Stoffe, bei deren Hydrolyse mehr als 25 kJ frei werden.

Energiestoffwechsel
Alle Lebensvorgänge in den Zellen sind an einen Energieverbrauch gekoppelt. Diese Energie gewinnt die Zelle durch den Abbau der Nährstoffe. Etwa 40 % der Energie werden zunächst in Form von chemischer Energie (Adenosintriphosphat) gespeichert. Chemische Energie kann im Organismus für biochemische Reaktionen benutzt werden. Der Körper produziert täglich etwa 75 kg Adenosintriphosphat und baut dies auch jeweils sehr schnell wieder ab.
→ Citronensäurecyclus

Energieumsatz
→ Energiebedarf

Energieverbrauch
Verbrauch bzw. Umsatz von Energie als Ausgangsgröße für den Bedarf an Nahrungsenergie. E. umfaßt sowohl den Gesamtverbrauch an Energie in Abhängigkeit von Alter, Geschlecht und Leistung je 24 Stunden als auch den speziellen zeitweiligen E. für typische Tätigkeiten in Beruf und Freizeit sowie den Umsatz im Zwischenstoffwechsel in den Körperzellen selbst.
→ Energiebedarf

Energiezufuhr
→ Energiebedarf

Englische Krankheit
→ Rachitis

Enolase
→ Enzyme

Enteritis
Unterschieden wird akute Enteritis (entzündliche Erkrankung der Dünndarmwand) und chronische Enteritis (chronische Entzündungen der Dünndarmwand).

Bei akuter E. sind Ursachen z. B. grobe Ernährungsfehler (Genuß großer Mengen unreifen Obstes, extrem fetter oder sehr kalter Speisen, Alkoholabusus) oder andauernde Einnahme bestimmter Medikamente, Lebensmittelvergiftungen. Beschwerden sind kolikartige Leibschmerzen, Abgeschlagenheit und Kopfschmerzen, Schweißausbruch, Übelkeit und Erbrechen, unregelmäßige, teilweise stark dünnflüssige Stuhlentleerungen. Maßnahmen: Beseitigung der auslösenden Noxe. Bei stärkeren Durchfällen orale Wasser- und Elektrolytzufuhr durch Tee oder Haferschleim, eventuell mit Kochsalz versetzt, Verwendung von Elektrolyt-Traubenzucker-Mischungen, versuchsweise Verwendung von gerbstoff- oder pektinhaltigen Nahrungsmitteln (schwarzer Tee, Heidelbeerextrakt, geriebener Rohapfel). Nach Abklingen der akuten Beschwerden Übergang auf → Normalkost.
Bei chronischer E. sind Ursachen z. B. akute infektiöse Enteritis, chronischer Alkohol- oder Laxantienmißbrauch, chronisches Einwirken chemisch-toxischer Stoffe. Krankheitsbild äußert sich in unregelmäßigen Stuhlentleerungen (Neigung zu dünnflüssigen Stühlen, vereinzelt auch Obstipation), Blähsucht, unzureichender Ausnutzung der zugeführten Nahrung, Gewichtsverlust. Maßnahmen: Ausschalten der auslösenden Noxen. Ausgewogene Normalkost unter Vermeidung eines zu hohen Ballaststoffanteils; bei Verdacht auf → Lactose-Intoleranz Milchzucker meiden. Bei ungenügender Ausnutzung der zugeführten Nahrung, bei Untergewicht oder in Fällen stärkerer Beschwerden Verwendung von ballaststoffarmer oder ballaststofffreier Nahrung. Bei Fettverlust Verwendung von mittelkettigen Triglyceriden.

Enteritis infectiosa
Meldepflichtige Erkrankung nach dem → Bundesseuchengesetz.

Enterogastron
Ein in der Schleimhaut des Zwölffingerdarmes gebildetes → Hormon. E. wird auf dem Blutwege in die Magenschleimhaut transportiert und löst hier eine Hemmung der Magensaftsekretion und der Magenbewegungen aus. Bei sehr fettreichen Mahlzeiten wird dadurch eine Herabsetzung dieser Magenfunktionen bewirkt, in deren Folge die Magenverweildauer der aufgenommenen Speisen verzögert wird.

Enteroglucagon
Ein in der Schleimhaut des Krummdarms gebildetes → Hormon, das die Bildung und Abgabe von Verdauungsenzymen in der Bauchspeicheldrüse hemmt und gleichzeitig die → Insulinsekretion anregt.

Enteropathie, exsudative
Erkrankung des Dünndarms, verbunden mit einem erheblichen Ei-

weißverlust. Der Eiweißverlust läßt sich mit Hilfe einer sehr fettarmen Diät meist ausreichend reduzieren.

Entmineralisierung
Abbau von → Calcium und → Phosphor im Skelett aufgrund unzureichender Versorgung.
→ Osteomalazie → Osteoporose

„Entschlacken"
Im Stoffwechsel entstehen Abbauprodukte, die der Körper nicht verwerten kann. Sie werden fälschlicherweise als „Schlacken" bezeichnet. Medizinisch gesehen, sind Entschlackungskuren unsinnig, da der gesunde Organismus die Abbauprodukte sofort wieder ausscheidet, zur Unterstützung sollte viel getrunken werden.

Enzymaktivität
Maß für die Intensität der Wirkung eines → Enzyms. Eine „Einheit der Enzymaktivität" ist diejenige Enzymmenge, die unter definierten Bedingungen innerhalb einer festgelegten Versuchsdauer eine bestimmte Menge des Substrats zum Umsatz bringt. Als neue Einheit der E. wird der Umsatz von 1 mol Substrat je 1 s festgelegt und als „Katal" (kat) bezeichnet.
→ Enzyminhibitoren

Enzymdefekt
Teilweiser Mangel oder völliges Fehlen eines → Enzyms oder Enzymsystems. Ein genetisch bedingter E. führt zu angeborenen Stoffwechselerkrankungen, z. B. → Phenylketonurie. Ein erworbener E. ist meist die Folge einer chronischen Erkrankung. Bei der diätetischen Behandlung steht an erster Stelle das Anpassen der Nahrungszufuhr an die veränderte Stoffwechselsituation durch Weglassen der nicht verträglichen Nahrungsbestandteile.

Enzyme
Fermente
Eiweißartige Biokatalysatoren, die den Stoffwechsel aller Zellen ermöglichen, teilweise auch von den Zellen ausgeschieden werden und dann der Ernährung durch extrazellulären Abbau von Makromolekülen dienen. Enzyme reagieren substrat- und wirkungsspezifisch. Viele Enzyme bestehen aus einem Proteinanteil, dem Apoenzym und der prosthetischen Gruppe, dem Coenzym (→ Holoenzym). Zahlreiche Coenzyme enthalten Vitamine als Bausteine. Die systematische Sammlung und Klassifizierung der Enzyme erfolgt in der „Enzyme Nomenclature", die sechs Funktionsgruppen unterscheidet: 1. Oxidoreduktasen, z. B. Ascorbat-Oxidase (Fruchtsäfte) oder Glucose-Oxidase (Verhinderung der Maillard-Reaktion bei Trockenei; Bildung von Gluconolacton + H_2O_2 in naturbelassenem Honig); 2. Transferasen, z. B. Transphosphorylasen (Glycolyse), Transaminasen (Bildung von Aminosäuren); 3. Hydrolasen, die wichtigsten Enzyme in der Lebens-

mitteltechnik, z. B. Amylasen, Pektinasen, Proteasen; 4. Lyasen, z. B. Enolase, Decarboxilasen (Citronensäurecyclus); 5. Isomerasen (Racemasen), z. B. Glucose-Isomerase; 6. Ligasen (Synthetasen), knüpfen z. B. Kohlenstoff-Sauerstoff- oder Kohlenstoff-Schwefel-Bindungen, wobei sie die Energie der Pyrophosphatbindung ausnutzen.
→ α-Amylase →Actinidin → Antivitamine → Benzoesäure und Benzoate → Depolymerasen → Disaccharidasen → Enzymaktivität → Glycosidasen → Lipasen → Pepsine → Peptidasen → Rennin → Trypsin

Enzyminhibitoren
Verbindungen, welche die → Enzymaktivität herabsetzen bzw. blockieren.

Ephedrin
Sympathomethikum, das eine Anregung des Kreislaufs bewirkt und darüber hinaus einen zentralerregenden Effekt aufweist. Die medikamentöse Behandlung von Übergewicht mit z. B. einer Ephedrin-Aspirin-Mischung ist Gegenstand verstärkter Forschungsaktivitäten. Die meisten Substanzen sind bisher allerdings für den Menschen nicht ohne Nebenwirkungen. Bislang ist eine medikamentöse Therapie der → Adipositas daher nicht zu empfehlen.

Epidemie
Gehäuftes Vorkommen einer Infektionskrankheit in einer bestimmten Bevölkerungsgruppe während einer begrenzten Zeitspanne in einem begrenzten Raum.

Epidemiologie
Lehre vom Krankheitsgeschehen in der Bevölkerung.

Epidemiologische Untersuchungen
Hierbei wird die Nährstoffaufnahme größerer Populationen ermittelt, die erwiesenermaßen frei sind von Nährstoffmangelerkrankungen, und vergleicht diese mit solchen Gruppen, bei denen spezifische Mangelkrankheiten beobachtet werden.

Erbrechen
Vomitus; Emesis
Plötzliche Beförderung des Mageninhaltes durch Speiseröhre und Mundhöhle nach außen. Das E. wird ausgelöst durch eine Erregung des Brechzentrums im verlängerten Rückenmark.

Erbrechen, acetonämisches
Fast unstillbares → Erbrechen mit Acetongeruch aus dem Mund und rascher Gewichtsabnahme durch hohen Flüssigkeitsverlust. Auftreten besonders bei psychisch labilen Kindern im 3. bis 12. Lebensjahr.

Erbsen
Botanischer Name: Pisum sativum L. Wichtige pflanzliche Eiweißlieferanten, reich an Vitaminen der B-Gruppe und Ballaststoffen.
→ Hülsenfrüchte

Erfrischungsgetränke
Getränke mit höchstens 0,5 Volumenprozent Alkohol, die aus Wasser, Frucht- und Genußsäuren, Fruchtsaft, süßenden Stoffen, sowie meist Kohlendioxid hergestellt und je nach wertbestimmenden Bestandteilen in → Fruchtsaftgetränke, → Limonaden und → Brausen unterschieden werden.

Ergänzungsstoffe
Andere Bezeichnung für → Vitamine und → Mineralstoffe.

Ergänzungswert
→ biologischer Ergänzungswert

Ergänzungswirkung
→ biologischer Ergänzungswert

Ergocalciferol
→ Calciferole

Ergosterol
→ Calciferole

Erhaltungsbedarf
→ Leistungsumsatz

Erhaltungsstoffwechsel
Abbau alternder Zellen und Ersatz durch Neubildungen.
→ Aufbaustoffwechsel

Ernährung
Nutrition
Aufnahme fester und flüssiger Nahrung. Energetische und stoffliche Basis des Stoffwechsels. Dient der Energiegewinnung; der Synthese und dem Ersatz von Körpersubstanz und Wirkstoffen. Unter einer gesunden Ernährung versteht man die Ernährungsweise, die der Erhaltung und Förderung von Gesundheit, Leistungsfähigkeit und Lebensfreude am besten dient. Hauptmerkmale einer gesunden Ernährung: – ausreichende Aufnahme an Nahrungsenergie entsprechend dem Alter, Geschlecht, der körperlichen und geistigen Belastung in Beruf und Freizeit; – Aufnahme von energieliefernden und nicht energieliefernden Nährstoffen in entsprechender Menge und im richtigen Mengenverhältnis; – Aufnahme einer ausreichenden Menge Flüssigkeit; – Verteilung der Gesamtenergie- und Nährstoffmenge auf 3–5 Mahlzeiten in Form einer abwechslungsreichen, gemischten Kost.

Ernährung bestimmter Gruppen
→ Altenernährung → Gicht, Ernährung → Jugendliche, Ernährung → Kinder, Ernährung → Kleinkinder und Schulkinder, Ernährung → Krankenkost → Säuglinge, Ernährung → Schwangerschaft, Ernährung → Sportler, Ernährung → Stillende, Ernährung

Ernährung, bilanzierte
Kostform, die die Grundnährstoffe in optimaler Relation zueinander und alle essentiellen Faktoren in ausreichender Menge enthält, so daß Leistungsfähigkeit und Wohl-

befinden aufrechterhalten werden können.
→ Chemisch definierte Diät

Ernährung, enterale
Ernährung über den Darm, um durch ausreichende Nährstoffzufuhr eine Normalisierung des Ernährungszustandes herbeizuführen.

Ernährung, künstliche
Nahrungszufuhr erfolgt über den Verdauungstrakt (enteral) oder über das Gefäßsystem (parenteral) oder kombiniert über beide Wege.

Ernährung, parenterale
Künstliche Ernährung über das Gefäßsystem durch intravenöse Infusion (parenteral = neben dem Darm). Extreme Form einer bilanzierten synthetischen Diät. Indikation ist dann gegeben, wenn Patient nicht essen kann, will oder darf. Eine weitere wichtige Indikation ist die Behandlung von Frühgeburten.

Ernährung, postoperative
Ernährung nach operativen Eingriffen.
→ Ernährung, künstliche → Leichte Vollkost

Ernährung, präoperative
Ernährung vor operativen Eingriffen. Wichtig ist, daß sich der Kranke in einem möglichst guten Ernährungszustand befindet, damit das Operationsrisiko gering ist und Komplikationen weitgehend vermieden werden.

Ernährung, vollwertige
→ vollwertige Ernährung

Ernährungsabhängige Krankheiten
Zivilisationskrankheiten
Gesundheitsstörungen, bei denen Fehlernährung eine ursächliche und Ernährungsumstellung eine vorbeugende Rolle spielen kann. Zu den ernährungsabhängigen Krankheiten gehören: 1. Koronare Herzkrankheiten und ihre Folgen (z.B. Herzinfarkt, Angina pectoris), Arteriosklerose und Stoffwechselkrankheiten mit Komplikationen im Herz-Kreislauf-System (z.B. Zukkerkrankheit, überhöhte Blutfettwerte, Gicht, Übergewicht); 2. Krankheiten der Hirngefäße und Bluthochdruck; 3. Krankheiten des Kauapparates (Karies) und der Verdauungsorgane (chronische Leberentzündungen, Gallensteinleiden, Krankheiten der Bauchspeicheldrüse, bestimmte Darmerkrankungen); 4. Alkoholbedingte Krankheiten (z.B. Alkoholpsychose, Alkoholabhängigkeit); 5. Mangelkrankheiten (z.B. Kropf). Daneben sind ernährungsabhängig: einige Allergien, bestimmte Fälle von Nierensteinleiden, Magersucht und Freßsucht. Der endgültige Nachweis ernährungsabhängiger Krebserkrankungen ist bisher noch nicht erbracht.

Ernährungsanamnese
Zeitaufwendige Untersuchungsmethode, die für die Diagnose einer Reihe gastroenterologischer oder Stoffwechselerkrankungen von Bedeutung sein kann. Wichtig ist dabei die Rückerinnerung des Patienten an seine Ernährungsgewohnheiten. Eine Unterschätzung der wirklichen Nahrungsaufnahme ist wahrscheinlicher als eine Überschätzung. Schwerpunkte einer Ernährungsanamnese sind: Ermittlung der 1. Gesamtkalorienaufnahme; 2. quantitativen Nährstoffverteilung; 3. zeitlichen Nährstoffverteilung; 4. besonderen Essensgewohnheiten; 5. Nahrungsunverträglichkeiten.
→ Ernährungsgeschichte → Ernährungsinterview

Ernährungsaufklärung
Wecken von Ernährungsbewußtsein, Sensibilisierung für Ernährungsfragen. Bereitstellung von zuverlässigem Material über Ernährungsfragen in allgemein verständlicher Form. Dies kann mit Hilfe von Vorträgen, Broschüren, Büchern, Zeitschriften, Presse, Rundfunk, Fernsehen, Filmen, Ausstellungen erfolgen.
→ Ernährungsinformation

Ernährungsbeauftragter Arzt
Die Deutsche Arbeitsgemeinschaft für klinische Ernährung und Diätetik (DAKED) hat Stellung und Aufgabenkatalog des E. A. im Krankenhaus definiert. Der E. A. ist demnach verantwortlicher Arzt gemäß geltender Diätverordnung § 8, Abs. 2 Nr. 6. Aufgaben: 1. Einrichtung oder Übernahme eines wissenschaftlich begründeten Ernährungs- und Diätkatalogs; 2. regelmäßige Überprüfung der Tagespläne; 3. Qualitätssicherung unter Zuhilfenahme anerkannter Methoden; 4. ärztliche und organisatorische Leitung des diätetischen Dienstes (der Diätassistentinnen in der Diätküche, auf Station und in der ambulanten Ernährungsberatung); 5. Beratung der Verwaltung in Diät- und Ernährungsfragen; 6. Betreuung von Diätpatienten aller medizinischen Disziplinen.

Ernährungsberater/in
In Fragen der Ernährungslehre und Diätetik besonders geschulte Fachkraft.
→Diätassistent/in → Ernährungswissenschaftler/in

Ernährungsberatung
Lösung von Ernährungsproblemen bei Klienten/Patienten. Vermittlung konkreter Angaben über Lebensmittelauswahl und praktischer Kostgestaltung durch → Ernährungsberater/in.

Ernährungsberechnung
Ermittlung der Energie- und Nährstoffgehalte der Nahrung.

Ernährungsberichte der Deutschen Gesellschaft für Ernährung (DGE)
Werden im Auftrag der Bundesministerien für Gesundheit sowie für Ernährung, Landwirtschaft und Forsten in vierjährigem Abstand erstellt und geben einen Überblick über die Ernährungssituation der Bundesrepublik Deutschland. Inzwischen liegt der 7. Ernährungsbericht aus dem Jahre 1992 vor.

Ernährungsbilanz
Übereinstimmung zwischen Nahrungszufuhr und Nahrungsbedarf.

Ernährungsempfehlungen
→ Empfehlungen für die Nährstoffzufuhr

Ernährungserhebungen
Untersuchungen zur Ermittlung der Ernährungssituation. Indirekte Bestimmungsmethode: Die Lebensmittelversorgung der Gesamtbevölkerung wird erfaßt. Direkte Bestimmungsmethode: Die von einzelnen Haushalten eingekauften bzw. tatsächlich verzehrten Lebensmittelmengen werden erfaßt.
→ Ernährungsinterview → Ernährungsprotokoll

Ernährungserziehung
Nutritional education
Stabilisierung eines richtigen Ernährungsverhaltens „von Anfang an". Richtige Ernährungs- und Eßgewohnheiten dem einzelnen, Gruppen oder der gesamten Bevölkerung lehren.

Ernährungsfehler
Falsches Ernährungsverhalten, das zu → ernährungsabhängigen Krankheiten führt. E. sind zum Beispiel zu reichliche Ernährung, zu hohe Fett- und Cholesterinzufuhr, zu hohe Kochsalzzufuhr, zu viel Alkohol, zu wenig Ballaststoffe, zu wenig Jod, zu viel Zucker. Neben einer insgesamt zu reichlichen Ernährung kann es aber auch zu Unter- oder Fehlernährung bei einseitigen Kostformen kommen.

Ernährungsforschung
Notwendige Grundlagenforschung zur Absicherung ernährungswissenschaftlicher Erkenntnisse. Im Vordergrund stehen derzeit folgende Fragen: – Wünschenswerte Nährstoffzufuhr zur Aufrechterhaltung der Gesundheit; – Ermittlung des Ernährungsstatus und Früherkennung der Auswirkungen einer Fehl- und Mangelernährung; – Bedeutung der Ernährung für die Entstehung, Behandlung und Vorbeugung chronischer Erkrankungen; – Auswirkungen einer veränderten Umwelt auf Nahrung und Ernährung aus biologischer und psychologischer Sicht; – Qualität und Sicherheit von Nahrungsmitteln; – wirksame Methoden zur Beeinflussung des Ernährungsverhaltens.

Ernährungsgeschichte
Dietary-history-method

Ermittlung des zurückliegenden langfristigen Ernährungsverhaltens. Diese Methode wurde 1947 von BURKE entwickelt und bestand ursprünglich aus drei Teilen: 1. Auskunft über die Häufigkeit des Nahrungsmittelverzehrs innerhalb eines früheren Zeitraumes; 2. Überprüfung der gewonnenen Informationen anhand von ausführlichen Lebensmittellisten; 3. Registrierung des Gewichts der verzehrten Lebensmittel an drei aufeinanderfolgenden Tagen.
→ Ernährungsanamnese

Ernährungsgewohnheiten
Eßgewohnheiten; Eßkultur; Konsumgewohnheiten; Verzehrsgewohnheiten
Aufgrund natürlicher und gesellschaftlicher Faktoren historisch entstandene Formen der Ernährung. E. werden schon in frühester Kindheit geprägt und sind schwer veränderbar.

Ernährungsinformation
→ Ernährungsaufklärung, um Informationsdefizite zu beheben und um Bedingungen für ein richtiges Ernährungsverhalten zu schaffen.

Ernährungsinterview
24-Stunden-Erinnerungsprotokoll
Der Proband wird gebeten, die Lebensmittel anzugeben, die er in den letzten 24 Stunden zu sich genommen hat. Der Erfassungszeitraum kann sich auf die zurückliegenden 24 Stunden vom Zeitpunkt des Interviews an gerechnet beziehen, aber auch auf den zurückliegenden Tag. Andere Varianten bestehen darin, nicht nur die zurückliegenden 24 Stunden zu erheben, sondern die Befragung auf 48 Stunden auszudehnen oder sogar auf die letzten 7 Tage.
→ Ernährungsanamnese →Ernährungserhebungen

Ernährungskreis
Zeigt auf, wie eine abwechslungsreiche Lebensmittelauswahl vorgenommen werden kann (s. Abb.:):

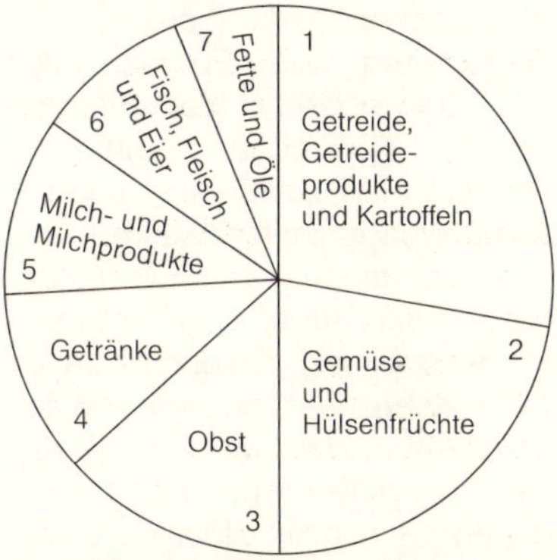

Ernährungskreis nach DGE

Der E. ordnet die Lebensmittel aufgrund gemeinsamer Eigenschaften in sieben Gruppen ein. Aus jeder der sieben Gruppen sollten täglich Lebensmittel ausgewählt werden, reichlich aus den Gruppen 1 – 5, weniger aus den Gruppen 6 und 7. Bei Lebensmitteln der Gruppe 6 (Fleisch, Fisch, Eier) sollte abgewechselt werden. Der tägliche Speiseplan ist abwechslungsreich und vollwertig, wenn er verschiedene Nahrungsmittel aus allen sieben Gruppen enthält. Nahrung auf mindestens 5 Mahlzeiten veteilen. Schonende Zubereitung beachten.

Ernährungslehre
Lehre von den biologischen und gesellschaftlichen Grundlagen der Ernährung des Menschen. Hierzu gehören die Geschichte und Entwicklung der Ernährung, die physiologischen und biochemischen Grundlagen des Energie- und Nährstoffwechsels, der Energie- und Nährstoffbedarf in Abhängigkeit von Alter, Geschlecht und der Leistung, Mahlzeitenrhythmus und Kostplangestaltung, Fehlernährung sowie Grundlagen der Ernährungserziehung. Erkenntnisse einer wissenschaftlich begründeten Ernährungslehre werden als aus der vorchristlichen Zeit überliefert angegeben und hierfür als Berichterstatter Hippokrates (460 bis 375 v. Chr.) oder Galenus (129 bis 199 n. Chr.) angeführt. Kollath bezeichnet seine Ernährungslehre als „Die Naturlehre der Ernährung". Ernährungslehren im Vergleich:

Naturlehre der Ernährung (nach Kollath)

1. Vollwert-Ernährung
2. Naturkost, Kulturkost
3. Auslegung naturphilosophisch, teilweise naturwissenschaftlich
4. Empfehlungen hinsichtlich Verarbeitungsgrad, Grad an Naturbelassenheit, Frischegrad
5. Berücksichtigung unbekannter Inhaltsstoffe mit gesundheitsförderndem Charakter
6. Zubereitung so natürlich wie möglich
7. Wegen Ganzheitsprinzip unspezifische Ausrichtung, dadurch vollkommen

Naturwissenschaftliche Ernährungslehre

1. Vollwertige Ernährung
2. Zivilisationskost
3. Auslegung nur naturwissenschaftlich
4. Nährstoffempfehlungen zur bedarfsangepaßten Ernährung
5. Nicht-Berücksichtigung unbekannter Inhaltsstoffe
6. Zubereitung möglichst schonend
7. Kausalitätsprinzip, spezifische Ausrichtung, dadurch einseitig

Ernährungsmedizin
Klinische Diätetik, Clinical Nutrition
Gezielte Anwendung von wissenschaftlich abgesicherten Ernährungsmaßnahmen im Rahmen ärztlichen Handelns mit den Zielen: – Erhaltung der Gesundheit (= Ernährungsprophylaxe oder -prävention), – Wiederherstellung der Gesundheit (= Ernährungstherapie). E. ist auf enge Zusammenarbeit mit den verschiedenen Fachrichtungen der Ernährungswissenschaften angewiesen.

Ernährungsmedizinischer Berater DGE
Sind sowohl im Bereich der präventiven als auch der kurativen Medizin tätig. Sie sind befähigt, leitende Positionen im klinischen Bereich, in Gesundheitszentren der Krankenkassen, in Gesundheitsämtern oder in sonstigen Einrichtungen des öffentlichen Gesundheitswesens zu übernehmen und sie werden als Lehrkraft in Lehranstalten für → Diätassistenten eingesetzt.

Ernährungsökologie
Wissenschaft von den Wechselwirkungen der Ernährung des Menschen mit dem Individuum, der natürlichen Umwelt und dem sozialen System. Ziel der E. ist es, zukunftsweisende, realisierbare Ernährungskonzepte zu entwickeln, die sich durch Gesundheits-, Umwelt- und Sozialverträglichkeit auszeichnen und somit zur Stabilität des gesamten Ernährungssystems beitragen.

Ernährungsphysiologie
Teilgebiet der → Ernährungswissenschaft, das sich mit den physiologischen Grundlagen der Nahrungsaufnahme, der Verdauung, des Energie- und Nährstoffwechsels befaßt.

Ernährungsphysiologischer Wert
Summe der Eigenschaften eines Lebensmittels, die sich beim Verzehr im Stoffwechsel bemerkbar machen, also Gehalt an Nährstoffen, Sättigungswirkung, Verdaulichkeit, Verträglichkeit und die hygienisch-toxikologische Beschaffenheit. Erklärende und weitere Bezeichnungen: → Nährwert, → Nährstoffdichte, essentielles Nährstoffpotential, → biologischer Wert, Gesundheitswert.
→ Lebensmittelqualität

Ernährungsprotokoll
Der Proband wird angewiesen, alle für ihn zubereiteten oder von ihm aufgenommenen Lebensmittel sorgfältig zu registrieren und schriftlich auf einer Vorlage festzuhalten. Durch Abzug der bei der Zubereitung verworfenen Abfälle und Registrierung der Essensreste lassen sich genaue quantitative Angaben gewinnen.
→ Ernährungsanamnese → Ernährungserhebungen

Ernährungspsychologie
Teilgebiet der → Ernährungswissenschaft, das sich mit den psychischen Beweggründen der Nahrungsaufnahme und der Ernährungsgestaltung befaßt.

Ernährungssituation
Grad der Befriedigung der Ernährungsbedürfnisse. Ermittelt werden Lebensmittelverzehr und die Energie- und Nährstoffzufuhr. Aufgrund der Ergebnisse kann man Aussagen über die Versorgungslage machen.
→ Ernährungsbericht → Ernährungsverhalten

Ernährungsstatus
Untersuchungsprogramm zur genauen Beurteilung des Ernährungszustandes des Menschen oder bestimmter Bevölkerungsgruppen.
→ Ernährungsbericht

Ernährungstherapie
Behandlung zur Heilung und Besserung ernährungsabhängiger Krankheiten.

Ernährungstoxikologie
Lehre von den Giftstoffen, ihren Wirkungen und deren Verhütung. Die E. befaßt sich insbesondere mit den Schadwirkungen, die von Bestandteilen der Nahrung ausgehen können.

Ernährungsverhalten
Bewußte Steuerung der menschlichen Tätigkeiten im Hinblick auf Nahrung und Ernährung (s. Abb. rechts). Das E. hat maßgeblichen Einfluß auf die jeweilige → Ernährungssituation.

Ernährungswissen
Kenntnisse über Zusammensetzung der Nahrung und Wirkung der Nahrungsbestandteile auf den Organismus.

Ernährungswissenschaft
Wissenschaft von den biologischen und gesellschaftlichen Grundlagen der Ernährung. Umfaßt nicht nur die → Ernährungsphysiologie, sondern auch → Diätetik, Lebensmitteltoxikologie, Pathophysiologie, → Ernährungspsychologie, Lebensmittelchemie und Lebensmitteltechnologie. Spätestens im 19. Jahrhundert wurde die Ernährungswissenschaft begründet durch die Definitionen von Rubner (1879) zum „Aufbau-Stoffwechsel und Erhaltungs-Stoffwechsel“ und von Magnus-Levy (1890) zum „Grundumsatz und Leistungsumsatz“.

Ernährungswissenschaftler/in
Oecotrophologe/in
Befaßt sich mit Fragen der richtigen Ernährung des Menschen, die nach wissenschaftlicher Erkenntnis ein wesentlicher Faktor für die Erhaltung von Gesundheit und Leistungsfähigkeit ist. Er ist kein neuer Spezialist, der nur auf einem verhältnismäßig eng begrenzten Fachgebiet eingesetzt werden kann. Seine Ausbildung erfolgt bewußt auf breiter Grundlage und eröffnet ihm mit den zahlreichen Differenzierungsmöglichkeiten eine ungewöhnliche Flexibilität. Er ist damit prädestiniert zur Übernahme von Koordinierungsaufgaben, die eine gute Kenntnis der Grundlagen und Möglichkeiten aller beteiligten Fachbereiche erfordern. Die beruflichen Arbeitsmöglichkeiten umfassen Tätigkeiten in Bereichen z.B. der Pädagogik, der Planung und Organisation, des Marketing, der Politik, des Journalismus, der Sozialmedizin, der Beratung und

Soziale Determinanten des Ernährungsverhaltens in der Familie:

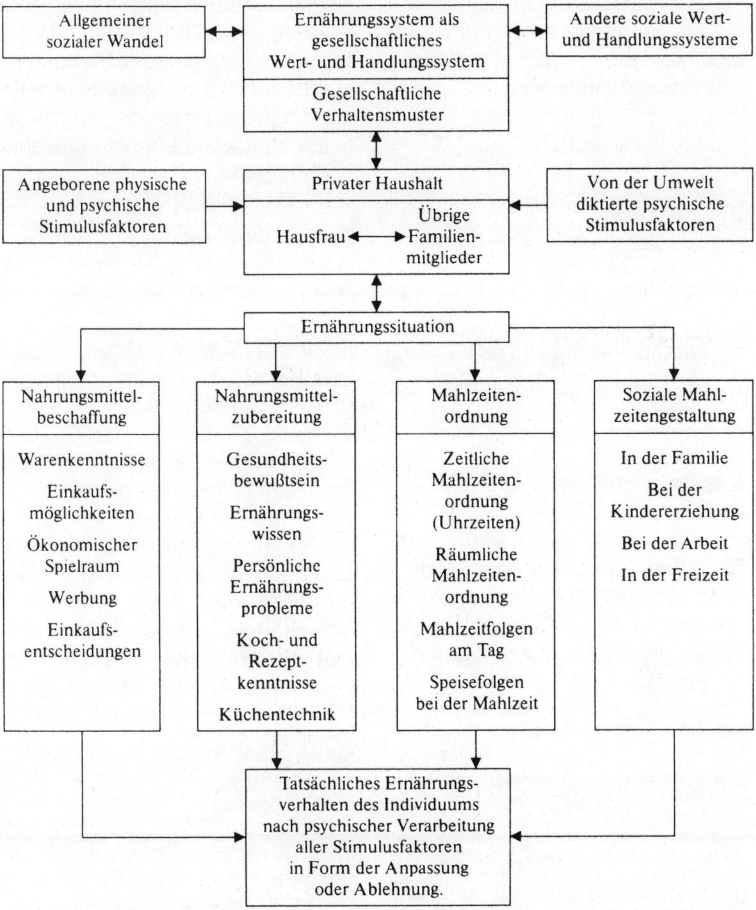

Quelle: Teuteberg, Hans J.: Die Ernährung als psychosoziales Phänomen: Überlegungen zu einem verhaltenstheoretischen Bezugsrahmen. In: Teuteberg, Hans J., Wiegelmann, Gunter: Unsere tägliche Kost. Geschichte und regionale Prägung (Studien zur Geschichte des Alltags, Bd. 6), Münster, F. Coppenrath Verlag, 1986, S. 18.

der Kontrolle, Entwicklung und Forschung im Laboratorium. Die Tätigkeit des Ernährungswissenschaftlers kann je nach dem gewählten Schwerpunkt überwiegend theoretischer oder praktischer Natur sein.

Ernährungszustand
Es gibt eine Reihe von Parametern, die Hinweise auf den E. geben: - Idealgewicht, - Trizepshautfalte, - Kreatininausscheidung, - Serumalbumin, - Lymphozytenzählung. → Ernährungsstatus

Erucasäure
Delta-13-Docosensäure
→ Fettsäure im Rapsöl, die im Tierversuch Wachstumsverzögerungen und weitere unerwünschte Symptome verursacht. Ihr Gehalt wurde daher in Speiseölen auf 5 % begrenzt.

Escherichia coli
Bakterienart, die in der Gastrointestinalflora von Mensch und Tier regelmäßig vorkommt. Von Bedeutung ist E. coli für den Colititer in Lebensmitteln und Trinkwasser als Indikator fäkaler Verunreinigungen.

Eßbarer Anteil
Bei der Verarbeitung vieler Lebensmittel gibt es Anteile, die nicht mitverzehrt werden. Dieser Anteil wird von dem übrigen Teil, der verzehrt wird, abgezogen. Eine Energieberechnung bezieht sich auf den verzehrbaren (= eßbaren) Anteil der Lebensmittel.

Essen
Feste oder flüssige Nahrung zu sich nehmen. Einnahme von → Mahlzeiten.

Essen auf Rädern
Soziale Einrichtung, durch die in einer Gemeinschaftsküche zubereitetes Essen älteren Menschen und solchen, die sich aus verschiedenen Gründen nicht oder nicht mehr allein versorgen können, ins Haus geliefert wird.

Essenskurven
Normalgewichtige nehmen die Hälfte einer Nahrungsmenge sehr schnell auf und essen den Rest entsprechend langsamer. Dieses Eßverhalten entspricht der biologischen Sättigungskurve. Diese steuert von Anfang an auf einen bestimmten Endwert zu. Übergewichtige zeigen dagegen ein „lineares“ Eßverhalten, d.h. sie nehmen in gleichen Zeitabschnitten gleiche Mengen auf. Bei der linearen Nahrungsaufnahme wird kein Endwert angesteuert, sondern sie bricht einfach ohne besonderen Endpunkt an irgendeiner Stelle ab.

Essential Amino Acid Index
→ EAA-Index

Essentielle Aminosäuren
→ Aminosäuren → Aminosäurenbedarf

Essentielle Fettsäuren
Lebensnotwendige Fettsäuren
Mehrfach ungesättigte Fettsäuren mit cis-Konfiguration und bestimmten Positionen der Doppelbindungen sind essentiell, da sie der

menschliche Organismus nicht aufbauen kann. Neben n–6 Fettsäuren (Linolsäure und die aus ihr gebildeten längerkettigen Fettsäuren, z. B. Arachidonsäure) benötigt der Organismus auch n–3 Fettsäuren (Linolensäure und ihre längerkettigen Derivate, z. B. Eicosapentaensäure, Docosahexaensäure) für die Bildung von funktionell wichtigen Strukturlipiden in den Geweben und von regulatorisch wirksamen Eicosanoiden. Nach bisher vorliegenden Erkenntnissen soll das Verhältnis von n–6 zu n–3 Fettsäuren in der Nahrung 5: 1 bis 15: 1 betragen. Einen hohen Gehalt an Linolsäure haben einige Pflanzenöle, z. B. Sonnenblumenöl, Maiskeimöl, Sojaöl, Distelöl, Leinöl. Eicosapentaensäure bzw. Docosahexaensäure sind hauptsächlich in fetten Seefischen enthalten. Essentielle Fettsäuren werden vom Organismus vor allem in die → Phospholipide eingebaut, ferner sind sie Muttersubstanzen der → Prostaglandine. Erste Symptome eines Mangels an essentiellen Fettsäuren sind: – Hautveränderungen,– Fortpflanzungsstörungen, – Organveränderungen (insbesondere auch der Nieren). Bei gesunden, jungen Erwachsenen wird der Bedarf an Linolsäure im Durchschnitt mit 100 mg pro kg Sollgewicht und Tag gedeckt. Unter Berücksichtigung von Sicherheitszuschlägen ergibt sich für den Erwachsenen die Empfehlung von 10 g Linolsäure pro Tag, wenigstens 2 % der Energiezufuhr. Die Empfehlung für n-3 Fettsäuren liegt bei etwa 1 g Linolensäure pro Tag, wenigstens 0,5 % der gesamten Energiezufuhr (s. Tabelle, Anhang S. 329). Bei üblichen Zubereitungsverfahren und einmaliger Verwendung von Bratfetten treten praktisch keine Verluste an essentiellen Fettsäuren auf.

Essentielle Fettsäuren sind in der Lage, erhöhte Plasmacholesterinspiegel zu senken und damit einen wirksamen Schutz gegenüber arteriosklerotischen Risikofaktoren darzustellen. Diese Wirkung ist nicht nur auf essentielle Fettsäuren beschränkt, sondern auch auf andere → Polyensäuren. Essentielle Fettsäuren können in großem Umfang (mehr als 600 g Linolsäure) in den Fettdepots des Erwachsenen gespeichert werden. Mangelerscheinungen können daher bei Erwachsenen kaum auftreten. Bei Säuglingen ist die Speicherung in größerem Umfang nicht möglich. Weiterhin ist der Bedarf erhöht, wenn neue Körpersubstanz aufgebaut werden muß. Bei erhöhter Zufuhr essentieller und nicht essentieller → Polyensäuren erhöht sich auch der → Vitamin-E-Bedarf. Im allgemeinen rechnet man mit einem Mehrbedarf von 0,5 mg α-Tocopherol/g Polyensäuren. E. F. wurden früher fälschlicherweise als „Vitamin F“ bezeichnet.

→ Altenernährung → Anthroposophische Ernährungslehre

Essentielle Inhaltsstoffe

Substanzen, die der Mensch für die Erhaltung seiner Lebensvorgänge benötigt, die er selbst aber nicht herstellen kann und darum mit der Nahrung aufnehmen muß. Essentiell bedeutet lebensnotwendig und zufuhrnotwendig. Zu den essentiellen Inhaltsstoffen zählen: – Wasser, – mindestens 10 % als Kohlenhydrate, – essentielle Aminosäuren, – essentielle Fettsäuren, – wasser- und fettlösliche Vitamine, – viele Mineralstoffe. Fraglich ist die Essentialität von Cholin, Inosit, Nikkel, Vanadium, Silicium, Zinn, Arsen, Cadmium, Blei. Unentbehrliche Stoffe ohne Nährstoffcharakter sind: Ballaststoffe und Aromastoffe. Ein Element ist dann essentiell, wenn eine Mangelversorgung des Organismus eine Mangelerscheinung hervorruft, und diese Mangelerscheinung durch Zufuhr physiologischer Konzentrationen des Elements rückgängig gemacht werden kann. Im allgemeinen wird die essentielle Wirkung dann als erwiesen betrachtet, wenn mehr als ein Untersucher an mehr als einer Tierart die Essentialität im Sinne obiger Definition nachgewiesen hat. Die hinreichenden Bedingungen sind also: – Der Organismus kann weder wachsen noch seinen Lebenszyklus bei hinlänglich geringer Konzentration des Elements vollenden. – Das Element kann nicht durch andere Elemente vollständig ersetzt werden. – Das Element hat einen direkten Einfluß auf den Organismus und ist in seinen Stoffwechsel integriert.

→ Auxone

Essenzen

→ Aromen

Eßgewohnheiten

→ Ernährungsgewohnheiten

Eßkultur

→ Ernährungsgewohnheiten

Eßstörungen

Störungen im Eßverhalten. Unterschieden werden: 1. die „normalgewichtige Bulimie“, auch „Eß-/Brechsucht“ oder → „Bulimia nervosa“ genannt, 2. die „restriktive Anorexie“, auch als „Magersucht“ oder → „Anorexia nervosa“ bezeichnet, 3. die „bulimische Anorexie“, d.h. Magersucht mit bulimischer Symptomatik.

Ethanol, Ethylalkohol

→ Alkohol

Ethylcarbamat

Für die Entstehung hoher Ethylcarbamatgehalte wird zumindest zum Teil das Vorliegen von Dicarbonylverbindungen und → Blausäure verantwortlich gemacht. E. hat in Tierversuchen an verschiedenen Tierarten eine krebserzeugende Wirkung gezeigt. In Steinobstbranntwein, aber auch in Kernobst-Branntweinen und Obstgeisten, waren unterschiedliche Konzentrationen E. gefunden worden. Cyanid, das aus den Steinen des verwendeten Obstes stammt, ist maßgeblich an der Bildung von E. beteiligt. Außerdem erhöht sich durch Lichteinwirkung der Gehalt an E. Durch Einsatz bestimmter lebensmitteltechnologischer Verfahren kann eine Minimierung des Gehaltes an E. erreicht werden. Als vorläufiger technischer Richtwert wurde vom Bundesgesundheitsamt eine Konzentration von 0,4 mg/l festgesetzt.

Ethylmaltol
→ Geschmacksverstärker, zur Verstärkung des süßen Geschmacks eingesetzt. Wirkt fünfmal stärker als → Maltol.

Ethylvanillin
Als künstlicher → Aromastoff zugelassen. Der Geschmack ist etwa 20mal so stark wie der des Vanillins.

E/T-ratio
(Essential/Total) =

$$\frac{\text{g essentielle Aminosäuren}}{\text{g Gesamt-N des Proteins}}$$

Eubakterien
Oberbegriff für → Bakterien

Evers-Diät
Diät bei → Multipler Sklerose. Leitmotiv der Diät von J. Evers ist die Beschränkung auf „naturreine" Lebensmittel, die allenfalls nach altbewährten Konservierungsmethoden wie einfache Trocknung, Räucherung, Einsäuerung vorbehandelt sind. Erlaubt sind rohe Früchte, rohe Wurzeln, rohe Milch, rohes Ei, Butter, Bienenhonig, Wasser, Körnerfrüchte. Sie werden in Form von zerkleinertem Roggen und Weizen, groben Haferflocken und Vollkornbrot gegessen. Im Zuge einer Lockerung der Diät sind z.B. auch roher Schinken und Speck, frisches Fleisch, leicht angebraten, erlaubt. Tiefgekühltes Fleisch und Konserven sind verboten. Evers war überzeugt, daß in Frühfällen der Multiplen Sklerose bei Anwendung seiner Diät fast 100%ige Heilung zu erreichen sei. Ein entsprechender Beweis ist niemals geführt worden. Beispiele für eine Ernährung nach Evers: Frühstück: Müsli: Dazu abends Hafer- u. Weizenkörner in der Kaffeemühle mahlen, $^2/_3$ einer Tasse damit füllen und mit Wasser auffüllen, abdecken und über Nacht stehen lassen. Morgens dazu Milch oder Sauermilch, Früchte, Honig, gehackte Nüsse. Vorzugsmilch und Käsebrot (nur Frischkäse: Holländer, Edamer, Gervais, frischer Camembert, Quark). Mittags: Pellkartoffeln oder Naturreis. 1–2 Sorten Salat (grüner Salat, Möhren, Kohlrabi, Sellerie, Rettich, rote Beete, darunter Pellkartoffeln mischen); anmachen mit Joghurt ($^2/_3$) und Öl ($^1/_3$); dazu ab und an Ei. Zum Nachtisch: Obst. Abends: Haferbrei, Körner morgens schroten, d.h. durch die Mühle drehen und bis abends mit Wasser stehen lassen, dann längere Zeit kochen. Käsebrot mit Radieschen und Rettich.

Exercise Induced Anaphylaxis
Abkürzung: EIA
Trainings-induzierter Kollaps. Patienten fallen nach extremen körperlichen Belastungen um bzw. zeigen anaphylaktische Reaktionen wie Hautausschlag, Ödeme und Atembeschwerden. Es wird geraten zu mäßiger körperlicher Belastung, die nie nach einem Essen folgen sollte.

Exoenzyme
→ Enzyme, die einzelne Bausteine von den Enden des Makromoleküls abspalten, z. B. Peptidase, β-Amylase.

Exorphine
→ Peptide mit opiatartiger Wirkung, die als Bestandteile bestimmter Nahrungsproteine identifiziert werden. Sie haben – wahrscheinlich über Rezeptoren im Dünndarm – einen Einfluß auf die Magen-Darm-Motilität und auf die Freisetzung von Insulin und Glucagon. E. sind bisher nur in enzymatischen in-vitro-Hydrolysaten nachgewiesen worden.

Expositionsdiät
→ Akne

Extrakt
Auszüge pflanzlicher oder tierischer Stoffe, die meist nachträglich durch teilweises oder völliges Eindampfen konzentriert werden.

Exsiccose
Austrocknung
Lebensbedrohende Wasserverarmung des Organismus aufgrund unzureichender Flüssigkeitszufuhr. Insbesondere ältere Menschen sind hiervon betroffen, da sie häufig zu wenig trinken. Dies führt zu einer Eindickung des Blutes und damit zu einer mangelhaften Versorgung der Kapillargefäße z. B. im Gehirn. Folgen sind Verwirrtheitszustände.

Extrinsic Factor
Bezeichnung für Cyanocobalamin (→ Cobalamine).

Exzeßrisiko
Gleichzeitiges Vorkommen von mindestens drei → Risikofaktoren.

F

Faeces
Fäzes
Unverdauliche und unverdaute Nahrungsbestandteile sowie körpereigene Produkte, die über den Enddarm ausgeschieden werden. Masse ist abhängig von Menge und Zusammensetzung der Nahrung.

Faktoren-Methode
Methode zur Ermittlung des → Leistungsumsatzes. Es wird festgestellt, wieviele Stunden pro Woche verschiedene Tätigkeiten ausgeübt werden. Durch Multipli-

kation von Zeitbedarf (Dauer der Tätigkeit) pro Woche mit dem Energieumsatz pro Kilogramm Körpergewicht ergibt sich dann der Energiebedarf pro Kilogramm Körpergewicht pro Woche für die verschiedenen Tätigkeiten. Diese Methode ist nur bei Erwachsenen unter Normalbedingungen direkt anwendbar.

Fallout
Radioaktiver Niederschlag nach Nuklearexplosionen. Dabei handelt es sich vor allem um künstliche → Radionuklide.

FAO
Food and Agricultural Organization of the United Nations = Ernährungs- und Landwirtschaftsorganisation der Vereinten Nationen. Sie wurde am 16. 10. 1945 von 42 Staaten in Quebec (Kanada) gegründet. Rom ist Hauptsitz. FAO ist Unterorganisation der UNO. Ziele: – Hebung des Ernährungs- und Lebensstandards der Völker; – Leistungssteigerung in der Erzeugung und eine bessere Verteilung aller Lebensmittel und landwirtschaftlichen Erzeugnisse; – Verbesserung der Lebensbedingungen der in der Landwirtschaft tätigen Bevölkerung, – Schaffung von Produktstandards zur Vereinheitlichung der Anforderungen an Lebensmittel.
→ Codex Alimentarius Commission

FAO-Referenzprotein
Hypothetisches Vergleichsprotein, das auf dem ermittelten Bedarf des Menschen an essentiellen → Aminosäuren basiert.

Färbende Lebensmittel
→ Lebensmittel, die eine starke Eigenfärbung aufweisen, z.B. Salat, Spinat (Chlorophyll), Karotten (Carotin), Tomaten (Lycopin), Gemüse, Zitrusfrüchte (Beta-Apo-8′-carotinal), Beerenfrüchte (Anthocyane), Rote Bete (Betanin), Curcumagewürze (Curcumin), Milch, Eier (Riboflavin).

Farbstoffe
→ Lebensmittelfarbstoffe

Farinzucker
Brauner Kandis geringerer Kristallgröße und minderer Reinheit.
→ Zucker

Fasten
Ursprünglich religiöser Hintergrund, der in den Industriestaaten in den Hintergrund getreten ist. Strengste Form der Nahrungsbeschränkung, wobei auf ausreichende Flüssigkeitszufuhr geachtet werden muß. Zunächst werden die Kohlenhydratreserven abgebaut, danach die Fettdepots, zuletzt das Körpereiweiß. Eine der wirksamsten Methoden zur Gewichtsabnahme. Grundsätzlich unter ärztlicher Kontrolle durchführen. Heute sind vor allem vier Fastenmetho-

den aktuell: 1. Totales Fasten (= → Nulldiät), 2. → Modifiziertes (proteinsubstituiertes) Fasten, 3. → Saftfasten (Buchinger-Fasten), 4. → Heilfasten.
→ Aufbaukost

Fasten, totales
→ Nulldiät

Fasten, modifiziertes/ proteinsubstituiertes
Ernährungsempfehlung: Gemüse, Obst, Quark, Salat, kein Fleisch; ca. 300 bis 500 kcal (1260 bis 2100 kJ) pro Tag. Täglicher Gewichtsverlust: 250 bis 300 g. Flüssigkeitsbedarf: 2 bis 3 l pro Tag.
Bei industriell vorgefertigten Schlankheitspräparaten werden täglich etwa 100 g eines hochwertigen Eiweißgemisches und etwa 90 g Kohlenhydrate zusätzlich zu den Vitaminen, Mineralstoffen und essentiellen Fettsäuren zugeführt. Die Energiezufuhr der Präparate liegt bei ca. 890 kcal (3780 kJ) täglich. Die Risiken scheinen bei Verwendung biologisch hochwertiger Eiweißhydrolysate und einem Kohlenhydratgehalt gegenüber der → Nulldiät geringer zu sein. Langzeiterfolge sind jedoch unbefriedigend. Diese Art des Fastens sollte nur unter ärztlicher Kontrolle erfolgen.

Fast Food
Junk Food
= schnelles Essen. Kennzeichnende Merkmale: – schnell (Zubereitung, Service, Verzehr), – öffentlich (öffentliche Ausbietung der Ware, öffentliche Zubereitung, öffentlicher Verzehr), – Schau-Effekt (Essen und gleichzeitig am Geschehen herum passiv teilnehmen), – funktional (Offenlegung der Funktionalität des Arbeits-, Verkaufs- und Verzehrsablaufs), – stehend (ambulant), – elementar (Essen ist weitgehend reduziert auf den bloßen Vorgang der Nahrungsaufnahme), – standardisiert, – unkompliziertes Verhältnis Verkäufer–Konsument, – verkürzte Sprache, – freie funktionale und teilnehmende Kommunikation. Durch den gelegentlichen Verzehr typischer „Fast Food-Mahlzeiten" sind sicher keine gesundheitlichen Störungen zu erwarten, wenn ansonsten eine abwechslungsreiche Ernährung praktiziert wird. Zudem ist durch die Standardisierung von Geräten und Zubereitungsabläufen meist gewährleistet, daß die Produkte schonend hergestellt und hygienisch einwandfrei sind. Um eine unausgewogene Ernährung zu vermeiden, sollten „Fast-Food-Speisen" nicht gewohnheitsgemäß „normale" Mahlzeiten ersetzen, sondern nur gelegentlich als Zwischen- oder Hauptmahlzeit eingenommen werden.

Fäulnisbakterien
Bewirken anaerobe Zersetzung organischer Stoffe, insbesondere von Eiweißstoffen. Die Eiweißstoffe werden zunächst zu Aminosäuren

abgebaut und weiter zu niedermolekularen, oft sehr übel riechenden Verbindungen, z. B. zu Indol, Skatol und anderen Aminen, Mercaptanen sowie Schwefelwasserstoff. Von Fäulnis befallene Lebensmittel dürfen auf keinen Fall gegessen werden. Vergiftungssymptome: Übelkeit, Magenschmerzen, Seh- und Hörstörungen, Rötung der Haut. Es treten selten Todesfälle auf.

Favismus
Erbkrankheit, bedingt durch einen Mangel an Glucose-6-phosphatdehydrogenase (G6PD) in Erythrocyten. Dabei kann es nach dem Genuß von Vicia faba (Fababohnen, Saubohnen) zu einer akuten hämolytischen Anämie kommen. F. ist im Mittelmeerraum weit verbreitet. Kochen scheint die wirksamen Substanzen in Bohnen nicht zu zerstören. Man beschränkt sich auf prophylaktische Maßnahmen: Verzicht auf Saubohnen und daraus hergestellte Speisen sowie Vermeidung der Arzneimittel, die bei Menschen mit G6PD-Mangel eine Hämolyse auslösen können.

Fehlernährung
Falsche Ernährung im Hinblick auf Menge und/oder Zusammensetzung an Nährstoffen und Nahrungsfaktoren. Folgende Formen der Fehlernährung sind denkbar: – Überernährung, – falsche Nährstoffrelationen, – Mangelernährung.

Felix-Diät
Prinzipien: Energiezufuhr ist beliebig, fettreiche, eiweißreiche, kohlenhydratarme Kost. Empfohlen werden pflanzliche Öle, aber auch Sahne und Butter. Vorwiegend Verzehr von Lebensmitteln tierischer Herkunft. Ballaststoffzufuhr durch Verzehr von Weizenkleie und Sauerkraut.
Verboten sind: Obst, Gemüse (außer Sauerkraut und Zwiebeln), Alkohol. Salz soll eingeschränkt werden.
→ Schlankheitsdiäten

Fermente
Abgeleitet vom lateinischen Wort „fermentum" für Sauerteig oder vergorenen Gerstensaft.
→ Enzyme

Ferritin
Speicherform von → Eisen. Es findet sich in Milz, Leber und Darmschleimhaut.

Fertiggerichte
Hauptgerichte, die abgesehen von individuell erwünschter Komplettierung durch Vorspeise, Dessert oder empfehlenswerte Frischsalate keiner weiteren Ergänzung bedürfen. F. bestehen üblicherweise aus – charaktergebenden Bestandteilen wie Fleisch, Fisch, Eiern, Käseprodukten u. a., – Beilagen wie Kartoffeln, Reis, Teigwaren, Gemüse, Pilze usw. Beispiele sind Menüs (Schnitzel, Braten) mit Beilagen, aber auch Eintopf, Ravioli

und Pizza. Typisch für F. ist, daß sie verzehrfertig (= tafelfertig) angeboten werden. Sie brauchen – bei Trockenerzeugnissen nach Zusatz von Flüssigkeit – nur noch erhitzt zu werden. Alle Bestandteile sind komplett zusammengestellt und fertig gewürzt.
→ Convenience Food

Fertige Teilgerichte

Charaktergebende Bestandteile eines Fertiggerichtes. Sie bedürfen zur Vervollständigung der Beigabe weiterer Lebensmittel.

Fette

Lipide
Nahrungsfette sind Ester des dreiwertigen Alkohols Gycerin mit drei Fettsäuremolekülen. Auf Grund der Fettsäurezusammensetzung kann man die üblichen Nahrungsfette in vier Gruppen aufteilen: 1. Fette mit hohem Gehalt an gesättigten Fettsäuren (z.B. Butter, Talg, Schmalz, Kokosfett); 2. Fette mit hohem Gehalt an einfach ungesättigten Fettsäuren (z.B. Olivenöl, Erdnußöl, Rüböl); 3. Fette mit hohem Gehalt an → Linolsäure (z.B. Baumwollsamen-, Sonnenblumen-, Soja-, Mais-, Safloröl); 4. Fette mit hohem Gehalt an höheren Polyensäuren zumeist der Linolensäurefamilie (z.B. Fischöle, Leinöl); Man unterscheidet Fette – nach der Herkunft: tierische Fette (z.B. Schmalz, Butter, Talg, Tran), pflanzliche Fette (z.B. pflanzliche Öle); – Nach der Beschaffenheit: flüssige Fette (z.B. Öle), weiche Fette (z.B. Butter), feste Fette (z.B. Talg, Plattenfette); – nach der Wahrnehmung: sichtbare Fette (Butter, Margarine, Öle), versteckte (unsichtbare) Fette (in Schokolade, Wurst, Käse, Nüssen). Fett hat in der Ernährung zwei Aufgaben: 1. Energieträger (Brennstoff) und Lieferant von C-Atomen für die Biosynthese; 2. Träger fettlöslicher Wirkstoffe (essentielle Fettsäuren, fettlösliche Vitamine). Fett hat einen hohen Sättigungswert aufgrund des hohen Energiegehaltes (38 bis 39 kJ/g bzw. 9,1 bis 9,3 kcal/g). Für Personen mit leichter und mittelschwerer Arbeit werden als Richtwert 30% der Energiezufuhr als Fett empfohlen, davon 10 g in Form von → essentiellen Fettsäuren (s. Tabelle, Anhang S. 329). Ein Unterschreiten dieser Menge bis zu 25% Fett ist nicht bedenklich, eher noch günstiger. Der Anteil an gesättigten Fettsäuren sollte ein Drittel der als Fett zugeführten Energie nicht übersteigen. Der → P/S-Quotient sollte mindestens 1 betragen. Bei erheblicher Muskelarbeit kann wegen des erhöhten Energiebedarfs der Fettanteil zur Verringerung des Nahrungsvolumens um 5%, beim Schwerstarbeiter und einigen Hochleistungssportlern auch bis zu 10% der Gesamtenergie über der Empfehlung liegen. Die tägliche Gesamtfettzufuhr setzt sich zusammen aus Streichfett, Kochfett und verstecktem Fett. Als Streichfett werden täglich 20–30 g Butter oder Margarine

empfohlen, auf versteckte Fette sollte nicht mehr als die Hälfte der Gesamtfettzufuhr entfallen. Zu viel aufgenommenes Fett wird im Körper als Depotfett eingelagert. Große Mengen Depotfett bedeuten eine Belastung für den gesamten Organismus, besonders für Herz und Kreislauf.
Eigenschaften: Fette – sind konzentrierte Energieträger; – haben hohen Sättigungswert (lange Verweildauer im Magen); – bringen Wärmeschutz und „polstern"; – sind je nach Schmelzpunkt unterschiedlich leicht verdaulich; – verbessern den Geschmack; – verkürzen die Garzeit, z.B. beim Backen; – sind leichter als Wasser (schwimmen oben); – sind nicht wasserlöslich, aber löslich in Lauge und Alkohol; – sind emulgierbar, z.B. im Öl, im Eigelb (Mayonnaise); – werden bei unsachgemäßer Lagerung ranzig (Zersetzung der Fettsäuren durch Licht und Luft, d.h. Abspaltung von Glycerin und Säuren); – überhitzen leicht und können dann gesundheitsschädlich sein (Linolsäure wird bei hohen Temperaturen besonders leicht zerstört).

Fettfreie Körpermasse
Abkürzung: LBM (= Lean Body Mass)
Körpermasse ohne den Anteil des zum Körper gehörenden Depotfettes. Das in den Körperzellen befindliche essentielle Fett (Zellfett) bleibt dabei unberücksichtigt.

Fetthärtung
Durch diesen Vorgang kann man Öle in feste Fette umwandeln. Fetthärtung ist durch zwei Verfahren möglich: – Anlagerung von Wasserstoff (Hydrierung) an eine oder mehrere Doppelbindungen der ungesättigten Fettsäureketten. Nickel dient als Katalysator, außerdem sind Temperaturen zwischen 170 und 220 °C und geringer Druck erforderlich, – Umesterung.

Fett i. Tr.
= Fett in der Trockenmasse
Gesetzlich vorgeschriebene Angabe bei Käse. Die Trockenmasse von Käse ist die Masse, die übrigbleibt, wenn der Wassergehalt abgezogen wird. Da der Wassergehalt des Käses während der Lagerung abnimmt, ist die Einhaltung des angegebenen Fettgehaltes nur über den Begriff „Fett i. Tr." möglich, da dieser stets gleichbleibt. Der tatsächliche Fettgehalt von Schnittkäse beträgt etwa die Hälfte des angegebenen Fettgehalts i. Tr.

Fettleber
Steatosis hepatis; Leberzellverfettung
Fettinfiltration in den Leberzellen. Nach der Ätiologie lassen sich folgende Fettleberformen unterscheiden: – Mastfettleber als Folge einer hyperkalorischen Ernährung im Rahmen einer allgemeinen → Adipositas; – alkoholische Fettleber; – Mangelfettleber; hierbei handelt es sich um eine Fetteinla-

gerung als Folge eines lang anhaltenden Mangels an biologisch hochwertigem Eiweiß; – Fettleber bei Hyperlipoproteinämie; – sog. „kryptogene" Fettleber (z.B. Drogenfettleber, Schwangerschaftsfettleber). Diätempfehlung: eine mit Fett angereicherte, kohlenhydratarme Diät (etwa 50 % der Kalorien als Fett mit hohem Anteil an mehrfach ungesättigten Fettsäuren, 30 % der Kalorien als Kohlenhydrate, 20 % der Kalorien als hochwertiges Eiweiß), Verbot von Alkohol; vitamin- und mineralstoffreich.

Fettleibigkeit

→ Adipositas

Fettreiche Kostformen

→ Atkins-Diät → Punkt-Diät

Fettsäuren

Organische Säuren (Kohlenwasserstoffverbindungen), die am ersten Kohlenstoffatom eine Carboxylgruppe besitzen. Man unterscheidet die F. – nach der Anzahl der Kohlenstoffatome: kurzkettige F. haben 4–6 C-Atome, mittelkettige F. haben 8–12 C-Atome, langkettige F. haben 14–20 C-Atome; – nach der Anzahl an Doppelbindungen: gesättigte F. haben keine Doppelbindungen, ungesättigte F. besitzen eine oder mehrere Doppelbindungen. Ungesättigte F. unterteilt man nach der Anzahl der Doppelbindungen in einfach und mehrfach ungesättigte F. (→ essentielle Fettsäuren). Monoensäuren sind einfach ungesättigte F., z.B. Ölsäure. Diensäuren sind zweifach ungesättigte F., z.B. → Linolsäure. Polyensäuren sind mehrfach ungesättigte F. zumeist der Linolensäurefamilie. Eine dreifach ungesättigte F. ist die Eicosatriensäure. Fette mit größeren Mengen kurzkettiger F. (z.B. Butter, Kokosfett) oder mit einem hohen Anteil an ungesättigten F. werden rascher resorbiert. Aus der Linolsäure kann die Arachidonsäure gebildet werden, aus der α-Linolensäure kann die in letzter Zeit bekannt gewordene → Eicosapentaensäure gebildet werden. Es ist aber nicht möglich, daß ω3-Fettsäuren aus ω6-Fettsäuren entstehen und umgekehrt. Linolsäure kann vom menschlichen Organismus nicht synthetisiert werden, da er nicht dazu fähig ist, in gesättigte Fettsäuren eine Doppelbindung zwischen das 6. und 7. C-Atom (vom Methylende) einzubauen. Linolsäure, die zur ω6-Familie gehört, ist daher essentiell, d.h. sie muß mit der Nahrung zugeführt werden. Auch die α-Linolensäure ist für den Menschen mit großer Wahrscheinlichkeit essentiell.

→ Hypercholesterinämie

Fettstoffwechsel

Wird durch → Hormone geregelt. → Insulin fördert den Fettaufbau (Lipogenese). Bei Insulinmangel findet dagegen ein gesteigerter Fettabbau (Lipolyse) statt, d.h. es werden vermehrt freie Fettsäuren ans Blut abgegeben, die dann in den Zellen zur Energiegewinnung abgebaut werden können.

Fettstoffwechselstörungen
→ Hyperlipidämie

Fettsucht
→ Adipositas

Fettunverträglichkeitssyndrom
Störung der Befindlichkeit, ausgehend vom Gastrointestinaltrakt, auftretend in zeitlichem Zusammenhang mit der Einnahme von Lebensmitteln mit bestimmtem Fettgehalt oder bestimmter Fettart.

Fettzellen
Jeder Mensch bringt von Geburt an eine bestimmte Menge an F. mit. Erwachsene haben zwischen 30 und 40 Milliarden F. Sie vermehren sich besonders leicht im Säuglingsalter, in der Pubertät und in den Wechseljahren.

Fieberdiät
Bei akut auftretendem Fieber, das meist mit Abgeschlagenheit und Appetitlosigkeit einhergeht, genügt eine → leichte Vollkost. Sie soll leichtverdaulich, verhältnismäßig fett- und eiweißarm und möglichst reich an Vitaminen (Obst und Obstsäfte) sein. Der erhöhte Flüssigkeitsbedarf ist zu berücksichtigen. Man rechnet mit einem $^1/_2$ bis 1 Liter zusätzlicher Flüssigkeit in 24 Stunden pro 1 Grad Temperaturerhöhung. Gut geeignet sind nicht zu süße Obstsäfte, frische Früchte, Obstsalate, Kompotte, Fruchtsuppen, Milchmischgetränke, Buttermilch, Joghurt, verschiedene Teearten, gut gesalzene Suppen. Bei chronischem Fieber ist der erhöhte Nährstoffverbrauch zu berücksichtigen. Die Kost muß eiweißreich sein. Zu meiden sind schwerverdauliche und sehr fettreiche Speisen wie Hülsenfrüchte, Kohlgerichte, fette Pfannengerichte.

Fische und Fischerzeugnisse
Wirbeltiere, die im Wasser leben. Wichtige Quelle für → Proteine. Durch eine Fischportion von 200 g kann etwa der halbe tierische Tageseiweißbedarf gedeckt werden. Seefisch ist eine bedeutsame → Jodquelle. Fettfische enthalten reichlich Vitamin A und D, Magerfische enthalten hauptsächlich B-Vitamine. Fischöle sind reich an → Eicosapentaensäure.
→ Nematoden

Fischölkapseln
Enthalten → Eicosapentaensäure, wird zur Vorbeugung von Herz-Kreislauf-Erkrankungen oder bei → Hypercholesterinämie empfohlen. Besser ist es, reichlich Seefisch (Makrele, Hering, Lachs, Dorsch) zu essen und den Fettkonsum zu reduzieren.

Fischvergiftung
Wird hervorgerufen durch giftige Eigenprodukte der Fische oder durch die toxische Wirkung → biogener Amine. Symptome sind Erbrechen, Bauchschmerzen, Herzjagen, fliegende Hitze, Lippenödeme, Nesselfieber und unter Umständen Schockerscheinungen.
→ Scombroid-Vergiftung

„Fit for Life"-Diät
Ähnliche Prinzipien wie bei der → Hay'schen Trennkost. Verzehrt werden vor allem Obst, Gemüse, Salat (70 %) Der Rest entfällt auf „konzentrierte" Nahrung (Brot, Getreide, Käse, Fleisch). Aber nicht gleichzeitig essen mit Obst, Gemüse und Salat. Milch und Milchprodukte äußerst selten verzehren, Trinken von destilliertem Wasser (!) anstelle von Mineralwasser. Nur zu bestimmten Zeiten essen (12 h bis 20 h). Ausnutzung soll von 20 h bis 4 h erfolgen, die Ausscheidung von 4 h bis 12 h. Kost ist unausgewogen und nicht empfehlenswert.

Fitneßgetränke
→ Sportler, Ernährung

Flatulenz
Abgang von → Blähungen (Darmgas) auf natürlichem Wege.

Flavour
Gesamtsinneseindruck beim Verzehr eines Lebensmittels.
→ Geruch und Geschmack

Fleisch und Fleischerzeugnisse
Wichtige Quelle für die Eiweißversorgung des Menschen. Fleisch und Fleischerzeugnisse enthalten Proteine mit hoher → biologischer Wertigkeit. Diese Lebensmittel sind auch wichtig für die Zufuhr von → Thiamin, → Riboflavin, → Niacin und → Eisen. Andererseits ist aber auch der Anteil an Fett, → Cholesterin, → Purinen zu beachten, bei Fleischerzeugnissen das → Kochsalz, bei Innereien gegebenenfalls → Schwermetalle.

Fleischfreie Vollkost
→ vegetarische Kost

Fluorid
chem. Symbol F^-
→ Mineralstoff, der maßgeblich am Aufbau der Knochen- und Zahnsubstanz beteiligt ist. F. wirkt karieshemmend bei einem Fluorgehalt des Wassers von 1 ppm. Höhere Aufnahmen führen zu Zahnschmelzveränderungen („mottled enamel"), sehr hohe Aufnahmen (Fluorose) zu Osteosklerose, Skelettdeformitäten (crippling fluorosis). Relativ hoch ist der Fluoridgehalt nur in bestimmten Sorten von schwarzem Tee und einigen Mineralwässern sowie in Seefischen, insbesondere in kleinen Fischen, deren Gräten mitverzehrt werden. Die Höhe der täglichen Zufuhr mit der Nahrung reicht im allgemeinen nicht aus, um eine wirksame Kariesprophylaxe zu gewährleisten.

Hier wird eine Zufuhr von 1 mg/Tag bei Jugendlichen und Erwachsenen sowie 0,25–1 mg/Tag bei Säuglingen und Kindern bis 14 Jahren für sinnvoll gehalten. Der Zahnschmelz von Milchzähnen und bleibenden Zähnen wird vom Nahrungsfluorid mit Fluorid versorgt, solange der betreffende Zahn noch nicht in die Mundhöhle durchgebrochen ist. Nach dem Zahndurchbruch hat das Fluorid, das aus der Nahrung resorbiert wird, keine direkte kariesprophylaktische Wirkung mehr. Einer erhöhten Fluoridzufuhr wird auch eine prophylaktische Wirkung gegen → Osteoporose zugesprochen. Neuere Ergebnisse lassen den Schluß zu, daß die Sicherheitsspanne zwischen Empfehlung und bedenklicher Höhe der Fluoridzufuhr größer ist als bisher angenommen, da der Fluoridgehalt der Nahrung und die Bioverfügbarkeit des Nahrungsfluorids überschätzt wurden. Umfangreiche Studien haben ergeben, daß eine Fluoridzufuhr beim Erwachsenen in der Größenordnung von 1,5 bis 4,0 mg pro Tag gesundheitlich unbedenklich ist. Richtwerte zur Fluoridzufuhr (s. Tabelle, Anhang S. 330).
→ Trinkwasserfluoridierung

Fluoridierung
Anreicherung von Trinkwasser oder Lebensmitteln (z. B. Kochsalz) mit Fluorid (1 mg/l), um eine wirksame Kariesprophylaxe zu betreiben. Bisher wurde von einer Trinkwasserfluoridierung abgesehen, da nicht eine unabweisbare Notwendigkeit besteht. Zum anderen kann sie aber auch bei Hitzearbeitern und anderen Bevölkerungsgruppen mit erhöhtem Wasserbedarf zu einer erhöhten Aufnahme und damit zur → Fluorose führen. Dagegen ist fluoridiertes Kochsalz im Handel erhältlich.
→ Trinkwasserfluoridierung

Fluorkohlenwasserstoff
Abkürzung: FCKW
Handelsnamen: Freon, Frigen, Kaltron. Aufgrund seiner günstigen chemischen und physikalischen Eigenschaften (ungiftig, nicht brennbar, geht mit anderen Stoffen kaum eine Verbindung ein) galt F. lange Zeit als ideale Chemikalie und wurde vorzugsweise als Treibmittel in Spraydosen eingesetzt. F. findet auch Verwendung als Kühlmittel, zum Aufschäumen von Kunststoffen und in Reinigungen. 1974 wurde jedoch entdeckt, daß F. die → Ozonschicht der Erde abbaut. F. sollen bis 1995 als Treibgase völlig ersetzt sein. In den meisten Spraydosen ist F. bereits durch andere Stoffe (z. B. durch Kohlenwasserstoffe) ausgetauscht.

Fluorose
Krankhafte Veränderungen bei langandauernder zu hoher Fluoraufnahme. Chronische F. führt zu brüchigen, gesprenkelten Zähnen, zur Ausbildung von Knochenanomalien und zu Muskelschwäche.
→ Fluorid

Flüssigkeitsbedarf
→ Wasser

Folgemilch
F. entspricht kaum der Muttermilch, ist aber im Hinblick auf bestimmte Nährstoffe eher an den Bedarf des älteren Babys angepaßt als reine Kuhmilch. Ab dem 5. Lebensmonat geeignet.

Folsäure
Pteroylglutaminsäure; Vitamin M
Wirkungen: Im Intermediärstoffwechsel sind verschiedene Folatderivate vor allem an Prozessen der Zellteilung und damit an der Zellneubildung beteiligt. Die in der Nahrung enthaltene F. liegt zu etwa 25 % in freier Form und zu 75 % in Form konjugierter Verbindungen vor mit unterschiedlicher Ausnutzung, so daß die Bioverfügbarkeit von Nahrungsfolat aus üblicher gemischter Kost im Durchschnitt nur etwa 50 % beträgt. Mangelsymptome: Störungen der Bildung der Blutzellen (hyperchrome makrozytäre Anämie), Schleimhautveränderungen im Bereich der Mundhöhle und des Intestinaltraktes, Dermatitis, Herabsetzung der Antikörperbildung, Knochenveränderungen. Leitsymptom des Folatmangels ist die hyperchrome, makrozytäre Anämie. Bedarfsempfehlung für den Erwachsenen: 300 µg Gesamtfolat pro Tag. Erhöhter Bedarf in Schwangerschaft und Stillzeit. Der Beitrag der enteralen Folsäuresynthese zur Bedarfsdeckung ist von untergeordneter Bedeutung. Vorkommen: Tomaten, Kohlarten, Spinat, Rote Rüben, Gurken, Vollkornerzeugnisse, Kartoffeln, Fleisch, Leber, Milch und Milchprodukte, Eier, Weizenkeime, Sojabohnen, Hefe. Folsäureverbindungen sind wasserlöslich, lichtempfindlich und hitzelabil. Die Zubereitungsverluste liegen bei etwa 35 %.
→ Cobalamine → Vitamine

Food and Agricultural Organization
→ FAO

Food Intolerance
→ Lebensmittelunverträglichkeiten

Formaldehyd
Chemische Substanz, die sich aus Kohlenstoff, Wasserstoff und Sauerstoff zusammensetzt. F. ist ein hochreaktives, aggressives Gas mit stechendem Geruch. In Arztpraxen und Krankenhäusern wird F. zur Desinfektion eingesetzt. Haupteinsatzgebiet jedoch ist die Herstellung von Harzen, Kunststoffen, Leimen und Schäumen, die wiederum bei der Spanplatten- und Sperrholzherstellung bzw. bei Isolierungsmaßnahmen zum Einsatz kommen. Zusätzlich zu Wänden, Verkleidungen und Decken aus Spanplatten bzw. Preßholz müssen Einrichtungsgegenstände wie Möbel, Teppiche und Gardinen, offene Feuerstellen wie Gasherd, Ofen und Kamin, Haushaltschemi-

kalien und Zigarettenrauch als weitere wichtige Formaldehydquellen in häuslichem Bereich angesehen werden. F. in zu hohen Konzentrationen kann verursachen: Kopfschmerzen → Allergien, brennende und tränende Augen. Nach dem gegenwärtigen Wissensstand bestehen keine hinreichenden Anhaltspunkte, daß F. beim Menschen Krebs erzeugt.

Formeldiäten
Zusammenfassender Begriff für alle Formen der industriell hergestellten, bilanzierten Fertignahrungen in flüssiger, Pulver- oder Granulatform. Dazu zählen → Formuladiäten, → Astronautenkost, Nährstoffkonzentrate.

Formuladiäten
→ nährstoffdefinierte Diät. Besteht vorwiegend aus Mono-, Oligo-, Polysacchariden, L-Aminosäuren, Peptiden, Fetten überwiegend in Form von Linolsäure oder leicht resorbierbarer mittelkettiger Triglyceride, Vitaminen und Mineralstoffen, frei von Ballaststoffen.
→ bedarfsdeckende, bilanzierte Diäten

F-Plan-Diät
Prinzipien: Energiezufuhr reduziert, Mischkost, ballaststoffreich (tägl. 35 bis 50 g Ballaststoffe). Allein das tägliche „Faser-Frühstück" enthält 15 g Ballaststoffe, es besteht aus: 15 g Weizenkleie, 30 g gerösteter Weizenkleie, 15 g gemahlene oder grob gehackten Mandeln, 1 große Kurpflaume (entsteint und kleingeschnitten), 15 g getrocknete Aprikosen (kleingeschnitten), 15 g ungeschwefelten Sultaninen. Sämtliche Zutaten werden mit Magermilch, Buttermilch oder Kefir zu einem Müsli vermischt. Nicht erlaubt sind Fruchtsäfte (sie enthalten im Gegensatz zum frischen Obst keine Ballaststoffe mehr).
→ Schlankheitsdiäten

Framingham-Studie
In der mittelgroßen Industriestadt Framingham, die in der Nähe von Boston im US-Staat Massachusetts liegt, läuft seit 1950 eine bemerkenswerte medizinische Studie. Mehrere tausend Männer und Frauen aus allen Altersgruppen und sozialen Schichten lassen sich freiwillig regelmäßig medizinisch untersuchen und nach ihren Lebensgewohnheiten, Sorgen und Krankheiten befragen. Diese Gruppe ist ein repräsentativer Durchschnitt der US-Bevölkerung. Ziel dieser epidemiologischen Untersuchung ist die Ermittlung von Ursachen und → Risikofaktoren, die das Auftreten moderner Zivilisationskrankheiten, insbesondere der kardiovaskulären Erkrankungen (Erkrankungen des Herz-Kreislauf-Systems) begünstigen. Ursprünglich war diese Untersuchung für einen Zeitraum von 20 Jahren geplant, wurde jedoch inzwischen auf 25 Jahre ausgedehnt.

In dieser Studie wurden als Risikofaktoren für Herz-Kreislauf-Erkrankungen, insbesondere für Herzinfarkt, ermittelt: → starkes Rauchen, → Bluthochdruck (Hypertonie), hoher Anteil an Lipiden im Blut (hauptsächlich erhöhter → Blutcholesterinspiegel), → Übergewicht, → Diabetes, Bewegungsmangel.

Freizeitumsatz

Teil des → Leistungsumsatzes. Es sollten 800–1300 kJ für die tägliche Bewegung in der berufsfreien Zeit angesetzt werden.

Fremdstoffe

→ Zusatzstoffe

Fritieren

In viel Fett schwimmend ausbakken; Garen und Bräunen bei Temperaturen von 170–180 °C.
→ Garmachungsarten

Frischkost

Begriff der → Vollwert-Ernährung. Alle Produkte, die frisch (d. h. nicht hitzebehandelt) verzehrbar sind. Nahrung, die aus pflanzlichen Produkten besteht, gut und sorgfältig nach wohl ausgewogenen Regeln ausgewählt und zubereitet, die möglichst alle Teile der Pflanze umfaßt, sich in frischem Zustand befindet und die keinen Substanzveränderungen, Verlusten durch Erhitzen oder enzymatischen Prozessen unterlag. F. umfaßt nicht nur Gemüse und Obst, sondern auch Körnerfrüchte, Kräuter und kaltgepreßte Pflanzenöle, auch Roh- und Vorzugsmilch und unerhitzte Sauermilcharten. Vorteile einer Frischkost: – hohe Dichte an → essentiellen Inhaltsstoffen; – hoher → Ballaststoffgehalt und bessere Wirksamkeit; – geringer Energiegehalt bei gleichzeitig hohem Sättigungswert; – bessere Nahrungsökonomie (geringerer Energiebedarf); – längeres Kauen und Einspeicheln.

Fruchtbehandlungsmittel

Von der Wirkung her zu beurteilen wie → Konservierungsstoffe. Hierzu zählen: E 230 Biphenyl (Diphenyl), E 231–E 232 Orthophenylphenol, E 233 Thiabendazol. Sie werden zur Oberflächenbehandlung von Zitrusfrüchten eingesetzt.

Fruchtnektar

Alkoholfreies Erfrischungsgetränk mit einem bestimmten Gehalt an Fruchtsaft oder Fruchtmark, in der Regel 50 %. F. darf bis zu 20 % zugesetzte Zuckerarten enthalten.

Fruchtsaft

100 %iger Saft, hergestellt aus frischen Früchten oder aus konzentriertem Fruchtsaft, dem zur Korrektur eines natürlichen Mangels an Zucker bis zu 15 g Zucker je Liter (außer Birnen- und Traubensaft) zugesetzt werden darf.

Fruchtsaftgetränke

Süße alkoholfreie Erfrischungsgetränke, die 30 % Kernobstsäfte oder

30 % Traubensäfte oder 6 % Citrussäfte oder 10 % andere Obstsäfte oder entsprechende Mischungen dieser Fruchtsäfte enthalten, außerdem Zucker und Wasser, das in der Regel mit Kohlensäure versetzt ist.

Fruchtsäuren
In Früchten vorkommende organische Säuren, in erster Linie Äpfelsäure, Citronensäure, Weinsäure. Einige F. sind unentbehrlich als Säuerungsmittel bei der Herstellung von Lebensmitteln.

Fruchtzucker
→ Fructose

Fructose
Fruktose, Fruchtzucker
Einfachzucker (→ Monosaccharide) entsteht neben → Glucose bei der Spaltung der → Saccharose im Darm durch Disaccharidasen. Vorkommen in Obst, Honig, Rohr- und Rübenzucker. Größere Fructosemengen haben Nebenwirkungen: - Übelkeit, - Schmerzen im Oberbauch, - Vasodilatationen in verschiedenen Gefäßbezirken, - vermehrte Triglyceridbildung in der Leber. F. hat von allen Sacchariden die höchste → Süßkraft. Süßmittel für Zuckerkranke (→ Diabetes), da er den Blutzuckerspiegel nicht beeinflußt.
→ Kohlenhydrate → Zuckeraustauschstoffe

Fructose-Intoleranz
Hereditäre Fructose-Intoleranz
Genetisch bedingter Defekt des Enzyms 1-Phosphofructaldolase, welches das in der Leber durch Phosphorylierung der Fructose entstehende Fructose-1-Phosphat spaltet. Der dadurch bedingte Fructose-1-Phosphat-Stau nach Fructosezufuhr führt zu schweren Störungen des Glucosestoffwechsels bis zum hypoglykämischen Schock. Behandlung: Fructose, Saccharose und Sorbit und damit gesüßte Nahrungsmittel aus der Nahrung eliminieren.

Frühstück
Das erste Frühstück sollte eine Hauptmahlzeit sein und die Nährstoffe zuführen, die das Erreichen der Leistungsspitze (→ Leistungskurve) am frühen Vormittag unterstützen. Geeignet sind komplexe Kohlenhydrate, tierisches Eiweiß, Vitamine, Mineralstoffe, Ballaststoffe. Auf das erste Frühstück sollten 25 % der täglichen Energiemenge entfallen, auf das 2. Frühstück 10 %. Das zweite Frühstück sollte vitamin- und mineralstoffreich sein.
→ Mahlzeiten → Zwischenmahlzeiten

Fruktose
→ Fructose

Fuchsbandwurm
Echinococcus multilocularis
Löst eine Erkrankung aus, die durch eine Leberzerstörung beim Menschen und den dadurch entstehenden Krankheitsbildern ge-

prägt ist. Bei später Erkennung endet die Erkrankung häufig tödlich. Es wird empfohlen, Pilze und Waldbeeren nur nach Erhitzen über 60°C zu essen, da diese als Überträger des F. in Frage kommen.

Füllstoffe
Bestimmte unverdauliche Substanzen, z.B. Natriumalginat, Johannisbrotkernmehl, Guarmehl, die der Nahrung zugesetzt werden, um eine Volumenvermehrung und ein höheres Wasserbindungsvermögen zu erreichen. Werden besonders verwendet bei der industriellen Herstellung energiearmer und energiereduzierter Lebensmittel.

Fungizide
→ Pflanzenschutzmittel zur Bekämpfung pilzlicher Schaderreger.

Funktionsfördernde Stoffe
→ Begleitstoffe

Furocumarine
Gehören zur Gruppe der Phytoalexine, die von Pflanzen als Reaktion auf verschiedene äußere Stimuli wie Infektionskeime, mechanische Beschädigung, Schwermetalle oder Herbizide produziert werden. F. wurden in größeren Konzentrationen in gelagertem Sellerie und Petersilie nachgewiesen. Mögliche Auswirkungen einer Aufnahme von F. mit pflanzlichen Lebensmitteln sind lokale, fototoxische Hautreaktionen (Erytheme) und Blasenbildung an lichtexponierten Stellen. Um eine mögliche Gefährdung des Menschen durch furocumarinhaltige Lebensmitteil zu reduzieren, sollte mehrere Stunden vor einer voraussehbaren, intensiven UVA-Exposition (Aufenthalt auf Schnee, Eis oder Wasser, Besuch eines Bräunungsstudios) solche Lebensmittel vorsichtshalber gemieden werden.

Furcelleran
Dänischer Agar
Polysaccharid, gewonnen aus der Rotalge Furcellaria fastigiata.
→ Hydrokolloide

G

Galaktose
Schleimzucker
Einfachzucker (→ Monosaccharide), Bestandteil der → Lactose, Baustein von Raffinose, Stachyose, Galaktomannanen, Galaktanen, Cerebrosiden, Gangliosiden, Pflanzengummi, Saponinen sowie Carrageenen. G. entsteht im intermediären Stoffwechsel durch Umlagerung der UDP-Glucose in UDP-Galaktose durch eine Epimerase. G. schmeckt wenig süß, Süßkraft beträgt nur 1/3 im Vergleich zur Saccharose. G. wird von den meisten Hefen nicht vergoren. Sie wird als solche resorbiert und in der Leber zu → Glucose umgewandelt.

Galaktosämie

→ Galaktose-Intoleranz

Galaktose-Intoleranz

Galaktosämie

Störung im Galaktoseabbau. Entweder fehlt die spezifische Galaktokinase oder die Uridyltransferase. Als Folge eines solchen Ausfalles wird entweder die Galaktose nicht phosphoryliert oder das Galaktose-1-Phosphat nicht mehr zu UDP-Galaktose umgesetzt. Es treten hohe Blutgalaktosewerte und Hypoglykämien auf. Behandlung: Galaktose (Milch!) meiden. Verbot aller galaktosehaltigen Lebensmittel (Milch und Milchprodukte sowie Lebensmittel, die unter Verwendung von Milch, Milchprodukten oder Lactose hergestellt werden). Bei Verwendung von → Formeldiäten nur lactosefreie Produkte wählen.

Galle

Von den Leberzellen gebildete Flüssigkeit (tägl. 600–800 ml), die bei der Verdauung und Resorption der Fette sowie bei der Ausscheidung von Stoffwechselprodukten eine wichtige Rolle spielt. Die Galle wird gesammelt und eingedickt in der Gallenblase, Fassungsvermögen 40–80 ml. Die Gallenbildung ist ein kontinuierlicher Prozeß, der für eine ständige Füllung der Gallenblase sorgt. Die Entleerung der Gallenblase wird hauptsächlich durch ein → Hormon (Cholecystokinin) reguliert.

Gallenwegserkrankungen, Ernährung

Eine klinisch-experimentell begründete Diät für Erkrankungen der Gallenwege gibt es nicht. Allgemein gelten die Regeln der → leichten Vollkost. Von Patienten mit Gallensteinen und Neigung zu Steinkoliken werden Speisen, die eine heftige und krampfartige Kontraktion der Gallenblase hervorrufen können, schlecht vertragen. Deshalb sind verboten: – eiskalte Getränke und Speisen, – sehr fettreiche Speisen, – die Kombination von Fetten und Eigelb, – stark erhitzte Fette, Gebratenes, Geröstetes, – Kaffee.

Gallensäuren

Für die Verdauung und Resorption von Fetten und fettlöslichen Bestandteilen der Nahrung wichtige Inhaltsstoffe der Gallenflüssigkeit.

Gallensteine

Krankheitsbild: Steinbildung in der Gallenblase, seltener in den Ausführungsgängen. Dabei treten Übelkeit und Fettunverträglichkeit auf. Ursache: In der Gallenblase befindet sich eine übersättigte Lösung, in der → Bilirubin und → Cholesterin gelöst sind. Gallensäuren und Schleimbeimengungen schützen normalerweise die in der übersättigten Lösung befindlichen Substanzen vor Ausfällung. Unter bestimmten Bedingungen bilden Bilirubin und Calcium einen ersten Niederschlag. Cholesterin setzt sich dann an diesem Niederschlag ab. Bei Frauen entwickeln sich Gallensteine 3- bis 5mal häufiger als bei Männern. Diät: Neben Bettruhe und krampflösenden Medikamenten sollte in schlimmeren Fällen zunächst ein völliger Nahrungsentzug erfolgen. Es ist eine fettarme Diät angebracht. Verboten sind: – Eigelb, – eiskalte Speisen oder Getränke, – Gebratenes, Geröstetes oder Fettgebackenes, – Kaffee. Alle diese Speisen können eine krampfartige heftige Kontraktion der Gallenblase hervorrufen und müssen deshalb vermieden werden. Als leichtverdauliche Fette kommen gut emulgierte Fette mit einem niedrigen Schmelzpunkt (z. B. Milchfett) in Frage. Außerdem gibt es heute spezielle Margarine- bzw. Ölsorten (→ mittelkettige Triglyceride), die auch bei dieser Erkrankung vertragen werden. Eine ballaststoffreiche Kost kann ebenfalls mit zur Vermeidung von G. beitragen. Als Vorbeugung gegen die erneute Gallensteinbildung, die in etwa 30 bis 50 % der Fälle auftritt, wird empfohlen, vor dem Schlafengehen ein Stück Schokolade zu essen oder ein Glas Kakao zu trinken. Dadurch wird Cholezystokinin ausgeschüttet, wodurch sich die Gallenblase maximal entleert.

Ganztagsverpflegung

Versorgung mit sämtlichen → Mahlzeiten während eines ganzen Tages durch Gemeinschaftsverpflegungseinrichtungen.

garfertig

Fertig vorbereitete Lebensmittel, die nur noch zu garen sind. Je nach Garverfahren wird unterschieden in: kochfertig, bratfertig, backfertig, fritierfertig, grillfertig u. a.

Garmachungsarten

Der Zweck des Garens ist, die rohen Lebensmittel durch Wärmebehandlung in verzehrfertigen, das heißt genußfähigen Zustand zu überführen. Dabei stehen meistens die Erzeugung von appetitanregenden Geschmacks- und Aromastoffen sowie die Verbesserung der Zartheit, Saftigkeit, Kaubarkeit an erster Stelle der Wünsche. Positive Wirkungen der Zubereitung auf die Qualität von Lebensmitteln: Verbesserung der hygienischen Qualität – Entfernung von Verunreinigungen – Abtötung von krankheitserregenden Keimen – Verbesserung des Genußwertes – Quellen, Gelieren, Verkleistern von Eiweiß, Stärke und Pektinen – Entfernen von unerwünschten Geruchs- und Geschmacksstoffen – Bildung von appetitanregenden Aromastoffen und Röststoffen – Bildung von Farbstoffen – Bessere Verdaulichkeit und Ausnützbarkeit der Nährstoffe – Quellen, Gelieren von Bindegewebe bei Fleisch – Quellen, Verkleistern von Stärke – Inaktivierung von Enzyminhibitoren, Auslaugen und/oder Abbau von schädlichen Inhaltsstoffen – Pflanzenschutzrückstände – Schwermetalle – Phytotoxine. Negative

Wirkungen: Verschlechterung des Genußwertes – Auslaugen von Aromastoffen – Bildung von unerwünschten Geruchs- und Geschmacksstoffen – Extraktion oder Abbau von natürlichen Farbstoffen – Zerstörung der Struktur, Konsistenz, Nährstoffverluste Eiweiß und Aminosäuren: – Auslaug- und Tropfverluste – Blockierung oder Zerstörung von Aminosäuren (Maillard-Reaktion, Oxydation) Fett: – Spritz- und Tropfverluste – Abbau von mehrfach ungesättigten Fettsäuren, Kohlenhydrate (Zukker): – Auslaugverluste – Schälverluste, Mineralstoffe: Auslaug- und Tropfverluste, Vitamine: – Schäl-, Auslaug- und Tropfverluste – Abbau durch Oxidation, Licht- und Hitzeeinwirkung
→ Backen → Braten → Dämpfen → Druckgaren → Dünsten → Fritieren → Garziehen → Grillen → Hochfrequenzgaren → Kochen → Mikrowellengaren → Pochieren → Rösten → Sautieren → Schmoren

Gärung
Organische Stoffe, insbesondere Zucker und Eiweiß, werden mit Hilfe von Gärungserregern (Bakterien, Hefen, Schimmelpilze) oder den aus ihnen extrahierten Enzymen in einfachere Verbindungen zerlegt und umgewandelt. Unterschieden werden: – Alkoholische Gärung (Zucker wird umgewandelt in Ethylalkohol und CO_2 durch Hefen; bei der Bier-, Weinherstellung und Teiggärung); – Milchsäuregärung (Zucker in Milchsäure durch Bakterien); Joghurt, Sauerkraut, Sauerteig, z.T. unerwünscht; – Essigsäuregärung (Ethylalkohol in Essigsäure durch Essigbakterien); Gärungsessig, z.T. unerwünscht.

Garziehen
Garen in reichlich Flüssigkeit unterhalb der Siedetemperatur (75 bis knapp unter 100 °C).
→ Garmachungsarten

Gastrektomie
Operative Entfernung des gesamten Magens (direkte Verbindung von unterer Speiseröhre und oberem Dünndarm). Ursache ist Magenkarzinom. Krankheitsbild entspricht dem bei Magenresektion, d.h. funktionelle und mechanische Störungen der Verdauungsfunktionen, unzureichende Ausnutzung der Nahrung und Gewichtsverlust, → Dumping-Syndrom. Maßnahmen: In der postoperativen Phase beginnen mit parenteraler Ernährung, danach allmählicher Übergang auf eine gut verträgliche eiweißreiche Kost mit mäßigem Fettgehalt unter Vermeidung niedermolekularer Kohlenhydrate (Zucker, Süßspeisen). Verteilung der Nahrungsaufnahme auf häufige, kleine Mahlzeiten. Flüssigkeitszufuhr nur vor oder zwischen den Mahlzeiten. Bei Verdacht auf → Lactose-Intoleranz Zurückhaltung mit Milch und Milchprodukten. Bei ungenügender Ausnutzung des Nahrungsfettes Verwendung von mittelkettigen Triglyceriden. Bei →

Dumping-Syndrom Verabreichung von Guar, Pektin oder auch Acarbose zu den Mahlzeiten. Bei Untergewicht zusätzliche Verwendung von eiweißreichen Nährstoffkonzentraten. Einnehmen der Mahlzeiten eventuell im Liegen. Medikamentöse Substitution von Eisen und Vitamin B_{12}.

Gastric-Bypass
→ Adipositas

Gastrin
→ Hormon, das in der Pylorusdrüsenzone und im oberen Abschnitt des Zwölffingerdarmes gebildet wird. Haupteffekt ist die Stimulierung der Salzsäure- und Pepsinsekretion. Die Gastrinproduktion wird eingestellt, wenn der pH-Wert im Pylorus (Pförtner) auf unter 4 absinkt.

Gastritis
Diffuse Entzündung der Magenschleimhaut. Unterschieden werden akute G. oder chronische G. Ursachen: Alkoholmißbrauch, Medikamentenabusus, Genuß verdorbener Nahrung, zu kalte Speisen, psychische Faktoren. Symptome: Übelkeit, Brechreiz, Erbrechen, Druckgefühl, krampfartige Schmerzen im mittleren Oberbauch, Völlegefühl, Aufstoßen, Appetitlosigkeit, zuweilen auch Durchfall. Ernährungsempfehlung: Tee, Schleimsuppen, trockener Zwieback zu Beginn, später → leichte Vollkost, häufige kleine Mahlzeiten. Vorsicht bei Kaffee, Alkohol und Nikotin.

Gastroenteritis
Akute oder chronische Entzündung des Magens und des Dünndarms.
Ursachen: verschiedene Erreger (Salmonellen, Staphylokokken), Bakterientoxine, verunreinigte Lebensmittel. Symptome: plötzliche, wiederholte Durchfälle, oft auch Übelkeit, Erbrechen sowie kolikartige Leibschmerzen, ohne oder mit Fieber. Ernährungsempfehlung: leicht gesüßter schwarzer Tee oder Pfefferminz-Kamillentee, ausreichende Mineralstoffzufuhr (Kochsalz oder Kalium), anschließend Wasserschleimsuppen, ausreichend gesalzen, daneben Tee mit trockenem Zwieback, später → leichte Vollkost. Anstelle der Schleimsuppen kann auch geriebener Apfel oder eine Möhrensuppe gegeben werden.

Gastroenterocolitis
Akute oder chronische Entzündung der Schleimhaut des Magens, Dünn- oder Dickdarms.

Gastrointestinalflora
Gesamtheit der den Magen-Darm-Kanal ständig besiedelnden Mikroorganismen.

Gastrointestinalhormone
Steigern oder hemmen die Sekretion von Verdauungssäften, z. B. → Gastrin, Sekretin, Motilin.

Gastrointestinaltrakt
= Magen-Darm-Trakt

Gastronomie
Teil der → Außer-Haus-Verpflegung. Abgabe von Speisen und Getränken an jeden Gast, der aus dem Speiseangebot die von ihm gewünschte Mahlzeit selbst auswählt und den vollen Preis bezahlt.

Gastropathia nervosa
Reizmagen
Funktionelle Störungen des Magens ohne erkennbare zentralnervöse oder lokale Ursachen. Ursachen sind weitgehend unbekannt, psychogene Faktoren möglich. Beschwerden: Druck- und Völlegefühl im Oberbauch, Sodbrennen, Appetitlosigkeit, Unverträglichkeit bestimmter Speisen (z. B. erhitzte Fette, blähendes Gemüse, Alkohol, Koffein, Gewürze). Maßnahmen: Vermeiden aller Nahrungsmittel, die jeweils Unverträglichkeitserscheinungen hervorrufen. Im übrigen abwechslungsreiche Normalkost. Bei andauernder Appetitlosigkeit oder Eßunlust ergänzende Verabreichung einer bedarfsdeckenden Trinknahrung.

Gastroplastik
→ Ballontherapie → Adipositas

Gastroskopie
Magenspiegelung mit Hilfe von flexiblen Glasfiberendoskopen. G. hat Bedeutung für die Diagnostik akuter und chronischer Schleimhautentzündungen, das Auffinden von Geschwüren und Tumoren und die Lokalisation von Blutungen im oberen Magen-Darm-Trakt.

Gayelord Hauser-Kur
Erlaubt sind: Fleisch, Frischmilch mit Trockenmagermilchpulver angereichert, Salate, Obst, 1–3 Eier täglich. Zusätzlich Weizenkeime, Bierhefe, Joghurt, Rohrzuckermelasse. Verboten sind Weißbrot, Mehlspeisen, Zucker und Sahne.
→ Eiweißreiche Kostformen.

Gefäßkrankheiten
→ Arteriosklerose

Gefäßsklerose
→ Arteriosklerose

Geflügel
Sammelbezeichnung für geschlachtetes Hausgeflügel (Hühner, Gänse, Enten, Puten, Haustauben). Wegen des gegenüber anderem Fleisch geringeren Anteils von Bindegewebe ist Geflügelfleisch besonders zart und benötigt nur eine relativ kurze Garzeit. Es ist leicht verdaulich und daher gut für die → leichte Vollkost geeignet. Das Fleisch hat einen beträchtlichen Eiweißanteil mit hoher → biologischer Wertigkeit.

Gefrieren
→ Tiefgefrieren

Gefriertrocknen
Feste Lebensmittel werden zunächst tiefgefroren (–20 bis –30 °C), flüssige Lebensmittel werden vor dem G. eingedickt. Das Wasser wird ausgefroren. Das G. der tiefgefrorenen Lebensmittel bzw. der

Gefrierkonzentrate findet dann in druckfesten Behältern unter Hochvakuum statt. Das Eis aus den Lebensmitteln verdampft (sublimiert), ohne vorher zu schmelzen. Die notwendige Wärme wird durch Strahlung zugeführt, die Lebensmittel werden während des ganzen Vorgangs bei –20 bis –30 °C gehalten. Die Qualität der Lebensmittel bleibt bei dieser Konservierungsmethode weitgehend erhalten.

Gehirn-Jogging
Hirnleistungstraining. Übungen, die die geistige Leistungsfähigkeit aktivieren, Spaß machen und das Wohlbefinden steigern sollen.

Gelatine
Ein vom menschlichen Körper leicht aufnehmbares Eiweiß tierischen Ursprungs, das aus kollagenhaltigem Material wie Knochen, Häute, Schwarten gewonnen wird. Besteht überwiegend aus Glycin, Prolin und Hydroxiprolin. Wegen des sehr geringen Gehaltes an essentiellen Aminosäuren weist G. eine geringe → biologische Wertigkeit auf. Ihr Energiegehalt ist ebenfalls gering, da in verzehrfähigem Zustand mehr als 95 % Wasser gebunden sind. G. quillt in heißem Wasser und ergibt beim Abkühlen geschmacksneutrale, durchsichtige Gele, die ab 30 °C schmelzen, durch Kühlen aber wieder verfestigt werden können.
→ Bindemittel → Hydrokolloide

Gelee Royal
Nahrung der Bienenkönigin. Wird als Sekret in den Schlunddrüsen der Arbeiterbienen gebildet. Er wird pur oder in Kombination mit Honig angeboten. Gelee Royal enthält neben Wasser, Eiweiß, Kohlenhydraten Vitamine (vor allem Pantothensäure und B-Vitamine), Mineralstoffe sowie einige Hormone. Bei einer → vollwertigen Ernährung ist Gelee Royal als Lieferant lebensnotwendiger Nährstoffe überflüssig. Gegen den Verzehr ist jedoch aus gesundheitlicher Sicht nichts einzuwenden.

Geliermittel
→ Hydrokolloide

Gemeinschaftsverpflegung
Teil der → Außer-Haus-Verpflegung. Im Gegensatz zur → Gastronomie ist der Berechtigtenbereich begrenzt (→ Betriebsverpflegung, → Anstaltsverpflegung, Schulverpflegung im weiteren Sinne), und in der Regel werden keine kostendekkenden Preise verlangt. Sinnvoll ist die Unterscheidung der G. in Voll- und Teilverpflegung. Der Vollverpflegte wird mit allen Mahlzeiten und Getränken, die er am Tag und in der Nacht benötigt, von derselben Institution versorgt. Der Teilverpflegte hingegen nimmt im Laufe des Tages in der Regel nur die Mittagsmahlzeit und ein oder zwei Zwischenmahlzeiten ein. Zuweilen wird in diesem Zusammenhang

auch von „Ganztags- und Halbtagsverpflegung“ gesprochen.

Gemüse
Sammelbegriff für die eßbaren Pflanzenteile einjähriger Pflanzen. Nach dem Cellulosegehalt unterteilt man in Fein- und Grobgemüse, nach den Pflanzenteilen unterteilt man in Salat-/Blattgemüse, Kohlgemüse, Fruchtgemüse, Wurzelgemüse, Zwiebelgemüse, mehrjähriges Stengelgemüse. Gemüse ist wichtig für Versorgung mit β-Carotin (Provitamin A), Vitamin C, → Ballaststoffen, → Eisen und → Magnesium. Gemüseerzeugnisse (in Konserven) enthalten oft Kochsalz. Kartoffeln sind reich an Eiweiß, Mineralstoffen (Kalium), Vitaminen (Vitamin C) und Ballaststoffen. Die im Gemüse enthaltenen Geschmacks-, Geruchs- und Aromastoffe wirken anregend auf verschiedene Funktionen des Verdauungssystems.

Genußmittel
Stoffe, die eine anregende Wirkung auf den Menschen ausüben, aber keinen oder fast keinen Nährwert besitzen, z.B. Kaffee, Tee, Tabak. Auch Alkohol gehört zu den G., besitzt jedoch neben der anregenden Wirkung einen recht hohen Energiewert. Dem G. übergeordnet ist der Begriff → Lebensmittel.

Genußwert
Umfaßt all die Eigenschaften, die ein Mensch bei der Aufnahme mit seinen Sinnen direkt wahrnehmen kann. Zum G. zählen: - Farbe, - Form, - Geruch, - Geschmack, - Konsistenz, - Temperatur.
→ Gesundheitswert → Lebensmittelqualität

Gerbsäure
Gerbstoff, Tannin
In pflanzlichem Material vorkommende Substanzen, die einen adstringierenden (zusammenziehenden) Geschmack haben. Vorkommen z.B. in Tee und Weintraubentrestern.

Gericht
Ein Lebensmittel oder eine Kombination von Lebensmitteln (zubereitet), die fertig zum Essen sind.

Gerson-Diät
Wesentliche Bestandteile der Kostform: Hohe Kaliumzufuhr mit frisch zubereiteten Frucht- und Gemüsesäften, hergestellt mit speziellen Pressen, Vollkornprodukte, Gemüse, Kartoffeln etc. Zu meiden sind: Kochsalz, tierisches Protein, raffinierte Kohlenhydrate etc.
→ Krebsdiät

Gerste
Botanischer Name: Hordeum vulgare L. Enthält von allen Getreidesorten das meiste Eiweiß, reich an Vitaminen der B-Gruppe und an Kieselsäure. Wird angeboten als Mehl, Graupen, Grütze, Flocken und in ganzen Körnern. Gerstenkörner liefern nach Ankeimen und Trocknen das Malz als Grundlage für die Bierbrauerei.

Geruch

Wird durch die nur etwa 600 mm^2 große Riechschleimhaut wahrgenommen. Sie befindet sich im Nasendach der Nasenhöhle und hat Stütz- und Riechzellen. Die große Vielfalt der Geruchseindrücke läßt sich auf einige Grundgerüche zurückführen, nämlich würzig (z.B. Pfeffer), blumig (z.B. Jasmin), fruchtig (z.B. Apfeläther), harzig (z.B. Räucherharz), faulig (z.B. Schwefelwasserstoff), brenzlig (z.B. Teer). Die meisten Gerüche sind Mischungen aus Grundgerüchen.

Gerüsteiweißstoffe

Skleroproteine

Geringe Bedeutung, da die dazu zählenden Keratine überhaupt nicht und die Elastine und Kollagene nur sehr schwer von den Verdauungsenzymen angegriffen werden können.

Gesamtballaststoffe

→ Ballaststoffe

Gesättigte Fettsäuren

→ Fettsäuren

Geschmack

Geschmacksempfindung wird über die auf der Zunge lokalisierten Geschmacksrezeptoren (Geschmackspapillen) wahrgenommen. Es werden 4 Grundgeschmacksarten unterschieden: süß, sauer, salzig und bitter. Darüber hinaus gibt es auch weitere Geschmackswahrnehmungen, z. B. adstringierend, brennend, kühlend. Die letztgenannten werden jedoch nicht ausschließlich mittels der sich auf der Zunge oder in der Mundhöhle befindlichen Geschmackspapillen wahrgenommen, sondern wirken geschmacksunspezifisch auf Schleimhäute ein. Die Geschmacksknospen nutzen sich im Laufe des Lebens ab. Die Geschmackssinne werden mit zunehmenden Alter weniger empfindlich. Nachstehendes Aromagramm nennt die einzelnen Faktoren, die auf Geruch und Geschmack von Einfluß sind:

Schlüsselverbindungen:

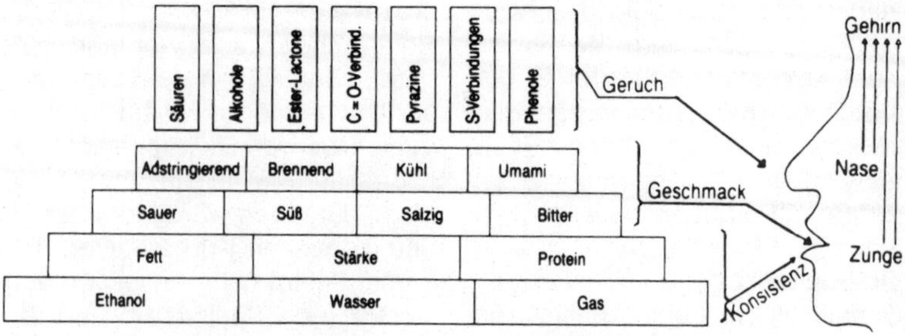

Quelle: Ney, K. H.: Lebensmittelaromen, Hamburg, Behr's 1987, S. 33.

Geschmacksstoffe
→ Begleitstoffe mit appetitanregender Wirkung.

Geschmacksverstärker
Stoffe, die einen vorhandenen Geschmack verstärken oder betonen, die jedoch selbst über keinen oder nur sehr wenig Geschmack verfügen. Die drei wichtigsten, als Zusatzstoffe zugelassenen Stoffgruppen sind: 1. Aminosäuren, 2. Ribonucleotide, 3. Geschmacksbeeinflussende Stoffe wie Maltol, Ethylmaltol, Vanillin, Ethylvanillin.

Gestose
Gestationstoxikose
Schwangerschaftskomplikation mit Ödembildung, Hypertonie und Proteinurie. Tritt bei etwa 10 % aller werdenden Mütter auf. Es werden zwei Formen unterschieden: 1. Die essentielle, allein durch Schwangerschaft bedingte Gestose, 2. die symptomatische, die zu einer bereits vorhandenen Erkrankung hinzukommende G., die sogenannte Pfropfgestose. Hierbei ist die Vorerkrankung (Nephropathie, Hypertonie) Ursache für die Entwicklung der G. Es besteht ein direkter Zusammenhang zwischen der Ernährung und der Gestosefrequenz, insbesondere der essentiellen G. Als Ernährungsfaktoren kommen Überernährung oder eine unzureichende Proteinzufuhr (zu hohe Fett- und Kohlenhydratzufuhr) in Betracht. Orientierendes Kriterium ist eine regelmäßige Gewichtskontrolle. Entsprechend dem klinischen Verlauf wird das Krankheitsbild in die leichte und schwere Präeklampsie und die Eklampsie (Auftreten von Krämpfen) unterteilt. Die leichte Präeklampsie ist gekennzeichnet durch übermäßige Gewichtszunahme und Ödeme. Empfehlenswert ist eine natriumarme Kost mit eingeschränkter Flüssigkeitszufuhr. Bei der schweren Präeklampsie verstärken sich die Symptome, zusätzlich kommen Hypertonie und Proteinurie hinzu. Diätmaßnahmen: 1. Tag: Hungern und Dursten, 2. Tag: Obsttag, keine Flüssigkeitszufuhr, 3. Tag: Reistag, keine Flüssigkeitszufuhr, 4. Tag: salzarme Diät mit 120 g Eiweiß, 30 g Fett, 250–300 g Kohlenhydraten, $\frac{1}{2}$ l Flüssigkeit, 5. Tag: wie 4. Tag, 6. Tag: Reis- und Obsttag, 7. Tag: wie 4. Tag. Je nach Schwere der G. und dem Ausmaß der Gewichtsreduktion kann die Nierendiät (4. Tag) immer wieder durch Reis- oder Obsttage unterbrochen werden. Eine streng natriumarme Kost (1 g Kochsalz/Tag) ist solange angezeigt, bis die Ödeme ausgeschwemmt sind. Die Flüssigkeitszufuhr richtet sich nach der Ausscheidung (24-Stunden-Harn + 400 bis 500 ml Trinkflüssigkeit pro Tag). Eine Eiweißbeschränkung ist erst dann notwendig, wenn die Nierenfunktion wesentlich gestört ist. Im Stadium der Eklampsie kann es darüber hinaus zu Oligurie und zur akuten Niereninsuffizienz kommen. Vorübergehend ist eine →

Nulldiät angebracht. Eine ungenügende Zufuhr an Vitaminen und Mineralstoffen wird durch die Verabreichung von Multivitamin-Mineralsalz-Kombinationen ausgeglichen.

Gesundheit
Völliges körperliches, geistiges und soziales Wohlbefinden. Freisein von Krankheiten und Gebrechen. Bei der Erhaltung und Förderung der G. spielt die Ernährung eine wichtige Rolle.

Gesundheitskost
Begriff aus dem anglo-amerikanischen Sprachgebrauch = „Health Food". Lebensmittel oder -bestandteile, die vermeintlich zu physiologischem und psychologischem Wohlbefinden beitragen und optimale Widerstandsfähigkeit gegenüber Streß, Infekten und Krankheiten gewährleisten. „Health Food" umfaßt „organic and natural food". „Organic food" = Lebensmittel aus alternativem Anbau. „Natural food" = natürliche, naturbelassene Lebensmittel.

Gesundheitswert
Kann positiv als biologischer oder ernährungsphysiologischer Wert der Lebensmittel bezeichnet werden und umfaßt dann deren Gehalt an Stoffen, die für die Aufrechterhaltung der Körperfunktionen des Menschen bzw. seines Wohlbefindens notwendig sind. Dazu gehören auch die Stoffe, den den Genußwert eines Lebensmittels ausmachen. Negativ kann der G. auch ausgedrückt werden als Abwesenheit von krankmachenden oder toxinbildenden Keimen sowie von sonstigen toxischen oder genschädigenden, teratogen oder kanzerogen wirkenden Stoffen. Kriterien sind z.B. – Gehalt essentieller Inhaltsstoffe, – Dichte essentieller Inhaltsstoffe (→ Nährstoffdichte), – Gehalt an Hauptnährstoffen, – Energiegehalt, – Energiedichte, – Sättigungswirkung,– Bekömmlichkeit (Verträglichkeit), – Verdaulichkeit, – Keimgehalt, – Toxizität, – Frischezustand. Für viele Verbraucher ist der G. der Lebensmittel der mit Abstand wichtigste Aspekt, noch vor dem → Genußwert.
→ Lebensmittelqualität

Getränke
Lebensmittel, die wichtig zur Dekkung des Flüssigkeitsbedarfs sind oder auch → Genußmittel. Es wird unterschieden zwischen → alkoholfreien Getränken und → alkoholischen Getränken. Eine andere Unterteilung erfolgt in – kalorienfreie Getränke (Kaffee und Tee ohne Milch und Zucker, Mineralwasser), – kalorienarme Getränke (z.B. mit Süßstoff gesüßt, Gemüsesäfte), – kalorienreiche Getränke mit wesentlichem Gehalt an lebensnotwendigen Nährstoffen (z.B. Fruchtsäfte, Milch), mit hohem Zucker- und/oder Alkoholgehalt (alkoholische Getränke, Malzbier, Fruchtsaftgetränke, Limonaden).

Getreidenährmittel
→ Nährmittel

Getreide und Getreideerzeugnisse
Cerealien
Lebensmittel, die reich sind an Kohlenhydraten (in Form von Stärke), reich an → Ballaststoffen, wichtigen → Mineralstoffen (Kalium, Calcium, Phosphor, Eisen, Magnesium, Kupfer, Mangan, Chrom) und → Vitaminen (Thiamin, Niacin, Vitamin E, Folsäure), relativ eiweißreich. Eine Orientierungshilfe für den Nährstoffgehalt in Mehl ist der → Ausmahlungsgrad. Der Ausmahlungsgrad ist an der → Typenzahl zu erkennen.
→ Aleuronschicht

Gewicht
→ Körpergewicht

Gewürze
Getrocknete oder gelagerte Pflanzenteile, die etherische (flüchtige) Öle, Bitterstoffe, scharfschmeckende Gerbstoffe oder andere Wirkstoffe enthalten. Sie werden eingeteilt nach den Pflanzenteilen, aus denen sie gewonnen werden. Gewürze wirken appetitanregend, haben jedoch keinen Nährwert. Bei der Zubereitung sollten reichlich Gewürze (anstelle von Kochsalz) verwendet werden. Wirkung: – Steigerung der Mundspeichel- und Magensaftausschüttung (Ingwer, Paprika, Pfeffer, Piment, Senf), – Steigerung der Gallensaftausschüttung (Anis, Kümmel), – Hemmung der Darmmotorik (Kümmel), – Steigerung der Darmmotorik (Knoblauch, Senf), – Steigerung der Herztätigkeit und der peripheren Durchblutung (Chillies, Paprika, Pfefferminze, Senf), – krampf- bzw. schleimlösend (Anis, Fenchel, Kümmel, Pfefferminze).

Gewürzextrakte
Extrakte aus → Gewürzen (→ Aromaextrakte).

Gewürzsalz
Mischung aus mehr als 40 % Kochsalz mit einem oder mehreren Gewürzen (mindestens 15 %). Durch getrennte Verwendung von Kochsalz und Gewürzen läßt sich der Kochsalzgehalt besser einschränken und kontrollieren.

Gicht
Arthritis urica; Podagra; Hyperuricämie
Durch erhöhten Harnsäurespiegel bedingte Ablagerung von Harnsäurekristallen in Geweben. Wenn zuviel → purinhaltige Nahrung aufgenommen oder zuwenig Harnsäure ausgeschieden wird, erhöht sich die Harnsäurekonzentration im Blut (nicht behandlungsbedürftig: Männer bis 7,5 mg/100 ml, Frauen bis 6,5 mg/100 ml, wenn keine weiteren → Risikofaktoren und keine Beschwerden vorliegen), und die Harnsäure lagert sich in den Gelenken, Knochen, Knorpeln und in der Niere ab. Folgen: Ge-

lenkentzündungen und -zerstörungen, Knotenbildung, Nierensteinbildung, Nierenschäden, Bluthochdruck. Merkmale: 1. Stadium: erhöhter Harnsäurespiegel, keine Beschwerden, 2. Stadium: Ablagerung von Harnsäurekristallen, häufig im Zehen- oder Daumengrundgelenk, Beschwerden, 3. Stadium: Wucherungen im Ohrknorpel und in den Gelenken, Gelenkdeformationen, Gichtniere. Es werden zwei Formen der G. unterschieden: – Primäre Gicht (vererbbare Stoffwechselkrankheit, die über 90 % aller Männer über 40 befällt. Bei den meisten ist die Harnsäureausscheidung verringert). – Sekundäre Gicht (tritt infolge anderer Erkrankungen auf). Gicht kann z. B. als Folgeerkrankung von → Diabetes, → Fasten, → Überernährung, Nierenfunktionsstörung auftreten. Alkoholmißbrauch oder reichlicher Fleischgenuß lösen häufig Anfall aus. Früherkennung: Kontrolle der Harnsäurewerte im Blut, Röntgenaufnahmen betroffener Gelenke. Ernährungsempfehlung: Gewichtsabnahme bei Übergewicht. Einschränken von → purinreicher Nahrung (z. B. Innereien, Hülsenfrüchte, Ölsardinen) und starkem Würzen. Reichliche Flüssigkeitszufuhr (alkoholfrei). Medikamente.
→ Gicht, Ernährung

Gicht, Ernährung

Prinzip: Beeinflussung des Harnsäurespiegels, Vermeiden der die Gichtanfälle auslösenden Faktoren, Beeinflussung der Begleiterscheinungen. Es ist heute wissenschaftlich und klinisch gesichert, daß eine Verringerung der → Purinmenge in der täglichen Kost auch eine Senkung des → Harnsäurespiegels im Blut bewirkt. Man unterscheidet zwei Diätformen: – Streng purinarme Kost: weniger als 120 mg Harnsäure/Tag. Es ist zwar die wirksamste Diät, aber als Dauerdiät nicht durchführbar, weil sie zu einseitig ist. – Purinarme Diät: bis zu 300 mg Harnsäure/Tag bzw. 2000 mg/Woche. Für die Praxis gilt: – nur einmal am Tag eine Portion (100–125 g) Fleisch oder Wurstwaren oder Wild oder Geflügel oder Fisch verzehren, – auf Innereien wie Leber, Bries, Nieren, Herz, Lunge, Kutteln, Zunge verzichten, ferner verzichten auf Ölsardinen, Sprotten, Sardellen, alle Fleischextrakte, Fertigsoßen, Fertigsuppen, – magere Milchprodukte bevorzugen, – stets für Abwechslung im Speiseplan sorgen, – reichlich Flüssigkeit trinken ($1\frac{1}{2}$–2 l/Tag); Kaffee, Tee und Kakao sind nicht verboten, – wenig oder gar keinen Alkohol (Alkohol hemmt die Ausscheidung von Harnsäure durch die Nieren), – Gewicht regelmäßig kontrollieren, bei Übergewicht → Reduktionskost, – Bewegung. Bei einem akuten Gichtanfall 1–1,5 l frisch gepreßten oder sonstigen ungesüßten Obstsaft auf 5–6 Portionen verteilt trinken.

Giftstoffe
Gifte; Toxine
Stoffe, die durch stoffspezifische chemische Eigenschaften Schädigungen oder Störungen biologischer Funktionen in lebenden Zellen oder Organismen hervorrufen.

Ginseng
Wurzel des ostasiatischen Araliengewächses Panax schinseng, die als Allheilmittel (Kraftwurz) und lebensverlängernd gilt. Im Handel sind Ginsengpräparate erhältlich, für die unterschiedliche pharmakologische Wirkungen festgestellt wurden, z.B. verbesserte Konzentrations-, Merk- und Reaktionsfähigkeit. Hinsichtlich der erwiesenen pharmakologischen Wirkung kann wegen des zu geringen Gehalts an Ginsengwirkstoffen in den Präparaten nichts abgeleitet werden.

Gliadine
→ Gluten

Globuline
Gehören zur Gruppe der → globulären Proteine. Vorkommen in Blutserum und Zellen, ferner in folgenden Lebensmitteln: Fleisch, Milch, Ei, Hülsenfrüchten, Mandeln, Erdnüssen, Kartoffeln. Sie sind Trägersubstanz für die → Lipide und → Lipoproteine, ferner Bestandteile von Protein (Glykoproteine).

Globuläre Proteine
Sphäroproteine
Bestehen aus kugeligen Makromolekülen.
→ Albumine → Globuline → Histone → Prolamine

Glucagon
→ Hormon, das in den A-Zellen der Langerhans'schen Inseln in der Bauchspeicheldrüse gebildet wird. G. ist Gegenspieler zum → Insulin. Es fördert den Glykogenabbau in der Leber, die Glucoseneubildung aus Lactat und den Fettsäuretransport vom Fettgewebe in die Leber.

Gluconeogenese
Neubildung von → Glucose in Leber und Nieren. Notwendig wird dieser Vorgang z.B. bei einer kohlenhydratfreien Ernährung, da Glucose für das Zentralnervensystem zur Energiegewinnung benötigt wird. Täglich werden 50–200 g Glucose aus Lactat, aus → glucoplastischen Aminosäuren und aus Glycerin aufgebaut. Zu etwa 80% findet die G. in der Leber statt.

Glucoplastische Aminosäuren
→ Aminosäuren, glucoplastische

Glucose
Glukose; Traubenzucker; Dextrose
Als Kohlenhydrat Brennstoff und Baustein für viele wichtige Verbindungen, z.B. Di- und Polysaccharide (Saccharose, Lactose, Maltose, Stärke, Cellulose), Ribose und Desoxiribose, als Bausteine der

RNS und DNS, Mucopolysaccharide, Glycoproteide, Lipide, nichtessentielle Aminosäuren. Gehirn benötigt zur Deckung seines Energiebedarfs täglich 110–130 g Glucose, ferner benötigen das Nierenmark und die Erythrozyten Glucose. Die anderen Organe können sowohl Glucose als auch Fettsäuren energetisch verwerten. Vorkommen in Früchten, insbesondere Weintrauben, im Honig. Glucose spielt als unmittelbares Nahrungskohlenhydrat keine große Rolle. Die Hauptmenge entsteht im Verdauungstrakt durch die enzymatische Hydrolyse polymerer Kohlenhydrate, hauptsächlich der → Stärke. G. wird als → Einfachzucker sofort in die Blutbahn aufgenommen, daher rascher Energiespender, wichtig z. B. für Autofahrer, Sportler, Kranke. → Blutzucker → Kohlenhydrate

Glucose-Galaktose-Malabsorption
Störungen im aktiven Transport von Glucose und Galaktose durch das Dünndarmepithel. Angeborener Defekt. Symptome: Wäßrige, stark saure Stuhlentleerungen nach Zufuhr von glucose-, galaktose- oder stärkehaltigen Nahrungsmitteln. Maßnahmen: Zufuhr einer weitgehend kohlenhydratfreien Kost unter Verwendung von überwiegend fructose- und inulinhaltigen Nahrungsmitteln (Obst, kohlenhydratarme Gemüse, Topinamburknollen). Vermeiden von Milch und Milchprodukten, glykogenreichen Fleischsorten, Brot, Mehlspeisen, Teigwaren, Kartoffeln, kohlenhydratreichen Gemüsesorten; Verwendung von kohlenhydratfreien Nährstoffgemischen.

Glucose-Toleranztest
Test zur Erkennung von Störungen in der Regulation des Kohlenhydratstoffwechsels. Nüchtern wird eine Glucoselösung mit 75 bzw. 100 g Glucose aufgenommen. Blutglucosebestimmung erfolgt nüchtern und 30, 60, 90, 120 Minuten nach oraler Gabe von Glucose.

Glucosinolate
Vorkommen vor allem in Pflanzen der Familie der Kreuzblütler (Kohl, Raps, Senf, Meerrettich). Wirken kropferzeugend. Hitzeinaktivierung des Isothiocyanat-freisetzenden Enzyms.

Glucostatische Theorie
Beeinflussung der kurzzeitigen Regulation der Nahrungsaufnahme durch die Konzentration der Glucose im Blut. Sinkt der Blutzuckerspiegel ab, so tritt Hunger auf. Erhöhter Blutzuckerspiegel löst dagegen Sättigungseffekte aus. Aus diesem Grunde haben süße Nachspeisen bei Mittagsmahlzeiten ihre Berechtigung.

Glukose
→ Glucose

Glutamat
Salz der Glutaminsäure. Natriumglutamat findet Verwendung als

Geschmacksverstärker. Die gebräuchliche Dosierung bewegt sich zwischen 0,2 und 0,8 % in Fertigerzeugnissen. Haupteinsatzgebiete sind Trockensuppen, Fleisch-, Fisch- und Gemüsekonserven, Tiefkühlkost, Salatdressings. Auch die flüssige „Suppenwürze" im Haushalt enthält G.
→ China-Restaurant-Krankheit

Glutaminsäure
Saure → Aminosäure, die im intermediären Stoffwechsel die Transaminierung und Desaminierung ermöglicht, sie wirkt direkt oder indirekt bei der Harnstoffsynthese mit. Die Salze heißen → Glutamat, das Amid ist das Glutamin. Typischer Eigengeschmack, in Richtung leicht salzig bis süß. Dieser Geschmack wird von japanischen Wissenschaftlern als so eigenständig betrachtet und als → Umami bezeichnet, daß sie ihn neben die vier Grundgeschmacksrichtungen süß, salzig, bitter und sauer gestellt haben. Da diese Säure im menschlichen Gehirn ihre höchste Konzentration hat und für den Gehirnstoffwechsel eine große Bedeutung besitzt, folgerte man, daß sie auch in der Lage sei, die Steigerung der geistigen Leistung zu bewirken. Um 1950 wurden Glutaminsäurepräparate auf den Markt gebracht, die gegen nervöse Erschöpfungen, Ermüdbarkeit, Konzentrations- und Leistungsschwäche bei Kindern und Erwachsenen helfen sollten. Allerdings konnte eine Verbesserung der geistigen Leistungsfähigkeit nicht nachgewiesen werden.
→ Aminosäuren

Gluten
Klebereiweiß des Getreides, besteht aus Gluteninen und Prolaminen. Zu den Prolaminen zählen Gliadin (Weizen, Roggen), Hordein (Gerste) und Zein (Mais). Avenin (Hafer) und Oryzenin (Reis) gehören zu den Gluteninen. Gluten wird bei → Coeliakie nicht vertragen, wobei für die toxische Wirkung das Gliadin verantwortlich ist.
→ Buchweizen

Glutenfreie Diät
Diät, die frei ist von Weizen-, Roggen-, Hafer- und Gersteneiweiß. Erforderlich bei → Coeliakie.

Glutenine
→ Gluten

Glycin
Einfachste → Aminosäure mit einer Aminogruppe, sie hat Entgiftungsfunktionen. Zum Beispiel kann der → Konservierungsstoff Benzoesäure an G. gebunden und auf diese Weise entgiftet werden. Außerdem kann G. → ATP anlagern. G. ist auch Bestandteil von Gallensäuren. Süßer Eigengeschmack, wird bei der Herstellung von Süßstofftabletten verwendet. Gehört nicht zu den essentiellen Aminosäuren.

Glycogen
Glykogen

Verbindung aus α-glykosidisch gebundenen D-Glucoseresten. G. wird sowohl im tierischen als auch im menschlichen Organismus gespeichert (Reservekohlenhydrat). In der Leber und in der Muskulatur des menschlichen Organismus befinden sich jeweils 150–200 g Glycogen als Energiereserve, die bei Bedarf zu → Glucose abgebaut wird.
→ Dextrine

Glycolyse
Abbau des in den Zellen frei vorhandenen Glucose-6-Phosphats bzw. des in Leber- und Muskelzellen gespeicherten → Glykogens zur Energiegewinnung. Die einzelnen Abbauschritte werden durch verschiedene Enzyme reguliert.

Glycoproteine
→ Ballaststoffe

Glycosidasen
→ Enzyme, die Oligosaccharide und Polysaccharide hydrolytisch aufspalten, z. B. Amylase, Maltase.

Glycoside
Blausäurehaltige Substanzen, z. B. Amygdalin, Dhurrin, Phaseolunatin, Sambunigrin. Vorkommen in bitteren Mandeln und Samen von anderen Steinfrüchten, Zuckerhirse und anderen Gräsern, Cassava, Bohnenarten, Bambus, aber auch in Samen von Kernobst, Leinsamen, Holunderbeeren, Yamswurzel, Süßkartoffel, Zuckerrohr, Erbsen. Durch pflanzeneigene Enzyme katalysierte Freisetzung von Blausäure, die akut die Sauerstoffaufnahme aus dem Blut verhindert bzw. chronisch zur Kropfbildung führen kann. Technologische Maßnahmen zur Ausschaltung: Hitzeinaktivierung der die Blausäure freisetzenden Enzyme, Weggießen des Kochwassers.

Glycyrrhizin
Kommt als gemischtes Calcium- und Kaliumsalz der Glycyrrhizinsäure in den Wurzeln der Süßholzpflanze (Glycyrrhiza glabra L.) vor, die in Südeuropa und Asien angebaut wird. Die → Süßkraft von Ammoniumglycyrrhizinat ist im Vergleich zu Saccharose etwa 50. Neben der Süße besitzt es einen sehr nachhaltigen Lakritzgeschmack. G. ist weniger ein Süßstoff, sondern eher ein → Aromastoff mit süßenden Eigenschaften. Er wird in Hustenmitteln, zu Lakritzwaren, Kautabak und als Zusatz zu manchen Biersorten (Porter und Ale) verwendet. G. ist in der Bundesrepublik Deutschland als Süßstoff nicht zulässig.

Glykogen
→ Glycogen

Goitrogene
Substanzen, die die Aufnahme von → Jod in die → Schilddrüse hemmen, sind z. B. in Kohl enthalten. Sojabohnen enthalten gleichfalls ein bisher noch nicht identifiziertes

Goitrogen, das aber für den Menschen offensichtlich ohne Bedeutung ist.

Gossypol
In rohem Baumwollsaatöl vorkommender Schadstoff, der bei der Raffination des Öls beseitigt wird. Bewirkt Bildung unlöslicher Chelate mit essentiellen Mineralstoffen, Bindung an Aminosäuren, Inaktivierung wichtiger Enzyme, z.B. hemmt G. die Umwandlung von Pepsinogen in Pepsin und stört so die Eiweißnutzung.

Granulat
Körniges Trockenprodukt.

Grenzwerthypertonie
→ Blutdruck

Grillen
Rösten oder Garen unter Bräunung durch hohe Strahlungshitze; beim Kontaktgrill durch direkten Kontakt mit den beiden Heizflächen bei Temperaturen von 250°C.
→ Garmachungsarten

Großküchenverpflegung
→ Betriebsverpflegung

Grünalgen
→ Algen

Grünkern
Grünkorn; Dinkel; Spelz
Unreifes, „grün" geerntetes Korn des → Dinkels (Triticum spelta). Die halbreifen Körner werden gedarrt und geschält, dadurch entsteht der typisch würzige Geschmack.

Grundnährstoffe
Hierunter fallen die energieliefernden → Nährstoffe Kohlenhydrate, Fette, Eiweißstoffe.

Grundumsatz
Ruhe-Nüchtern-Umsatz; Ruheumsatz; Basalumsatz; Basal Metabolic Rate (BMR)
Energieverbrauch eines entspannt liegenden Menschen, 12 Stunden nach der letzten Nahrungsaufnahme, bei einer konstanten Umgebungstemperatur von 20°C. G. ist die Energiemenge, die zur Aufrechterhaltung des Grundstoffwechsels und der Körperwärme benötigt wird. G. der Erwachsenen liegt im Mittel bei 6700 kcal bzw. 1600 kcal/Tag, ist jedoch abhängig von Geschlecht, Alter, Körperoberfläche, Größe, Gewicht, endokrinen Faktoren. Verändert werden kann der G. durch z.B. Fieber, Streß, Klima. Der G. ist bei Frauen etwa 10% niedriger als bei Männern und nimmt bei beiden Geschlechtern mit fortschreitendem Alter beträchtlich ab (s. Tabelle, Anhang S. 331). Die Energiemenge des G. setzt sich zusammen aus – Herzarbeit, – Atmungstätigkeit, – Leistung der Drüsen, – Leistung der glatten Muskulatur, – Ruhestoffwechsel des Gehirns. Faustregel zur Berechnung des Grundumsatzes: 4 kJ (1 kcal) pro kg Normalgewicht und Stunde oder 100 kJ/kg Nor-

malgewicht in 24 Stunden. Referenzmaße von Körpergröße und Körpergewicht für die Berechnung des Grundumsatzes gemäß den → Empfehlungen für die Nährstoffzufuhr (s. Tabelle, Anhang S. 331).
→ Adrenalin

Grundumsatz-Rate
Menge von Kalorien (Joule), die unter den Bedingungen des Grundumsatzes pro m^2 Körperoberfläche in einer Std. verbraucht werden. G.-R. beträgt bei erwachsenen Männern 36–41 kcal (144–164 kJ)/m^2/Std., bei erwachsenen Frauen 34–36 kcal (136–144 kJ)/m^2/Std.

Guar
Wird durch Mahlen aus dem Samen der Guarpflanze (Cyamopsis tetragonoloba (L.) Taub. gewonnen. G. ist ein Polysaccharid mit den Zuckerbausteinen Mannose und → Galaktose im Verhältnis 2:1. G. wird als Dickungsmittel in der Nahrungsmittelindustrie verwendet, daneben auch für technische Zwecke, so als Appreturmittel, als Klebstoff für die Papierindustrie, für kosmetische Cremes und als Füllstoff in der Schlankheitskost.
→ Hydrokolloide

Gütegemeinschaft Diätverpflegung
Diese Gemeinschaft wird getragen von der → Deutschen Gesellschaft für Ernährung, dem Deutschen Bäderverband, dem Deutschen Hotel- und Gaststättenverband, dem Verband der Köche Deutschlands und dem Verband Deutscher Diätassistentinnen. Sie verleiht an die Mitgliedsbetriebe, die den festgelegten Erfordernissen entsprechen, das Gütezeichen RAL-Diätverpflegung.

Gummi arabicum
Exsudat aus dem Stamm und den Zweigen des Senegal- oder Sudangummibaumes (Acacia senegal (L.) Willd.). Das Dickungsmittel wird für Süßwaren, Gummibonbons und Speiseeis verwendet, aber auch als Klebstoff, Appreturmittel, als Zusatz zum Köpfchen der Zündhölzer, zu Farben und Pillen.
→ Hydrokolloide.

Gynoide Fettsucht
Präferenz der Fettanlagerung in der Hüft- und Oberschenkelregion. Die Fettzellen dieser Regionen besitzen etwa doppelt so viele Insulinrezeptoren wie omentale Fettzellen. → Insulin wirkt antilipolytisch, d. h. diese Fettreserven können nicht so leicht mobilisiert werden. → Adipositas

H

Haaranalysen
Sollen angeblich Aufschluß über die individuelle Versorgung des Menschen mit Mineralstoffen und Spurenelementen geben. Daraus

werden Diagnosen zu bestimmten Erkrankungen gestellt. Sind jedoch nicht für diese Zwecke geeignet. Allenfalls bei epidemiologischen Studien erhält man sinnvolle Ergebnisse zur Erkennung einer Belastung größerer Bevölkerungskollektive mit Schwermetallen, Spurenelementen und Drogen.

Hafer
Botanischer Name: Avena sativa L. Rispen-Getreide, wird überwiegend als Spelzform angebaut. Haferprotein hat eine höhere biologische Wertigkeit als andere Getreideproteine, Fettanteil ist höher (4–8 %) mit einem großen Anteil essentieller Fettsäuren. Gehalt an Vitaminen (besonders B_1) und Eisen hoch. H. enthält auch den Schleimstoff Lichenin.

Haferspeisekleie
Lebensmittel, das bei der Zerkleinerung von sauberen Haferkernen oder Haferflocken und anschließender Siebung anfällt. Die H.-Fraktion hat nach der Siebung eine Ausbeute von weniger als 50 % und einen Gesamt-ß-Glucangehalt von mindestens 5,5 % i.Tr. Der Anteil der Gesamtballaststoffe liegt bei mindestens 16 % i.Tr.; somit ist mindestens ein Drittel der Gesamtballaststoffe löslich. Der hohe Anteil an löslichen → Ballaststoffen trägt mit dazu bei, erhöhte → Serumcholesterinspiegel zu senken. Auch Pektin und Guarmehl haben einen normalisierenden Effekt bei → Hypercholesterinämie.

halbfertig
→ teilfertig

Halbkonserve
Durch Hitzebehandlung auf Kerntemperaturen von 65 bis 75 °C haltbar gemachte, kurzfristig lagerfähige Erzeugnisse (z. B. 6 Monate bei 5 °C). Zur Haltbarkeitsverlängerung können Konservierungsstoffe zugesetzt sein.

„Halbpfundregel“
Nach dieser von Kluthe konzipierten Ernährungsweise für Erwachsene ist die optimale Versorgung mit allen essentiellen Nährstoffen gewährleistet (s. Tabelle, Anhang S. 332).

Halbwertzeit
Zeit, in der die Hälfte einer Substanz aus dem Organismus verschwunden ist.

Haltbarkeit
Lagerfähigkeit
Produkteigenschaft von Lebensmitteln, die von verschiedenen Faktoren, z. B. Sorte, Rasse, Rohwarenzustand, Haltbarmachungsverfahren, Lagerungsbedingungen, abhängig ist.

Hämagglutinine
Eiweißstoffe, die ein Zusammenballen von roten Blutkörperchen im Organismus verursachen. H. kommen natürlicherweise vor in Hülsenfrüchten. Durch 15minütiges Kochen wird der Wirkungsmechanismus aufgehoben.

Hämoglobin
Roter Blutfarbstoff. Enthält Eisen-II-Ionen. Globin (95 %) (Proteinanteil) + Häm (5 %) (Farbstoffanteil) ergibt Hämoglobin (Chromoprotein). H. kann reversibel molekularen Sauerstoff binden. Täglich werden 8–9 g H. abgebaut und müssen wieder ersetzt werden.
→ Methämoglobin

Hämolyse
Zerstörung von roten Blutkörperchen durch Schädigung der Erythrozytenmembran.

Hämolysine
Giftstoffe, die eine → Hämolyse verursachen. H. sind nicht hitzestabil, werden also bei Erhitzungsprozessen zerstört. H. sind z. B. in rohen Pilzen enthalten. Daher sollten mit Ausnahme von Steinpilzen und Zuchtchampignons keine rohen Pilze verzehrt werden.

Harnbildung
Die H. kann in folgende Abschnitte unterteilt werden: 1. Filtration des Blutes. In 24 Stunden werden 170–180 l Primärharn (Vorharn) in die Nierenkapseln abgegeben. 2. Rückresorption des Wassers und der gelösten Stoffe. In den Nierenkanälchen wird das Wasser bis auf 1–1,5 l rückresorbiert. Auch die gelösten Stoffe (z. B. Glucose, Na^+, K^+, Ca^{2+}, Cl^-, HCO_3^-, HPO_4^{2-}) werden zum größten Teil rückresorbiert. 3. Aktive Abgabe von Substanzen in den Harn. Aktiver Transport von Substanzen (NH_3, H^+, auch Medikamente) aus dem Blut in den Harn.

Harnsäure
Stoffwechselendprodukt der → Nucleoproteine. Beim gesunden Menschen sind Ausscheidung und Neusynthese von H. ausgeglichen. Bei Störungen kommt es zur Speicherung von H. in den Gelenken und Geweben (→ Gicht).

Harnsäuresteine
→ Harnsteine

Harnsteine
Unterschieden werden: – Cystinsteine: Bildung beruht in erster Linie auf einer angeborenen vermehrten Ausscheidung der schwefelhaltigen Aminosäure Cystin. Ernährungsempfehlung: Einschränkung der Zufuhr an Methionin und Cystin und Einschränkung der Eiweißzufuhr auf 0,5–0,6 g/kg Körpergewicht. Hohe Flüssigkeitszufuhr; – Harnsäuresteine (Uratsteine): Harnsteine aus harnsauren Salzen, machen etwa 25 % aller Harnsteine aus. Ernährungsempfehlung: Einschränkung der → Purinzufuhr und eine alkalisierende Kost, unterstützt durch medikamentöse Maßnahmen. Hohe Flüssigkeitszufuhr; – Calciumhaltige Steine: In etwa 70 % der Steine findet man Calciumphosphat, in 50 % Calciumoxalat (→ Nierensteine). Ernährungsempfehlung: Hohe Flüssigkeitszufuhr. Das Harnvolumen soll mehr als 1,5 l/Tag betragen.

Einschränkung der Kochsalzzufuhr auf unter 10 g/Tag; – Phosphatsteine (Calciumphosphatsteine, Magnesiumphosphatsteine): Ernährungsempfehlung: Hohe Flüssigkeitszufuhr. Therapeutisch steht die Behandlung der Krankheitsursache (Infektbekämpfung) im Vordergrund. Generell ist bei allen Steinarten eine hohe Flüssigkeitszufuhr (Verdünnungseffekt) angezeigt.
→ Hyperoxalurie

Harnstoff
Wichtigstes Endprodukt des Eiweißstoffwechsels.

Harpenden caliper
→ Caliper

Hartnup-Krankheit
Seltene Stoffwechselstörung, bei der ein Transportprotein fehlt, das → Tryptophan aktiv durch die Darmwand transportiert. Dadurch kommt es zu Mangelerscheinungen im Sinne einer → Pellagra.

Härtung, Fette
→ Fetthärtung

Hauptmahlzeit
→ Mahlzeiten

Haushaltswissenschaftler/in
→ Oecotrophologe/in mit Fachrichtung Haushaltswissenschaft. Das Arbeitsgebiet befaßt sich mit Fragen der Sicherung der Versorgung von Menschen in Familienhaushalten oder in Großhaushalten (Heime, Anstalten, Krankenhäuser, Großverpflegungseinrichtungen).

Hauterkrankungen
Dermatosen
Bedingt durch → Nahrungsmittelallergien. Bei exakter allergologischer Abklärung ist strikte Ausschaltung des → Allergens unbedingt erforderlich; → Konservierungsstoffe; → Nickel; → Vitaminmangel. Ernährungsempfehlung: Bis auf wenige, äußerst seltene gesicherte → Allergien gegen Lebensmittel, spielt eine Diät in der Dermatologie keine ursächliche oder therapeutische Rolle.

Hautfaltendicke
→ Anthropometrie → Trizepshautfalte

Hay'sche Trennkost
Ende des 19. Jahrhunderts hatte der amerikanische Arzt Howard Hay diese Ernährungsform vorgetragen. 1956 ist sie von H. L. Walb in Deutschland publiziert worden. Prinzip der H. T. ist die Trennung von Eiweiß und Kohlenhydraten innerhalb einer Mahlzeit, wobei angenommen wird, daß der Verdauungs- und Stoffwechselablauf hierdurch begünstigt wird. Fette gelten als neutral und sind deshalb zu allen Mahlzeiten erlaubt. Im Vordergrund der Hay'schen Theorie steht die „Übersäuerung" des Körpers. 80 % der Nahrung sollen aus Obst und Gemüse („basenbil-

dend") bestehen, davon der größte Teil als Rohkost; die restlichen 20 % aus „säurebildenden" Lebensmitteln. Hay sieht in der üblichen Mischung von Eiweiß und Kohlenhydraten innerhalb einer Mahlzeit und der daraus angeblich entstehenden Übersäuerung die Ursache fast aller Zivilisationskrankheiten einschließlich Krebs. Folgende Argumente sprechen z.B. gegen die Trennkost: – Das einzige von der Natur für die menschliche Ernährung geschaffene Lebensmittel, die Muttermilch, besteht aus einer Mischung von Eiweiß und Kohlenhydraten sowie Fett und folgt also keineswegs den Prinzipien der Trennkost. – Die Stärkeverdauung durch das Enzym Ptyalin in der Mundhöhle spielt eine völlig untergeordnete Rolle. – Ganz unabhängig von der Nahrung – auch bei reiner Kohlenhydrat-Zufuhr – werden im Dünndarm stets eiweiß-, fett- und kohlenhydratspaltende Enzyme gleichzeitig freigesetzt (sog. Parallelsekretion). – Der Ergänzungswert vieler Eiweißquellen geht verloren, da viele Kohlenhydratlieferanten gleichzeitig wichtige Eiweißquellen sind. Fast alle Lebensmittel enthalten Eiweiß und Kohlenhydrate zusammen in unterschiedlichen Anteilen. Zudem verläuft der Eiweißaufbau im Körper durch das Fehlen der Kohlenhydrate als Energiequelle weniger effektiv, wenn die „Trennung" nach Hay vorgenommen wird. – Der menschliche Organismus ist in der Lage, die üblichen Schwankungen des Säure-Basen-Gehaltes der Nahrung problemlos auszugleichen. – Eine Kost aus 80 % basenüberschüssigen Lebensmitteln, jedoch nur zu 20 % aus den wichtigen säureüberschüssigen Milch- und Getreideprodukten, Eiern, Fleisch und Fisch ist unausgewogen.

HCG-Kur nach Simeon

Neben einer energiearmen Kost von ca. 500 kcal (2100 kJ)/Tag werden täglich 125 Einheiten des Hormons Choriongonodatropin (HCG) intramuskulär injiziert. Dadurch sollen die Depotfette schneller mobilisiert und das Hungergefühl reduziert werden. Wegen der Gefahr möglicher Nebenwirkungen ist die Kur nicht zu empfehlen.

HDL

Abkürzung für High-Density-Lipoprotein.
→ Lipoproteine

Hefe

Einzellige Pilze, die bei Bier oder Wein die alkoholische Gärung bewirken und den Teig aufgehen lassen. Hefeflocken und Hefe-Extrakte sind reich an B-Vitaminen.
→ Backhefe → Bierhefe

Heilfasten

Wird nicht nur zur Gewichtsreduktion, sondern zur Behandlung von ernährungsbedingten Stoffwechselkrankheiten, bestimmten chronischen Erkrankungen sowie be-

stimmten Erkrankungen des Bewegungsapparates angewendet. Beginnt mit einem Obsttag, dann Magen- und Darmentleerung („Reinigung") durch eine Salz-Dosis; es folgen 14–21 Fastentage, bei denen es nur Süßmoste, Tee, Gemüsebrühen (2 l/Tag) gibt. Zusätzlich Packungen, Gymnastik, Sauna. Die Energiezufuhr liegt bei 150 bis 300 kcal (630 bis 1260 kJ) pro Tag. H. soll ausschließlich unter ärztlicher Kontrolle durchgeführt werden.
→ Fasten

Heilnahrung
→ Diätetisches Lebensmittel zur Behandlung von Störungen der Darmmotilität und der Darmflora sowie deren Folgeerscheinungen bei Säuglingen, Kleinkindern und auch Erwachsenen.

Heilwasser
Aufgrund ihrer chemischen Zusammensetzung, ihrer physikalischen Eigenschaften oder aufgrund von Erfahrungen in der Bäderheilkunde sind sie geeignet, Heilzwecken zu dienen. Wertgebende Bestandteile sind die Mineralstoffe, deren Art und Menge abhängig ist von den geologischen Gegebenheiten der Heilquelle. H. unterliegt den gesetzlichen Bestimmungen des Arzneimittelgesetzes. Danach ist u.a. die Angabe der Zusammensetzung vorgeschrieben. Um als Heilmittel zugelassen zu werden, muß der Nachweis einer therapeutischen Wirksamkeit erbracht werden. Charakterisierung von Heilwasser: – angegeben werden die Ionen, deren Anteil 20% der Kationen bzw. Anionen-Äquivalente übersteigt; – angegeben werden Spurenelemente, deren Gehalte folgende Werte erreichen: eisenhaltig ≥ 20 mg/kg; jodhaltig ≥ 1 mg/kg; schwefelhaltig ≥ 1 mg/kg; radonhaltig ≥ 18 n Ci/kg (= 666 Bq/kg); Kohlensäure-Wasser oder Säuerling ≥ 1000 mg/kg; fluoridhaltig ≥ 1 mg/kg; – Wässer, deren Temperatur von Natur aus höher als 20 °C ist, werden als „Thermen" bezeichnet.

Heißhunger
Gesteigertes Hungergefühl z.B. bei → Hypoglycämie, bei zentral-nervösen Störungen oder organischen Hirnschäden, bei Schilddrüsenüberfunktion, während der Schwangerschaft, bei psychischen Störungen (→ Bulimia nervosa).

Hemicellulosen
→ Ballaststoffe

Hepatitis
Leberentzündung
Unterschieden wird akute und chronische H.
Akute Hepatitis: Entzündliche Erkrankung des funktionellen Lebergewebes mit Nekrose der Leberzellen. Ursachen: Infektionen (Viren, Bakterien), Intoxikationen (Alkohol, Medikamente). Symptome: Appetitlosigkeit, Übelkeit, Ab-

neigung gegen Fett und Alkohol, Abgeschlagenheit, Schmerzen unter dem Rippenbogen (Lebervergrößerung). Ausheilen der Krankheit nach 3 bis 5 Monaten, mögliche Spätfolgen: chronische H. Maßnahmen: kalorisch angepaßte Normalkost unter Vermeiden derjenigen Speisen, die Unverträglichkeitserscheinungen oder Ekel hervorrufen. Verbot von Alkohol und Nikotin. Eiweißbedarf ist nicht höher als beim Gesunden und folglich mit 0,8 g/kg Körpergewicht ausreichend gedeckt.
Chronische Hepatitis: Langsam fortschreitende Entzündung der Leber mit einem ständigen Untergang von Leberzellen. Ursachen: vereinzelt akute H., ansonsten unklar. Symptome: Leistungsminderung, Appetitlosigkeit, Druckgefühl im rechten Oberbauch. Übergang in eine Leberzirrhose möglich. Maßnahmen entsprechen denen bei akuter H.
→ Lebererkrankungen, Ernährung.

Herbizide
→ Pflanzenschutzmittel zur Beseitigung von Unkräutern, vor allem im Getreide- und Rübenanbau.

Herzinfarkt
Myocardinfarkt
→ Arteriosklerose

Heubner-Hertscher'sche Krankheit
→ Coeliakie

Hippursäure
Benzoylglycin, das aus → Benzoesäure im Körper gebildet und ausgeschieden wird. Über eine Kumulation ist nichts bekannt.

Hirse
Unter Hirsen werden mehrere Getreidearten (Gramineae) der Tropen und Subtropen verstanden, die sich allesamt durch relativ kleine, meist rundliche Karyopsen ohne Längsfurche auszeichnen und auf relativ trockenen, oft armen Böden aushalten, wo keine andere Getreideart gedeiht. H. eignet sich wenig zum Brotbacken und wird wie Reis als ganzes Korn oder gemahlen als Brei, Grütze oder als Fladen gebakken. H. ist reich an Eiweiß, B-Vitaminen, Kalium und Kieselsäure.

Histamin
→ biogene Amine

Histidin
Basische → Aminosäure, Bestandteil von Enzymen, Beteiligung an der Bindung von Eisen in Hämoproteinen. Essentielle Aminosäure mit bitterem Eigengeschmack.

Histone
Basische Proteine, die reich an Arginin und Lysin sind. Vorkommen in den Chromosomen im menschlichen Organismus. Aufgaben: Regulation der Genaktivität. Vorkommen in Lebensmitteln ist mengenmäßig für die menschliche Ernährung ohne Bedeutung.
→ Globuläre Proteine

Hochdruck
→ Bluthochdruck

Hochfrequenzgaren
→ Mikrowellengaren

Höchstmengen
Zum Schutz des Verbrauchers vor Schadstoffen sind z.B. durch die Rückstandshöchstmengenverordnung von 1989 Höchstmengen an Pflanzenschutz- und Schädlingsbekämpfungsmitteln, Düngemitteln und sonstigen Mitteln (Nitrat) festgesetzt worden, die zum Zeitpunkt des Inverkehrbringens nicht überschritten werden dürfen. Grundlagen für die Festsetzung von Höchstmengen sind die → ADI-Werte. Die Höchstmengen werden so bemessen, daß selbst extreme Verzehrsgewohnheiten, besondere Empfindlichkeiten und gelegentliche Überschreitungen gesundheitliche Schäden praktisch ausschließen. Die Höchstmengen werden in ppm oder ppb oder mg/kg angegeben (→ Konzentrationen). Auch in anderen Verordnungen, z.B. Zusatzstoff-Zulassungsverordnung, sind Höchstmengen für z.B. → Konservierungsstoffe festgelegt.

Hollywood-Kur
Prinzipien: 18-Tage-Kur. Energiezufuhr reduziert, eiweißreiche, relativ fettreiche, kohlenhydratarme Kost. Empfohlen werden mageres Fleisch, Eier, Salat und Obst (besonders Grapefruit), ab und zu eine Scheibe Toast. Zubereitung der Kost ohne Salz. Bei Hungergefühl werden Tee, Kaffee oder Kaugummi empfohlen. Angebliche Gewichtsreduktion von 6–7 kg innerhalb von 18 Tagen.
→ Schlankheitsdiäten → Eiweißreiche Kostformen

Hollywood-Star-Diät
Prinzipien: 6-Wochen-Basis-Diät/Dauer-Diät. Keine Empfehlung für eine Energiereduktion. Die Kost ist grundsätzlich kohlenhydratreich, dabei sollen kohlenhydrathaltige und eiweißhaltige Lebensmittel getrennt verzehrt werden (ähnlich der → Hay'schen Trennkost). Alkohol ist erlaubt. Die Basis der Diät sind Früchte, sie gelten als „Gegenmittel" für schwerverdauliche Speisen, d.h. eiweiß- bzw. fettreiche Gerichte sollen durch den Verzehr bestimmter Früchte leichter und schneller verdaut werden können und dadurch eine Gewichtsreduktion bewirken bzw. eine Gewichtszunahme verhindern. Empfohlen werden besonders exotische Früchte, z.B. Papaya, Mango, Ananas, Banane, Feige, Kiwi, aber auch Erdbeeren, Weintrauben, Kirschen, Heidelbeeren, Äpfel, Backpflaumen, Rosinen usw. Zu meiden sind: Milch, Joghurt, Käse, Zucker, Süßstoffe, Weißbrot, Salz, Diätlimonaden. An einigen Tagen ist zu bestimmten Mahlzeiten eine sog. „offene menschliche Kombination" erlaubt, d.h. man kann zu dieser Mahlzeit essen was man will, ohne

auf die vorher beschriebenen Regeln einzugehen.
→ Schlankheitsdiäten.

Holoenzym
Proteidenzym, das aus einem Eiweißanteil (Apoenzym) und einer prosthetischen Gruppe (Coenzym) besteht. → Enzyme

Homogenisierung
Die Fettkügelchen in der Milch oder in der Sahne werden gleichmäßig fein zerkleinert, so daß sich das Milchfett nicht so schnell als Rahmschicht absetzt. Der Geschmack wird vollmundiger, und die Bekömmlichkeit und Verdaulichkeit sind verbessert. Nach der sogenannten „Oster-Theorie" soll homogenisierte Milch ein → Risikofaktor für das Entstehen von → Arteriosklerose sein. Diese Annahme läßt sich jedoch wissenschaftlich nicht bestätigen.

Honig
Gemäß Honig-Verordnung von 1986 ist Honig ein flüssiges, dickflüssiges oder kristallines Lebensmittel, das von Bienen erzeugt wird, indem sie Blütennektar, andere Sekrete von lebenden Pflanzenteilen oder auf lebenden Pflanzen befindliche Sekrete von Insekten aufnehmen, durch körpereigene Sekrete bereichern und verändern, in Waben speichern und dort reifen lassen. Demnach ist grundsätzlich zu unterscheiden zwischen Blütenhonig und Honigtauhonig. Honig besteht überwiegend aus → Invertzucker (ca. 70 %). Der Wassergehalt beträgt bis zu 21 %. Darüber hinaus sind weitere Zuckerarten (je nach Sorte in verschiedenen Mengen), → Mineralstoffe, → Enzyme, Säuren und andere organische Verbindungen enthalten. Die zahlreichen → Aromastoffe – es sind über 100 – verleihen dem Honig je nach Sorte seinen charakteristischen Geschmack und Geruch und tragen zu seiner Beliebtheit bei. In der Volksheilkunde kommt dem Honig eine große Bedeutung zu. Auch wenn seine Wirkungen wissenschaftlich nur schwer beweisbar sind, so zeigt doch die Erfahrung, daß Honig als Hausmittel das subjektive Wohlbefinden steigern kann. Honig ist nicht nur als Brotaufstrich beliebt, sondern wird auch zunehmend zum Süßen von Speisen bzw. zum Backen verwendet. Hierbei kann die höhere → Süßkraft des Invertzuckers gegenüber der des Haushaltszuckers dem Verbraucher helfen, Kalorien einzusparen: 100 g Honig liefern 300 kcal. bzw. 1270 g kJ. Honig ist ein rascher Energiespender. Die in ihm vorrangig enthaltenen Trauben- und Fruchtzucker werden sofort resorbiert. Der Gehalt an wesentlichen Vitaminen und Mineralstoffen ist gering, aber andererseits sind gerade → Spurenelemente in geringster Dosierung wirksam. Die im Honig enthaltenen Enzyme werden zum größten Teil auch vom Menschen selbst gebildet. Man

kann jedoch davon ausgehen, daß die durch Glucoseoxidase entstehenden, nachweislich bakterizid wirkenden Inhibine im H. den menschlichen Organismus bei der Abwehr von Infektionen zumindest unterstützen. Dabei sollte die altbewährte Honigmilch nicht über 40 °C erhitzt werden. H. hat möglicherweise einen herzstärkenden Effekt. Beobachtet wurde zumindest eine Verminderung des Schlagvolumens bei gleichzeitiger Erweiterung der Gefäße und eine Kräftigung des Herzmuskels. Daneben darf aber nicht vergessen werden, daß auch Honig kariesfördernd sein kann. Die abführende Wirkung von Honig muß bei seiner Verwendung in der Säuglingsernährung beachtet werden. H. wird auch erfolgreich als Wundbehandlungsmittel eingesetzt. Seine sauren und bakteriziden Eigenschaften reinigen die Wunde von verschiedenen Erregern. Seine Fähigkeit, Wasser zu absorbieren, ermöglicht es, ödematöses Gewebe auszutrocknen, und die hohe Viskosität führt zu einem guten Wundabschluß, der auch vor weiteren Infektionen schützt.

Hordein
Bestandteil des Klebereiweißes der Gerste. → Gluten

Hormone
Eiweißstoffe, die in bestimmten Organen (z.B. Drüsen) gebildet werden. H. steuern zahlreiche Vorgänge im Organismus, z.B. wird der Blutzuckerspiegel durch H. konstant gehalten.
→ Adrenalin → Aldosteron → Enterogastron → Enteroglucagon → Gastrin → Glucagon → Insulin → Parathormon → Prostaglandin → Somatotropin → Steroidhormone → Vasopressin

Hot dog syndrom
→ Chinarestaurant-Krankheit

Hülsenfrüchte
Unter H. versteht man die reifen, trockenen Samen der Schmetterlingsblütler. Die wichtigsten H. sind: Erbsen, Bohnen, Linsen und Sojabohnen. H. enthalten biologisch hochwertige Proteine, Vitamine A, B_1, B_2, Folsäure, B_6, E, die Mineralstoffe Calcium, Phosphor, Eisen, außerdem Mangan und Zink. H. sind ballaststoffreich. Bemerkenswert ist der hohe Gehalt an Fett in Sojabohnen und an Kohlenhydraten in Erbsen, Bohnen und Linsen.

Hunger
Verlangen nach Nahrung, das einhergeht mit typischen Verhaltensänderungen wie Unruhe, Arbeitsunlust und Leistungsminderung, als auch der Zustand der Nahrungskarenz.
→ Appetit

Hungerast
Begriff aus der Sportlerernährung für einen Zustand, der mit Heißhunger, Kraftlosigkeit und Schwin-

delgefühl verbunden ist. Dieser Zustand tritt bei Sportlern mit Ausdauerleistungen ein bei einem mittleren → Blutzuckerspiegel von 62% des Ausgangswertes. Durch Aufnahme von Traubenzucker, Schokolade, süßen Getränken kann dieser H. rasch behoben werden.

Hungerbremsen
→ Appetitzügler

Hungerödeme
Im chronischen Hungerzustand, besonders bei Eiweißmangel, auftretende Wasseransammlungen im Gewebe.

Hunger-Sättigungs-Zentrum
Befindet sich im Hypothalamus (Teil des Gehirns) und steuert die Nahrungsaufnahme. Bei der Steuerung spielt der → Blutzuckergehalt eine entscheidende Rolle.

Hungerstoffwechsel
Anpassung des Stoffwechsels bei anhaltender ungenügender Energiezufuhr. Nach dem Verbrauch der Kohlenhydratreserven kommt es zum Abbau des Fettgewebes, außerdem werden die Eiweißreserven angegriffen zur Deckung des Glucosebedarfs (→ Gluconeogenese). Wenn das Körpereiweiß auf etwa 70% des normalen Gehaltes abgesunken ist, ist der Grenzbereich des Überlebens erreicht.

Hydrokolloide
Dickungs- und Geliermittel; Quellstoffe
Hochmolekulare, wasserlösliche bzw. in Wasser quellende Stoffe, die ihrer chemischen Struktur nach zu den Polysacchariden zählen, ausgenommen → Gelatine und → Milcheiweiß. Die meisten H. sind unverdaulich und passieren den Magen-Darm-Trakt in unverändertem Zustand. Wirkungen der H.: Wasserbindung, Stabilisierung, Verdickung, Gelierung, Glättungsmittel, Aufschlagmittel oder Schaumbildner, Versteifung und Verfestigung, Filmbildung, Regulierung des Wasserhaushalts, Bindemittel, Verminderung des Nährwertes.
→ Furcelleran → Guar → Johannisbrotkernmehl → Karayagummi → Pektine → Tarakernmehl → Traganth → Xanthan

p-Hydroxybenzoesäure-Ester und deren Salze
PHB-Ester
Werden nur in geringem Umfang in Lebensmitteln verwendet, da sie geschmacklich nicht in allen Fällen befriedigen. → ADI-Wert: 0–10 mg/kg Körpergewicht/Tag.
→ Konservierungsstoffe

Hygiene
Sinnbegriff der Gesundheitslehre und -pflege. Sie ist vorbeugende Arbeit für die Gesunderhaltung der einzelnen Menschen und Völker. Sie ist bestrebt, körperliche Erkran-

kungen und alle geistigen, seelischen und sozialen Störungen fernzuhalten. Ihr Ziel ist es, über die Abwehr schädlicher Einflüsse hinaus den Menschen und die menschliche Gesundheit so widerstandsfähig wie möglich gegen die Entstehung körperlicher, geistiger und seelischer Erkrankungen und gegen die Erschütterungen der sozialen Struktur zu machen.
→ Lebensmittelhygiene

„Hygienismus" nach Dr. Shelton
Kostform, die den gleichzeitigen Genuß zum Beispiel von Früchten und Teigwaren, Früchten und Zukker verbietet. Fleisch und Fisch sind verboten. Milch- und Getreideverzehr werden eingeschränkt. Zu einer Mahlzeit soll nach Möglichkeit nur ein einziges Lebensmittel verzehrt werden, am besten roh. Diese Diät entbehrt jeder wissenschaftlichen Grundlage.

Hyperacidität
Absonderung von Magensaft mit übermäßig hohem Säuregehalt, meist gleichzeitig verbunden mit gesteigerter Magensaftsekretion. Symptome: Sodbrennen, saures Aufstoßen, Völlegefühl, krampfartige Oberbauchbeschwerden. Diätetische Maßnahmen: Sehr saure und stark säurelockende Lebensmittel (z.B. sehr süße Speisen, Alkohol, Kaffee, Gewürze) meiden. Günstig sind mehrere kleine Mahlzeiten über den Tag verteilt.

Hyperaktivität
→ Hyperkinetisches Syndrom

Hypercalcämie
Erhöhung des Blut-Calcium-Spiegels. Dabei kommt es zu krankhaften Calcium-Ablagerungen in verschiedenen Organen (z.B. Nierensteine).

Hypercholesterinämie
Erhöhung des → Serum-Cholesterinspiegels über 200 mg/dl. Gemäß Strategiepapier der Nationalen Cholesterin-Initiative bedürfen Cholesterinwerte über 180 mg/dl vor dem 30. Lebensjahr, über 200 mg/dl nach dem 30. Lebensjahr der ärztlichen Aufmerksamkeit. Ernährungsempfehlungen (Basisdiät): – Beseitigung von Übergewicht durch Kalorienreduktion und Sport; – Reduktion des Fettverzehrs auf weniger als 30 % der Gesamtkalorien; – Verminderung der gesättigten Fettsäuren auf weniger als 10 % der Nahrungsenergie; – Erhöhung des Anteils an einfach und mehrfach ungesättigten Fettsäuren; – Reduktion des Nahrungscholesterins auf weniger als 300 mg/Tag; – vermehrter Konsum von komplexen Kohlenhydraten, Obst, Gemüse und anderen ballaststoffreichen Lebensmitteln; – Einschränkung des Salz- und Alkoholkonsums. Spezifische Diät, wenn die Basisdiät nicht ausreichend wirkt: – 30 Energie-% als Fett; – 300 mg/Tag Cholesterin; – jeweils 10 Energie-% als gesättig-

te, einfach ungesättigte und mehrfach ungesättigte Fettsäuren.

Hyperglycämie
Vermehrung des → Blutzuckergehaltes. → Diabetes mellitus

Hyperkinetisches Syndrom
Hyperaktivität; minimale cerebrale Dysfunktion; Syndrom des Zappelphilipp
hyperactivity; hyperkinesis; learning diability; attention deficit disorder
Kombination von Verhaltensstörungen. Symptome sind Hyperaktivität, Aufmerksamkeitsstörungen, ungewöhnlich starke Impulsivität und Erregbarkeit, emotionale Störungen, dissoziales Verhalten, Lern- und Leistungsstörungen, manchmal Entwicklungsstörungen und neurologische Störungen. Die Patienten werden meist als Kleinkinder auffällig. Jungen sind vier- bis fünfmal häufiger betroffen als Mädchen. Eine wissenschaftliche Auseinandersetzung mit der Frage diätetischer Behandlungsmöglichkeiten für Kinder mit Aufmerksamkeits- und Leistungsstörungen und/oder motorischer Unruhe gibt es seit Jahrzehnten aufgrund von Annahmen zur Verhaltenspathogenese, die einander ähnlich sind, teils mit unterschiedlichen Begriffen das Gleiche meinen. Drei hypothetische Richtungen zur Erklärung hyperkinetischen Verhaltens bei Kindern und Jugendlichen sind erkennbar: 1. In Nahrungsmitteln enthaltene → Farbstoffe und andere artifizielle Zusätze (z.B. Salizylate) wirken toxisch. 2. Mit der Nahrung aufgenommene → Phosphate wirken toxisch. 3. Nahrungsmittel enthalten → Allergene, auf die eine allergische Reaktion in Form auffälligen Verhaltens folgt. Darüber hinaus werden folgende Ursachen genannt: gestörte Mutter-Kind-Beziehung, andere ungünstige psychosoziale Beziehungen, wie z.B. nur ein Elternteil vorhanden, überprotektives Verhalten der Eltern, geistige Erkrankungen in der Familie, körperliche und geistige Mißhandlung des Kindes, Gehirnschaden infolge einer perinatalen Asphyxie (Atemstörung oder Atemstillstand) oder eines späteren Schädel-Hirn-Traumas, Epilepsie, Antikonvulsiva (vor allem Barbiturate), Medikamente jeglicher Art, Schwermetallintoxikationen, vor allem chronische Bleivergiftung, Rauchen und/oder Alkoholmißbrauch und/oder Medikamentenkonsum während Schwangerschaft und Stillzeit, metabolische Erkrankungen, chromosomale Störungen, Einfluß der Gezeiten, Umwelteinflüsse.
Zu 1: Die von Feingold formulierte sogenannte Farbstoffhypothese hat in den 70er Jahren in den USA viel Aufsehen erregt und eine Reihe, z.T. großangelegter Untersuchungen nach sich gezogen, in denen eine Eliminationsdiät (Feingold-Diät) auf ihre Wirksamkeit methodisch zuverlässig überprüft

wurde. Das Ergebnis hat das nationale Beraterkommittee dahingehend zusammengefaßt, daß eine spezifische Wirksamkeit nicht nachgewiesen wurde, sich gleichwohl aber nützliche Plazeboeffekte hätten erkennen lassen. Zu 2: Die Phosphathypothese hat im wesentlichen in der Bundesrepublik Deutschland von sich reden gemacht. Sie leitet sich von den von Feingold geäußerten Vorstellungen her und erweitert diese. Sie fand ihre Ausformulierung durch Hafer in einer Schrift, in der die Begriffe minimale cerebrale Dysfunktion, Verhaltensstörungen, Kriminalität, Hyperkinese u. a. über eine angenommene gemeinsame konstitutionelle Grundlage willkürlich in Beziehung zueinander gebracht und aufgrund einer ebenso angenommenen individuellen Phosphatempfindlichkeit als Phosphatschäden erklärt werden. Die einzige bisher zur Phosphattheorie unabhängig durchgeführte kontrollierte Untersuchung konnte jedoch einen Zusammenhang zwischen Belastung mit Nahrungsmittelphosphat und hyperkinetischem Verhalten nicht herstellen. Zu 3: Die Theorie von Nahrungsmittelallergenen, die über allergische Reaktionen hyperkinetische Verhaltensstörungen bedingen, hat neuerdings Auftrieb erfahren, nachdem am Hospital for Sick Children in London in größerem Umfang Behandlungsversuche mit einer sogenannten oligoantigenen Diät bei Kindern mit verschiedenen Störungen (Migräne, hyperkinetisches Syndrom) unternommen wurden. Es handelt sich um kontrollierte Studien, die eine über den Plazeboeffekt hinausgehende Wirksamkeit eindeutig nachgewiesen haben. Hauptbestandteil der oligoantigenen Diät sind bestimmte Fleischsorten, Kohlenhydrate, Obst, Gemüse, Wasser, Calcium und Vitamine. Trotz Verhaltensbesserung blieben bei vielen der so behandelten Kinder erhebliche Verhaltensprobleme bestehen. Die Autoren konnten den Wirkungsmechanismus nicht aufklären, meinen aber, mittels Provokationstests einige Nahrungsmittelbestandteile als pathogen erkannt zu haben. Die Ergebnisse bedürfen, wie die Autoren selber fordern, der Replikation und der Spezifikation.

→ Phosphatreduzierte Kost

Hyperlipidämie

Hyperlipoproteinämie

Fettstoffwechselstörung, bei der eine oder mehrere → Lipoproteinfraktionen im Serum erhöht sind. → Risikofaktor für → Arteriosklerose, koronare Herzkrankheit, Herzinfarkt. Je nachdem welche Lipoproteinfraktion im Serum erhöht ist, unterscheidet man die Hyperlipoproteinämien Typ I–V oder A–E. Hyperlipoproteinämien Typ II a (erhöhter Blutcholesterinspiegel) und Typ IV (erhöhter Blutfettspiegel) sind die am häufigsten auftretenden Erkrankungen. Basisdiät bei

Hyperlipoproteinämien: bei Übergewicht hypokalorisch, 30 g Ballaststoffe pro Tag, 35 Energie-% als Fett, 10 Energie-% als gesättigte Fettsäuren. Wenn die Basisdiät nicht ausreichend wirkt: 30 Energie-% als Fett, 300 mg Cholesterin pro Tag, jeweils 10 Energie-% als gesättigte, einfach ungesättigte und mehrfach ungesättigte Fettsäuren. Wenn auch das noch unzureichend ist: 20 Energie-% als Fett, 150 mg Cholesterin pro Tag, 5 Energie-% gesättigte Fettsäuren.

Primäre Hyperlipoproteinämie Typ I: (familiäre, fettinduzierte Hypertriglyceridämie): Erbliche Fettstoffwechselstörung mit erhöhtem Chylomikronengehalt und erniedrigten LDL- und HDL-Werten im Serum. Maßnahmen: Verabreichung einer eiweißreichen, fettarmen, kalorisch angepaßten Kost. Senkung des Fettanteils auf etwa 15% der gesamten Kalorienzufuhr; bei Verwendung überwiegend mittelkettiger Triglyceride Fettanteil bis zu etwa 25% der Kalorien möglich. Kohlenhydratanteil in der Nahrung höchstens 50–55%.

Primäre Hyperlipoproteinämie Typ II: (familiäre Hypercholesterinämie): Erbliche Fettstoffwechselstörung mit erhöhter LDL-Fraktion im Serum. Unterteilung in Typ II a (Hypercholesterinämie ohne Hypertriglyceridämie) und Typ II b (Hypercholesterinämie mit Hypertriglyceridämie). Maßnahmen: Verabreichung einer kalorisch angepaßten, eiweißreichen, fettmodifizierten Kost mit niedrigem Cholesteringehalt (unter 300 mg pro Tag). Verwendung von Speisefetten mit mehrfach ungesättigten Fettsäuren. Bevorzugung von bestimmten Fischarten (Makrele, Hering, Lachs), die reich an Omega–3-Fettsäuren sind. Bei Übergewicht Reduktionskost.

Primäre Hyperlipoproteinämie Typ III: (familiäre Hypercholesterinämie mit Hypertriglyceridämie): Erbliche Fettstoffwechselstörung mit erhöhten Cholesterin- und Triglyceridwerten im Serum, hervorgerufen durch eine Veränderung im LDL-Charakter. Maßnahmen: Verabreichung einer kalorisch angepaßten, eiweißreichen, fettmodifizierten, kohlenhydratreduzierten Kost mit niedrigem Cholesteringehalt (unter 300 mg pro Tag). Verwendung von Speisefetten mit mehrfach ungesättigten Fettsäuren. Weitgehende Einschränkung der Verwendung von tierischen Fetten und von fettreichem Fleisch. Anteil der Kohlenhydrate nicht über 40% der Gesamtkalorien; Einschränkung der niedermolekularen Kohlenhydrate. Bei Übergewicht Reduktionskost.

Primäre Hyperlipoproteinämie Typ IV: (kohlenhydratinduzierbare endogene Hypertriglycerideridämie, familiäre Hyperprä-ß-Lipoproteinämie): Fettstoffwechselstörung mit Erhöhung des VLDL-Anteils im Serum. Maßnahmen: Verabreichung einer kalorisch angepaßten Kost; bei Übergewicht Reduktionskost. Kohlenhydratanteil in der

Nahrung maximal 40% der Gesamtkalorien; Einschränkung im Verbrauch niedermolekularer Kohlenhydrate. Fettanteil maximal 35% der Gesamtkalorien mit einem hohen Anteil an mehrfach ungesättigten Fettsäuren; Reduktion des Anteils an tierischem Fett.
Primäre Hyperlipoproteinämie Typ V: (kalorien- oder fett-kohlenhydratinduzierbare Hypertriglyceridämie, familiäre Hyperchylomikronämie): Fettstoffwechselstörung mit erhöhtem Gehalt an Chylomikronen und VLDL-Anteil im Serum. Maßnahmen: Bei Übergewicht Reduktionskost. Auch nach Erreichen des angestrebten Gewichts kohlenhydratreduzierte, fettmodifizierte, eiweißreiche Kost; die Fettzufuhr sollte auch Omega-3-Fettsäuren enthalten. Vorsicht mit Alkohol.
Sekundäre Hyperlipoproteinämie: Erhöhung des Lipoproteingehaltes im Serum als Begleiterscheinung anderer Erkrankungen (z.B. Diabetes, Pankreatitis, Fettsucht). Maßnahmen: Behandlung der Primärerkrankungen, ansonsten Kalorien-, Fett- oder Kohlenhydratreduktion; Alkoholverbot.
(Siehe Tabelle, Anhang S. 333.)

Hyperlipoproteinämie
→ Hyperlipidämie

Hyperoxalurie
Bedeutender Risikofaktor für Nierensteine (→ Harnsteine), führt jedoch nur bei einem Teil der Betroffenen zur Steinbildung. Das im Urin erscheinende Oxalat kann entstehen aus der Resorption von oxalathaltigen Speisen, durch Vitamin B_6-Mangel oder aus einem genetischen Defekt mit exzessiver Oxalatproduktion.

Hyperphage Reaktion
Eßsüchtiges Verhalten, das psychoanalytisch als neurotische Ersatzbefriedigung zu werten ist. Hyperphagie kommt bei Frauen häufiger als bei Männern vor. Die Tendenz, auf Streß mit Essen zu reagieren, ist meist in der Kindheit durch unangemessene Erziehungsstrategien erworben worden.

Hyperplasie
→ Adipositas

Hyperresponder
Personen, deren Serumcholesterinreaktion stetig stark auf Änderungen der Ernährung reagiert. Gegenteil: → Hyporesponder

Hypertonie
→ Bluthochdruck

Hypertrophie
→ Adipositas

Hyperuricämie
Erhöhte Harnsäurekonzentration im Blut. Beim gesunden Menschen liegt der Harnsäuregehalt im Serum: bei Männern $<7{,}3$ mg/100 ml, bei Frauen $<5{,}9$ mg/100 ml.
→ Gicht

Hypervitaminose
Zu reichliche Vitaminzufuhr, führt nur bei den → Vitaminen A und D zu physiologischen Schäden. Bei den wasserlöslichen Vitaminen kann keine H. auftreten, da diese nicht im Übermaß gespeichert werden können.

Hypocalcämie
Senkung des Blut-Calcium-Spiegels. Führt zu einer ungenügenden Verkalkung der Knochenmasse.
→ Osteomalazie → Rachitis

Hypoglycämie
Niedriger → Blutzuckerwert. Tritt bei schwerer körperlicher Belastung ohne ausreichende Nahrungszufuhr, im Hungerzustand und nach Insulin- und Antidiabetikagabe ohne angemessene Kohlenhydratzufuhr auf. Erste Symptome: Muskelzittern, Schweißausbruch, starkes Hungergefühl, in schweren Fällen tritt Bewußtlosigkeit (Koma) und Tod ein. Durch Zuckerzufuhr (1–2 Stück Würfelzucker) sofortige Beseitigung der ersten Symptome.

Hypophage Reaktion
Appetitminderung, z. B. ausgelöst durch überaktivierenden Streß (psychische Ursache) oder durch z. B. Erkrankungen der Verdauungsorgane (klinische Ursache).

Hyporesponder
Personen, deren Serumcholesterinreaktion wenig auf Änderung der Ernährung reagiert, Gegenteil: → Hyperresponder

Hypothyreose
Unterfunktion der → Schilddrüse bei extremem → Jodmangel. H. bedeutet auch eine Unterfunktion der Stoffwechselvorgänge im Körper, die auf die Schilddrüsenhormone angewiesen sind. Symptome: Verstopfung, ständiges Frieren, trockene Haut, struppige Haare, Konzentrationsschwäche, Lustlosigkeit, Gewichtszunahme trotz schlechten Appetits, Müdigkeit trotz ausreichenden Schlafs. Behandlung: Aufnahme der Schilddrüsenhormone in Form von Tabletten.

Hypovitaminose
Vitaminunterversorgung.
→ Vitamine

I

Idealgewicht
→ Körpergewicht

IE
→ Internationale Einheit

Ileum-Bypass
→ Adipositas

Imbalanz
Ungleichgewicht im Hinblick auf eine zu hohe oder zu niedrige Aufnahme bestimmter Nährstoffe im Vergleich zum Bedarf.
→ Aminosäuren-Imbalanz.

Immunität und Ernährung
Gegenseitige Abhängigkeit, da für die Bildung von Antikörpern eine ausreichende Eiweißversorgung notwendig ist. Chronischer Alkoholkonsum bzw. Drogenmißbrauch führt zu einer mangelhaften Funktion immunologischer Abwehrmechanismen. Eine erhöhte Infektionsanfälligkeit ist dadurch möglich.

INCAP
Proteingemisch aus Mais + Sorghum + Reis + Baumwollsamenmehl + Sesammehl + Hefe.

Ingwer
Getrocknetes, geschältes oder ungeschältes fleischiges, stärkereiches Rhizom einer Staude (Zingiber officinale Rosc.). In der Volksmedizin wurde I. als Carminativum, als Stomachicum bei sogenannter atonischer Dyspepsie sowie gegen Kopf- und Zahnschmerzen empfohlen und in Form des alkoholischen Auszuges als durchblutungsförderndes Einreibemittel verwendet. Nach neueren Mitteilungen soll I. streßbedingte gastrointestinale Störungen lindern und dem Erbrechen bei der sogenannten Reisekrankheit entgegenwirken. Den Gingerolen ist die blutverdünnende Eigenschaft des I. zuzuschreiben, da diese nachweislich die Thrombocytenaggregation hemmen. Gilt bei den Chinesen noch heute als Rheumamedizin. Verwendung in Gewürzmischungen, asiatischen Gerichten, Süßspeisen und Gebäck.

Inhaltsstoffe
Können → Nährstoffe und weitere Bestandteile wie Gerbstoffe, Bitterstoffe, etherische Öle sein.

Innereien
Zu den eßbaren I. gehören: Zunge, Lunge, Leber, Herz, Hirn, Bries, Nieren, Milz, Euter, Magen. I. liefern wichtige Nähr- und Wirkstoffe. Der Gehalt an unerwünschten → Schwermetallen, z.B. → Blei- und → Cadmium, ist in Innereien von Schlachttieren und Wild wesentlich höher als in Muskelfleisch. → Quecksilber findet sich vermehrt in Schweineleber von älteren Tieren. Das Bundesgesundheitsamt hat daher empfohlen, Nieren vom Rind (ausgenommen Kalb) und vom Schwein nur gelegentlich, Nieren und Leber von Pferden und Feldhasen gar nicht mehr zu verzehren.

Innere Qualität
Summe aller aus dem äußeren Erscheinungsbild von Lebensmitteln nicht ableitbarer Eigenschaften, also vor allem der Geschmack, der ernährungsphysiologische Wert und – im weiteren Sinne – auch die Konsistenz.

Inosit
Myo-Inosit
Sechsfacher cyclischer Alkohol, der in nahezu allen Geweben vorkommt. Pflanzen enthalten den

Hexaphosphorsäureester des Myo-Inosit (→ Phytinsäure). Die Inositaufnahme des Menschen wird auf etwa 1 g/Tag geschätzt. Inositmangelzustände sind beim Menschen noch nie beobachtet worden. Der Abbau verläuft über Glucuronsäure und den Pentose-Phosphat-Cyclus. Myo-Inosit ist ein essentieller Nahrungsbestandteil, der konventionellerweise noch zu den → Vitaminen der B-Gruppe gerechnet wird.

Insektizide

→ Pflanzenschutzmittel zur Bekämpfung von Insekten

Instantprodukte

Trockenprodukte, die – mit kalter oder warmer Flüssigkeit angerührt – sofort verzehrfertige Getränke oder Speisen ergeben.

Instinktologie

Instinktotherapie

Diese Methode baut auf einer reinen Rohkosternährung auf, die nur „nach Instinkt" eingenommen werden soll. Man geht davon aus, daß die Menschen, genau wie die Tiere, einen unfehlbaren Ernährungsinstinkt haben, der dabei hilft, die Lebensmittel nach den jeweiligen körperlichen Bedürfnissen auszuwählen und damit Krankheiten vorzubeugen oder gar zu heilen, wobei dieser Instinkt aber nur bei naturbelassener Nahrung funktionieren soll.

Insulin

→ Hormon, das den Blutzuckerspiegel absenkt. Es wird in den Beta-Zellen der Langerhans'schen Inseln gebildet, die etwa 1–2% der Bauchspeicheldrüse ausmachen. In erster Linie wird die Insulinfreisetzung aus den Beta-Zellen durch den → Blutzuckergehalt geregelt. Nach einer kohlenhydratreichen Mahlzeit steigt der Blutzuckerspiegel an, wobei zur Regulierung eine entsprechende Menge I. ans Blut direkt abgegeben wird, und der Blutzuckerspiegel sich nach 2–3 Stunden wieder normalisiert. Die Menge, die täglich freigesetzt wird, beträgt ca. 2 mg = 40 I. E. Wirkung von Insulin: – Beschleunigung des Transports der Blutglucose in Muskel und Gewebe; – Förderung des Glycogenaufbaus aus Glucose in Muskel und Leber; – Förderung des Eiweißaufbaus; – fördernde Wirkung auf die Fettbildung aus Fettsäuren im Fettgewebe; – hemmende Wirkung auf Fettsäuretransport vom Fettgewebe zur Leber. Beim → Diabetes ist dieser Mechanismus gestört.

→ Enteroglucagon → Fettstoffwechsel → Glucagon

Integrierter Pflanzenschutz

Kombination von Verfahren, bei denen unter vorrangiger Berücksichtigung biologischer, biotechnischer, pflanzenzüchterischer sowie anbau- und kulturtechnischer Maßnahmen die Anwendung chemischer Pflanzenschutzmittel auf das notwendige Maß beschränkt wird.

Intensivkost

→ Schnitzer-Intensivkost

Intermediärstoffwechsel

Zwischenstoffwechsel, der die Gesamtheit aller chemischen Umsetzungen, die sich in Zellen und Zellenverbänden vollziehen, umfaßt. Die chemischen Umsetzungen werden von → Hormonen gesteuert und durch → Enzyme katalysiert. Die Aufgaben des I. können in folgende große Bereiche unterteilt werden: - Gewinnung von Energie; - Neubildung von Körpersubstanzen; - Abbau der Bau- und Betriebsstoffe der Zellen; - spezielle Syntheseprodukte (z.B. Aufbau von Hormonen, Verdauungsenzymen); - Entgiftung.

Internationale Einheit

Abkürzung: I. E.; standardisierte Menge von biologisch aktiven Substanzen, z.B. von → Vitaminen, → Hormonen, → Enzymen. Sie beruht auf dem Vergleich der Wirksamkeit eines Standardpräparates mit der Wirkung der geprüften Probe unter genau festgelegten Bedingungen. Heute ist die mit vielen Ungenauigkeiten behaftete Maßeinheit I. E. meist durch direkte Angaben von Mengeneinheiten für bestimmte Vitamine ersetzt. Demnach entspricht 1 I. E. Vitamin A = 0,3 mg Retinol = 0,344 mg Retinylacetat = 0,6 mg Beta-Carotin = 1,2 mg andere Provitamin A-Carotinoide. 1 I. E. Vitamin D = 0,025 mg Cholecalciferol, 1 I. E. Vitamin E = 1 mg D, L, α-Tocopherylacetat.

Intoleranzreaktionen

Nahrungsmittelintoleranzen
Können durch Lebensmittel oder deren Bestandteile ausgelöst werden. Sie unterscheiden sich von → Allergien insofern, als hier eine primäre Antikörperbildung bei den betroffenen Menschen nicht notwendig ist. Sie ähneln aber allergischen Reaktionen, da die gleichen Organsysteme betroffen sein können. Die klinischen Erkrankungen sind mit allergischen Reaktionen vergleichbar (z.B. Husten, Atemnot, Nesselfieber). Der Unterschied besteht darin, daß I. mehr dosisabhängig sind als die allergischen Reaktionen, die bei entsprechend hochgradiger Sensibilisierung durch geringste Mengen bereits ausgelöst werden können.
→ Pseudoallergie

Intrinsic Factor

Glycoproteid, das von der Magenschleimhaut gebildet wird und → Vitamin B_{12} bindet.
→ Avitaminose

Inulin

Polymerisat der → Fructose, ist der typische Speicherstoff der Korbblütler (Compositae) und findet sich in allen Pflanzenteilen, besonders in Wurzeln und Knollen. Enthalten z.B. in Zichorie (Cichorium intybus L. var. sativum DC.), Schwarzwurzel (Scorzonera hispanica L.), Alant (Inula helenium L.) und Topinambur (Helianthus tuberosus L.). Für Diabetiker geeignet. Aufnahme größerer Mengen an I. verursacht Meteorismus (Blähungen) und enteritische Symptome.

Iod
→ Jod

Invertzucker
Durch Kochen mit verdünnten Säuren entsteht aus der rechtsdrehenden → Saccharose ein Gemisch, das zu gleichen Teilen aus → Glucose und → Fructose besteht und die Schwingungsebene des polarisierten Lichtes nach links dreht. I. kommt in → Honig und in → Invertzuckercreme vor.

Invertzuckercreme
Neue Bezeichnung für „Kunsthonig". I. ist ein aus überwiegend → Invertzucker mit oder ohne Verwendung von Glucosesirup und anderen Stärkezuckerungserzeugnissen, mit oder ohne Honig hergestelltes, aromatisiertes, meist künstlich gefärbtes, in Aussehen, Geruch und Geschmack dem Honig ähnliches Erzeugnis.

Irritables Kolon
Reizkolon, spastisches Kolon
Funktionelle, motorische und sekretorische Störungen des Dickdarms. Ursache sind zentralnervöse und neuromuskuläre Fehlsteuerungen durch psychische Belastungen oder nach gastrointestinalen Infektionen. Vielfältige abdominelle Beschwerden; Wechsel von harten und durchfälligen Stühlen; Schleimbeimengungen im Stuhl. Ernährungsmaßnahmen: – Nahrungsmittel ausklammern, die unverträglich sind; – Erhöhung des Ballaststoffanteils; – bei stärkerer Neigung zu Meteorismus weitgehender Verzicht auf blähende Nahrungsmittel.

Isodynamiegesetz
Nährstoffe können sich gegenseitig entsprechend ihrem Energiegehalt vertreten (nach Rubner). Als „isodynamische Mengen" wären anzusehen: 1 g Fett = 2,27 g Kohlenhydrate = 2,27 g Eiweiß, 1 g Kohlenhydrate = 1 g Eiweiß = 0,44 g Fett. I. ist sowohl aus stofflichen wie auch aus energetischen Gründen überholt, z. B. können → essentielle Aminosäuren im tierischen Organismus nicht synthetisiert werden, ein isokalorischer Ersatz von Eiweiß durch Fette oder Kohlenhydrate ist also unmöglich. Kohlenhydrate lassen sich nur sehr begrenzt durch Fette ersetzen. Fette können durch Kohlenhydrate in größerem Ausmaß ersetzt werden. Neue Definition (nach Bässler/Fekl/Lang): Die Nährstoffe können sich als Energielieferanten ersetzen im Verhältnis zu dem Ausmaß, in dem ihre oxidativen Abbau-Schritte über ATP mit energieverbrauchenden Prozessen gekoppelt sind.

Isoleucin
→ Essentielle Aminosäure mit verzweigten Kohlenstoffketten, die vom Organismus nicht synthetisiert werden kann. Besonders reichlich im Maisprotein enthalten. Bitterer Eigengeschmack.

Isomalt
→ Zuckeraustauschstoff. Ausgangsmaterial ist → Saccharose, die fermentativ in Isomaltulose umgewandelt wird. Hydrierung dieses Zuckers führt zu einem Gemisch aus Glucopyranosidomannit und Glucopyranosidoglucit. → Süßkraft halb so groß wie von Saccharose. Warenzeichen Palatinit. Höhere Dosen können abführend wirken.

Isotonische Getränke
Haben die gleiche Konzentration gelöster Salze wie das menschliche Blut und sollen daher die Verluste, z.B. bei sporttreibenden oder körperlich arbeitenden Menschen, besonders schnell ausgleichen. Dieser Effekt kann durch verdünnte Fruchtsäfte, z.B. Mineralwasser und Apfelsaft im Verhältnis 1:2 oder 1:3 gemischt, oder durch leicht gesalzenen Tee oder entfettete Fleisch- oder Gemüsebrühe auch erreicht werden.

Itai-Itai-Krankheit
Beobachtet erstmalig in Japan. Ursache ist eine Vergiftung des Körpers mit → Cadmium. Symptome: Zahnausfall, Rippenschmerzen, Schmerzen in der Wirbelsäule und der Hüftgegend, Schrumpfung des Skeletts bis zu 30 cm, Nierenbeschwerden, die zum Tode führen.

J

Jarvis, Kost nach
Diätetische Empfehlung bei → Rheuma. Ausgesprochen säurereiche Kost bei einer mäßigen bis geringen Eiweißzufuhr. Ernährungsempfehlung ist wissenschaftlich bisher nicht gesichert.

Jod
Iod; chem. Symbol J
Im menschlichen Körper sind ca. 10–20 mg Jod enthalten, davon 8–15 mg in der → Schilddrüse als Bestandteil der → Hormone Tetrajodthyronin und Trijodthyronin. Die Schilddrüsenhormone regulieren wichtige Stoffwechselvorgänge. Bei Jodmangel kommt es zu einer Vergrößerung der Schilddrüse, zum → endemischen Kropf (Struma) und zum endemischen Kretinismus. Zu diesen Erscheinungen können strumigene Stoffe, vor allem pflanzlicher Herkunft (→ Goitrogene, z.B aus Kohlarten) beitragen. Die wünschenswerte Jodzufuhr von Jugendlichen und Erwachsenen beträgt 180–200 µg Jod/Tag (s. Tabelle, Anhang S. 334). In Jodmangelgebieten, wie der Bundesrepublik Deutschland, vor allem aber im süddeutschen Raum, ist es schwierig, diese Empfehlun-

gen mit der üblichen Kost zu realisieren. Durchschnittlich enthält unsere Kost nur etwa 50–70 μg Jod/Tag. Der Jodgehalt von Lebensmitteln pflanzlicher und tierischer Herkunft hängt vor allem vom Jodgehalt des Bodens der betreffenden Anbaugebiete ab. Dadurch sind große Gehaltsschwankungen bedingt. Milch und Eier werden bei entsprechender Fütterung der betreffenden Tiere ebenfalls jodreicher. Lebensmittel mit einem hohen Jodgehalt sind vor allem Seefische, wie z. B. Schellfisch (320 μg Jod/100 g), Seelachs (260 μg Jod/100 g), Bückling (130 μg Jod/100 g) und Kabeljau (100 μg Jod/100 g) sowie andere Meeresprodukte. Empfehlenswert ist der Verzehr von mindestens zwei Portionen Seefisch zu je 150 g/Woche. Unbedingt erforderlich erscheint zudem die Verwendung von jodiertem Speisesalz. „Jodsalz" enthält 15–25 mg Jod/kg Salz. Durch den Verbrauch von etwa 5 g Jodsalz/Tag könnten also ca. 100 μg Jod aufgenommen werden. Neuere Untersuchungen zeigen allerdings, daß die meisten Menschen weniger als 5 g Jodsalz täglich im Haushalt verbrauchen. Sogenannte „Reformsalze" und „Meersalze" enthalten nur eine unzureichende Jodmenge, wenn Jodat nicht zugesetzt wird.

Jod-131

chem. Symbol ^{131}J

→ Radionuklid. Kurze → Halbwertszeit von 8 Tagen. Elektive Speicherung in der → Schilddrüse.

Jodsalz

99 % Kochsalz mit 1,5–2,5 mg Jodzusatz/100 g. Mit J. kann Jodmangel verhütet und behandelt werden.
→ Jod

Jodzahl

Gibt an, wieviel g Jod von 100 g eines bestimmten Fettes chemisch gebunden werden. Je höher die Jodzahl ist, desto höher ist der Gehalt an → ungesättigten Fettsäuren. J. sagt nichts aus über den Gehalt an → essentiellen Fettsäuren. Die praktische Bedeutung ist deshalb gering.

Joghurt

Sauermilchprodukt mit rechtsdrehender und linksdrehender → Milchsäure.

Johannisbrotkernmehl

Wird durch Mahlen der Leguminosenfrucht des Johannisbrotbaumes (Ceratonia siliqua L.) gewonnen.
→ Hydrokolloide

Joule

Abkürzung: J; international gebräuchliche Maßeinheit für Energie im Bereich der Ernährung und Medizin seit 1978 ist das Joule (J) bzw. das Kilojoule (kJ) = 1000 Joule. 1 Megajoule (MJ) = 10^6 Joule = 239 kcal. Bisher galt als Maßeinheit für Energie die → Kalorie bzw. die Kilokalorie (kcal). 1 Joule entspricht z.B. der Wärmeabgabe, wenn ein Strom von 1 Ampère über eine Sekunde gegen einen Widerstand von 1 Ohm fließt bzw. der Energie, die nötig ist, um 1 kg durch 1 Newton 1 m/Sekunde zu bewegen: $J = kg \times m^2 \times sec^{-2}$, entspricht einer Wattsekunde. 1 kJ = 0,239 kcal bzw. 1 kcal = 4,184 kJ. Für Überschlagsrechnungen kann man vereinfacht rechnen: 1 kJ = 0,24 kcal, 1 kcal = 4,2 kJ. Schließlich gibt eine ganz grobe Orientierung die Multiplikation bzw. Division mit 4.

Jugendliche, Ernährung

Energiebedarf: Maximum erreichen Mädchen mit 14–15 Jahren (10 000 kJ/Tag), Jungen mit 15–18 Jahren (12 500 kJ/Tag). Eiweißbedarf: 0,9 g Eiweiß pro kg Körpergewicht, die Hälfte in Form von tierischem Eiweiß. Fettbedarf: 30–35 % der Gesamtenergiemenge, 10 g essentielle Fettsäuren/Tag. Kohlenhydratbedarf: 55–60 % der Gesamtenergiemenge. Regeln für die Nahrungsaufnahme: – Jugendliche sollten regelmäßig nicht zu umfangreiche Mahlzeiten zu sich nehmen. Das Frühstück sollte eine Hauptmahlzeit bilden. 40 % der Gesamtenergiemenge sollten im Mittagessen enthalten sein. Das Abendbrot sollte leicht verdaulich sein und etwa zwei Stunden vor dem Schlafengehen eingenommen werden. Neben dem Nährwert der Speisen ist auch deren Sättigungswert und deren Verdaulichkeit zu beachten. – Die Zwischenmahlzeiten sollten vitaminreich und mineralstoffreich sein. Für Jugendliche sind die Zwischenmahlzeiten morgens und nachmittags von gleicher Bedeutung wie die Hauptmahlzeiten, sie steigern die Leistungsfähigkeit. Sie sollten außerdem nicht nur den Hunger stillen, sondern vor allem die Nährstoffe enthalten, die in den anderen Mahlzeiten in ungenügender Menge vorhanden waren. – Die späteren Ernährungsgewohnheiten werden oft schon im Kindesalter anerzogen. Beispiele: Maßloses Essen, Vorliebe für Süßes. – Die Kost muß verhältnismäßig energiereich sein. Bis zum 14. Lebensjahr steigt der Energiebedarf. – Die Kost muß eiweißreich sein. Für das Wachstum – Neuaufbau von Körpereiweiß – wird zusätzlich Eiweiß benötigt. 50 % des Eiweißes sollte tierischer Herkunft sein. Geeignete Lebensmittel: Fleisch und fettarme Fleischwaren, Fisch, Milch und -produkte. – Die Kost sollte mineralstoff- und vitaminreich sein. Aufgrund der verfeinerten Kost ist die Mineralstoff- und Vitaminversorgung oft nicht gesichert. Folgende Lebensmittel sollten im Kostplan berücksichtigt werden: • ausreichend Obst und Gemüse, • täglich ein halber Liter Milch, • Vollkornprodukte. – Die Kost sollte nicht zu viele leichtverdauliche Kohlenhydrate und zuviel Fett enthalten. Lebensmittel wie Süßigkeiten, Kuchen und Pommes frites enthalten hauptsächlich leichtverdauliche Kohlenhydrate und Fett. Bei einer solchen einseitigen Ernährung werden oft zu wenig Eiweiß, Vitamine, Mineralstoffe und Ballaststoffe aufgenommen. Süßigkeiten vor dem Essen verringern außerdem den Appetit bei der eigentlichen Mahlzeit. – Der Flüssigkeitsbedarf ist verhältnismäßig hoch. Bei der Auswahl der Getränke ist darauf zu achten, daß nicht zu viele Kohlenhydrate in Form von Zucker aufgenommen werden. Süße Fruchtsaftgetränke sind ungeeignet, da sie zu Übergewicht führen können.

Junk Food
= „Abfallessen". Anderer Begriff für → Fast Food.

K

Kachexie
= Auszehrung. Der körperliche Zustand völliger Abmagerung und Entkräftung im chronischen Hungerzustand. Ursachen: fehlendes oder unzureichendes Nahrungsangebot, Unmöglichkeit der Nahrungsaufnahme, ungenügende Ausnutzung der Nahrung, Nahrungsverweigerung. Maßnahmen: – bei hochgradiger K. vorübergehend parenterale Ernährung; – bei weniger stark ausgeprägter K. Verabreichung einer bedarfsdeckenden Flüssigkost, bei eingeschränkter Verdauungsleistung oral oder per Sonde verabreicht; – allmählicher Übergang auf eine hochkalorische, leicht aufschließbare Kost mit hohem Eiweißgehalt.

Kaffee
Samen der Kaffeepflanzen (Coffea arabica L., Coffea robusta L. und Coffea liberica Bull.). Wichtigster Inhaltsstoff ist das → Coffein. Röstkaffee enthält 1,2–1,4 % Coffein, entcoffeinierter Röstkaffee: höchstens 0,1 % Coffein, Kaffee-Extrakt: 2,5–5,4 % Coffein, entcoffeinierter Kaffee-Extrakt: höchstens 0,3 % Coffein. In der Regel bewirkt der Konsum von Kaffee keine Gesundheitsschäden. Lediglich ein geringer Anstieg des Cholesterinspiegels konnte in einigen wissenschaftlichen Untersuchungen festgestellt werden. Dies trifft insbesondere für einen durch Aufkochen des Kaffeepulvers hergestellten Kaffee, weniger für Filterkaffee, zu. Es gibt eine Reihe von Erkrankungen (z. B. Magen- und Zwölffingerdarmgeschwüre, Herzrhythmusstörungen, → Hyperthyreose), bei denen auf das Trinken von Kaffee verzichtet werden sollte. Einige Wissenschaftler raten, wie auch bei anderen Genußmitteln, zu einem mäßigen Konsum von Kaffee: Mehr als drei Tassen Kaffee pro Tag sind nicht empfehlenswert.
→ Genußmittel

Kakao
Wird aus dem Samen des Kakaobaumes (Theobroma cacao L.) ge-

wonnen. Diese werden fermentiert, getrocknet und geröstet. Kakaobohnen enthalten neben den Gerbstoffen etwa 55% Fett, etwa 1,5% → Theobromin und 0,1% → Coffein. Zur Kakaoherstellung wird die Kakaomasse entölt, d.h. teilweise von Kakaobutter befreit. Stark entöltes Kakaopulver enthält noch mindestens 10%, schwach entöltes mindestens 20% Kakaobutter. Kakao, mit Milch oder Sahne zubereitet, hat einen hohen Energiegehalt.

Kalbfleisch
Mageres, eiweißreiches Fleisch, das schlachtfrisch verbraucht wird. Da helles Kalbfleisch bevorzugt wurde, wurden mit eisenarmem Futter blutarme Kälber gezüchtet, deren Fleisch hell blieb, weil der eisenhaltige rote Farbstoff (Myoglobin) nicht gebildet werden konnte. Nunmehr schreibt die Futtermittelverordnung einen Mindestgehalt an Eisen in Kälberfutter vor.

Kalium
chem. Symbol K
Kaliumionen kommen vorwiegend intrazellulär vor. K. wird außer für die Aufrechterhaltung und Regulierung des osmotischen Druckes in der Zelle (Gegenspieler von → Natrium) für die normale Erregbarkeit von Muskeln und Nerven benötigt. Es dient weiterhin der Aktivierung von Enzymsystemen. Der Körperbestand beträgt beim erwachsenen Mann 146 g (3734 mmol) Kalium, bei der erwachsenen Frau 100 g (2558 mmol) Kalium. Da fast alle pflanzlichen Lebensmittel (Bananen, Kartoffeln, Trockenobst, Spinat, Champignons) K. enthalten, kann die empfehlenswerte Zufuhr von 3–4 g pro Tag für Erwachsene problemlos erreicht werden. Der Bedarf ist bei schweren Durchfällen oder Erbrechen erhöht. Auch Abführmittel und Diuretika können zu Kaliumverlusten führen. Zu hohen Kaliumverlusten kommt es durch Übergang des K. in das Kochwasser. Der geschätzte tägliche Mindestbedarf für Jugendliche über 15 Jahre und für Erwachsene beträgt 2000 mg Kalium. 1 mmol Kalium entspricht 39,1 mg. Mangelerscheinungen: Aufgrund von schweren Durchfällen und Erbrechen können erhebliche Kaliumverluste auftreten, die durch eine erhöhte Zufuhr ausgeglichen werden sollten. Ferner kann es zu Störungen des Kaliumhaushalts durch vermehrte Ausschüttung der Nebennierenhormone kommen. Kaliummangel führt zu allgemeiner Schwäche, Übelkeit, Muskelschwäche und Störungen der Herzfunktionen. Kaliumlieferanten sind Obst, Gemüse, Kartoffeln.
→ Mineralstoffe

Kalorie
Calorie
Abkürzung: kcal
1 kcal ist die Wärmemenge, die nötig ist, um einen Liter Wasser um 1 °C (von 14,5 auf 15,5 °C) zu erwärmen. Maßeinheit für die Energie

der Lebensmittel. Die international gebräuchliche Maßeinheit für Energie im Bereich der Ernährung ist seit 1978 das → Joule bzw. das Kilojoule (kJ) = 1000 Joule. Eine Kilokalorie (kcal) = 4,184 Kilojoule (kJ).

Kalorienarme Kost
→ Reduktionskost

Kalorienbedarf
→ Energiebedarf

Kalorienfaktor
Berechnung des täglichen → Energiebedarfs: → Idealgewicht × Kalorienfaktor.
Beträgt für – leichte körperliche Arbeit (z. B. Lehrer, Verwaltungsangestellter, Bankkaufmann) 30, – für mittelschwere Arbeit (z.B. Schreiner, Gärtner) 40–und für Schwerstarbeiter (z.B. Straßenbauer, Maurer) 45.

Kalorien-Nährstoff-Verhältnis
Empfohlener Nährstoffbedarf bestimmter Personengruppen mit mittlerem Körpergewicht pro 1000 Kalorien.
→ Nährstoffdichte

Kalorimeterbombe
Besteht aus einem Stahlzylinder, der mit Sauerstoff gefüllt und von einem wärmeisolierten Wasserbad umgeben ist. Zur Energiemessung wird eine Nährstoffprobe in den Stahlzylinder gebracht und mittels elektrischer Zündung vollständig verbrannt. Durch die bei der Verbrennung freiwerdende Energie steigt die Temperatur des Wasserbades. Aufgrund dieser Veränderungen kann die freigewordene Energiemenge berechnet werden, die als physikalische Energiemenge bezeichnet wird. Physikalischer Brennwert der Grundnährstoffe: 1 g Kohlenhydrate: 17,2 kJ, 1 g Fette: 38,9 kJ, 1 g Eiweißstoffe: 23,4 kJ.

Kalorimetrie
Wärmemessung zur Ermittlung des Energieverbrauchs. Unterschieden werden die direkte und indirekte K. Bei der direkten K. ist die Versuchsperson in einem isolierten abgeschlossenen Raum untergebracht. Die vom Körper an die Umgebung abgegebene Wärmeenergie, die zur Erhöhung der Umgebungstemperatur führt, wird mit Hilfe eines Wassersystems gemessen. Man bestimmt den Sauerstoffverbrauch der Atmung und die Abgabe von Wasser und Kohlendioxid. Nicht abgebaute oder nicht vollständig umgesetzte Nährstoffe werden durch Analyse von Kot und Urin erfaßt. Diese Methode liefert genaue Ergebnisse, erfordert jedoch einen erheblichen Aufwand. Die indirekte K. ist dagegen mit viel geringerem Zubehör durchführbar. Man macht sich hierbei die Tatsache zunutze, daß bei der Oxidation von Kohlenhydraten und Fetten nur Kohlendioxid und Wasser als Abbauprodukte entstehen und beim

Proteinabbau noch Harnstoff gebildet wird. Nach Bestimmungen des Sauerstoffs, des Kohlendioxids und des Urinharnstoffes kann die während des Versuchs umgesetzte Nährstoffmenge und der dazugehörige Energiebedarf berechnet werden.

Kaltpressung
Verfahren zur Gewinnung von Fetten bzw. Ölen aus fettreichen Pflanzenteilen. Die fettreichen Samen oder Früchte werden gereinigt und zerkleinert, anschließend werden sie in Schneckenpressen gegeben, die einen hohen Druck ausüben und dadurch die Samen oder Früchte etwas erwärmen (38–40 °C). Bei diesen Temperaturen werden die pflanzlichen Fette flüssig und können leichter aus den Zellen gepreßt werden. Das gewonnene Öl ist reich an fettlöslichen Vitaminen und → essentiellen Fettsäuren. Aufgrund dieser Zusammensetzung werden diese Öle jedoch auch relativ rasch ranzig. Das Kaltpreßverfahren setzt eine besonders sorgfältige Auswahl der Rohware voraus, da durch das Filtern eventuell vorhandene Schadstoffrückstände nicht völlig entfernt werden.
→ Raffination

Kalzium
→ Calcium

Kanzerogene
→ Cancerogene

Karamel
→ Caramel

Karayagummi
Getrocknetes Exsudat aus der Rinde des im tropischen Asien vorkommenden Baumes Sterculia urens.
→ Hydrokolloide

Karell'sche Milchdiät
Streng kochsalzarme Diät (0,17 g Natrium pro Tag). Diätplan: 1 l streng natriumarme Diätmilch in trinkfertiger Lösung in 4–5 Portionen über den Tag verteilt reichen.
→ Natriumarme Kost

Karies
Caries
Entsteht, wenn neben den Bakterien in der Mundhöhle Kohlenhydrate vorhanden sind und wenn Reste von Kohlenhydraten auf der Zahnoberfläche haften. Es ist wissenschaftlich erwiesen, daß zwischen der Häufigkeit des Zuckerverzehrs und dem Kariesbefall ein Zusammenhang besteht. Lebensmittel, die etwa 15 bis 20 % und mehr an Zucker enthalten, sind als kariesbildend (kariogen) anzusehen. Auch ihre Beschaffenheit, also ob sie klebrig, mehlig, dickflüssig sind, ist wichtig, weil das die Verweildauer im Mund beeinflußt. Lebensmittel, wie Früchte (ausgenommen Bananen) und Gemüse, haben in der Regel keine oder nur geringe kariesbildende Eigenschaften. Dies ist auf ihren niedri-

gen Kohlenhydratgehalt und auf ihre faserige Beschaffenheit zurückzuführen. Zuckerhaltige Lebensmittel zwischen den Mahlzeiten verzehrt, wirken wesentlich stärker kariesbildend, als wenn die gleiche Menge zu den Mahlzeiten aufgenommen wird und nach dem Essen die Zähne geputzt werden. Zur Verhütung von Karies ist zu empfehlen: Wenig Süßigkeiten, Honig, Marmelade, Gebäck essen. Süßigkeiten nicht zwischen den Mahlzeiten verzehren, ohne anschließend sofort die Zähne gründlich zu reinigen. Zuckerfreie Süßigkeiten bevorzugen, z. B. Kaugummis und Bonbons mit Xylit. Bei Zwischenmahlzeiten auf süßen Brotaufstrich oder Belag verzichten. Regelmäßige, gründliche Zahnreinigung nach jeder Hauptmahlzeit und nach jeder süßen Zwischenmahlzeit.
→ Ernährungsabhängige Krankheiten → Fluorid → Trinkwasserfluoridierung

kariogen
kariesbildend; kariesfördernd
→ Karies

Kartoffel-Ei-Diät
Streng eiweißarme Diät bei chronischer Niereninsuffizienz. Von Kluthe eingeführte Behandlung bei Nierenkrankheiten. Der minimale Proteinbedarf eines Menschen beträgt 0,34 g/kg Körpergewicht bei einer Kombination von 65% Kartoffeleiweiß + 35% Eiereiweiß. (Verhältnis 3 : 2; z. B. 6 g Kartoffeleiweiß entspricht 300 g Kartoffeln, 4 g Eiereiweiß entspricht 30 g Ei).

Kartoffelkur
Rosenfeld'sche Kartoffelkur, Kartoffeldiät
Ballaststoffreiche und sättigende Kost, es werden Kartoffelgerichte mit einem Energiegehalt von ca 1000 kcal (4200 kJ) pro Tag verzehrt. Neben Kartoffeln sind kleine Mengen Gemüse, Obst, Salate und Kräuter erlaubt. Für die Zubereitung können Magermilch, Ei und einige Vollkornprodukte sparsam verwendet werden.

Kartoffeln
Knollen von Solanum tuberosum L. Enthalten hochwertiges Eiweiß, das durch den gleichzeitigen Verzehr von Milch-, Ei-, Fleisch- oder Fischeiweiß noch aufgewertet wird. Sie sind reich an Kohlenhydraten in Form von Stärke, reich an Vitamin C, B_1, B_2 und → Niacin, reich an → Kalium, enthalten beachtliche Mengen an → Eisen und → Magnesium und → Ballaststoffen. Kartoffelstärke ist roh unverdaulich und muß durch Erhitzen aufgeschlossen werden. Pellkartoffeln sind höherwertig als Schälkartoffeln. Fett kommt in K. kaum vor, jedoch z.T. reichlich in Kartoffelerzeugnissen, z. B. Pommes frites, Chips, Sticks.

Karzinogene
→ Carcinogene

Käse
Nach der Käseverordnung vom 14. April 1986 in der jeweils geltenen Fassung sind Käse frische oder in verschiedenen Graden der Reife befindliche Erzeugnisse, die aus dickgelegter Käsereimilch hergestellt sind. Als Käse gelten auch die aus Molke durch Wasserentzug hergestellten Molkenkäse und Erzeugnisse, die aus Sauermilchquark hergestellt sind. K. ist reich an hochwertigem Eiweiß, Vollfettkäse enthalten versteckte Fette. K. enthalten wenig Kohlenhydrate, reichlich Calcium und Phosphor, aber kaum Eisen. Der Vitamingehalt hängt u.a. von der Herstellungsart und vom Fettgehalt ab. Je höher der Fettgehalt ist, um so höher ist auch der Gehalt an fettlöslichen Vitaminen. K. ist arm an wasserlöslichen Vitaminen.
→ Fett i. Tr.

Katabolismus
Zusammenfassende Bezeichnung für alle Abbauprozesse im Stoffwechsel.

Katal
→ Enzymaktivität

Katalysatoren
Stoffe, die eine chemische Reaktion beschleunigen, ohne sich selbst dabei zu verändern, z.B. → Enzyme.

Kauvorgang
Verdauungsphysiologisch wichtiger Vorgang zur Zerkleinerung und Einspeichelung der Nahrung, der willkürlich und reflektorisch beeinflußt wird.

kcal
Abkürzung für Kilokalorie.
→ Kalorie

Kefir
Ist ein ursprünglich aus dem Kaukasus stammendes Sauermilchgetränk. Es schmeckt säuerlich aromatisch, moussiert leicht und kann im Gegensatz zu anderen Sauermilchgetränken 0,1– 0,6% Alkohol enthalten. Durch seine leichte Verdaulichkeit, seine die Darmtätigkeit anregende Wirkung und den hohen Gehalt an B-Vitaminen nimmt K. einen beachtenswerten Stellenwert in der Ernährung ein; zudem soll er appetitanregend wirken.

Keimling
Macht etwa 3% des Getreidekorns aus. Reich an Fetten, Eiweißstoffen, Mineralstoffen und Vitaminen. Vor der Mehlbereitung wird der K. meistens entfernt, um eine längere Haltbarkeit zu gewährleisten.

Keimlinge
Die nach dem Durchbrechen der Samenschale entstehenden, noch vom Nährgewebe des Samens zehrenden Jungpflanzen bis zum Übergang der Autotrophie; d.h. bis zum Zeitpunkt ihrer selbständigen Ernährung (Beginn der Photosynthese). K. sind sehr nährstoffreich. Grundsätzlich eignen sich Samen von Pflanzenarten, deren Blätter,

Stengel oder Früchte eßbar sind, zur Anzucht von K. Ungeeignet sind die Samen von Nachtschattengewächsen (Kartoffeln, Tomaten) und von Gartenbohnen. Besonders eignen sich alle Getreidearten, Hülsenfrüchte und kleinere Samen wie Kresse, Senf, Rettich und Luzerne (→ Alfalfa).
→ Mungobohne → Sojabohnenkeimlinge

Kempner'sche Reis-Früchte-Diät
Streng kochsalzarme Diät (0,2–0,5 g Natrium/Tag): 300 g Reis (Trockengewicht) mit Wasser, Fruchtsaft oder streng natriumarmer Diätmilch kochen, 100 g Zucker zugeben, dazu 1000 g frische Früchte nach Wahl wie Äpfel, Bananen, Aprikosen oder anderes Obst reichen; auf 3–4 Mahlzeiten am Tag verteilen.
→ Natriumarme Kost

Keratine
Gerüsteiweiße, die hauptsächlich in Haaren, Nägeln, Wolle und Federn vorkommen. Sie sind für die menschliche Ernährung ohne Bedeutung.

Keratomalazie
Vitamin A-Mangelkrankheit
→ Retinol

Ketonkörper
Abbauprodukte im Fettstoffwechsel. Acetoacetat, β-Hydroxybutyrat und Aceton werden in der Leber als K. gebildet, täglich etwa 10–30 g. Sie spielen als Energielieferanten in der Muskulatur eine bedeutende Rolle. Beim → Diabetes und bei Kohlenhydratmangel können pro Tag mehr als 100 g Ketonkörper in der Leber gebildet werden. Es kommt zu einer Störung des Säuren-Basen-Gleichgewichts.
→ Acidose

Ketoplastische Aminosäuren
→ Aminosäuren, ketoplastische

Kichererbsen
Samen von Cicer arietinum L. → Hülsenfrüchte mit hohem Anteil an Eiweiß, B-Vitaminen, Eisen, Calcium und Phosphor. Der Wortteil „Kicher" ist eine Eindeutschung des botanischen Namens.

Kieselsäure
Einer der wichtigsten Bestandteile der Erdkruste. Wird von allen Pflanzen aus dem Boden aufgenommen, insbesondere vom Getreide. Besonders reich an K. ist die → Hirse. K. enthält Silicium, spielt eine wichtige Rolle für die Elastizität des Bindesgewebes und der Arterien.

Kilojoule
→ Joule

Kilokalorie
→ Kalorie

Kinder, Ernährung
Regeln: → Jugendliche, Ernährung. Ferner: Die Kost sollte altersgemäß

sein. Bei kleineren Kindern sollte auch darauf geachtet werden, daß die Kaufähigkeit noch nicht voll ausgebildet ist. Fleisch wird von kleineren Kindern häufig abgelehnt, da ihnen das Kauen noch Schwierigkeiten bereitet. Es sollten deshalb entweder weichere, eiweißreiche Lebensmittel ausgewählt werden, oder das Fleisch sollte genügend zerkleinert werden.
→ Kleinkinder, Ernährung → Schulkinder, Ernährung

Kindertee
Nach einer Empfehlung der Deutschen Gesellschaft für Kinderheilkunde sollte die Beifütterung von Tee für Säuglinge und Kleinkinder auf besondere Situationen beschränkt bleiben, z.B. drohender Wasserverlust bei Durchfall, Fieber, hohe Außentemperaturen. Tees für Säuglinge und Kleinkinder benötigen grundsätzlich keinen Zuckerzusatz. Sollten dennoch Kohlenhydrate zugesetzt werden, sollte der Gehalt eines gestrichenen Teelöffels (= etwa 4 g) pro 100 ml nicht überschritten werden. Unabhängig von der Art des verwendeten niedermolekularen Kohlenhydrates sollte dann auf der Packung ein Warnhinweis auf die Gefahr der Kariogenität (→ Karies) bei unsachgemäßem Angebot angebracht werden.
→ Zuckerteekaries

Kiwi
Frucht von Actinidia chinensis Planch. Sehr Vitamin C-reiche Frucht. 100 g Kiwifruchtfleisch enthalten durchschnittlich 71 mg Vitamin C, wobei ein Schwankungsbereich von 17- 295 mg, je nach Sorte, angegeben wird. Enthält ein eiweißspaltendes Enzym, das → Actinidin.

kJ
→ Joule

Klebereiweiß
→ Gluten

Kleie
→ Weizenkleie

Kleinkinder und Schulkinder, Ernährung
Das Forschungsinstitut für Kinderernährung, Dortmund, hat 15 „Leitsätze“ entwickelt zur Ernährung von Klein- und Schulkindern: - Abwechslungsreiche Gemischtkost: eine sichere Grundlage; - Einseitigkeit führt leicht zu Fehlernährung; - kalte und warme Mahlzeiten ergänzen sich; - Kinder sind auch beim Essen keine kleinen Erwachsenen; - jedes Kind hat seinen individuellen Bedarf; - Kinder essen nicht an jedem Tag gleich viel; - Wasser - wichtiges Lebensmittel; - Milch - unentbehrlich für Kinder; - Fleisch mäßig, aber regelmäßig; - Seefisch - zu Unrecht vernachlässigte Jodquelle; - Bei Fetten

kommt es auf die Sorten an; – Getreide und dunkles Brot liefern mehr als Kohlenhydrate; – Kartoffeln verdienen mehr Beachtung; – Gemüse und Obst sind reich an unentbehrlichen Spurenstoffen; – Süßigkeiten allenfalls in Maßen zur richtigen Zeit.
→ Jugendliche, Ernährung → Kinder, Ernährung

Klenner'sche Megavitamintherapie
Basisbehandlung bei → Multipler Sklerose. Es werden täglich vor und nach den Mahlzeiten sowie beim Schlafengehen Thiamin, Riboflavin, Niacin, Vitamin B_6, E und C, außerdem Cholin, Lecithin, Glycin, Calcium- und Magnesiumsalze in einer Menge empfohlen, die das 50- bis 1000fache des Bedarfs übersteigt. Diese Therapie soll bis zu zwei Jahre streng eingehalten werden. Eine besondere Diät wird dazu nicht verordnet. Im Hinblick darauf, daß kein Vitaminmangelzustand bekannt ist, der klinisch oder pathomorphologisch der Multiplen Sklerose gleicht, bleibt die Frage strittig, ob eine solche Behandlung sinnvoll ist.

Klinische Diätetik
→ Ernährungsmedizin

Knoblauch
Botanischer Name: Allium sativum L. Bestimmte Inhaltsstoffe und Verbindungen im Knoblauch (z.B. Adenosin, Allicin) sollen einen therapeutischen Effekt haben, z.B. wirkt K. vorbeugend gegen → Arteriosklerose, indem er die fibrinolytische Aktivität im Blut verstärkt, außerdem wirkt K. antithrombotisch, möglicherweise blutdrucksenkend. Der antimikrobielle Effekt von K. ist unbestritten: Er hemmt übermäßige Gärungs- und Fäulnisprozesse und normalisiert die Darmflora. Verantwortlich dafür ist das ätherische Öl Allicin. Möglich erscheint eine gewisse, durch K. bedingte Stärkung des Immunsystems. Ferner hat K. eine stärkende und stimulierende Wirkung.

Knochengewicht
Im Durchschnitt hat das Skelett einen Anteil von 17–18 % am Körpergewicht. Das durchschnittliche Skelettgewicht einer jungen Frau (19–35 Jahre) mit dem Referenzgewicht von 60 kg beträgt also ca. 10–11 kg. Bei einem jungen Mann desselben Altersbereichs (Referenzgewicht 74 kg) sind es ca. 12,5–13,5 kg. Schwankungen nach „oben" liegen im Bereich von etwa 2–3 kg, fallen also nicht sonderlich ins Gewicht, so daß also ein Verweis auf „schwere Knochen" unzutreffend ist.

Kobalt
Cobalt
chem. Symbol Co
Der Gesamtbestand an dem essentiellen → Spurenelement Kobalt im menschlichen Organismus beträgt etwa 1–2 mg. K. ist Bestandteil von → Vitamin B_{12}, es ist hier das

Zentralatom. Ein Vitamin-B_{12}-Mangel bedeutet also gleichzeitig Kobaltmangel. Außerdem wirkt K. als Enzymaktivator. Der tägliche Bedarf wird auf 5 µg geschätzt, zu große Kobaltmengen wirken toxisch, es wurden Herzmuskelschäden beobachtet.

Kochen
Garen in reichlich Flüssigkeit bis 98–100 °C.
→ Garmachungsarten

Kochsalz
Natriumchlorid
chem. Symbol NaCl
1 g Kochsalz besteht aus 0,4 g Natrium und 0,6 g Chlorid. In Nährstofftabellen ist meist der Natriumgehalt der Lebensmittel in mg, bezogen auf 100 g des eßbaren Anteils der körperlichen Rohware, angegeben. Dabei entspricht 1 g Natrium etwa 2,54 g Kochsalz. Ferner werden Mengen oder Konzentrationen in Tabellen für Natrium nicht immer einheitlich angegeben, gegebenenfalls ist umzurechnen: 1 g Natrium ≙ 43,5 mmol (mval). 100 mmol (mval) Na ≙ 2,3 g Na bzw. 6 g NaCl. Ein großes Ernährungsproblem ergibt sich aus der überhöhten Verwendung von K. Salz hebt wie jedes Gewürz den Geschmack der Speisen, was den Appetit anregt und damit der Verdauung förderlich ist. Speisen, denen Salz fehlt, schmecken fade, und strikter Salzentzug führt häufig zu Appetitlosigkeit, kann auch erhebliche Störungen des Wohlbefindens und der Leistungsfähigkeit zur Folge haben. Salz ist nicht nur ein übliches Würz- und Konservierungsmittel, sondern in der Natur weit verbreitet. Die tägliche Aufnahme sollte 5 g nicht übersteigen, liegt aber derzeit bei 10–15 g, da vorgefertigte Lebensmittel wie Brot, Käse, Wurst, Konserven bereits Kochsalz enthalten. Zusätzliches Salzen bei der Nahrungszubereitung muß zum Vermeiden überhöhter Natriumzufuhr (→ Bluthochdruck) auf ein Minimum beschränkt werden. Es gibt keinen Bedarf an Kochsalz selbst, sondern nur einen solchen an das Kochsalz aufbauenden Elementen → Natrium und → Chlorid. Bei großem Salzverzehr bleibt eine bestimmte Menge Natrium im Körper, denn die Nieren können nur eine ganz bestimmte Konzentration an Natrium filtern und mit dem Urin ausscheiden.

Kochsalzarme Kost
→ Natriumarme Kost

Kochsalzersatz
Dient zum Würzen der Speisen bei → natriumarmer Kost. Die zulässigen Zusatzstoffe sind in der Diätverordnung aufgeführt. Häufig wird Natrium durch Kalium ausgetauscht. Bei eingeschränkter Nierenfunktion ist Kaliumchlorid ungünstig.

Koffein
→ Coffein

Kohlenhydrate

K. werden in der Pflanze gebildet (→ Photosynthese). Sie bestehen aus den Elementen Kohlenstoff, Wasserstoff und Sauerstoff (C, H, O). Je nach ihrer chemischen Zusammensetzung unterscheidet man – Einfachzucker (→ Monosaccharide); – Doppelzucker (→ Disaccharide); – Vielfachzucker (→ Polysaccharide). Vielfach- und Doppelzucker werden unter Einwirkung von Enzymen bei der Verdauung zu Einfachzuckern abgebaut. Einfachzucker können durch Darmzotten ins Blut aufgenommen werden. Aufgaben der Kohlenhydrate: K. sind Brennstoffe, sie liefern dem Körper Kraft und Wärme (Energie). Nerven- und Gehirnzellen können nur aus Einfachzucker Energie gewinnen. Kohlenhydrate dienen zum Aufbau bestimmter Körperstoffe. K. können im intermediären Stoffwechsel aus glucoplastischen Aminosäuren gebildet werden, was eine Verminderung der Proteinsynthese zur Folge hat. Eine kohlenhydratfreie Diät führt zu: – Hypoglykämie, verminderter Glucosetoleranz; – starker Erhöhung der freien Fettsäuren im Plasma; – Ketose; – Störungen im Bereich des Wasser- und Mineralstoffwechsels. Kohlenhydratvorräte betragen etwa 300–400 g in Form von → Glycogen. Fette können in den Zellen zur Energiegewinnung nur „im Feuer der Kohlenhydrate" vollständig abgebaut werden. Unverdauliche K. dienen als → Ballaststoffe. 1 g K. liefert im menschlichen Körper 4,1 kcal oder 17 kJ.
Empfehlungen zur Kohlenhydratzufuhr müssen den individuellen Energiebedarf, den Bedarf an Protein und die wünschenswerte Zufuhr an Fett berücksichtigen. Eine bedarfsgerechte Ernährung sollte begrenzte Fettmengen und viel Kohlenhydrate (Stärkeprodukte) enthalten. Zur Verminderung des Fettverzehrs wird ein Anteil der K. an der Energiemenge von mehr als 50 % empfohlen. Mindestzufuhr beträgt 100 g K. pro Tag, damit es nicht zu einer Übersäuerung des Organismus kommt. Die K. sollten zu $^2/_3$ aus Polysacchariden und zu $^1/_3$ aus Mono- und Disacchariden bestehen. Mindestmenge an Ballaststoffen: 30 g/Tag. Folgen bei zu hohem Kohlenhydratverzehr sind Übergewicht, Eiweiß- und Fettmangel. Zu bevorzugen sind energiearme, ballaststoffreiche kohlenhydrathaltige Lebensmittel wie Vollkornerzeugnisse, Speisekartoffeln, einzuschränken sind energiereiche kohlenhydrathaltige Lebensmittel wie → Zucker, Sirup, →Honig, → Zuckeraustauschstoffe. Die Weltgesundheitsorganisation (WHO) hält eine Saccharosezufuhr von 10 % der Energie für tragbar.

Kohlenhydrateinheit

Abkürzung: KHE. Berechnungseinheit bei → Diabetes. 1 KHE = 10 g Kohlenhydrate. → Broteinheit

Kohlenhydrat-Eiweiß-Diät
Beispiel für eine → Reduktionskost mit 80–100 g Kohlenhydraten pro Tag (= 3 Brötchen oder 3 Scheiben Vollkornbrot oder 1 Pfund Kartoffeln) und 50–70 g Eiweiß pro Tag (= 1 Pfund Magerquark oder 300 g gekochtes Huhn oder 300 g ohne Fett gedünstete Bachforelle). Der wünschenswerte Kohlenhydratanteil kann auch aus Früchten, Gemüsen oder Salaten bestehen. Auf Dauer ist diese Diät wegen Mangels an fettlöslichen Vitaminen und an essentiellen Fettsäuren nicht empfehlenswert.

Kokken
→ Bakterien

Kolektomie
Operative Entfernung des Kolons (teilweise oder gesamt). Ursachen: Kolonkarzinome, Colitis ulcerosa, Kolon-Rektum-Fisteln u.a. Symptome: teilweise abdominelle Beschwerden mit Durchfall und Geruchsbelästigung nach bestimmten Nahrungsmitteln (Pilze, Kohlgemüse, Hülsenfrüchte, ggf. auch stark gebratenes Fleisch oder Fisch); verstärkte Neigung zu Nierensteinen. Maßnahmen: – postoperativ: Verabreichung einer bedarfsdeckenden, ballaststofffreien Formeldiät; – vorsichtiger Übergang auf → leichte Vollkost.

Kollagene
Gerüsteiweißstoffe in Knochen, Knorpel, Bandscheiben, Sehnen, Haut, Herzklappen. Sie geben den organischen Substanzen Festigkeit und Formbeständigkeit. Die → biologische Wertigkeit beträgt 1, da die → Aminosäure Tryptophan fast völlig fehlt. Beim Erhitzen von K. in Wasser bildet sich lösliche Gelatine.

Kollath-Bruker-Kost
Ernährungskonzept, das von dem Grundsatz ausgeht, die Nahrung so natürlich wie möglich zu belassen. Kollath forderte einen „noch originalen Ordnungsverbund der Nährstoffe enthaltenden Lebensmittel“ und nahm eine Eingliederung in „Lebens- und Nahrungsmittel“ mit sechs „Wertstufen“ vor. Rohobst, Rohgemüse, Nüsse, Samen, Getreidekörner und Rohmilch erhielten höchste Einstufungen. Diese Gedankengänge wurden für die → Vollwert-Ernährung aufgegriffen und variiert.

Koma
→ Diabetisches Koma

Kombucha
Braunstichig-gelbe, leicht getrübte, moussierende, angenehm säuerlich-süße, limonadenähnliche Flüssigkeit mit schwachem Teegeschmack. Hergestellt aus Schwarztee, Zucker und Kombucha-Teepilz. Als Inhaltsstoffe werden in 100 ml angegeben: Glucose (enzymatisch) 6,2 g, Fruktose (enzymatisch) 2,8 g, Alkohol (enzymatisch) 0,9 g, Saccharose (enzymatisch) 0,2 g,

Essigsäure (enzymatisch) 0,2 g, Milchsäure (enzymatisch) 0,04 g, Ascorbinsäure (enzymatisch) 0,1 g. Der pH-Wert liegt bei 3,0. Dem Getränk wird fälschlicherweise eine heilende Wirkung, z. B. bei Diabetes, Bluthochdruck, Krebs und Herzkrankheiten zugeschrieben, was aber unzutreffend ist. Es ist lediglich ein erfrischendes Getränk, das in asiatischen Ländern gern getrunken wird.

Konservierungsstoffe

Stoffe, die den mikrobiellen Verderb von Lebensmitteln hinauszögern oder verhindern. Im wesentlichen handelt es sich um folgende Stoffe: E 200–E 203: → Sorbinsäure und Sorbate, E 210–E 213: → Benzoesäure und Benzoate, E 214–E 219: → p-Hydroxybenzoesäure-Ester und deren Salze, E 236–E 238: → Ameisensäure und Formiate, E 220–E 227: → schweflige Säure und Sulfite, E 230: → Biphenyl (Diphenyl), E 231–E 232: → Orthophenylphenol, E 233: → Thiabendazol. K. schädigen entweder die Zellwand der Mikroben, oder sie wirken nach dem Eindringen in das Zellinnere auf die Enzymaktivität der Zelle, oder sie stören die genetische Feinstruktur der Protoplasten. Befürchtete Veränderungen in der Zusammensetzung der physiologischen Darmflora nach Verzehr konservierter Lebensmittel sind nicht beobachtet worden, ebensowenig wie Membranveränderungen oder Hemmung von Enzymen nach Verzehr konservierter Lebensmittel.

→ Fruchtbehandlungsmittel

Konsumgewohnheiten

→ Ernährungsgewohnheiten

Kontaminanten

Stoffe, die unbeabsichtigt durch Kontakt mit Produkten oder durch bestimmte Tätigkeiten des Menschen in die Umwelt und dort insbesondere auf Lebensmittel übergehen können. Zu ihnen zählen Reste von Düngestoffen, Pflanzenbehandlungsmitteln, Holzschutzmitteln, Reinigungsmitteln, Emissionen durch Abgase, Abwasser sowie Abfall, Schwermetallen.

Konzentrat

Durch Wasserentzug eingedicktes Lebensmittel.

Konzentrationen

(s. Tabelle, Anhang S. 335).

Körner-Kur

Prinzipien: 7-Tage-Kur. Energiezufuhr ist reduziert, kohlenhydratreiche Kost. Es werden täglich 170 g Getreide mit Wasser aufgekocht und auf drei Mahlzeiten verteilt. Getreidearten: Weizengrütze, geschälte Hirse, Hafergrütze, Naturreis, Buchweizengrütze, Gerstengrütze, Mehrkorngetreidemischung. Zubereitung ohne Salz, Geschmackszutaten: Joghurt, Magermilch, Zitronensaft, Hefeflokken, Kakao, Süßstoff.

→ Schlankheitsdiäten

Körpergewicht
Normal- oder Sollgewicht (NG) nach Broca = Körperlänge (in cm) minus 100. Bei besonders großen (über 190 cm) oder kleinen Personen (unter 160 cm), bei Kindern, Jugendlichen und Älteren ist diese Formel ungeeignet. Ein Übergewicht von mehr als 20 % über dem Sollgewicht sollte immer reduziert werden. „Idealgewicht": NG - 10 % bei Männern, NG - 15 % bei Frauen. Andere Berechnung für „Idealgewicht": Männer: NG - (NG - 52) × 0,2, Frauen: NG - (NG - 52) × 0,4. „Idealgewicht" ist inzwischen umstritten; die → Deutsche Gesellschaft für Ernährung empfiehlt, das „Idealgewicht" dann anzustreben, wenn Personen bereits normalgewichtig sind, aber erhöhte Blutzuckerwerte, Blutfettwerte, erhöhte Harnsäurewerte oder Bluthochdruck haben. Das Referenzgewicht (→ Referenzmaße) für Kinder und Jugendliche wird in erster Linie durch die Körpergröße bestimmt, Alter und Geschlecht haben nur geringen Einfluß. Neuerdings wird als Maßstab für das Körpergewicht der Quetelet-Index bzw. Body Mass Index(BMI) = Körpermassenindex verwendet:

$$\text{BMI} = \frac{\text{Körpergewicht (kg)}}{\text{Quadrat der Körperlänge (m}^2\text{)}}$$

Anzustreben ist ein Gewicht im Bereich eines BMI zwischen 20 und 25, die Spanne 25–30 BMI wird als Übergewicht Klasse I, 30–40 als Klasse II und über 40 als Klasse III bezeichnet. Sowohl Morbidität als auch Mortalität beginnen ab einem BMI von 25–30 zu steigen. Zur Erleichterung der Bestimmung des BMI siehe Nomogramm, Anhang S. 336. BMI für Kinder nicht anwendbar (→ Referenzmaße).
→ Anthropometrie → Wohlfühlgewicht

Körpermassenindex
→ Körpergewicht

Kostformen
siehe unter den einzelnen Stichwörtern

Krankenhauskost
Vollkostprinzip nach folgenden Empfehlungen der Deutschen Arbeitsgemeinschaft für klinische Ernährung und Diätetik: - Energiebedarf deckend (2200 kcal); - Bedarf an essentiellen Nährstoffen dekkend; - Präventivmedizinische Gesichtspunkte berücksichtigend • Energie knapp • Fett (<⅓ Energie%) • Vitamine ausreichend • Ballaststoffe ausreichend - an Ernährungsgewohnheiten angepaßt.

Krankenkost
Die Grundzüge der Krankenernährung werden in der Regel durch den behandelnden Arzt festgelegt, d.h. die diätetischen Vorschriften müssen auf Art und Schweregrad bzw. Stadium der jeweiligen Krankheit abgestimmt werden. Schwere Krankheitszustände mit Störungen der Verdauungs-, Stoffwechsel-

und/oder Ausscheidungsfunktionen bedürfen meist einer diätetischen Einstellung in der Klinik unter fortlaufender ärztlicher Überwachung, bevor die Patienten im Privathaushalt nach genauen Vorschriften betreut werden können. Für die Herstellung jeder Krankenkost gelten die allgemeinen Grundregeln der Ernährung für Gesunde in erhöhtem Maß: 1. Ausreichende Nährstoff-, Vitamin- und Mineralstoffzufuhr. 2. Frische Nahrungsmittel in guter Qualität. (Tiefgefrorene Nahrungsmittel einwandfreier Qualität kommen in ihrem Wert frischer Ware fast gleich und sind bei sorgsamer Zubereitung sterilisierten Konserven meist überlegen). 3. Leicht verdauliche und gut bekömmliche Fette verwenden wie frische Butter, hochwertige linolsäurereiche Pflanzenmargarine, kalt gepreßtes Olivenöl, Öle mit hohem Anteil an mehrfach ungesättigten Fettsäuren wie Maiskeim- und Sonnenblumenöl. 4. Die Nahrung täglich frisch in kleinen Mengen zubereiten und schonende Zubereitungsweisen bevorzugen wie Dünsten, fettarmes Grillen, Garen in Aluminiumfolie, nur leichtes Braten, Kochen und Dämpfen. Garen im Dampfdrucktopf ist durch wesentliche Verkürzung der Garzeit z. T. vitaminschonend. Nahrung nicht entwerten durch Wässern, zu langes Garen oder Aufwärmen. 5. Im Rahmen des Erlaubten für Abwechslung sorgen und Wünsche des Patienten berücksichtigen. Speisen sorgfältig abschmecken, Küchenkräuter vielseitig und abwechslungsreich verwenden, scharfes Würzen meiden, sorgsam und appetitlich portionsweise anrichten auf gut vorgewärmtem Geschirr (evtl. Wärmeteller oder Wärmeplatte).

Krankheit
Jede, also auch eine nur unerhebliche oder nur vorübergehende Störung der normalen Beschaffenheit oder der normalen Tätigkeit (Funktion) des Körpers, die geheilt, d. h. beseitigt oder gelindert werden kann. Mangelerscheinungen, Funktionsanomalien und Überempfindlichkeiten gegen einzelne Lebensmittel oder deren Bestandteile, die ernährungsphysiologisch bedingt sind und die durch im physiologischen Rahmen liegende Stoffmengen beeinflußt werden können, fallen nicht unter den Krankheitsbegriff.

Kräuter
Frische oder getrocknete Pflanzenteile, die aromatische Inhaltsstoffe aufweisen. Frische Kräuter sind außerdem reich an → Vitamin C. Sie wirken wie → Gewürze appetitanregend und werden häufig anstelle von Kochsalz verwendet.

Kräuterauszüge
Auszüge bzw. Extrakte aus → Kräutern (→ Aromaextrakte).

Kräutersalz
Mischung aus mehr als 40% Kochsalz und mindestens 15% Kräutern. Durch getrennte Verwendung von Kochsalz und Kräutern läßt sich der Kochsalzgehalt besser einschränken und kontrollieren.

Kreatinin
Etwa 98% des Kreatininbestandes des Organismus finden sich vor allem als Kreatininphosphat im Muskel. Davon werden in 24 Stunden rund 2% ausgeschieden. Die optimale Kreatininausscheidung in mg läßt sich errechnen, indem man das → Idealgewicht bei Männern mit 22, bei Frauen mit 17 multipliziert. Nach der Formel:

$$\frac{\text{gemessene Kreatininausscheidung im 24-Stunden-Urin}}{\text{optimale Kreatininausscheidung im 24-Stunden-Urin}} \times 100$$

ergibt sich in Prozenten ausgedrückt der Kreatininindex als Maß für den Ernährungszustand.

„Krebsdiäten“
Es liegen bisher keine Beweise dafür vor, daß mit einer bestimmten Kostform („Tumordiät“, „Krebsdiät“) bösartige Tumore geheilt bzw. deren Wachstum beim Menschen eindeutig verzögert werden kann. Ein Komitee für Diät, Ernährung und Krebs des Forschungsrates der National Academy of Sciences der USA kommt zu der Schlußfolgerung, daß die häufigsten Krebsformen durch die Nahrung beeinflußt werden und hat folgende Diät-Richtlinien zur Reduzierung des Krebsrisikos ausgearbeitet: – Reduzierung des Anteils an Fetten auf 30% der Gesamtkalorien; – täglicher Genuß von frischem Obst, Gemüse und Vollkorngetreideprodukten, insbesondere von Zitrusfrüchten, dunkelgrünen und tiefgelben Gemüsesorten mit hohem Karotingehalt; – Vermeidung von hohen Dosen von Zusatzstoffen in der Nahrung; – Verringerung des Verbrauchs an gepökelten und geräucherten Lebensmitteln; – mäßiger Alkoholgenuß.
Kostformen zur Behandlung maligner Tumoren, deren therapeutischer Effekt jedoch nicht bewiesen ist:
→ Budwig, Kost nach → Gerson, Kost nach → Kuhl, Kost nach → Moermann, Kost nach → Schultz-Friese und Gadal, Kost nach

Krebskranker, Ernährung
Wunschkost anbieten. Spezielle Diäten, z. B. nach totaler Entfernung der Bauchspeicheldrüse, mit dem Arzt absprechen.
Erforderliche Ernährungsmaßnahmen bei Strahlen-/Chemotherapie: – bei Schluckbeschwerden der Mundhöhle und Speiseröhre oder bei Magenkrebs keine scharfen Gewürze, keine säurehaltigen Lebensmittel (Essig, Obstsäfte, Rhabarber, Tomaten), – bei Durchfällen kein frisches Obst, keine blähenden Gemüse, Salate, – bei Erbrechen, Durchfällen reichlich Flüssigkeit (2,5 bis 3 Liter pro Tag), – bei

Abneigung gegen bestimmte Lebensmittel, z. B. Abneigung gegen Fleisch und Wurst, Wunschkost.
Tips bei trockenem Mund, vermindertem Speichelfluß und Schluckbeschwerden: – häufig kleine Mengen Tee, Mineralwasser, Dunkel- oder Malzbier trinken. Besonders Pfefferminztee fördert den Speichelfluß. Milch ist ungünstig, sie fördert die Schleimbildung. Besser Sauermilch oder Kefir trinken, mit Wasser gut nachspülen. – Kaugummikauen fördert den Speichelfluß. – Flüssig-breiige Speisen verzehren, z. B. Spargel-, Blumenkohl-, Kartoffelcremesuppe, püriertes Gemüse (Spinat, Möhren), Kartoffelpüree, Milchmixgetränke. – 2–3 Eßlöffel Sahne bzw. etwas Butter/Margarine zusetzen, um Kalorienwert zu erhöhen.
Tips bei Veränderungen der Geschmacksempfindung und Entzündungen der Mundschleimhaut: – kohlensäurefreie Getränke bevorzugen, – kein Obst bzw. Obstsäfte mit hohem Fruchtsäuregehalt verzehren, z. B. Johannisbeeren, Orangen, Grapefruit, Rhabarber, Tomaten, – nicht zu heiße Speisen essen, – auf stark salzige, stark gewürzte und saure Speisen verzichten.
Tips bei Appetitlosigkeit: – starke Essensgerüche durch gutes Lüften vermeiden, – immer dann essen, wenn Appetit vorhanden ist, z. B. auch nachts essen, – kleine Portionen essen, – appetitlich anrichten, – eventuell ein Gläschen Wein, Sekt oder Bier trinken zum Appetitanregen, – eventuell alleine essen.

Kretinismus
Mangelnde geistige Entwicklung bei Kindern infolge Mangels an → Jod.

Kropf
Struma
Durch → Jodmangel entsteht ein Schilddrüsenhormonmangel, der wiederum die Hirnanhangdrüse zu einer Anregung der → Schilddrüse veranlaßt. Diese vermehrt die Produktionsstätten der Hormone, die Follikel. Dies wird äußerlich sichtbar durch eine Vergrößerung der Schilddrüse. Allgemein gilt, daß das Vorkommen eines Kropfes mit dem Lebensalter zunimmt und daß Frauen häufiger als Männer betroffen sind.

küchenfertig
Lebensmittel, von denen der nicht eßbare Anteil entfernt ist und/oder die für die weitere Verarbeitung noch weitere Zutaten benötigen. Beispiele: paniertes Fleisch, geputztes Gemüse, Kartoffelkloßmehl, Backmischung.

Kuhl, Kost nach
Wesentliche Bestandteile der Kostform: Gemüse, Hirse, Buchweizen, Dr. Kuhl's Müsli und Brot, spezielle Sauermilchprodukte etc. Zu meiden sind: „denaturierte" Kohlenhydrate, Vollmilch, tierische Fette, Kaffee, Tee, Kakao, Alkohol, Fleisch, Fisch etc.
→ Krebsdiäten

Kuhnsche Fischkur
An zwei aufeinanderfolgenden Tagen, jeweils täglich mittags und abends, werden 500 g Fisch sowie zusätzlich Obst und Fruchtsaft gegeben. An den übrigen Tagen wird eine energiereduzierte, relativ fettarme, kohlenhydratreduzierte Mischkost eingehalten.
→ Eiweißreiche Kostformen

Kümmel
Botanischer Name: Carum carvi L. Gewürz, das die Verdauung anregt und schwere Speisen bekömmlicher macht. Nimmt Kohlarten die blähende Wirkung. Eine im Orient beliebte Kümmelart, bei uns nur in holländischen Käsesorten benutztes Gewürz, ist der Kreuzkümmel (Cuminum cyminum L.).

Kunsthonig
→ Invertzuckercreme

Künstliche Ernährung
→Ernährung, künstliche

Kupfer
chem. Symbol Cu
Essentielles → Spurenelement. Der Körperbestand beträgt 80–100 mg. Aufgaben: Hämoglobinsynthese, Bestandteil von Enzymen. Mangel: Verschlechterung der Eisenresorption, Verminderung der Hämoglobinsynthese, Störungen der Pigmentbildung, Auftreten von Knochenfrakturen infolge einer → Osteoporose, im fortgeschrittenen Stadium neurologische Störungen. Bedarf: Der Schätzwert für eine angemessene Zufuhr bei Jugendlichen und Erwachsenen liegt bei 1,5–3,0 mg pro Tag (s. Tabelle, Anhang S. 324). Vorkommen: Leber, grüne Bohnen, Eidotter, Fische, Schalentiere, Nüsse, Kakao. Die Leber dient als Speicherorgan für Kupfer. Säurehaltige Speisen sollen niemals in Kupfergeschirr aufbewahrt werden. Kupfer geht mit den sauren Bestandteilen der Lebensmittel giftige Kupferverbindungen ein. Außerdem wird Vitamin C durch Kupfer-Ionen völlig zerstört.
→ Mineralstoffe

Kürbiskerne
Samen verschiedener Kürbispflanzen (Cucurbitaceae). Reich an ungesättigten Fettsäuren. In der Volksheilkunde werden sie zur Linderung von Harnwegserkrankungen verschrieben. Das aus K. gewonnene dunkelgrüne, aromatische Öl eignet sich sehr gut für Salate und Rohkost.

Kur nach Gayelord Hauser
→ Gayelord Hauser-Kur

Kwashiorkor
Eiweiß-Mangel-Syndrom
Besonders gefährdet sind Kinder in Entwicklungsländern zwischen 2 und 4 Jahren, weil durch Wachstum mehr Eiweiß benötigt wird. Symptome: anfangs Abnahme der Körpermasse, später Zunahme durch Einlagerung von Wasser. Die Haut

ist trocken und glanzlos. Skelett- und Herzmuskulatur ist vermindert. Tritt K. in der frühen Kindheit auf, ist die geistige Entwicklung verzögert.

Kwass

Getränk aus Brot, Mehl und Getreide unter Zusatz von Sauerteig und Zucker. K. ist alkohol-, kohlensäurehaltig und nur kurzfristig haltbar (1–10 Tage), weil es erhebliche Mengen an Glucose und Eiweiß enthält. Neuerdings werden solche Getränke durch Pasteurisieren länger haltbar gemacht. Der Milchsäuregehalt ist relativ niedrig und der Essigsäuregehalt relativ hoch. Der Ethanolgehalt liegt bei 0,7–6,6 %. Der Energiegehalt beträgt bei einem Getränk mit 6,6 % Ethanol 246 kJ (59 kcal) pro 100 ml.

L

Lactasemangel

→ Lactoseintoleranz

Lactit

Hergestellt durch Hydrieren der → Lactose. → Süßkraft vergleichbar von → Isomalt. Höhere Dosen können abführend wirken.
→ Zuckeraustauschstoff

Lactoferrin

Eisenbindendes Protein, das in sekretorischen Körperflüssigkeiten von Säugetieren vorkommt. Frauenmilch ist besonders reich an L., offensichtlich verantwortlich für die antimikrobiellen Eigenschaften der Frauenmilch.

Lactoflavin

→ Riboflavin

Lactose

Laktose, Milchzucker
Disaccharid aus → Glucose + → Galaktose. Grundlage für die Gewinnung ist die bei der Käseherstellung anfallende Molke. Lactose ist beim Säugling das einzige Nahrungskohlenhydrat, dort wichtig für Aufrechterhaltung einer optimalen Darmflora im Darm, fördert die Resorption von → Calcium. In größeren Mengen hat L. laxierende Wirkung. Süßkraft liegt bei etwa einem Viertel im Vergleich zu Saccharose.

Lactose-Intoleranz

Laktasemangel; Laktase-Mangel-Syndrom; Lactosemalabsorption; Milchzuckerunverträglichkeit
Durch reduzierte Laktaseaktivität oder fehlende Laktase hervorgerufene Resorptionsstörung im Dünndarm. Ein Teil des Milchzuckers gelangt „unverdaut“ in den Dickdarm. Dort wird er von Darmbakterien zu Milchsäure, Essigsäure und Kohlendioxid abgebaut. Folge sind Durchfälle mit wäßrigen, schäumenden und sauer riechenden Stühlen. Lactose-Intoleranz ist genetisch bedingt bei Asiaten und Afrikanern sehr verbreitet.
Ursachen: – primäre Lactose-Intoleranz: angeboren; – erworbene

Lactose-Intoleranz: Veränderung der bis dahin normalen Lactosetoleranz aufgrund unbekannter Ursachen (evtl. Mukosaschädigung durch Virusinfekte oder mangelnde Lactosegewöhnung); – sekundäre Lactose-Intoleranz: Folge primärer Darmerkrankungen oder operativer Eingriffe (Sprue, Reizkolon, Morbus Crohn, Operationen im Magen-Darm-Bereich). Ursachen können auch sein eine beschleunigte Darmpassage oder ein „bacterial overgrowth syndrome" (bakterielle Dünndarmüberbesiedlung). Beim angeborenen Lactasemangel kommt es beim Neugeborenen gleich mit Beginn der Milchernährung zu schweren Durchfällen mit Dehydratation.
Davon zu unterscheiden ist der passagere Lactasemangel bei Frühgeborenen, der möglicherweise Ausdruck der Unreife der Dünndarmepithelzellen ist.
Symptome: Auftreten von abdominellen Beschwerden mit Koliken, Blähungen und sauer riechenden Durchfällen nach Aufnahme von Milchzucker oder milchzuckerhaltigen Lebensmitteln (Milch!). Als Therapie ist eine lactosearme bzw. lactosefreie Diät nur denjenigen Patienten anzuraten, die unter gezielter Lactosebelastung tatsächlich Beschwerden entwickeln. Laktosefreie Lebensmittel sind: Sojagetränke, Fleisch- und Fischwaren in milch- und sahnefreier Zubereitung, alle Pflanzenöle, Margarine ohne Milchanteile, alle Getreide- und Mehlsorten, Reis, Mais, Haferflocken und andere Getreideflocken, alle Brot- und Gebäcksorten, die ohne Milch, Milchpulver, Buttermilch u. ä. gebacken sind, alle Sorten von Gemüse, Hülsenfrüchten, Obst, Nüssen, Kartoffeln in milchfreier Zubereitung, Mineralwasser, Kaffee, Tee, Obst- und Gemüsesäfte, Honig, Konfitüren, Gelee, Apfelkraut, Sirup, Gewürze, Süßwaren ohne Milch- und Milchzuckerzusatz. Eine völlig milchproduktfreie Diät ist nur in seltenen Fällen erforderlich und wegen eventueller Mangelerscheinungen, z. B. → Osteoporose, langfristig nicht zu empfehlen. In solchen Fällen ist auf eine ausreichende Calciumzufuhr zu achten (evtl. auch medikamentös).
→ Milchallergie

Lactosemalabsorption
→ Lactose-Intoleranz

Lactovegetabile Kost
→ Vegetarische Kost

Lactulose
4-0-β-D-Galaktosyl-D-fructose
Entsteht beim Erhitzen von Milch bzw. Lagern von Milchprodukten. Wirkt als → Bifidusfaktor und hat diätetische Bedeutung zur Bekämpfung der → Obstipation und Hyperammoniakämie.

Laktasemangel
→ Lactose-Intoleranz

Laktase-Mangel-Syndrom
→ Lactose-Intoleranz

Laktoflavin
→ Riboflavin

Lakritz
Hergestellt aus der Süßholzwurzel (Glycyrrhiza glabra L.). Einer der Hauptinhaltsstoffe der Süßholzwurzel ist das → Glycyrrhizin. Der Gehalt in der Wurzel liegt zwischen 6 und 14 %. Gesundheitsstörungen durch den Genuß von L. sind auf einen mineralokortikoiden Effekt der Glycyrrhizinsäure zurückzuführen. Dieser verursacht ein Zurückhalten von Natrium und Wasser im Körper sowie eine vermehrte Kaliumausscheidung. Hieraus können Ödeme oder Bluthochdruck (→ Lakritz-Hypertonie) resultieren. Ein gelegentlicher L.-Verzehr ist unbedenklich.

Lakritz-Hypertonie
Chronischer Lakritzkonsum – täglich ein Beutel von ca. 100 g und mehr – kann zu Bluthochdruck führen. Verantwortlich ist eine dem Aldosteron ähnliche Wirkung der Glycyrrhizinsäure. Aldosteron führt zu einer Natrium- und Wasserretention im Körper, Kalium wird vermehrt ausgeschieden; die Hypokaliämie läßt den Blutdruck steigen. Bei regelmäßiger Aufnahme von 100 mg Glycyrrhizinsäure pro Tag können empfindliche Personen mit Gesundheitsstörungen rechnen. Der Glycyrrhizinsäuregehalt von Lakritzen schwankt zwischen 35 und 500 mg/100 g Lakritz. Risikogruppen wie Herz-Kreislaufkranke, Diabetiker, Hochdruckkranke oder Schwangere sollten nur geringe Mengen L. verzehren.

Laktose
→ Lactose

Langerhans'sche Inseln
→ Insulin

Lathyrismus
Lähmungserscheinungen aufgrund einseitiger Ernährung mit Kichererbsen, hervorgerufen durch → Lathyrogene. Diese Ernährung kommt vor allem in Trockengebieten wie Äthiopien und Indien in zunehmendem Maße vor.

Lathyrogene
Vorkommen in Kichererbsen, Platterbsen, spanischen Wicken, aber auch in Bohnen (Vicia-Varietäten). Führen zur Erweichung des Kollagens, zu Neurolathyrismus (spastische Lähmung der unteren Extremitäten). Vermeiden der Wirkung durch längeres Rösten oder durch Einweichen der Hülsenfrüchte über Nacht und Kochen in einem Überschuß an Wasser, das weggeworfen wird.
→ Lathyrismus

Laxantien
→ Abführmittel

LBM
= Lean Body Mass
→ Fettfreie Körpermasse

LD_{50}
Diejenige Dosis eines Giftstoffs, durch die nach einmaliger Verabreichung bei 50% der Versuchstiere innerhalb von 24 Stunden der Tod eintritt. Sie ist ein Maß für die akute Toxizität einer chemischen Substanz.

LDL
Abkürzung für Low-Density-Lipoprotein
→ Lipoproteine

Lean Body Mass
→ Fettfreie Körpermasse

Lebensmittel
Definition gemäß § 1 Lebensmittel- und Bedarfsgegenständegesetz vom 15. 8. 1974: 1) Lebensmittel im Sinne dieses Gesetzes sind Stoffe, die dazu bestimmt sind, in unverändertem, zubereitetem oder verarbeitetem Zustand von Menschen verzehrt zu werden; ausgenommen sind Stoffe, die überwiegend dazu bestimmt sind, zu anderen Zwecken als zur Ernährung oder zum Genuß verzehrt zu werden. 2) Den Lebensmitteln stehen gleich ihre Umhüllungen, Überzüge oder sonstige Umschließungen, die dazu bestimmt sind, mitverzehrt zu werden, oder bei denen der Mitverzehr vorauszusehen ist. Im Rahmen der → Vollwertkost oder → Reformkost wird der Begriff Lebensmittel von Nahrungsmittel abgegrenzt. Danach sind L. zum Verzehr geeignete Erzeugnisse, in denen noch Stoffwechselprozesse ablaufen. Bewirkt die Lebensmittelverarbeitung eine Hemmung dieser Vorgänge, so wäre das Erzeugnis nach Auffassung bestimmter alternativer Ernährungsweisen als Nahrungsmittel zu bezeichnen (s. Grafik nächste Seite).

Lebensmittelbestrahlung
→ Bestrahlung

Lebensmittelbuch
Sammlung von Leitsätzen für die Herstellung und Kennzeichnung verschiedener Lebensmittel, die der allgemeinen Verkehrsauffassung entsprechen. Sie hat zur Aufgabe, den Verbraucher mit Hilfe der Leitsätze über die Zusammensetzung und Eigenschaften der beschriebenen Lebensmittel zu unterrichten und ihn mit dem heutigen Stand der Technologie bekanntzumachen.

Lebensmittelfarbstoffe
Farbstoffe
Farbstoffe werden verwendet, um den Lebensmitteln ein ansprechendes Äußeres zu geben. Während des Fertigungsprozesses vollzieht sich häufig ein Farbabbau, Lebensmittel können dann unansehnlich werden. Die Farbintensität hat einen signifikanten Einfluß auf die wahrgenommene Ge-

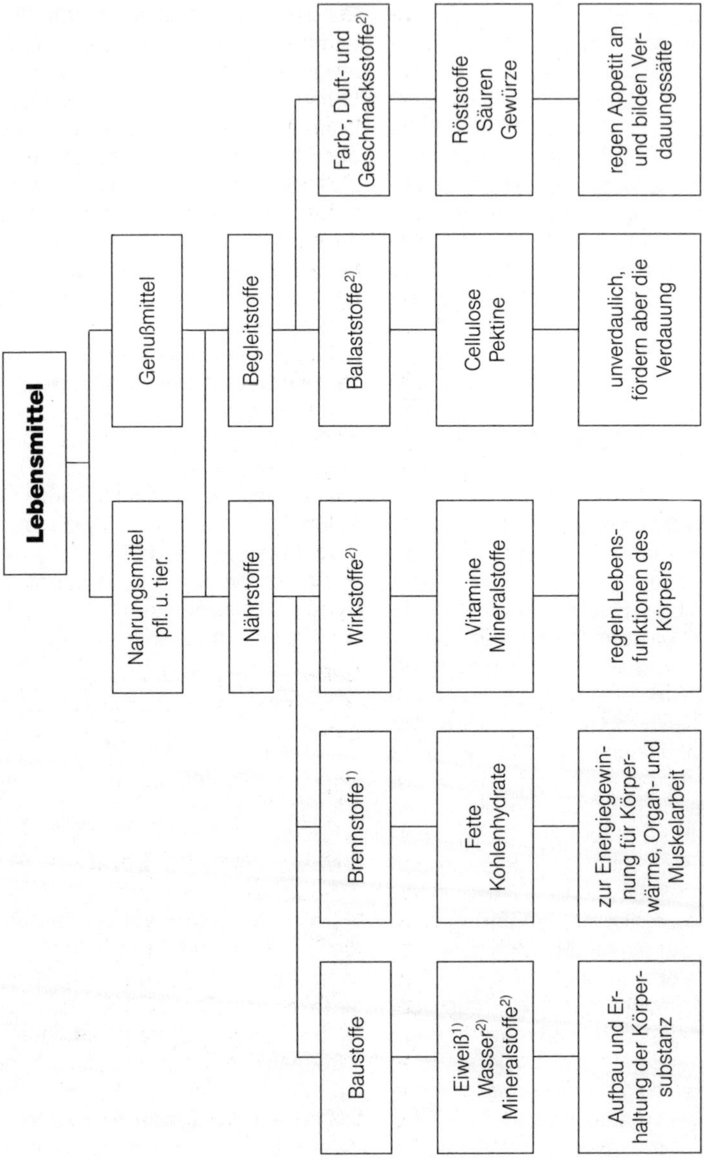

[1] energieliefernde Nährstoffe
[2] nicht energieliefernde Nährstoffe

schmacksintensität, d.h. Erzeugnisse von größerer Farbtiefe werden geschmacklich intensiver wahrgenommen. Ein weiteres Signal, das von der Farbigkeit eines Erzeugnisses ausgeht, ist der Hinweis auf die Anwesenheit von komplexen Merkmalen, wie Geschmack, Genußwert, Bekömmlichkeit, Nährstoffgehalt. Die Farbe spielt eine wichtige Rolle in der Akzeptanz von Erzeugnissen durch Verbraucher. Wenn etwas nicht gut aussieht, schmeckt es auch nicht gut. „Das Auge ißt mit". Eine Färbung von Lebensmitteln ist möglich durch – färbende Lebensmittel (z.B. Spinat, Rote-Bete-Saft, Hibiscusblütenextrakt, Holunderbeerensaft, Paprikaextrakt); – Naturfarbstoffe, die natürlicherweise in Lebensmitteln vorkommen (z.B. Carotinoide, Chlorophylle, Anthocyane, Curcumin); – künstliche Farbstoffe. Färbende Lebensmittel und Naturfarbstoffe können die synthetischen nicht ohne weiteres ersetzen. Mangelnde Farbstabilität, Abhängigkeit vom pH-Wert, schwierige Dosierung, Hitzebeständigkeit, und nicht zuletzt auch der wesentlich höhere Preis begrenzen ihre Einsatzmöglichkeiten. Welche Produkte überhaupt gefärbt werden dürfen, ergibt sich aus gesetzlichen Vorschriften (Zusatzstoff-Zulassungsverordnung). Diese enthält auch eine abschließende Auflistung der Produkte, die künstlich gefärbt werden dürfen. Es darf nur soweit gefärbt werden, daß der Farbton der allgemeinen Verkehrsauffassung entspricht und keine Täuschung über wertbestimmende Anteile vorliegt. Der Verbraucher wird über die Tatsache der Färbung entweder durch das → Zutatenverzeichnis oder in Ausnahmefällen durch eine besondere Kenntlichmachung informiert. Dies ist besonders für diejenigen wichtig, bei denen möglicherweise durch Farbstoffe → Allergien ausgelöst werden. Die oben erwähnte Zusatzstoff-Zulassungsverordnung führt etwa 50 Farbstoffe auf, wobei einige unter einem Sammelbegriff genannt sind, z.B. Xanthophylle oder Eisenoxide. Die natürlichen bzw. naturidentischen Farbstoffe überwiegen.

→ Amaranth → Hyperkinetisches Syndrom → Tartrazin

Lebensmittelgesetz

→ Lebensmittel- und Bedarfsgegenständegesetz

Lebensmittelhygiene

Definition gemäß Codex Alimentarius: Die zur Gewinnung, Verarbeitung, Lagerung und Verteilung der Lebensmittel erforderlichen Voraussetzungen und Maßnahmen, um genußtaugliche, gesundheitsunbedenkliche und zum Verzehr durch Menschen geeignete Erzeugnisse sicherzustellen.

Lebensmittelintoleranzen

→ Lebensmittelunverträglichkeiten

Lebensmittelkennzeichnungsverordnung

Abkürzung: LMKV

Diese Rechtsvorschrift vom 22. 12. 1981 (BGBl. I S. 1625) beinhaltet Vorschriften für die Grundkennzeichnung von Lebensmitteln. Die allgemeinen Kennzeichnungselemente sind: – Verkehrsbezeichnung, – Mengenkennzeichnung, – Mindesthaltbarkeitsdatum, – Verzeichnis der Zutaten, – Herstellerangabe.

Lebensmittelqualität

Summe aller Merkmale und Eigenschaften (Qualitätsfaktoren) eines Produktes. L. wird bestimmt durch drei Faktoren – Genußwert (Güte, sensorischer Wert bzw. sensorische Qualität); – Eignungswert, Marktwert (Dienstleistungswert, Gebrauchswert, Nutzwert, Brauchbarkeit); – Gesundheitswert (ernährungsphysiologischer Wert bzw. ernährungsphysiologische Qualität, Nährwert). Der Genußwert ist abhängig von der Ausprägung der Merkmale Farbe, Form, Geruch, Geschmack und Konsistenz. Diese können je nach Art des Lebensmittels noch weiter unterteilt werden, z.B. Saftigkeit, Zartheit, Trübung. Der Eignungswert läßt sich durch formale, funktionale und/oder ökonomische Merkmale charakterisieren. Hierunter fallen z.B. Sortierung nach Art und Größe, Verpackung nach Art und Handhabung, Ergiebigkeit, Haltbarkeit, Zeitbedarf für Zubereitung und Preis. Der Gesundheitswert wird u.a. bestimmt durch die Merkmale Nährstoffgehalt, Energiegehalt, Verdaulichkeit, Sättigungswirkung, Bekömmlichkeit, Keimgehalt, Toxizität. Zusätzliche Faktoren: – Psychologischer Wert (Ideeller Wert, Prestige, Image, Glaube); – Sozialwert (Tabus, Belohnung); – ökologische Dimension (Veredelungsverluste, Energieaufwand und Umweltbelastung bei der Herstellung); – politische Dimension (Exportproduktion). Einflußfaktoren auf die Lebensmittelqualität:

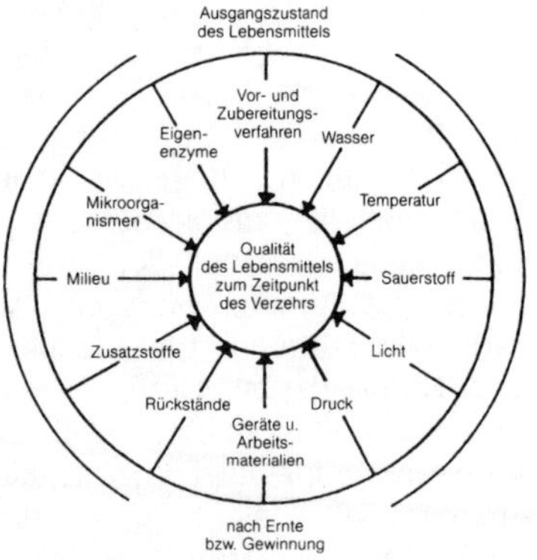

Quelle: Grocholl, J., Hamm, M.: Nahrungszubereitung im Unterricht, Bonn, Dümmler 1986, S. 34.

Lebensmittelrecht

Grundprinzipien sind: – Schutz des Verbrauchers vor Gesundheitsschädigungen; – Schutz des Verbrauchers vor Täuschung/Irreführung.

Lebensmitteltechnik
Gesamtheit von Verfahren, die Einfluß auf die Lebensmittelverarbeitung nehmen. Positive Aspekte der L.: - Hygienische Sicherheit und Haltbarkeit der Produkte; - Produktvielfalt und Geschmacksvariabilität; - Reinheit des Geschmacks und sichere Zubereitung; - örtliche und zeitliche Verfügbarkeit; - bedarfsgerecht für viele spezielle Ernährungszwecke; - Elimination schädlicher Bestandteile; - Inaktivierung abträglicher Faktoren. Es treten aber auch unerwünschte Veränderungen auf, z.B. Elimination von Nährstoffen bei der müllereitechnischen Bearbeitung, → Maillard-Reaktion, Nährwertverlust durch Erhitzen.

Lebensmittelüberwachung
Aufgabe der L. ist die Überprüfung der Einhaltung von Vorschriften über den Verkehr mit Lebensmitteln.

Lebensmittel- und Bedarfsgegenständegesetz
Abkürzung: LMBG; das wichtigste Rahmengesetz für den Lebensmittelbereich. Dort sind z.B. die Begriffsbestimmungen für Lebensmittel, Zusatzstoffe, Tabakerzeugnisse, kosmetische Mittel und Bedarfsgegenstände zu finden. Regelt den Verkehr mit Lebensmitteln. Ausführliche Vorschriften sollen den Schutz des Verbrauchers vor Gesundheitsschädigungen und vor Irreführung und Täuschung gewährleisten. Die Einhaltung der Vorschriften des LMBG wird durch staatliche und private Untersuchungsämter kontrolliert. Das LMBG ist datiert vom 15. 8. 1974 (BGBl. I S. 1946).

Lebensmittelunverträglichkeiten
Lebensmittelintoleranzen, Food Intolerance
Alle pathologischen Reaktionen, die durch Lebensmittel ausgelöst werden: 1. Allergische Reaktionen: Immunreaktionen (Antigen-Antikörper-Reaktion). Auslöser: Nahrungsmittel aller Art. Nachweis: Hauttests, serologische Tests, Provokationstests. 2. Pseudo-allergische Reaktionen (PAR): keine Immunreaktionen. Auslöser: Hilfsstoffe der Lebensmittelindustrie (Farbstoffe, Konservierungsmittel u. a.) sowie natürliche Salicylate (z.B. in Obst, Säften, Nüssen, Alkoholika). Nachweis: Karenz und Provokationstets. 3. Reaktionen durch biogene Amine: Pharmakologische Wirkung von biogenen Aminen (Histamin, Serotonin, Tyramin) in verschiedenen Lebensmitteln (Fisch, Schalentiere, Schokolade, Erdbeeren, Sauerkraut u.a.). Nachweis: Karenz und Provokationstets. 4. Enzymdefekte: Krankheitserscheinungen nur am defekten Organ (meist Magen-Darm-Kanal), insbesondere Lactasemangel, Gluten-Enteropathie. Nachweis: Diagnose des Enzymdefekts, Ver-

meidung der entsprechenden Nahrungsmittel und -bestandteile. → Allergie
Folgende Lebensmittel werden häufig schlecht vertragen: - Hülsenfrüchte, - Gurkensalat, - fritierte Speisen, - Weißkohl, - kohlensäurehaltige Getränke, - Grünkohl, - fette Speisen, - Paprikagemüse, - Sauerkraut, - Rotkraut, - süße und fette Backwaren, - Zwiebeln, - Wirsing, - Pommes frites, - hartgekochte Eier, - frisches Brot, - Bohnenkaffee, - Kohlsalat. L. müssen bei der Zusammenstellung einer → leichten Vollkost berücksichtigt werden.

Lebensmittelvergiftung
Erkrankungen nach Lebensmittelverzehr, meist mit Symptomen einer akuten Gastroenteritis. Ursachen: - mikrobielle Infektionen (z. B. → Salmonellose), - mikrobielle Intoxikationen (z. B. → Botulismus), - Mycotoxikosen (Pilze), - chemische Verbindungen, - giftige Pflanzen, Tiere, - physikalische Ursachen. Häufigste Ursache für L. sind bakterielle Verunreinigungen.

Lebensmittelzusatzstoffe
→ Zusatzstoffe

Leber
Lebenswichtiges Stoffwechselorgan. Aufgaben: 1. Speicherorgan: - Glycogen, etwa 150 g, - Blut, etwa 20 % der Gesamtmenge, - Mineralstoffe, z. B. Eisen, Kupfer, Kobalt, - Vitamine, z. B. Vitamin A, Vitamin B_{12}. 2. L. bildet spezifische Substanzen: - Gallensaft, täglich etwa 1 l, - Cholesterin aus Fettsäuren und Glucose, - Bluteiweißstoffe, wie Albumine und Globuline, - Blutgerinnungsstoffe, z. B. Prothrombin, Fibrinogen, - Harnsäure, als Abbauprodukt der Purine. 3. L. dient als zentrales Stoffwechselorgan: - Kohlenhydrat-Stoffwechsel: Glycogenspeicherung, Gluconeogenese, - Fettstoffwechsel: Aufbau von Lipoproteinen, Ketonkörperbildung, - Eiweißstoffwechsel: Aufbau von Bluteiweißstoffen, Aminosäurensynthese und -abbau. 4. L. dient als Entgiftungsorgan: Körperfremde Stoffe, z. B. Medikamente, Farbstoffe, Konservierungsstoffe, werden an andere Stoffwechselprodukte gebunden bzw. oxidiert oder reduziert, so daß sie ausgeschieden werden können.

Lebercirrhose
Leberzirrhose
Langsam fortschreitender Untergang von Leberzellen und Einsprossen von Bindegewebe an deren Stelle. Ursachen: Folgestadium einer Fettleber oder einer chronischen Leberentzündung.
Krankheitsbild: Die Leber ist vergrößert und verhärtet. Der Bindegewebsanteil der Leber erhöht sich ständig. Es findet eine narbige Umwandlung der Leberzellen statt. Leberzellen werden zerstört. Es kommt zu Störungen in der Resorptionsfunktion des Darmes. Häufig Blähsucht. Die zerstörten

Leberzellen können auch durch eine Diät nicht wieder ersetzt werden. Durch die Diät kann höchstens eine weitere Zerstörung verhindert bzw. das Stoffwechselgeschehen entlastet werden. Maßnahmen: Frühstadium: Verabreichung einer ausgewogenen, kalorisch angepaßten Normalkost unter Vermeidung derjenigen Speisen und Nahrungsmittel, die Unverträglichkeitserscheinungen hervorrufen. Folgestadium: Im wesentlichen zusätzliche Einschränkung der Natriumzufuhr auf maximal 1200 mg pro Tag. Fortgeschrittenes Stadium: Hochkalorische, kohlenhydratreiche, eiweißreduzierte Normalkost; Eiweißgehalt auf 40 bis 60 g pro Tag beschränken, dabei pflanzliche Proteine bevorzugen; Verabreichung von Lactulose (40 bis 60 g pro Tag und mehr je nach Verträglichkeit); Natriumzufuhr einschränken (< 1200 mg pro Tag). Präkoma und ausgebildetes Koma: Strikte Eiweißkarenz bei energetisch ausreichender Zufuhr von Kohlenhydraten und Fetten; nach Abklingen der Hauptsymptome allmähliche Eiweißzugabe beginnend mit Mengen von etwa 20 g pro Tag. Alkoholverbot in allen Stadien. Bei gleichzeitiger Glucoseintoleranz entsprechende Maßnahmen beachten.
→ Lebererkrankungen, Ernährung

Lebererkrankungen, Ernährung

Es gibt keine spezifischen Änderungen der Nährstoffzusammensetzung in Abweichung von der Normalkost, mit denen einzelne Leberfunktionen entlastet werden könnten, so daß sich daraus eine Leber-„Schonkost" ableiten ließe. Ebensowenig gibt es Diätformen, die den Verlauf von Lebererkrankungen (akute oder chronische Hepatitis, Lebercirrhose) beeinflussen könnten. Die Ernährung des Leberkranken erfolgt daher mit einer → Normalkost, die die individuellen unspezifischen Lebensmittelunverträglichkeiten berücksichtigt (→ leichte Vollkost). Bei → „Morbus Wilson" ist eine kupferarme Kost als Unterstützung der medikamentösen Behandlung sinnvoll. Bei Fettleber wird die zugrundeliegende Erkrankung diätetisch behandelt, bei Lebercirrhose erfordern spezifische Komplikationen diätetische Maßnahmen.

Leberdiät

Leberschonkost; Leberschutzkost
→ Lebererkrankungen, Ernährung

Lebertran

Fischleberöl von Dorsch, Heilbutt, Schellfisch. L. ist reich an → Vitaminen A und D. 10 g L. (ca. 1 Eßlöffel) enthalten mindestens: 2500 µg Vitamin A und 21,25 µg Vitamin D. Für Kinder ist die Verwendung von Lebertran nicht notwendig, da eine → vollwertige Ernährung und Aufenthalt im Freien die empfohlene Tageszufuhr an Vitamin A und D grundsätzlich deckt. Zur → Rachitis-Vorbeugung sollte L. nicht mehr aus folgenden Gründen eingesetzt werden: – schwankender Vitamin-D-Gehalt, – Gefahr der Überdosierung bei Vitamin A und Vitamin D, – hoher Schadstoffgehalt (Chlorierte Kohlenwasserstoffe, Cadmium).

Lecithine
Gehören zur Gruppe der → Phospholipide. Sie werden aus Glycerin, Fettsäuren, Phosphorsäure und Cholin durch Veresterung gebildet. L. werden verwendet als → Emulgatoren und → Stabilisatoren. L. sind in allen Zellen des menschlichen Körpers vorhanden und werden physiologisch synthetisiert. L. sind gesundheitlich unbedenklich, da sie normale Nahrungsbestandteile sind, z. B. im Eigelb oder in Sojabohnen enthalten.

Leguminosen
→ Hülsenfrüchte

Leichtarbeiter
→ Berufsschwere

Leichte Vollkost
Unterscheidet sich von der → Vollkost durch Nichtverwendung von Lebensmitteln oder Speisen, die erfahrungsgemäß häufig, z. B. bei mehr als 5 % der Patienten, Unverträglichkeiten auslösen (→ Lebensmittelunverträglichkeiten). Indikationen der L. V. sind spezifische Intoleranzen gegen bestimmte Speisen und Lebensmittel unter Berücksichtigung spezieller Kontraindikationen (z. B. Alkohol, Zitrusallergie usw.) und sofern keine Diäten erforderlich sind. Die L. V. wird somit nur zur Vermeidung von abdominellen Beschwerden, nicht aber zur Erzielung eines Heileffektes gegeben. Die leichte Vollkost soll zur Entlastung einzelner Verdauungsorgane oder des gesamten Stoffwechselgeschehens beitragen. Sie ersetzt heute den früheren Begriff der „Schonkost“. Generell gilt: Alles, was vertragen wird, ist auch erlaubt. Im übrigen soll die leichte Vollkost eine vollwertige Ernährung sein, d. h. alle essentiellen Nahrungsbestandteile müssen in ausreichender Menge vorhanden sein. In bezug auf die Energiezufuhr und die Nährstoffaufnahme gelten also die gleichen Regeln wie bei einer normalen Vollkost. Um die Verdauungsorgane bzw. das Gesamtstoffwechselgeschehen zu entlasten, sollten folgende Regeln eingehalten werden: – Die Kost muß reizarm sein. – Die Speisen sollten wenig gesalzen und mäßig gewürzt sein. Scharfe Gewürze wie Paprika, Chili, Meerrettich, Senf usw. vermeiden, frische Kräuter verwenden. – Gebratene und geröstete Lebensmittel sollten vermieden werden. Geeignete Gartechniken sind Dünsten und Dämpfen, Garen in Folie. – Fettreiche und zuckerreiche Lebensmittel sollten ebenfalls vermieden werden. – Alkoholische kohlensäurehaltige Getränke sowie Kaffee sollten vermieden werden. – Stark blähende Speisen wie Rettich,

Zwiebel, Paprika, Kohlarten, Hülsenfrüchte, Pflaumen, Gurke usw. sollten nicht gegessen werden (→ Lebensmittelunverträglichkeiten). Zur Entlastung des Stoffwechselgeschehens sollte außerdem folgendes beachtet werden: - Täglich fünf bis sechs kleine Mahlzeiten aufnehmen. - Ausreichend Zeit zum Essen nehmen, gut kauen. - Die Speisen sollten weder zu heiß noch zu kalt gegessen werden.
(Vgl. Übersicht auf Seite 337: Lebensmittelauswahl bei leichter Vollkost)

Leinsamen
L. sind die braunen und flachen Samenkörner der Lein- oder Flachspflanze (Linum usitatissimum L.). Er wird ganz, gequetscht oder geschrotet angeboten. L. hat aufgrund seines hohen Gehaltes an → Ballaststoffen (ca. 20 g/100 g ungeschälte Leinsamen) eine positive Wirkung auf die Darmtätigkeit. Am wirkungsvollsten ist der gequetschte L., da alle Samenkörner zur gleichen Zeit quellen. Dabei ist auf eine ausreichende Flüssigkeitsmenge zu achten. L. enthält relativ viel Fett (35 g/100 g), das beim ganzen und gequetschten L. nur in geringen Mengen aufgenommen wird. Insgesamt verwertet wird das Fett bei Aufnahme von geschrotetem L. L. enthält bis zu 4,7 mg freie und bis zu 13,8 mg gebundene → Blausäure. Alle bisher durchgeführten Untersuchungen an gesunden Personen haben gezeigt, daß beim Verzehr von L. keine nennenswerte Erhöhung des Blausäurespiegels im Blut auftritt. Eine Blausäurevergiftung - im Rahmen der Behandlung von Verdauungsstörungen mit L. - ist somit auszuschließen.

Leistungskurve
Gibt die Leistungsbereitschaft zu verschiedenen Tageszeiten an, z. B. höchste Leistungsbereitschaft am Vormittag (Leistungsspitze gegen 9 Uhr), Mittagstief gegen 15 Uhr, erneute Leistungszunahme bis 21 Uhr, danach Erholung und Wiederherstellung der Leistungsbereitschaft im Schlaf. Die Nahrungsaufnahme steht in engem Zusammenhang mit der Leistungsbereitschaft. Deshalb ist es sinnvoll, die Hauptmahlzeiten nicht zu voluminös zu gestalten und besser zwei zusätzliche Zwischenmahlzeiten einzuplanen, z. B. in Form von kleinen belegten Broten, einer Tasse Suppe, einem Milchmixgetränk, Obst oder einem Joghurt.
Weiterhin zeigen verschiedene Studien, daß bei einer Aufnahme von drei oder weniger Mahlzeiten pro Tag im Vergleich zur Aufnahme von fünf oder mehr Mahlzeiten bei gleicher Zufuhr an Nahrungsenergie die Tendenz zur Bildung und Ablagerung von Fettdepots und zum Übergewicht besteht. Bei älteren Menschen soll es leichter zu → Hypercholesterinämie, zur verminderten Glucosetoleranz und zur Herzischämie kommen. Bei einer

Leistungskurve

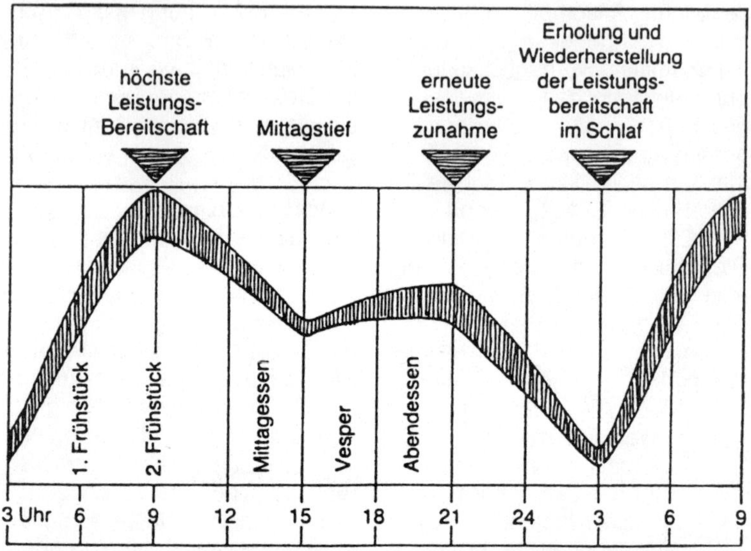

Quelle: Der Mensch ist, was er ißt!, hrsg. von der Deutschen Gesellschaft für Ernährung, Bonn 1986, S. 18.

Verteilung der Nahrung über mehrere kleine Mahlzeiten ist eine Gewichtsabnahme zuverlässiger zu erreichen und der eingetretene Erfolg besser zu stabilisieren.
→ Mahlzeiten

Leistungsumsatz

Arbeitsumsatz; Leistungszuwachs; Erhaltungsbedarf
Energiemenge, die über den → Grundumsatz hinaus für zusätzliche Arbeit benötigt wird. L. umfaßt Arbeitsumsatz + Freizeitumsatz. Der L. wird bestimmt durch: – Muskeltätigkeit; – Wärmeregulation; – Verdauungstätigkeit. Muskeltätigkeit: Mit jeder Muskeltätigkeit ist ein zusätzlicher → Energiebedarf verbunden. Aber auch durch konzentrierte geistige Leistung kommt es zu einer Steigerung des L. Wärmeregulation: Der L. steigt bei höherer oder niedrigerer Umgebungstemperatur. In beiden Fällen wird verstärkt Energie zur Aufrechterhaltung der Körpertemperatur benötigt. Verdauungstätigkeit: Für die unvollständige Resorption und die Umbauvorgänge werden insgesamt Energieverluste von 12 % des Gesamtenergiebedarfs angesetzt.
→ Berufsschwere → Faktorenmethode → Freizeitumsatz

Leistungszuwachs
→ Leistungsumsatz

Leitsätze
→ Lebensmittelbuch

Lektine
→ Phytohämagglutinine

Leucin
Enthält in ihren Molekülen verzweigte Kohlenstoffketten und kann daher vom Organismus nicht synthetisiert werden. Bitterer Eigengeschmack.
→ Essentielle Aminosäuren

Lignin
→ Ballaststoffe

Limette
Saftreicher als Zitronen. Schale ist sehr würzig und aromatisch. Vor Gebrauch mit heißem Wasser abwaschen.

Limitierende Aminosäuren
→ Aminosäuren, limitierende

Linolensäure
→ Essentielle Fettsäuren

Linolsäure
→ Essentielle Fettsäuren

Linsen
→ Hülsenfrüchte

Lipasen
→ Enzyme zur hydrolytischen Spaltung von Triglyceriden, z. B. Magen-Lipase, Pankreas-Lipase.

Lipide
Sammelbegriff für → Fette und fettähnliche Verbindungen. Einteilung in einfache Lipide (Neutralfette, Wachse) und in komplexe Lipide = Lipoide (→ Phospholipide, → Sphingolipide, → Steroide, → Carotinoide, → Lipoproteine). L. sind unlöslich in Wasser, aber löslich in organischen Lösungsmitteln. Sie erfüllen zwei Hauptaufgaben: – Energiereserve, – strukturelle Komponente von Membranen.

Lipoide
Fettähnliche Verbindungen.
→ Lipide

Lipoproteide
→ Lipoproteine

Lipoproteine
Lipoproteide
Sammelbegriff für alle Verbindungen von Fetten und fettähnlichen Verbindungen mit Eiweißstoffen. Man unterscheidet: – → Chylomikronen; – Prä-β-Lipoproteine: Sie werden in der Leber gebildet und dienen dem Transport der in der Leber gebildeten Triglyceride. Die Prä-β-Lipoproteine werden ebenfalls zum Fettgewebe transportiert und dort zu Fettsäuren, Glycerin und β-Lipoproteinen abgebaut. Bei den Prä-β-Lipoproteinen handelt es sich um größere Partikel mit sehr geringer Dichte = VLDL (Very-Low-Density-Lipoproteins); – β-Lipoproteine: Sie transportieren endogen gebildetes → Cholesterin und endogen gebildete Phosphatide zu

den Zellmembranen. Bei den β-Lipoproteinen handelt es sich um kleinere Partikel mit geringerer Dichte = Low-Density-Lipoproteins (LDL); – α-Lipoproteine: Sie werden in der Leber und wohl auch in der Darmwand gebildet. Sie transportieren Cholesterin und Phosphatide zu den Zellmembranen. Sie haben die Fähigkeit, freies Cholesterin zu verestern und so zu binden. α-Lipoproteine haben den kleinsten Partikeldurchmesser und die größte Dichte = High-Density-Lipoproteins (HDL).
→ Blutfette → Hyperlipidämie
→ Serumcholesterinspiegel

Lipostatische Theorie
Geht davon aus, daß die Menge an Körperfett die Energieaufnahme langfristig steuert. Die Konzentration von freien Fettsäuren und Glycerin beeinflussen über den Hypothalamus die Energiezufuhr. Bei → Hunger werden die Fettreserven mobilisiert. Dadurch steigt die Konzentration der freien Fettsäuren und von Glycerin im Blut an, was zu höherer Nahrungsaufnahme führt.

Listerien
Weit verbreitete Bodenbakterien. Der englische Chirurg Sir Joseph Lister hat sie 1926 bei kranken Schafen entdeckt. Es gibt zahlreiche verschiedene Listerien, die meisten davon sind für Mensch und Tier harmlos. Eine Ausnahme bildet der Stamm Listeria monocytogenes, der eine Infektionskrankheit hervorrufen kann, die sogenannte Listeriose. Bei gesunden Erwachsenen verlaufen diese Infektionen meist unbemerkt oder mit grippeähnlichen Symptomen. Anders bei Personen, deren Immunsystem geschwächt ist: Dort kann es zu Lungenentzündungen, Entzündungen der Hirnhaut, Blutvergiftungen oder Symptomen wie bei einem Schlaganfall kommen. Bei Schwangeren werden Fehl- und Frühgeburten beobachtet. Gefährdet sind hauptsächlich alte Menschen, Neugeborene und Kinder, Kranke und schwangere Frauen. Die Infektionswege sind noch weitgehend unbekannt. Wie neuere Untersuchungen zeigen, können verschiedene Lebensmittel mit Listerien verunreinigt sein, vor allem Rohgemüse und Salate, rohes Hackfleisch, Mettwurst und Speiseeis. Bei Milchprodukten waren ausschließlich Weichkäse und halbfeste Schnittkäse betroffen. In Hart-, Schnitt-, Frisch- und Schmelzkäse wurden keine Listerien gefunden. Käsesorten mit schmieriger Oberfläche, wie etwa Rotschmierekäse, wiesen häufiger Listerien auf als solche mit Außenschimmel. Die Bakterien besiedeln hauptsächlich die Rinde, im sauren Milieu des Käse-Inneren können sie nicht wachsen. Daher ist zu empfehlen, die Rinde immer abzuschneiden. Im Gegensatz zu den meisten anderen Bakterien können sich Listerien auch noch bei Kühlschrank-Temperaturen vermehren.

Listeriose
→ Listerien

LMBG
→ Lebensmittel- und Bedarfsgegenständegesetz

Löffelkost
→ Beikost

Low Density Lipoproteins
→ Lipoproteine

Löwenzahn
Junge Pflanzen (Taraxacm officinale Wiggers) geeignet als vitaminreicher Salat. Tee aus L. regt Durchblutung von Leber und Nieren an.

Lutz-Diät
„Leben ohne Brot"
Prinzipien: Energiezufuhr ist beliebig, fett- und eiweißreiche, kohlenhydratarme Kost. Alle Lebensmittel tierischer Herkunft (außer süßer Milch) sind ohne Einschränkung erlaubt. Pro Tag zwischen 70 bis 80 g Kohlenhydrate empfohlen.
→ Schlankheitsdiäten

Lymphgefäße
Transportsystem für → Chylomikronen.

Lysin
→ Essentielle Aminosäuren, überwiegend in tierischen Eiweißstoffen enthalten. Schmeckt sowohl süß als auch bitter. Wird in manchen Entwicklungsländern zur Erhöhung der biologischen Wertigkeit von Getreide dem Mehl zugesetzt.

Lysinoalanin
Abkürzung: LAL
Der erste Schritt bei der Entstehung von L. ist die Bildung von Dehydroalanin aus → Cystin oder Phosphoserin (mit Phosphorsäure verestertes Serin, vor allem in Casein vorkommend) durch sogenannte β-Elimination. Voraussetzungen für diese Umbildung sind Einwirkungen von Alkalien und Wärmebehandlung. Wenn Dehydroalanin und Lysin im Proteinverband benachbart liegen oder durch Hitzedenaturierung in Nachbarschaft zueinander gebracht werden, dann bildet sich bei entsprechender Reaktionstemperatur die Lysinoalanin-Quervernetzung aus. Nach Gaben von mehr als 100 ppm L. in freier Form bzw. mehr als 1000 mg an proteingebundenem LAL traten bei Ratten Vergrößerung der Zellkerne, Vergrößerung der Zellen und Zellnekrosen auf. Außerdem waren Kalkabscheidungen in den Nierentubuli festzustellen. Danach kann der Transport und die Verwertung verschiedener Spurenelemente beeinträchtigt werden. Es erscheint außerordentlich unwahrscheinlich, daß der Mensch in ähnlicher Weise wie Ratten Sensibilisierung gegenüber L. zeigt. Trotzdem ist es wünschenswert, ein Entstehen und Vorhandensein an L. in Lebensmitteln soweit wie möglich zu vermeiden (unter 500 ppm, bezogen auf Proteinanteil).

Lysolecithin
Wird aus → Lecithin durch Einwirkung von Phospholipase A gebildet, einem → Enzym, das in Schlangengift und auch in einigen Viren enthalten ist. L. bewirkt eine Zerstörung von roten Blutkörperchen durch Schädigung der Erythrozytenmembran.

Lysozym
→ Enzym, das die Zellmembranen von Bakterien auflösen kann. L. hat stark antibiotische Eigenschaften.

M

Magen
Wichtiges Verdauungsorgan, das die Abgabe der aufgenommenen Nahrung in den Dünndarm regelt. Der von der Magenschleimhaut ausgeschüttete Magensaft (etwa 2,5 l täglich) enthält etwa 0,5%ige Salzsäure, die den Speisebrei nach und nach durchsäuert (→ Magensalzsäure). Der Magensaft enthält außerdem Schleimstoffe, fett- und eiweißspaltende Enzyme.
→ Verdauung

Magendiät, Magenschonkost
→ Magenerkrankungen, Ernährung

Magenerkrankungen, Ernährung
Bei Magen- und Zwölffingerdarmgeschwüren (Ulcus) läßt sich durch diätetische Maßnahmen weder die Abheilung des Geschwüres beschleunigen noch das Wiederauftreten verhindern. Es gibt also keine „Magenschonkost". Sinnvoll erscheinen bei Schmerzen die Verabreichung häufiger kleiner Mahlzeiten, beim blutenden Geschwür die Gabe einer passierten Normalkost und die Vermeidung alkoholischer Getränke und Kaffee auf leeren Magen sowie von scharfen Gewürzen. Nach einer Entfernung größerer Teile des Magens (Magenresektion) mit sogenanntem → Dumping-Syndrom sind häufige kleine Mahlzeiten, Vermeidung zuckerhaltiger Speisen und eventuell die Einnahme von Weizenkleie zu den Mahlzeiten angezeigt.

Magenpassage
Verweildauer der Speisen im Magen. Leicht verdauliche Kost: 1–2 Stunden. Normal gemischte Kost: etwa 4 Stunden, sehr fettreiche Kost: über 5 Stunden.
→ Bekömmlichkeit → Transitzeit

Magenresektion
Zustand nach operativer Entfernung meist des distalen, gastrinproduzierenden Magenteils (Teilresektion bis Zwei-Drittel-Resektion). Ursachen: häufig rezidivierende Magen- und Zwölffingerdarmgeschwüre, Ulcuskomplikationen. Symptome: mechanische und funktionelle Störungen der Verdauungsfunktion; Völle- und Druckgefühl im Oberbauch; unzu-

reichende Nahrungsausnutzung und Gewichtsverlust. Maßnahmen: postoperative Phase: immer parenterale Ernährung. Danach allmählicher Übergang auf gut verträgliche eiweißreiche Kost mit mäßigem Fettgehalt unter Vermeidung von niedermolekularen Kohlenhydraten in häufigen, kleinen Mahlzeiten. Flüssigkeitszufuhr nur vor oder zwischen den Mahlzeiten. Bei Verdacht auf → Lactose-Intoleranz Zurückhaltung mit Milch und Milchprodukten. Bei ungenügender Ausnutzung des Nahrungsfettes Verwendung von mittelkettigen Triglyceriden. Zur Beeinflussung des → Dumping-Syndroms Verabreichung von Guar, Pektin oder auch Acarbose zu den Mahlzeiten. Bei Untergewicht zusätzliche Verwendung von Nährstoffkonzentraten. Einnehmen der Mahlzeiten eventuell im Liegen. Medikamentöse Substitution von Eisen und Vitamin B_{12} kann erforderlich werden.

Magensalzsäure
Aufgaben: – Quellung und Denaturierung der Eiweißstoffe, so daß die Enzyme leichter angreifen können, – Aktivierung von Enzymen, – Abtötung der mit der Nahrung aufgenommenen Bakterien, – Förderung der Eisenresorption.
→ Verdauung

Magergewicht
→ Fettfreie Körpermasse

Magersucht
→ Anorexia nervosa

Magnesium
chem. Symbol Mg
Im tierischen Organismus gibt es verschiedene chemische Bindungsformen mit unterschiedlichen Wirkungen: – ionisiertes Mg^{2+} in komplexer Bindung eingelagert im kristallisierten Mineralanteil des Knochens (Hydroxylapatit), – osmotisch unwirksame Komplexe im Skelettprotein, zahlreichen Enzymen und energiereichen Phosphatverbindungen, – Elektrolyt in den Körperflüssigkeiten. Die Gesamtmenge des M. im Körper wird mit etwa 20 g für einen Erwachsenen angegeben, davon 55–60 % im Knochen, 40–45 % in anderen Geweben. Der Magnesiumgehalt im Knochengewebe unterliegt einem altersabhängigen Turnover. Die Absorptionsrate beträgt 35–55 %. Funktionen: 1. im Zellkern beeinflußt M., zusammen mit anderen Metallionen, die Chromatinstruktur. 2. M. ist Effektor vieler Enzyme. So wird bei allen Reaktionen, die mit einer Phosphatgruppenübertragung verbunden sind, Magnesium als Aktivator benötigt. 3. M. wird für die Umwandlung von → ATP in cyclisches AMP durch Adenylatcyclase benötigt. 4. Bei der Erregungsübertragung vom Nerv auf den Muskel sowie bei der Muskelkontraktion spielen Mg-Ionen eine wichtige Rolle. 5. M. hat sowohl synergistische als auch antago-

nistische Wirkung zu → Calcium. Empfohlene tägliche Zufuhr: für Frauen 300 mg, für Männer 350 mg (s. Tabelle, Anhang S. 338). Der Versorgungszustand wird über die Messung des Plasmaspiegels ermittelt, Normalwerte: 0,7–2,2 mmol/l. Gute M.-Quellen sind: Getreideprodukte (z. B. Vollkornerzeugnisse), Hülsenfrüchte, grüne Gemüse, Nüsse, Kakaopulver, Beerenobst und Bananen. Bei ausreichender Zufuhr sind Magnesiumpräparate nicht erforderlich. Ein Magnesiummangel macht sich langfristig durch klinische Symptome (z. B. Muskelkrämpfe, Unruhe, Migräne, Taubheitsgefühle, Magen-Darm-Beschwerden) bemerkbar (→ Magnesiummangelsyndrom). Eine Kost, bei der Zucker, Nahrungsfette, Feinbackwaren, Nudeln und Weißbrot vorzugsweise verzehrt werden, kann zu einer Unterversorgung an M. führen. Auch heißes Klima, Einnahme von Abführmitteln und übermäßiger Alkoholkonsum können für eine M.-Unterversorgung verantwortlich sein. Neuere Untersuchungen zeigen die Bedeutung des M.-Versorgungszustandes bei Einwirkung von Streß sowie bei Herzgefäßkrankheiten. Möglicherweise kann M. zu einer Leistungssteigerung bei Leistungssportlern beitragen.
→ Mineralstoffe

Magnesiummangelsyndrom
Unterversorgung an → Magnesium, die verschiedene Gründe hat. An erster Stelle steht die Magnesiumverarmung der Böden, die zu einem geringeren Magnesiumgehalt vieler pflanzlicher Lebensmittel führt. Beschwerden bei einem M. sind z. B. Migräne, Schwindel, Muskelkrämpfe, Herzattacken. Eine zusätzliche Gabe von Magnesium konnte in vielen Fällen die Beschwerden lindern.

Magnesiumphosphatsteine
→ Harnsteine

Mahlzeiten
Weitgehend regelmäßige Aufnahme von Lebensmitteln zu bestimmten Tageszeiten. Unterschieden wird zwischen Haupt- und Zwischenmahlzeiten. Hauptmahlzeiten sind Mahlzeiten, die 20 % und mehr der Tagesenergiemenge enthalten, dazu zählen im allgemeinen → Frühstück, → Mittagessen, → Abendessen. Zwischenmahlzeiten sind Mahlzeiten mit geringeren Nahrungsmengen (höchstens 10 % der Tagesenergiemenge), z. B. zweites Frühstück, Vesper, Spätmahlzeit. Zwischenmahlzeiten ergänzen die Hauptmahlzeiten. Sie sollten vitamin- und mineralstoffreich sein. Es empfiehlt sich, die tägliche Energiemenge wie folgt aufzuteilen: 1. Frühstück: 25 %, 2. Frühstück: 10 %, Mittagessen: 30 %, Vesper: 10 %, Abendessen: 25 %. Die Nahrungsaufnahme steht in engem Zusammenhang mit der Leistungsbereitschaft (→ Leistungskurve).
→ Mahlzeitenfrequenz

Mahlzeitenfrequenz
Zahl der Mahlzeiten pro Tag. Beim heutzutage vorwiegend geistig angespannten Menschen sind fünf kleinere → Mahlzeiten bekömmlicher als drei umfangreichere Hauptmahlzeiten. Durch zu große Pausen zwischen den Mahlzeiten wächst die nervöse Belastung, die Konzentrationsfähigkeit läßt nach und – bedingt durch das Absinken des Blutzuckerspiegels – kommt es gelegentlich zu Schwächegefühlen. Üppige Mahlzeiten führen zu Völlegefühl, Schläfrigkeit, Arbeitsunlust und Gewichtszunahme. Mehrere kleine, leichtverdauliche Mahlzeiten belasten den Stoffwechsel weniger, die Bewegungsfreude wird gefördert, der Körper wird kontinuierlich mit den wichtigsten Nährstoffen versorgt, und der Blutzuckerspiegel sinkt nicht so rasch ab. Die Tageszeit, wann die Mahlzeiten eingenommen werden, ist im allgemeinen weniger wichtig als die Regelmäßigkeit.

Maillard-Reaktion
Bräunungsreaktion
Nicht-enzymatische Bräunung, ausgelöst durch die Reaktion reduzierender Zucker mit Aminosäuren bzw. Aminen unter Bildung von N-Glykosiden, die einer Amadori-Umlagerung unterliegen. M. beeinflußt nicht nur bei der küchenmäßigen Zubereitung das Aroma der Lebensmittel (z. B. bei gebratenem Rindfleisch), sondern wird auch industriell zur Erzeugung künstlicher Aromen genutzt. Ernährungsphysiologische Auswirkungen: 1. mögliche Minderung der → biologischen Wertigkeit der → Proteine (hauptsächlich Verluste an Lysin), 2. Bildung von charakteristischen Geruchs- und Geschmacksstoffen, die erwünscht (beim Backen und Braten), aber auch unerwünscht sein können (Ausbildung eines „Kochgeschmacks").

Makrelendiät
Die Makrelendiät hat bisher kaum Eingang in die Klinik gefunden, obwohl die Wirkungen nachweislich erfolgreich sind. Makrelen weisen einen hohen Gehalt an → Eicosapentaensäure auf. Diese Fettsäure wirkt sich günstig aus auf Patienten mit: 1. hohem Blutdruck (Hypertonie), 2. erhöhten Fetten im Blutserum, 3. erhöhtem Gesamtcholesterin, 4. Erkrankungen der Herzkranzgefäße und Durchblutungsstörungen im Gehirn. Der metabolische Hintergrund liegt in der Wirkung über Prostaglandin I_3 und in der dadurch verursachten Thrombozytenaggregationshemmung. Täglich sollten 100–150 g Makrelen (küchenfertig gewogen) gegessen werden. Lachs, Thunfisch oder die doppelte Menge Hering haben die gleiche Wirkung.

Makrelenvergiftung
→ Scombroid poisoning

Makrobiotik
makros = lang, bios = Leben
Ernährungsweise, entstanden aus dem chinesischen Zen-Buddhismus. Als wichtigste Vertreter der makrobiotischen Ernährungslehre gelten die Japaner George Ohsawa (1893–1966) und Michio Kushi. Grundprinzip ist das bipolare Kräfteverhältnis „Yin" und „Yang". „Yin" ist die „sich ausdehnende Kraft", die bestimmt, daß der Körper wächst und Energie speichert. „Yang" ist die „sich zusammenziehende Kraft", die bestimmt, wie der Körper wachsen soll. In insgesamt zehn Schritten muß allmählich auf die Bestandteile der üblichen Mischkost verzichtet werden, bis auf der letzten Stufe eine reine Cerealienmischung mit etwas Fett und Meersalz bei möglichst wenig Flüssigkeit erreicht worden ist. Außerdem wird eine regelmäßige ärztliche Versorgung abgelehnt. Wichtigstes Grundnahrungsmittel in der M. ist das Vollgetreide. Dazu werden frische Gemüse und Bohnen in verschiedenen Zubereitungsformen sowie Nüsse, Samen, Algen und geringe Mengen von Obst in Form von Kompott oder Trockenobst verzehrt. Es soll nur so viel getrunken werden, wie der Durst verlangt. Empfohlen werden Wasser, Kräutertees und Suppen mit → Miso und Tamari (salzreiche Sojaprodukte). Aus ernährungsphysiologischer Sicht sind makrobiotische Ernährungsformen eiweiß- und calciumarm sowie arm an Vitamin D und Vitamin C und Eisen. Der Ratschlag, so wenig wie möglich zu trinken und hohe Salzmengen zu sich zu nehmen, kann lebensgefährlich sein. Abzulehnen ist ebenfalls der Anspruch, durch makrobiotische Ernährung fast alle Krankheiten heilen zu können. Vgl. Übersicht über die Empfehlungen für die Lebensmittelwahl bei den makrobiotischen Stufen nach Ohsawa, Anhang Seite 339.
In einer neueren Veröffentlichung von Kushi wird die Einteilung in 10 Stufen nicht mehr übernommen. Vielmehr wird erlaubt: Vollkorngetreide (mehr als 50 % der Nahrung), Hülsenfrüchte, Obst, Nüsse, Meeresgemüse, Gemüse (vorwiegend gekocht aus der gleichen Klimazone), kleine Mengen Fisch. Abgelehnt werden: Milch, Milchprodukte, Säugetierfleisch, Geflügel, tropisches Obst und Gemüse, Auszugsmehl und -produkte, Konserven, Tiefkühlprodukte, Honig, Zucker, Süßstoffe, Kaffee, Tee.

Makronährstoffe
Nährstoffe, die in größeren Mengen physiologische Wirksamkeit entfalten.
→ Fette → Kohlenhydrate → Proteine

Malabsorption
Störung der → Resorption. Ursachen können sein: Gastrektomie, Dysfunktion des Pankreas oder Mangel an Gallensäuren.

Maltit
Maltitsirup
→ Zuckeraustauschstoff, hergestellt aus Mais- oder Kartoffelstärke. Fast so süß wie Haushaltszucker (0,9 : 1), wobei der Süßgeschmack rein und ohne Nachgeschmack ist. Energiegehalt nur etwa halb so groß wie der von Zucker. Eignung für Diabetiker ist noch nicht ganz gesichert. M. wird als zahnfreundlich angesehen. Bei höheren Gaben (mehr als 50 g pro Tag) können Blähungen und Durchfälle auftreten.

Maltol
bildet sich beim Erhitzen von Kohlenhydraten, insbesondere von Milchzucker und Malzzucker und kommt daher in Produkten wie geröstetem Malz, Kakao, Karamel, Kaffee, Brot, Backwaren, Milchpulver vor. Wird als → Geschmacksverstärker eingesetzt.

Maltose
Malzzucker
Verbindung aus zwei Molekülen Glucose (→ Disaccharide). Vorkommen: in keimenden Getreidekörnern, vor allem in keimender Gerste, in Malzextrakt und Bier. Enzymatischer Abbau in der Dünndarmwand durch α-Glucosidasen (Maltasen) in Glucose. M. hat 35 % der Süßkraft von Saccharose.
→ Kohlenhydrate

Mangan
chem. Symbol Mn
Der Manganbestand des Menschen beträgt ca. 10–40 mg. Die Knochen weisen eine relativ hohe Mangankonzentration auf. Aufgaben: Enzymaktivierung, steigert die Verwertbarkeit von Vitamin B_1. Mangelsymptome: beim Menschen bisher nur in einigen Fällen bei totaler parenteraler Ernährung beschrieben; im Tierversuch Wachstumsstörungen, Störungen der Knochenbildung, Gleichgewichtsstörungen. Empfohlene Manganzufuhr: 2–5 mg/Tag (s. Tabelle, Anhang S. 324). Lebensmittel pflanzlicher Herkunft (Tee, Vollkornmehl, Getreidekeimlinge, Walnüsse) sind reich an Mangan, während Lebensmittel tierischer Herkunft einen niedrigen Mangangehalt aufweisen. Mangan ist in großen Mengen toxisch und führt zu Magen-Darm-Störungen, Lungenentzündung und neurologischen Störungen. Vergiftungen über Lebensmittel sind bisher nicht bekannt.
→ Spurenelemente

Mangelernährung
→ Fehlernährung

Mangelerscheinung
Durch einen Mangel an bestimmten Nährstoffen kommt es zu konkret feststellbaren physiologischen Veränderungen außerhalb der normalen Schwankungsbreite. Eine M. kann durch besondere Ernährungsmaßnahmen beeinflußt werden.

Mannit
Zuckeralkohol, der natürlicherweise in einigen Pflanzen vorkommt. Technische Herstellung erfolgt durch Hydrierung von → Fructose. M. ist etwas weniger süß als → Sorbit. Wegen des höheren Preises und der stärker laxierenden Wirkung im Vergleich zu Sorbit wird M. bei der Lebensmittelherstellung wenig eingesetzt.
→ Zuckeraustauschstoff

Mannose
Kommt nur selten als → Monosaccharid in freier Form vor, dagegen gebunden in → Polysacchariden und in pflanzlichen Lebensmitteln, z. B. Orangenschalen. Im menschlichen Organismus ist M. Bestandteil von Blutgruppensubstanzen.
→ Kohlenhydrate

Maple Syrup Disease
→ Ahornsirupkrankheit

Marasmus
Englische Bezeichnung: Protein-Energy-Malnutrion = PEM. Krankheitsbild bei Eiweiß- und Energieunterversorgung. Symptome: Zurückbleiben des Längenwachstums, Untergewicht, Dehydration der Körperzellen, Muskelatrophie, aufgedunsener Bauchraum, Durchfall, erniedrigte Körpertemperatur.

Mastkost
→ Aufbaukost

Mayo-Diät
Diese Diät ist nicht auf die bekannte Mayo-Klinik zurückzuführen. Prinzipien: Energiezufuhr ist reduziert, fett- und cholesterinreiche, eiweißreiche, kohlenhydratarme Kost. Jede Mahlzeit besteht aus hartgekochten Eiern mit wenig Obst und Salat. Zwei Wochen Mayo-Diät sollen im Wechsel mit vier Wochen Normalkost durchgeführt werden.
→ Schlankheitsdiäten

Mayr-Kur
Benannt nach Dr. Franz Xaver Mayr (1875–1965), der die Kur mit drei Worten formulierte: Schonung, Schulung, Säuberung des Verdauungsapparates durch langsames Essen, gutes Kauen von leicht verdaulichen Speisen. Die Schulung erfolgt durch eine besondere Darmbehandlung (sanftes Kneten des Darmes) unter ärztlicher Betreuung. Die Kur dauert 3–4 Wochen und beginnt mit einem Tee-Tag: 2–3 Tassen Kräutertee, ein Teelöffel Bienenhonig, etwas Zitronensaft; dann folgt Milch-Semmel-Diät: Trockenes Weißbrot wird sorgfältig gekaut und dabei gut eingespeichelt. Teelöffelweise nimmt man dazu Milch ein.

Mazdaznanbewegung
Mazdaz heißt Meistergedanke, abgeleitet vom altpersischen Wort für „allwissend". Eingeführte Lehre von Hanish (1854–1936), der Nahrung vom toten Tier ablehnte.

Die M. ist aus der philosophischen Lebensauffassung Zarathustras überliefert. Atmung und Ernährung sind die beiden wichtigsten Elemente. Die Nahrungsaufnahme sollte nur zu bestimmten Tageszeiten erfolgen, die Menschen sollen sich auf die Nahrungsaufnahme konzentrieren und die reinen Lebensmittel der lacto-vegetabilen Kost (→ Vegetarismus) bewußt aufnehmen.

MCT
Abkürzung für Medium Chain Triglycerides = Mittelkettige Fettsäuren (MKT). Fette, die vorwiegend aus den → Fettsäuren Capryl- und Caprinsäure mit einer Kettenlänge von 8 bzw. 10 C-Atomen bestehen. Sie werden über das Pfortaderblut abtransportiert. Weitere Vorteile sind, daß dieses Fett auch bei geringer Galle- und Lipasekonzentration im Darm noch gespalten wird und selbst bei hochgradigen Resorptionsstörungen noch eine recht gute Resorption erfolgt. Hierdurch ergibt sich die Möglichkeit, bei verminderter Gallensekretion, bei exokriner Pankreasinsuffizienz, bei Lebererkrankungen, bei hochgradigen Schädigungen der Dünndarmschleimhaut und bei ausgedehnten Dünndarmresektionen mit Hilfe dieses Fettes den Patienten kalorisch weitgehend ausreichend zu ernähren. Ernährungsphysiologisch bedeutsame Wirkungen der MCT sind: - Hemmungen der Lipolyse und damit Senkung des Spiegels der freien Fettsäuren im Plasma, - Verminderung der Cholesterinsynthese, - Verminderung des Bedarfs an ungesättigten Fettsäuren. Mengen von 50–70 g MCT-Margarine und 20–30 g MCT-Öl täglich werden gut vertragen. Durch diese Fettmenge werden dem Organismus täglich 2100–3000 kJ zugeführt. Es können also durchschnittlich 25–30 % der Gesamtenergiemenge in Form von mittelkettigen Triglyceriden aufgenommen werden. Der Organismus muß sich jedoch erst langsam an die Verwertung von MCT-Margarine bzw. MCT-Öl gewöhnen, deshalb sollte man mit einer täglichen Menge von 10–20 g Fett beginnen und dann die tägliche Fettzufuhr allmählich auf die gewünschte Gesamtmenge steigern. Der Bedarf an essentiellen Fettsäuren ist durch zusätzliche Gaben eines entsprechenden Fettes zu decken. MCT-Margarine und MCT-Öl sind zum Braten ungeeignet. Speisen, die MCT-Öle enthalten, dürfen nicht zu lange aufbewahrt werden, da sich sonst bittere Geschmacksstoffe bilden.

Meal Eating
= Mahlzeitenessen. Im Falle einer → Reduktionskost bringt eine Verteilung der Tagesmenge auf mindestens 5 Mahlzeiten eine größere Gewichtsreduktion. (→ „Nibbling“ statt „meal eating“.)

Meersalz
Wird durch Eindampfen aus Meerwasser gewonnen. Es ist nicht anders zu bewerten als → Kochsalz. Die geringen Mengen an Mineralstoffen und Spurenelementen spielen für die Bedarfsdeckung keine Rolle.

Megajoule
Abkürzung: MJ
→ Joule

Megavitamintherapie
Methode zur Behandlung vitaminabhängiger Erkrankungen mit sehr hohen Dosen (10- bis 1000fache Dosierung des bekannten Vitaminbedarfs) einzelner oder mehrerer Vitamine. Die wissenschaftlichen Grundlagen bedürfen weiterer Absicherung. Bekanntlich nehmen gesunde Menschen mit einer ausgewogenen Mischkost, bestehend aus Getreideprodukten, Gemüse, Obst, Milch und Fleisch, alle Vitamine in ausreichender Menge auf, so daß ein Vitaminmangel unter dieser Ernährung nicht zu befürchten ist. Toxische Erscheinungen, z.B. nach hohen Dosen von fettlöslichen Vitaminen, wurden beobachtet.
→ Klenner'sche Megavitamintherapie

Mehltypen
→ Typenzahl

Mengenelemente
→ Mineralstoffe

Menü
Speisenfolge
→ Mahlzeit aus mindestens drei Gängen (Speisengruppen) bestehend, die in einer festgelegten Reihenfolge meist zu besonderen Anlässen verzehrt werden.

Metabolite
Sammelbezeichnung für die im normalen Stoffwechsel auftretenden Intermediärprodukte, die die metabolischen Reaktionen fortsetzen.

Metabolismus
Zwischenstoffwechsel
Umwandlung von Nahrungsbestandteilen untereinander.

Meteorismus
Blähsucht
Verstärkter Gasgehalt des Magen-Darmtrakts infolge Störung des Gleichgewichts zwischen Gaszufuhr und Gasbildung sowie Absorption und Elimination. Symptome: Druck- und Spannungsgefühl im Bauchraum, hörbare Darmgeräusche, Herzbeklemmung. Ursachen: stark blähende Speisen (→ Lebenmittelunverträglichkeiten), Erkrankungen der Leber, der Bauchspeicheldrüse. Ernährungsempfehlung: Meiden stark blähender Lebensmittel.

Methämoglobin
Unterscheidet sich vom → Hämoglobin dadurch, daß es anstelle von zweiwertigem Eisen das Eisen in

dreiwertiger Oxidationsstufe enthält. M. ist ein normaler Bestandteil des Blutes (0,5–1 %). Bei Reaktion von → Nitrit mit Hämoglobin wird mehr M. gebildet, wobei Säuglinge bis zu 6 Monaten besonders empfindlich reagieren. Bei zuviel Bildung von M. kommt es zum Sauerstoffmangel.
→ Methämoglobinämie

Methämoglobinämie
Blausucht
Symptome: bläuliche Verfärbung von Lippen und Haut, „schokoladenfarbiges" Blut. Ursachen: → Nitrit wandelt einen Teil des Hämoglobins in → Methämoglobin um, so daß der Sauerstofftransport beeinträchtigt wird. Die Gefahr, an M. zu erkranken, besteht fast ausschließlich für Säuglinge in den ersten sechs Lebensmonaten, diese Krankheit ist heute jedoch sehr selten geworden.

Methionin
Schwefelhaltige → essentielle Aminosäure, wichtig für Entgiftungsfunktionen im menschlichen Organismus.
→ Aminosäuren → Cystein

Migräne
Starke Kopfschmerzen. Einige Migräneformen sind ernährungsbedingt. Häufigste Ursachen: Verzehr von Schokolade, Käse, Zitrusfrüchten, Rotwein. Als auslösender Effekt werden besonders die → biogenen Amine Tyramin, Phenyläthylamin und Histamin diskutiert.

Migration
Übergang eines Stoffes, z. B. aus einem Packstoff, auf das Lebensmittel. Die migrierenden Stoffe werden in toxikologischen Tests auf ihre möglichen Schadwirkungen geprüft, und es werden Grenzwerte festgelegt.

Mikronährstoffe
Nährstoffe, die bereits in geringen Mengen physiologische Wirksamkeit entfalten.
→ Mineralstoffe → Minorbestandteile → Spurenelemente → Vitamine

Mikroorganismen
Kleinstlebewesen mit relativ einfacher biologischer Organisation (z. B. Bakterien, Hefen, Pilze, Viren, niedere Algen).

Mikrowellen
Elektromagnetische Wellen mit einer hohen Frequenz (2450 MHz). Unter Frequenz versteht man die Anzahl der Schwingungen, gemessen in Hertz (Hz) in einer bestimmten Zeiteinheit: 1 Schwingung/Sekunde entspricht 1 Hz, 1000 Schwingungen/Sekunde entspricht 1 kHz, 1 Mill. Schwingungen/Sekunde entspricht 1 MHz. M. versetzen Wasser- und Fettmoleküle in Schwingungen, und dadurch entsteht Wärme. Organische Stoffe absorbieren M. und wandeln sie in Wärme um. Mikrowellengeräte sind sehr gut gegen austretende Wellen abgeschirmt. Die dennoch austretende

„Leckstrahlung“ ist so gering, daß eine Gefährdung von Bedienungspersonal und Konsumenten ausgeschlossen werden kann. Die Leckstrahlung darf in 5 cm Entfernung von der Tür eine Leistung von 5 mW/cm^2 nicht überschreiten. Dies ist nur etwa die Hälfte des thermischen Grundumsatzes des Menschen und liegt um mehr als das Zehnfache unter der Grenze, bei der irreversible Veränderungen auftreten können. Bei geöffneter Tür kann der Mikrowellenherd zudem keine Strahlung erzeugen. Auch eine gesundheitsschädliche Veränderung des Gargutes ist nicht möglich. Die Quantenenergien der Mikrowellen liegen um mehrere Zehnerpotenzen unter den Quantenenergien, die zu einem spezifischen Aufbrechen lebensmittelchemischer Bindungen notwendig wären. Durch sachgemäße Mikrowellenerwärmung entstehen keine grundlegend anderen Einwirkungsfaktoren auf Lebensmittel als bei konventionellen Erhitzungsmethoden. Auch die oft gehörte Behauptung, durch Mikrowellen entstehen krebserregende Substanzen in Lebensmitteln, ist nicht haltbar. Das Garen oder Wiederaufwärmen von Gerichten im Mikrowellenherd ermöglicht bei sachgemäßer Anwendung eine schonende Zubereitung der Speisen. Die Nährstoffverluste unterscheiden sich nicht wesentlich von den Verlusten beim konventionellen Garen.

Mikrowellengaren
Hochfrequenzgaren
Garen mit Hilfe von → Mikrowellen, die im Gargut Wärme erzeugen; Fett und Flüssigkeit kann, muß aber nicht zugegeben werden.
→ Garmachungsarten

Milch und Milcherzeugnisse
Vollmilch und Vollmilchprodukte enthalten: – biologisch hochwertiges Eiweiß, – emulgiertes, leicht verdauliches Fett, – reichlich Calcium, Magnesium, Phosphor, – reichlich Vitamine A, D und Vitamine des B_2-Komplexes, – wenig Eisen und Vitamin C. Teilentrahmte (fettarme) Milch enthält: – einen geringeren Fett- und Energiegehalt als Vollmilch, – kaum fettlösliche Vitamine A und D, – ausreichend Vitamin B_2 und Calcium.

Milch-Alkali-Syndrom
Milchtrinkersyndrom
Durch jahrelangen reichlichen Milchgenuß (2–3 l täglich) in Verbindung mit anderen alkalisierenden Substanzen kommt es zum Auftreten von Hypercalciämie, die zu Verkalkungen in verschiedenen Geweben und Nierensteinbildung führt. Ernährungsempfehlung: Milchkarenz.

Milchallergie
Milcheiweißallergie
Überempfindlichkeitsreaktionen gegenüber Milcheiweiß. Therapie: Milchfreie Kost, keine Milchproduk-

te. Nicht zu verwechseln mit → Lactoseintoleranz.
→ Allergie

Milcheiweiß
Besteht zu 80% aus Casein und 20% aus Molkeneiweiß. M. hat eine hohe → biologische Wertigkeit. Es ist vor allem geeignet, in Mischungen mit anderen Eiweißarten die ernährungsphysiologische Wertigkeit zu verbessern. M. wirkt als Stabilisator und Emulgator zur Fett- und Wasserabsorption, trägt zur Erhöhung der Viskosität bei und wird zum Aufschäumen eingesetzt.
→ Hydrokolloide

Milchsäure
Es existieren zwei Formen der Milchsäure: Die rechtsdrehende L (+)- und die linksdrehende D (–)-Milchsäure. L (+)-Milchsäure gilt als physiologisches Zwischenprodukt unseres Stoffwechsels und somit als unbedenklich. Sie ensteht im intermediären Stoffwechsel durch Glykolyse. Der Energiegehalt beträgt 16 kJ/g (3,6 kcal/g). L (+)-Milchsäure wird vom Organismus rascher und besser oxidiert als D (–)-Milchsäure. Bei der D (–)-Milchsäure gibt es ebenfalls Hinweise, daß es sich um ein physiologisches Stoffwechselzwischenprodukt handeln könnte. Allerdings besteht hierbei noch keine völlige Klarheit. D (–)-Milchsäure wird von Bakterien gebildet. Durch den Verzehr fermentierter Lebensmittel, z. B. Joghurt, Käse oder Sauerkraut, aber auch über die Bildung durch die Mikroflora des Dickdarmes, gelangt sie in den menschlichen Stoffwechsel. Ein Enzym der Leber und der Nieren kann die D (–)-Milchsäure abbauen. Neuere Ergebnisse zeigen, daß entgegen früheren Befürchtungen 1. dieser Abbau beim Menschen hinreichend schnell verläuft und daß 2. nichts dafür spricht, daß D (–)-Milchsäure über die Belastung des Säure-Basen-Haushaltes hinaus eine eigenständige Toxizität entfaltet. Diese neueren Ergebnisse stehen im Einklang mit der Tatsache, daß ärztlicherseits bisher keine ernährungsbedingten D (–)-Laktatazidosen beobachtet wurden. Früher wurde, aufgrund älterer Ergebnisse zur Verstoffwechselung der D (–)-Milchsäure, von der WHO empfohlen, die tägliche Aufnahme auf 100 mg/kg Körpergewicht zu beschränken. Aufgrund der neueren Befunde wurde diese festgelegte Grenze der höchstzulässigen täglichen Zufuhr von linksdrehender D (–)-Milchsäure aufgehoben. Nur Säuglinge sollten wegen ihres nicht ausgereiften Stoffwechsels ohne linksdrehende D (–)-Milchsäure ernährt werden.
→ Bioghurt

Milchsäure-Gärungsprodukt
Milchsaures Getränk aus Brot und Sauerteigkulturen sowie Wasser und Milchsäure mit einem Ethanolgehalt von 0,5%, über 0,6% Milchsäure, kaum Kohlensäure, prak-

tisch frei von Glucose und deshalb länger haltbar (etwa 1 Jahr). Als Geschmacksvarianten werden Rosinen, Haselnüsse oder Pfefferminze beigegeben. Der Energiegehalt beträgt etwa 25 kJ (6 kcal)/100 ml.
→ Kwass

Milchzucker
→ Lactose

Milchzuckerintoleranz
→ Lactose-Intoleranz

Milchzuckerunverträglichkeit
→ Lactose-Intoleranz

Minamata-Krankheit
Eine in Japan zwischen 1953 und 1960 durch den Verzehr stark mit → Quecksilber verseuchter Fische aufgetretene schwere Nervenerkrankung. Ursache waren quecksilberhaltige Abwässer eines Industriebetriebes, die ohne vorherige Klärung in die Minamata-Bucht eingeleitet wurden.

Mindesthaltbarkeitsdatum
Zeitpunkt, bis zu dem ein Produkt unter angemessenen Aufbewahrungsbedingungen mindestens haltbar ist, d.h. seine spezifischen Eigenschaften behält. Das M. ist gemäß Lebensmittel-Kennzeichnungsverordnung bei allen verpackten Lebensmitteln, mit einigen Ausnahmen, anzugeben. In bestimmten Fällen ist anstelle des Mindesthaltbarkeitsdatums das Abfülldatum oder das Verbrauchsdatum anzugeben.

Mineralstoffe
Anorganische essentielle → Nährstoffe. Der Anteil an M. im Organismus beträgt etwa 4%. Je nach Konzentration in den Körperflüssigkeiten unterscheidet man Mengenelemente und Spurenelemente. Spurenelemente liegen in einer Konzentration von 0,1 mg/kg Körpergewicht und weniger vor. Mengenelemente sind: → Natrium, → Kalium, → Calcium, → Magnesium, →Phosphor, →Chlorid. Spurenelemente sind: → Eisen, → Kupfer, → Zink, → Kobalt, → Jod, → Fluorid, → Mangan, → Molybdän u.a. Wichtigste Aufgaben: 1. Aufrechterhaltung der Elektroneutralität, 2. Aufrechterhaltung eines bestimmten osmotischen Druckes, 3. Schaffung bestimmter Löslichkeitsbedingungen, 4. Aufbau von Puffersystemen, 5. Ermöglichung der Reizbarkeit und Beantwortung von Reizen, 6. Beeinflussung von Stoffwechselprozessen durch Förderung oder Hemmung von Enzymen. 7. Bausteine der „harten Gewebe" (Knochen, Zähne). Ein Mangel an M. bewirkt charakteristische Ausfallsymptome.
→ Spurenelemente

Mineralwasser
Nach der Mineralwasser- und Tafelwasserverordnung vom 1. 8. 1984 (BGBl. I S. 1036) ist die Bezeichnung „natürliches Mineralwasser"

dann erlaubt, wenn folgende Voraussetzungen erfüllt sind: - es hat seinen Ursprung in einem unterirdischen, vor Verunreinigungen geschützten Wasservorkommen, - es wird aus einer oder mehreren natürlichen oder künstlich erschlossenen Quellen gewonnen, - es ist von ursprünglicher Reinheit, - es besitzt bestimmte ernährungsphysiologische Wirkungen aufgrund seines Gehaltes an Mineralstoffen, Spurenelementen oder sonstigen Bestandteilen, - Höchstwerte für bestimmte Spurenelemente (z.B. Arsen, Cadmium) müssen eingehalten werden, - konstante Zusammensetzung und Temperatur müssen gewährleistet sein, - mikrobiologische Anforderungen: frei von Krankheitserregern und begrenzter Gehalt an anderen Mikroorganismen, - es muß amtlich anerkannt sein. Voraussetzungen für amtliche Anerkennung: - Überprüfung nach geologischen, chemischen, hygienischen Gesichtspunkten, - Gehalt an gelösten Mineralstoffen $\geqslant$ 1000 mg/l oder Gehalt an freiem CO_2 $\geqslant$ 250 mg/l oder zusätzliche Überprüfung unter ernährungsphysiologischen Gesichtspunkten mit wissenschaftlich anerkannten Verfahren. Unter ernährungsphysiologischen Gesichtspunkten ist vor allem der Mindestgehalt an Mineralstoffen hervorzuheben. Für Hinweise auf einen besonders hohen oder niedrigen Gehalt an einem Mineralstoff sind bestimmte Mindest- bzw. Höchstgehalte erforderlich (s. Tabelle, Anhang S. 340).

Minimalbedarf
→ Bedarf

Minimum requirements
→ Nährstoffbedarf

Minorbestandteile
Inhaltsstoffe in Lebensmitteln, die in kleinsten Mengen Sonderfunktionen ausüben oder unter bestimmten Umständen in Mangel geraten können.
→ Mikronährstoffe → Taurin

Minorfettsäuren
→ Fettsäuren mit einer kleinen Menge ungeradzahliger C-Atome und mit einem verzweigten Kohlenstoffskelett (z.B. Fett von Widerkäuern). M. haben ernährungsphysiolgisch keine Bedeutung.

Mischkost, energiereduzierte
→ Reduktionskost

Miso
Weiche Sojapaste, hergestellt aus Sojabohnen und Reis oder Gerste in Gegenwart von Salz durch enzymatische Wirkung von Schimmelpilzen, Hefen und Bakterien. Je dunkler die Farbe, je stärker sind Aroma und Geschmack.

Mittagessen
Mittagsmahlzeit
Als vorwiegend warme Hauptmahlzeit sollte das M. 30–35 % der

Tagesenergiemenge enthalten. Das Hauptgericht sollte aus Fleisch oder Fisch oder Eiern, Gemüse und Kartoffeln oder Getreideerzeugnissen bestehen. Vorsuppen oder Nachspeisen sind zur Ergänzung fehlender Nährstoffe geeignet. Z. B. bei Fischgerichten: frisches Obst, Obstsalat, Kompott, Obstgrütze, Obst- oder Gemüsesuppe; bei Fleisch- oder Eiergerichten: Flammeri oder Pudding mit Milch zubereitet, Milchmischgetränke, Joghurt, Quarkspeise. Bei Außerhausverpflegung ist auf eine Ergänzung wichtiger Nährstoffe (Vitamine, Mineralstoffe) während der übrigen Mahlzeiten zu achten.
→ Mahlzeiten

Mittelkettige Triglyceride
→ MCT

Mittelschwerarbeiter
→ Berufsschwere

MKT
→ MCT

Modifiziertes Fasten
→ Fasten, modifiziertes/proteinsubstituiertes

Modifizierte Stärke
Behandelte Stärken, so daß eine oder mehrere ihrer ursprünglichen Eigenschaften verändert worden sind. Folgende Modifikationen werden unterschieden: 1. physikalische (Quellstärke); 2. enzymatische; 3. chemische, z. B. Verestern mit Phosphorsäure. Auf diese Weise entsteht die Kaltquellstärke, z. B. für Instantprodukte.

Moerman, Kost nach
Wesentliche Bestandteile der Kostform: Obst- und Gemüsesäfte, Frischobst und Frischgemüse, Butter, Olivenöl, Milchprodukte, Vollkornprodukte, Eidotter, Zitronen etc. Zu meiden sind: Fleisch, Fisch, tierische Fette außer Butter, Margarine, Alkohol, Kaffee, Tee, Kakao, Kartoffeln, konventionelles Brot etc.
→ Krebsdiäten

Molke
Flüssigkeit, die bei der Käseherstellung nach Abscheiden des Käsestoffes und des Fettes aus der Milchsäure oder Lab geronnenen Milch gewonnen wird. M. wird angeboten als Diätkurmolke, Fruchtmolke, Trinkmolke. Trinkmolke enthält pro Liter 1050 kJ (250 kcal), 8 g Eiweiß, 46 g Kohlenhydrate, 2 g Fett, außerdem Calcium, Phosphor, Kalium, Vitamine B_1, B_2, Niacin. Fruchtmolke weist einen höheren Kohlenhydrat- und somit Energiegehalt auf, Diätmolke hat einen höheren Eiweiß- und somit Energiegehalt und einen höheren Gehalt an L (+)-Milchsäure. Wegen ihres geringen Fettgehaltes und gleichzeitig hohen Eiweißgehaltes kann ihr Einsatz bei einer → Reduktionskost sinnvoll sein.

Molkediät
Molkentrinkkur
Geeignet als → Reduktionskost oder zur allgemeinen Beeinflussung von Stoffwechsel, Kreislauf und Abwehr. Kurempfehlung: 3 Molketrinktage mit je 1 l Molke, verteilt auf 5–7 Einzelportionen. Zusätzlich kann die Flüssigkeitszufuhr durch ungesüßte Kräutertees oder stille, natriumarme Mineralwässer auf 2–3 l/Tag gesteigert werden. Auch angewärmte, ungesalzene Gemüsebrühe ist hierzu geeignet. Dann Übergang auf Trinkkur + Reduktionskost (1–1,5 l Molke täglich in 5–7 Einzelportionen + Reduktionskost von 3600 kJ (800 kcal).

Molybdän
chem. Symbol Mo
Aufgaben: Enzymaktivierung, darüber hinaus soll M. die Fluorspeicherung im Zahnschmelz begünstigen. Ein alimentärer Mangel wurde bisher nicht beobachtet. Der Körperbestand beträgt 15–20 mg. Empfehlung: 75 µg bis 250 µg/Tag (s. Tabelle, Anhang S. 324). Nach länger dauernder erhöhter Zufuhr wurden beim Menschen gichtähnliche Symptome beobachtet. Vorkommen: Innereien, Milchprodukte, Getreide.
→ Spurenelemente

Monellin
In den Früchten der westafrikanischen Pflanze Dioscoreophyllum cumminsii enthalten. Es handelt sich um ein Polypeptid mit einer → Süßkraft von etwa 2000. Für eine praktische Verwendung in Lebensmitteln reicht Stabilität nicht aus.

Monoensäuren
→ Fettsäuren

Monosaccharide
Einfachzucker
Chemisch sind M. als erste Oxidationsstufe mehrwertiger Alkohole anzusehen. In diese Gruppen gehören z. B.: →Glucose → Galaktose → Fructose → Mannose. Eigenschaften der M.: – sind leicht löslich, – haben Süßkraft, – sind vergärbar, – sind ohne Umwandlung sofort resorbierbar (schnelle Energiespender).

Morbus Crohn
Enteritis regionalis
Chronisch entzündliche Erkrankung, die alle Teile des Verdauungstraktes befallen kann, am häufigsten betroffen sind die untersten Teile des Dünndarms und der Dickdarm. Ursache der Erkrankung ist bis heute nicht bekannt. Symptome: Durchfälle, Schmerzen im Bauchraum, Leistungsschwäche, Gewichtsabnahme, Fieberschübe, Stenosen- und Fistelbildung. Ernährungsempfehlung: → Chemisch definierte Diät, dann langsame Umstellung auf → leichte Vollkost, aber weitgehender Verzicht auf zuckerhaltige Lebensmittel. Ausschließlich bei Patienten ohne Stenosenbildung: Verabrei-

chung einer ballaststoffreichen Kost. Bei Steatorrhö: Verabreichung einer fettarmen Kost unter Verwendung von mittelkettigen Triglyceriden. Bei Befall des terminalen Ileums: Oxalsäurereiche Nahrungsmittel meiden. Bei Verdacht auf → Lactose-Intoleranz: Verzicht auf Milch und entsprechende milchzuckerhaltige Nahrungsmittel.

Morbus Whipple

Whipple Erkrankung; Steatorrhoe arthropericarditica

Chronische Darmerkrankung mit Störungen in der Fettaufnahme und begleitender Polyarthritis. Ursachen: Infektionen (bakterielle Fehlbesiedlungen u.a.). Symptome: Durchfälle, Fettstuhl, Gelenkschmerzen, Lymphknotenschwellungen, Gewichtsverlust, Hautpigmentierung, Fieber. Maßnahmen: Verabreichung einer ausgewogenen Normalkost mit mäßigem Fettgehalt unter Verwendung von mittelkettigen Triglyceriden. Bei erheblichem Gewichtsverlust Ergänzung der normalen Kost mit bedarfsdeckenden, hochkalorischen Formeldiäten.

Morbus Wilson

Wilsonsche Krankheit

Autosomal rezessiv vererbte Kupferspeicherkrankheit. Infolge einer verminderten Gallenkupferausscheidung und/oder aufgrund des Vorkommens abnormer kupferbindender Proteine in der Leber kommt es zu einer Kupferspeicherung in der Leber, im Zentralnervensystem, in den Augen und in den Nieren, in der Folge bindegewebige Durchwachsung der Leber (Zirrhose) und zerebrale Störungen. Ernährungsempfehlung: kupferarme Kost und Berücksichtigung der beeinträchtigten Leberfunktionen.

Mouth feeling

Positive und negative Empfindungen, welche die Textur der Nahrung im Mund verursacht (z.B. weich, cremig, zart, pappig, schleimig).

Mucoviscidose

Zystische Pankreasfibrose

Angeborene, rezessiv erbliche, familiär gehäuft auftretende Stoffwechselerkrankung mit erhöhter Infektanfälligkeit, insbesondere Neigung zu Bronchitiden und Verdauungsinsuffizienz. Sämtliche exkretorische Drüsen sondern einen Schleim von erhöhter Viskosität ab. Meist manifestiert sich das Krankheitsbild erst bei Übergang von Muttermilch auf Flaschenmilch. Ernährungsempfehlung: solange wie möglich Muttermilchernährung, sonst Verwendung von → adaptierter Säuglingsmilchnahrung. Anschließend → leichte Vollkost mit geringem Fettgehalt bei Verwendung von → mittelkettigen Triglyceriden. Gleichzeitige Pankreasenzym-Substitution ist zu jeder Mahlzeit erforderlich und ermöglicht häufig eine leichtere Diätform.

Multiple Sklerose, Ernährungsempfehlungen
Es bestehen keine eindeutigen Anhaltspunkte dafür, daß ein Ernährungsfaktor für die Entstehung der Multiplen Sklerose allein entscheidend ist. Sogenannte MS-Diäten: – Agranoff und Goldberg: milchfreie Diät; – Aronson et al.: „Immun-Milch“ und „Immun Colostrum“, d.h. das Euter trächtiger Kühe soll mit verschiedenen Virus-Vakzinen beimpft und Colostrum bzw. Milch die ersten zwei Tage nach dem Kalben zur Behandlung verwendet werden; – Kaslow-Programm: Ziel ist die Identifikation krankmachender Nahrungsbestandteile und deren Ausschaltung; – Glutenfreie Diät; – Lutz und Ecke: Kohlenhydratentzug; – Hentzi: Vermeiden unreifer Früchte, Fruchtsäften, pektinhaltigen Obstes sowie fructosehaltiger Lebensmittel. Verabreichung von Menadion (Vitamin K_3); – Ihmig: Umstellung der Ernährung, daß der durch bakterielle Zersetzung erzeugte „Nahrungsfaktor“ in den Körper gelangt; – → Evers-Diät: Beschränkung auf „naturreine“ Lebensmittel, gekeimte Körner, erlaubt sind rohe Früchte, rohe Wurzeln, rohe Milch, rohes Ei, Butter, Bienenhonig, Wasser. Kein tiefgekühltes Fleisch, keine Konserven; – → Klenner'sche Megavitamintherapie: Vor und nach den Mahlzeiten sowie beim Schlafengehen täglich Thiamin, Riboflavin, Niacin, Vitamin B_6, E und C, außerdem Cholin, Lecithin, Glycin, Calcium- und Magnesiumsalze in einer Menge, die das 50–1000fache des Bedarfs übersteigt; – Swank: fettarme Diät; – Miller et al.: linolsäurereiche Ernährung.
Von der → Deutschen Gesellschaft für Ernährung wird folgende Ernährungsempfehlung gegeben: – Ausreichende, aber nicht überschüssige Energiezufuhr. – Begrenzte Fettzufuhr mit ausreichendem Anteil an ungesättigten Fettsäuren und begrenztem Cholesteringehalt. – Reichlich Protein mit Berücksichtigung einer adäquaten Zufuhr essentieller Aminosäuren. – Bei Kohlenhydraten den Zuckeranteil niedrig halten. Bevorzugung von hochausgemahlenen Getreideprodukten (Vollkornbrot). Bei Kartoffeln Vermeidung einer erhöhten Fettzufuhr durch die Zubereitung. – Reichlich Obst und Gemüse, Vermeidung blähender Sorten. – Keine starren Verbote, da deren Wert nicht beweisbar und die Einhaltung auf lange Sicht nicht kontrollierbar ist. Andererseits Anstreben eines definitiven Diätgerüstes, um den Patienten praktikable Hilfen an die Hand zu geben.

Mundgeruch
Halitose
Übler Mundgeruch kann zwar, muß aber nicht auf Magen-Darm-Erkrankungen oder fehlende bzw. mangelhafte Zahn- und Mundhygiene zurückzuführen sein. Schlechter Mundgeruch kann durch die Ausatmung übelrie-

chender Fettsäuren und Bakterien entstehen. Endogen entstehende Fettsäuren werden normalerweise von der Lunge gespeichert. Ist die Speicherkapazität der Lunge durch ein zu großes Angebot (z.B. bei Reduktionskost) überfordert, müssen diese Fettsäuren über die Atemluft ausgeschieden werden. Es wird empfohlen, dem Betroffenen neun Tage eine fettfreie Diät zu verordnen.
→ Atkins-Diät

Mungobohne
„Grüne Sojabohne", Mungbohne
Botanischer Name: Phaseolus aureus Roxb. Wird vor allem in Afrika, China und USA angebaut. Bei uns werden die Mungobohnen als Saatgut für selbstgezogene Sprossen verwendet. M. sind deutlich kleiner als → Sojabohnen, sind meist braun-grün gefärbt und besitzen einen auffallenden weißen Nabel. Hinsichtlich der Inhaltstoffe ist für die M. neben Protein ihr Stärkereichtum typisch, der Fettanteil ist im Gegensatz zur Sojabohne gering.

Müsli
Mischungen aus verschiedenen Getreideflocken (z.B. Hafer-, Weizen- und Roggenflocken, Cornflakes) und vielfältigen Zutaten, z.B. Rosinen, Bananen, Aprikosen, Äpfeln, Nüssen und ggf. Zucker. Man kann sich sein Müsli selbst mischen oder Fertigmüslis kaufen, dabei sollte man auf den Zuckergehalt achten. M. ist wegen des hohen → Ballaststoffgehalts eine wertvolle Alternative zum herkömmlichen Frühstück. Wenn Getreide frisch geschrotet wird, Müsli über Nacht im Kühlschrank quellen lassen, am besten mit etwas Säure, z.B. Joghurt, damit sich keine Bakterien bilden.

Mutterkorn
Hornartiges schwarzviolettes Dauermycel des Pilzes Claviceps purpurea. M. enthält mehrere → Alkaloide, die toxisch wirken. Mutterkornhaltige Ähren werden bei der Getreidereinigung meistens entfernt.

Mycotoxine
Toxische Stoffwechselprodukte bestimmter Pilze, die von diesen während des Wachstums auf Lebensmitteln oder Futterstoffen gebildet werden. Sie vermögen bei höheren Pflanzen, Tieren und beim Menschen Schädigungen von Leber, Niere und Magen, eventuell Krebs, hervorzurufen. Die bekanntesten M. sind: 1. Aflatoxine, gebildet von Aspergillus flavus und Asp. parasiticus auf Samen, Nüssen und Getreide; starkes Lebergift; 2. Sterigmatocystin, Fleischwaren, von Aspergillus-Arten gebildet, kanzerogen; 3. Penicillinsäure, gebildet in Getreide und Fleischwaren, von verschiedenen Penicillium-Arten gebildet, kanzerogen.

Myocardinfarkt
→ Herzinfarkt

Myocardinsuffizienz
Herzinsuffizienz
Mißverhältnis zwischen Herzleistung und den Anforderungen des Organismus an die Blutversorgung. Ursachen: koronare Durchblutungsstörungen, Rhythmusstörungen, Mißbildungen, Druck- oder Volumenüberlastungen. Symptome: Atembeschwerden, Atemnot, Stauungsleber mit Neigung zu Völlegefühl, Blähungen und Appetitlosigkeit, Abgeschlagenheit, Leistungsminderung. Maßnahmen: Bei Übergewicht Reduktionskost. Zur vorübergehenden Behandlung und zur Ausschwemmung der Ödeme Verabreichung einer praktisch natriumfreien Kost (Obst- und Safttage, Reistage). Zur Dauerbehandlung Verabreichung einer leichten Vollkost mit niedrigem Natriumgehalt. Flüssigkeitszufuhr nicht mehr als 1 bis 1,2 Liter pro Tag, richtet sich nach der Höhe der Kochsalzzufuhr und der Verabreichung von Saluretika.

Myo-Inosit
→ Inosit

N

Nachmittagskaffee
Nachmittagsmahlzeit, Vesper
Sollte etwa 10% der täglichen Energiemenge enthalten und vitamin- und mineralstoffreich sein.
→ Mahlzeiten

Nachtschichtarbeiter, Ernährung
Verteilung der täglichen Gesamtenergiezufuhr auf vier Mahlzeiten am Tage und zwei innerhalb der Nacht. Die Speisen sind eiweiß-, kohlenhydrat-, mineralstoff- und vitaminreich sowie fettarm zu gestalten. Als erste Nachtmahlzeit ist zwischen 24 und 1 Uhr ein leichtes warmes Essen, als zweite gegen 4 Uhr eine Kaltverpflegung, eventuell mit warmen Bestandteilen, wünschenswert.
→ Schichtarbeiter, Ernährung

Nährmittel
Getreidenährmittel
Sie werden wie folgt eingeteilt: 1. Getreidenährmittel aus Vollkorn. Dazu zählen Speisegetreide (Ganzkorn, Vollkornschrote, Vollkornmehle), Getreideflocken und gequetschte Getreide, Getreidegrützen, Müsli und Getreideriegel, gepufftes und gekochtes Getreide; 2. Getreidenährmittel aus Grießen und Mehlen. Dazu zählen Getreidegrieße, -dunste, -mehle, Graupen, Reis und Teigwaren, Cornflakes; 3. Ballaststoffreiche Getreidenährmittel (Getreidespeiseschrote, Getreidespeisekleien); 4. Andere Getreidenährmittel (Getreideextrudate, Getreidespeisekeime). Alle diese Produkte sind wasserarm und gut lagerfähig. Der Eiweißanteil ist mäßig bis mittel, sie enthalten relativ wenig Fett und viel Stärke. In Nährmitteln kommen an Mineralstoffen vor allem Kalium,

Phosphor, Magnesium, Eisen, Calcium vor, an Vitaminen sind es hauptsächlich die Vitamine der B-Gruppe. Der Natriumgehalt ist sehr gering. N. liefern die für die Verdauung wichtigen → Ballaststoffe in unterschiedlichen Werten.

Nährstoffbedarf

Minimum requirements

Definition nach FAO/WHO: Kleinste Nährstoffmenge, die zugeführt werden muß, um Mangelerscheinungen zu verhüten, die durch klinische Kennzeichen und/oder durch Meßwerte biochemischer oder physiologischer Funktionen nachgewiesen werden können. Nährstoffbedarf gliedert sich auf in – Bedarf an Energie bzw. energieliefernden Substanzen (Kohlenhydrate und Fette vorwiegend; Proteine im Bedarfsfall), – Bedarf an Substanzen zum Aufbau von Körpergewebe (Proteine, Mineralstoffe; in geringem Umfang auch Kohlenhydrate und Fette). – Bedarf an Substanzen, die beide Prozesse und weitere Körperfunktionen steuern oder beschleunigen (Vitamine, Mineralstoffe).

→ Essentielle Inhaltsstoffe

Nährstoffdefinierte Diäten

Abkürzung: NDD

Es handelt sich um standardisierte, hochmolekulare Nährstoffgemische, deren Bestandteile (Fett, Eiweiß, Kohlenhydrate) aus normalen Lebensmitteln gewonnen werden. Die Diäten brauchen vor der Applikation nicht mehr küchentechnisch aufbereitet zu werden. Die Verdauungs- und Resorptionskapazität des Darmes muß weitgehend erhalten sein. Die Diäten können getrunken oder über eine Sonde intragastral oder intraduodenal verabreicht werden.

→ Bedarfsdeckende, bilanzierte Diäten → Chemisch definierte Diäten → Formuladiät → Sondenernährung

Nährstoffdichte

Verhältnis der Menge eines Nährstoffs zum Energiegehalt eines Lebensmittels, gemessen z. B. in mg/kcal oder mg/kJ:

$$\text{Nähtstoffdichte} = \frac{\text{Nährstoffgehalt in µg, mg oder g/100 g}}{\text{Energiegehalt in kJ (kcal) je 100 g}}$$

Rechenbeispiel: 100 g Walnußkerne haben einen Brennwert von 2640 kJ(= 2,64 MJ) und einen durchschnittlichen Thiamingehalt von 0,34 mg. Daraus errechnet sich die N. der Walnußkerne für Vitamin B_1 : :0,34 : 2,64 = 0,13 mg/MJ. Als Vergleichswerte dienen entsprechende Berechnungen aus der empfohlenen Tageszufuhr der einzelnen Nährstoffe und dem durchschnittlichen Energiebedarf, z. B. empfohlene Thiaminzufuhr: 1,3 mg, empfohlene Energiezufuhr 8000 kJ = 8 MJ; also 1,3 : 8 = 0,16 mg/MJ. Die N. ist, wenn sie richtig angewandt wird, eine wichtige Hilfsgröße zur Gestaltung einer vollwerti-

gen Ernährung. Sie ersetzt nicht die Berechnung der Tageszufuhr an essentiellen Nährstoffen und Nahrungsenergie. Aber sie gibt Hinweise, welche Lebensmittel besonders geeignet sind, eine gute Bedarfsdeckung mit kritischen Mineralstoffen und Vitaminen zu sichern. Besonders wichtig wird die N. bei einer → Reduktionskost, in Schwangerschaft und Stillzeit und bei älteren Menschen. Notwendig wird die Beachtung der N. der verzehrten Lebensmittel auch für Menschen, die auf bestimmte Lebensmittel verzichten (→ Vegetarier).
→ Kalorien-Nährstoff-Verhältnis

Nährstoffe
Grundnährstoffe; Inhaltstoffe
Die für den Körper verwertbaren Grundbestandteile der Lebensmittel. Der Körper benötigt Nährstoffe: 1. Zur Deckung des Energiebedarfs (Brennstoffe), – zur Aufrechterhaltung der Körperfunktionen, z.B. Herztätigkeit, – zur Aufrechterhaltung der Körpertemperatur, – für Arbeitsleistungen, 2. zum Aufbau und zur Erhaltung der Körpermasse (Baustoffe), – zum Aufbau neuer Zellen und Gewebe, – zur Zell- und Gewebserneuerung, 3. als Schutz- und Reglerstoffe (Wirkstoffe), – als Schutzstoffe vor Krankheiten, – zur Regulierung von Körpervorgängen.
Die N. werden auch in energieliefernde Grundnährstoffe (Kohlenhydrate, Fette, Proteine) und nicht energieliefernde weitere Nährstoffe unterteilt (Wasser, Mineralstoffe, Vitamine), ferner in weitere Begleitstoffe wie Ballaststoffe, Farb-, Duft- und Geschmacksstoffe. Einige N. können im Intermediärstoffwechsel umgebaut werden. Andere dagegen müssen mit der Nahrung unbedingt zugeführt werden, wenn der Organismus seinen Bestand aufrechterhalten soll. Diese N. werden als essentielle oder kritische Nährstoffe bezeichnet. Bis heute sind etwa 50 unterschiedliche Substanzen bekannt, die in der menschlichen Ernährung essentiell sind. Auf die nichtessentiellen N. kann aber auch nur dann verzichtet werden, wenn die für die Synthese von Kohlenhydraten, Fettsäuren und nichtessentiellen Aminosäuren notwendigen Kohlenstoff-Atome und Aminogruppen in ausreichender Menge vorhanden sind.
→ Essentielle Inhaltsstoffe

Nährstoffempfehlungen
→ Empfehlungen für die Nährstoffzufuhr

Nährstoffgehalt
Gehalt eines → Lebensmittels an → Nährstoffen.

Nährstoffmangel
Durchläuft verschiedene Stadien 1. Entleerung der Nährstoffspeicher, 2. Reduktion des Nährstoffumsatzes, erkennbar an einem Abfall der Plasmakonzentrationen und –

bei Vitaminen – der Metabolitenausscheidung, 3. Abnahme nährstoffabhängiger biochemischer Funktionen (Enzymaktivitäten, Hormone, Synthesen spezifischer Proteine), 4. Auftreten unspezifischer klinischer Symptome, 5. Auftreten spezifischer Nährstoffmangelsymptome, 6. Irreversible Mangelsymptome. Im allgemeinen kann die Diagnose eines Mangels an essentiellen Nährstoffen mit biochemischen Methoden am frühesten gestellt werden.

Nährstoffverluste
Verminderung des → Nährstoffgehaltes der Nahrung durch innere Faktoren (z.B. Abbau durch Enzyme) oder durch äußere Faktoren (Licht, Sauerstoff, hohe Temperaturen, Bakterien).

Nährstoffzufuhr, wünschenswerte
→ Empfehlungen für die Nährstoffzufuhr

Nahrung
Zufuhr von Stoffen zur Erhaltung des Lebens. Hauptantriebe der Nahrungsaufnahme sind → Hunger und → Appetit. Faktoren, die den Erlebniswert der N. beeinflussen:
– Prestige: Lebensmittel werden als personale Attribute empfunden, sie dienen exhibitionistischen Schaueffekten und sollen eine gesellschaftliche Position bzw. die Abhängigkeit anderer von der eigenen Personen unterstreichen, sie sind in erster Linie eine Ich-Verstärkung.
– Status: Lebensmittel dienen der sozialen Identifikation, sie sollen nicht die soziale Führungsrolle, sondern Gruppenkonformität und Interessensolidarität sowie kulturelle Assimilation erleichtern.
– Sicherheit: Lebensmittel werden in Streßzuständen zur Erreichung emotioneller Sicherheit eingenommen, man glaubt, nicht ohne sie auskommen zu können. Sie haben gleich einem Fetisch magisch-religiöse Bedeutung und dienen zur Entlastung von Angst. Ihre Hauptaufgabe ist die Ich-Verteidigung.
– Lust: Lebensmittel werden aus Lustgewinn verzehrt, vor allem wegen ihres Geschmacks, Geruchs und Aussehens, was aber meistens situationsgebunden ist. Man belohnt damit eigenes Verhalten und demonstriert dabei Gemütsverfassungen, vor allem Vergnügen und Kommunikation.

Nahrungsbestandteile, essentielle
→ Essentielle Inhaltsstoffe

Nahrungscholesterin
→ Cholesterin

Nahrungsergänzungsprodukte
Produkte, durch die die Tageskost mit einem oder mehreren Nährstoffen angereichert wird. Es handelt sich vorwiegend um Vitamine, Mineralstoffe und Ballaststoffe. Da-

neben gibt es die sogenannten Aufbaumittel, die als zusätzliche Nahrung dem Zuwachs bzw. Aufbau von Körpersubstanz dienen. Nährstoffkonzentrate bestehen überwiegend aus einem Nährstoff (z.B. Eiweiß- oder Kohlenhydratkonzentrat). N. sind nur unter bestimmten Lebensumständen sinnvoll. Sie sollten nicht als Ersatz für eine vollwertige Mischkost angesehen werden.

Nahrungsfasern
→ Ballaststoffe

Nahrungskette
Jede N. beginnt mit autotrophen Lebewesen (Pflanzen), die für die Erhaltung ihres Stoffwechsels nicht auf die Aufnahme von organischer Substanz als Energiequelle angewiesen sind. N. setzen sich fort durch Lebewesen, die diese Pflanzen fressen (Pflanzenfresser) und solche, die wiederum von den Pflanzenfressern leben. Sie endet bei Lebewesen, die von keinem anderen gefressen werden. Mit den → Nährstoffen werden aber auch → Kontaminanten weitergegeben, wobei bei letzteren häufig eine Kumulation (Anreicherung) stattfindet, die die Endglieder der N. belastet.

Nahrungsmittel
Anderer Begriff für → Lebensmittel. N. dienen der menschlichen Ernährung. Man unterscheidet pflanzliche und tierische N., außerdem rohe und verarbeitete N. Heute wird überwiegend der Begriff „Lebensmittel" verwendet. Der Begriff „Nahrungsmittel" ist in der Gesetzgebung nicht verankert. Nach dem Lebensmittel- und Bedarfsgegenständegesetz werden die Produkte aus ehemals lebenden Organismen, die teils unverändert, teils be- und verarbeitet der Ernährung dienen, als → Lebensmittel bezeichnet.

Nahrungsmittelallergene
Es gibt Nahrungsmittel, die relativ schwache → Allergene sind, z.B. Tomaten oder Bananen. Demgegenüber gibt es Nahrungsmittel von sehr hoher allergener Potenz, wie z.B. Fisch, Schalentiere, Nüsse, Sellerie, bestimmte Ölsamen. Einen Überblick über häufige N. gibt die Tabelle, Anhang S. 341.
Je naturbelassener ein Lebensmittel bleibt, umso größer ist in der Regel seine allergene Aggressivität (Potenz). Durch Kochen oder andere Verarbeitungsprozesse verlieren viele Lebensmittel ihre „allergene" Potenz und werden meist problemlos vertragen. Eine „Allergie-Diät" gibt es nicht. Die Behandlung einer Nahrungsmittelallergie liegt in der konsequenten Vermeidung des/der Allergens/e.

Nahrungsmittelallergie
→ Allergie → Nahrungsmittelallergene

Nahrungsmittelintoleranz
→ Intoleranzreaktionen

Nahrungstabus
Einschränkungen bzw. Meiden meist tierischer Lebensmittel aus individuellen, sozialen oder religiösen Gründen, z.B. kein Schweinefleischverzehr bei Juden oder Moslems, kein Rindfleischverzehr bei Hindus.

Nahrungsverweigerung
Verweigerung von Nahrung aus verschiedenen Gründen: Trotzreaktion bei Kindern, psychische Störungen (→ Anorexia), Protestreaktion.

Nährwert
Gehalt eines Lebensmittels, einer Speise oder einer Tageskost an → Nährstoffen.

Nährwertberechnung
Ermittlung des → Nährwertes unter Zuhilfenahme von Nährwerttabellen.
Beispiel:
0,1 l Vollmilch (= 100 ml) enthalten laut Tabelle: 3,5 g Fett; 3,5 g Eiweiß; 5 g Kohlenhydrate. Die Berechnung des Energiegehaltes erfolgt durch Multiplikation der Grammengen an Fett, Eiweiß und Kohlenhydraten mit den kalorischen Faktoren:
3,5 × 38 kJ (9 kcal) = 133 kJ (31,5 kcal)
3,5 × 17 kJ (4 kcal) = 59,5 kJ (14,0 kcal)
5 × 15 kJ (4 kcal) = 85,0 kJ (20,0 kcal)
277,5 kJ (65,5 kcal)

Nährwertberechnungen können durch chemische Analysen von Lebensmitteln und Speisen ergänzt werden.

Nährwert-Kennzeichnung-Verordnung
Diese Verordnung vom 25.8.1988 (BGBl. I S. 1709) bestimmt, wie Nährwertangaben beschaffen sein müssen, wenn sie auf Packungen, Behältnissen oder Umhüllungen erscheinen. Es wird unterschieden zwischen brennwertbezogenen und nährwertbezogenen Angaben. Die Verordnung enthält ferner das Verbot, im Verkehr mit Lebensmitteln oder in der Werbung für Lebensmittel Bezeichnungen, Angaben oder Aufmachungen zu verwenden, die darauf hindeuten, daß ein Lebensmittel schlankmachende, schlankheitsfördernde oder gewichtsverringernde Eigenschaften besitzt, ausgenommen bei Lebensmitteln, die zur Verwendung als Mahlzeit oder anstelle einer Mahlzeit für Übergewichtige bestimmt sind.

Nährwert-Tabellen
Tabellarische Zusammenstellung über den Energie- und Nährstoffgehalt von Lebensmitteln. Die Angaben basieren auf lebensmittelchemischen Analysen oder auf Berechnungen anhand von Rezepturen oder Standards. Im allgemeinen handelt es sich um Durchschnittswerte. Der Umfang von N. ist sehr unterschiedlich, er richtet

sich vorwiegend nach dem Nutzungszweck. Die Mengenangaben für die ausgewiesenen Inhaltsstoffe beziehen sich meistens auf den eßbaren Anteil von 100 g eingekauften Lebensmitteln, d. h. auf 100 g des verzehrfertigen (abfallfreien), aber doch nicht gegarten Produktes ohne Berücksichtigung von Koch- und Warmhalteverlusten. Bei einigen Nährstoffen wird manchmal angegeben, wie hoch die Verluste sind, die durch Garen und andere Vor- und Zubereitungsmethoden im Haushalt und in der Großküche entstehen. Zu berücksichtigen sind auch die Verluste durch Be- und Verarbeitung in Lebensmittelgewerbe und -industrie. Durch das Warmhalten von Speisen entstehen besonders hohe Verluste an z.B. Thiamin und Ascorbinsäure. Für die Planung oder Beurteilung der Nährstoffversorgung müssen die → Empfehlungen für die Nährstoffzufuhr um eventuelle Zubereitungsverluste korrigiert werden.

Natrium

chem. Symbol Na

Natrium ist zusammen mit → Chlorid als → Kochsalz in fast allen Lebensmitteln enthalten. Funktion: Erhält die Gewebespannung; hält zusammen mit Chlorid das Wasser im Gewebe zurück, aktiviert Enzyme, wichtig für normale Erregbarkeit der Muskeln und Nerven. Mangelerscheinungen: Kopfschmerzen, Muskelkrämpfe, Kreislaufversagen nach starken Wasserverlusten durch Schwitzen, Erbrechen, Durchfälle. Empfohlene Zufuhr: 2–3 g Natrium (entspricht 5–7 g Kochsalz) für eine erwachsene Person. Der geschätzte tägliche Mindestbedarf beträgt für Jugendliche über 15 Jahre und für Erwachsene 550 mg Natrium. 1 mmol Natrium entspricht 23,0 mg. NaCl (g) = Na (g) x 2,54; 1 g NaCl = 0,4 g Na. Bei starkem Schwitzen, bei Fieber, Erbrechen und Durchfall erhöht sich der Bedarf. Verluste an Natrium bei nässenden Hauterkrankungen und bei Mukoviszidose, die mit abnorm hohen Natriumkonzentrationen im Schweiß einhergeht, erfordern eine spezielle Substitution. Die Menge an Natrium im Körper beträgt etwa 100 g (4348 mmol) beim erwachsenen Mann, 77 g (3348 mmol) bei der erwachsenen Frau. Etwa 60 % sind in der extrazellulären Flüssigkeit zu finden, etwa 10 % intralzellulär, etwa 30 % in den Knochen. Die Natriumbilanz wird durch die Niere geregelt, die einen Natriumüberschuß durch Ausscheidung rasch beseitigt und bei Mangel die Abgabe herabsetzt oder ganz unterbindet.

Minimaler Natriumgehalt
(bis 20 mg Natrium pro 100 g)
- ungesalzene Fette
- fast alle frischen Gemüse
- alkoholfreie Getränke (Obstsaft, Cola)
- Nudeln, Reis, Stärke, Kartoffeln
- Obst, Obstkonserven
- Nüsse (ungesalzen)

Geringer Natriumgehalt
(bis 120 mg Natrium pro 100 g)
- Eier
- Fisch, Geflügel, Fleisch, Wild
- einige Gemüse
- Frischmilch, -produkte, Quark, Frischkäse
- Hefe
- Schokolade
- natriumarme Diät-Lebensmittel

Hoher Natriumgehalt
(bis 400 mg Natrium pro 100 g = 1 g Kochsalz)
- Weißbrot, Pumpernickel, Grahambrot
- Gebäck
- Gemüse in Dosen
- Bückling und Makrele
- Muscheln und Krebse

Sehr hoher Natriumgehalt
(über 400 mg Natrium pro 100 g – nach oben offen)
- Salzhering, Matjes, Fischkonserven
- Aal (geräuchert)
- Wurstwaren, Schinken, geräucherter Speck
- Brötchen, Vollkornbrot, Cornflakes
- Käse, Weichkäse, Schmelzkäse
- Mayonnaise, Tomatenmark, Ketchup
- Kasseler
- Salzstangen, Kräcker, Chips

→ Mineralstoffe

Natriumarme Kost

Als Indikationen für eine natriumarme Diät kommen in Betracht: – Herzinsuffizienz, – Niereninsuffizienz, – Lebercirrhose, – endokrine Störungen, – medikamentöse Nebenwirkungen, – salzsensitive Hypertonie.

Unter bestimmten Bedingungen ist ihre Anwendung nicht ohne Risiken und daher kontraindiziert. Das gilt z.B. für Schwangerschaftsödeme bei gesunden Frauen. Sie sind Ausdruck einer normalen, hormonell bedingten Veränderung des Wasserhaushalts und haben keinen Krankheitswert. Natriumentzug könnte diesen normalen Vorgang stören und sogar zu Natriummangelerscheinungen führen. Eine natriumarme Kost darf auch nicht bei Krankheiten gegeben werden, die ohnehin zu Salzverlusten neigen. Dazu gehört die Nebennierenschwäche (Addison'sche Krankheit) und die sogenannte Salzverlustniere. Unterschieden werden: – natriumarme Kost (kochsalzarme Kost), – beschränkt natriumarme Kost (beschränkt kochsalzarme Kost), – streng natriumarme Kost (streng kochsalzarme Kost),

I. Natriumarme Kost
(kochsalzarme Kost)

Hierbei muß der Kochsalzgehalt der Tageskost unter 3 g, der Natriumgehalt unter 1,2 g liegen.

Grundregeln:

1. Kein Salz auf dem Tisch und ein Minimum von Salz zum Kochen, 2. maximal 5 dünne Scheiben übliches Brot am Tag, 3. natriumreiche Lebensmittel meiden (z.B. Konserven, Wurst, roher Schinken, Speck, Käse, gesalzene Heringe, Dosengemüse, übliches Gebäck u.ä.)

bzw. nach Lebensmitteltabellen entsprechend dem Natriumgehalt auswählen, 4. frisches Fleisch, Fisch, Milch in mäßigen Mengen, 5. frei sind Obst, Obstsäfte, frisches Gemüse, Reis, Sago, Zucker, Marmelade, 6. zum Würzen nach Möglichkeit Küchenkräuter nutzen.

Die diätetische Lebensmittelindustrie bietet eine große Zahl natriumarmer Produkte an. Nach der Diätverordnung ist sie verpflichtet, ihre Produkte nur dann als natriumarm zu bezeichnen, wenn sie in genußfertigem Zustand nicht mehr als 120 mg Natrium in 100 m enthalten.

II. Beschränkt natriumarme Kost (beschränkt kochsalzarme Kost, mäßig natriumarme Kost)

Bei vielen Hochdruck- und Herzinfarktpatienten mit Wassersucht reicht diese Kostform aus. Ihr Kochsalzgehalt darf 4–5 g pro Tag (2000 mg Natrium/Tag) nicht überschreiten. Dies wird erreicht durch a) völligen Verzicht auf Kochsalzverwendung bei der Zubereitung der Lebensmittel, b) Verzicht auf salzhaltige Lebensmittel und Fertigprodukte wie bei natriumarmer Kost.

III. Streng natriumarme Kost (streng kochsalzarme Kost):

Sie darf pro Tag in der gesamten Nahrung nicht mehr als bis 0,4 g Natrium (entsprechend einem Kochsalzgehalt unter 1 g) enthalten. Dazu bedarf es eines völligen Verzichtes auf Kochsalz und kochsalzhaltige Lebensmittel neben einer sorgfältigen Auswahl natriumarmer Lebensmittel. Die Bezeichnung für „streng natriumarm“ gilt für Produkte mit einem Gehalt von nicht mehr als 40 mg Natrium in 100 g. Diese Kost ist für längere Zeit schwer durchzuhalten und nur in seltenen Fällen angezeigt.

→ Kempner'sche Reis-Früchte-Diät → Karell'sche Milchdiät

Natto

Fermentierte ganze Sojabohnen. Über Nacht eingeweichte und dann gedämpfte Sojabohnen werden mit Bacillus natto beimpft und in kleinen Gefäßen 14–18 Stunden bei 40 °C fermentiert. Dann wird N. auf 2–7 °C abgekühlt und zum Verkauf angeboten.

Naturkäse

→ Käse, der nicht erhitzt worden ist.

Naturreis

Braunreis

Der entspelzte (enthülste) Reis, der noch das Silberhäutchen und den Keim und damit mehr Vitamine, Mineralstoffe und Fett enthält als Weißreis. N. sieht bräunlich aus und benötigt im allgemeinen eine etwas längere Kochzeit.

Nematoden

Das Auftreten von „Würmern“, sogenannten Nematoden, weist in Seefischen eine steigende Tendenz auf. Vergrößerte Robbenpopulationen, die neben Delphinen und Seevögeln Endwirte für diese

Parasiten herstellen, sind dafür verantwortlich. Seefische stellen für Nematoden nur Zwischenwirte dar. Das „Nematodenproblem“ ist schon seit längerem bekannt. Durch geeignete Technologien wird erreicht, daß verarbeitete Fischprodukte, wie Konserven und tiefgefrorene oder marinierte Ware, keine Gefahr für den Verbraucher darstellen. Wird der Fisch unmittelbar nach dem Fang verarbeitet, d. h. ausreichend durchgegart oder geräuchert, lange genug tiefgefroren, fachgerecht gesalzen oder gesäuert, so werden die Nematoden abgetötet und damit unschädlich. Beim Verzehr von Fischen oder Fischprodukten mit lebenden Nematoden kann die sogenannte Anisakiasis auftreten, eine Krankheit, die durch entzündliche Prozesse im Magen-Darm-Bereich gekennzeichnet ist. Wer sich weitgehend absichern möchte, kann Fischprodukte zusätzlich tiefgefrieren. Durch Tiefgefrieren bis zum Kern auf Temperaturen unter −18 °C und eine Aufbewahrungszeit von 24 Stunden bei dieser Temperatur, werden Nematoden abgetötet. Ein Tiefgefrieren und Lagern von Fischprodukten über 2–3 Tage erscheint somit als sicher. Bei der Zubereitung von frischen Fischen ist darauf zu achten, daß eine Kerntemperatur von mindestens 70 °C erreicht wird. Aus Gründen der Genießbarkeit ist es sowieso erforderlich, Fisch auf diese Temperaturen zu erhitzen, d. h. gut durchzugaren. Die Kerntemperatur von 70 °C sollte über kurze Zeit gehalten werden.

Neohesperidin-Dihydrochalcon

→ Süßstoff, hergestellt aus Stoffen, die in den Schalen von Zitrusfrüchten vorkommen. Süßkraft ist 300–600 mal höher als die von Zucker. Als Einzelsüßstoff weist N. einen lakritzähnlichen Beigeschmack auf. → ADI-Wert liegt bei 0–5 mg/kg Körpergewicht.

Nephrotisches Syndrom

Klinisches Symptom erhöhter Eiweißausscheidung im Harn infolge erhöhter Durchlässigkeit der Nierenkörperchen für Eiweiß bei bestimmten Nierenerkrankungen. In der Kost muß die tägliche Eiweißausscheidung berücksichtigt werden, da es sonst zu Eiweißmangelerscheinungen kommt.

Net Protein Utilization

→ Nettoproteinverwertung

Nettoproteinverwertung

Net Protein Utilization (NPU)
Hierbei wird im Tierversuch an wachsenden Ratten der prozentuale Anteil des verzehrten Stickstoffes (N) bestimmt, der im Körperprotein eingebaut wird:

$$\text{NPU} = \frac{\text{Körper-N (Testprotein)} - \text{Körper-N (proteinfrei)}}{\text{N-Aufnahme während der Versuchsperiode}} \times 100$$

Neurodermitis

→ Hauterkrankung, wobei neben der genetischen Disposition und psychischen Einflüssen auch exogene Faktoren eine N. auslösen können. Häufig erfolgt die Provokation durch Auslaugen der Haut, durch Fettlösemittel oder Seifen. Die Hornhaut des Exzematikers ist viermal dicker als beim Gesunden. Auffällig häufig leidet ein Nerodermitiker unter einer Nickelallergie. Ein in seiner Bedeutung für die N. noch unklarer Faktor ist die Besiedlung der Haut mit Staphylococcus aureus. Während beim Gesunden eine Besiedlungsrate unter 10% hat, hat der Exzematiker eine von 70–90%.

Niacin

Vitamin B_5; Vitamin PP

Niacin ist der Sammelname für Nicotinsäureamid und Nicotinsäure, die vom Organismus ineinander umgewandelt werden können. Die Wirkform ist Nicotinsäureamid. Wirkungen: Bestandteil der beiden → Enzyme NAD (Nicotinamidadenindinucleotid) und NADP (Nicotinamidadenindinucleotidphophat), die wichtig bei der Übertragung von Wasserstoff im intermediären Stoffwechsel sind. N. ist am Auf- und Abbau von Kohlenhydraten, Fettsäuren und Aminosäuren beteiligt. Der menschliche Organismus kann einen Teil der essentiellen Aminosäure → Tryptophan in Nicotinsäureamid umwandeln (aus 60 mg Tryptophan entsteht im Stoffwechsel durchschnittlich 1 mg Nicotinsäureamid, wichtig ist die ausreichende Versorgung mit Vitamin B, Thiamin und Riboflavin. Bedarfsempfehlung für den gesunden Erwachsenen: 15–18 mg Niacin-Äquivalent, wobei 1 mg Niacin-Äquivalent 60 mg Tryptophan entspricht. Erhöhter Bedarf in Schwangerschaft und Stillzeit. Mangelsymptome: In Mitteleuropa nur bei extremen Abweichungen von üblichen Ernährungsgewohneheiten. Häufiger in Ländern mit hohem Mais- oder Sorghumhirseverzehr. Ein schwerer Niacinmangel bie gleichzeitig geringer Tryptophanzufuhr führt zur Pellagra, die durch Dermatitis, Diarrhöen, Schleimhautveränderungen des Mundes, der Zunge und des Intestinaltraktes sowie depressive Psychosen gekennzeichnet ist. Vorkommen: Fleisch, Fisch, Milch, Eier, Hefe, Pilze, Innereien, Getreidevollkornprodukte, Hülsenfrüchte. N. ist in Lebensmitteln relativ stabil. In pflanzlichen Lebensmitteln ist die eingeschränkte Bioverfügbarkeit zu berücksichtigen. In hohen Dosierungen (mehr als 3 g) senkt Nicotinsäure (nicht Nicotinsäureamid) erhöhte → Serum-Cholesterinkonzentrationen. Dabei können jedoch Nebenwirkungen wie Gefäßerweiterungen mit Hitzegefühl, Magenschleimhautentzündung oder Leberzellenschäden auftreten.

Nibbling
Verteilung der Tagesmenge bei einer → Reduktionskost auf viele kleine Mahlzeiten. Gegenteil: → Meal eating

Nickel
chem. Symbol Ni
Essentielles → Spurenelement, das in vielen Lebensmitteln und im menschlichen Körper vorkommt. Funktion: Wechselwirkung mit Eisenresorption. Mangelerscheinung: Wachstumsverringerung.
→ Mineralstoffe → Nickelallergie

Nickelallergie
Nickelionen sind das häufigste Kontaktallergen in Mitteleuropa. Auslösung einer Ekzemreaktion an typischen Körperstellen (Ohrläppchen; Handgelenk; Bauch, bedingt durch direkten Jeansknopfkontakt). Bestimmte Lebensmittel (z.B. Kakao, Schokolade, Sojabohnen, Haferflocken, Nüsse, Mandeln, Hülsenfrüchte) weisen beträchtliche Nickelmengen auf. Die praktische Durchführung einer nickelarmen Diät sollte die Aufnahme nativer Nickelträger wie Hülsenfrüchte, Kakaoprodukte und Hafer auf geringe Mengen beschränken. Die Zubereitung der Mahlzeiten sollte in emailliertem Geschirr, Jenaer Glas oder hitzebeständigen Plastikgegenständen erfolgen.

Nicotin
Nikotin
Hauptalkaloid der Tabakpflanze, eine Verbindung aus Pyridin und Methylpyrrol und eines der stärksten pflanzlichen Gifte. Die für den Menschen tödliche Dosis liegt bei etwa 50 mg. Der Nicotingehalt im Rauch bei einer Filterzigarette schwankt zwischen 1–1,5 mg, er ist bei filterlosen Zigaretten größer und kann den doppelten Wert erlangen. Nicotinschäden: Erkrankungen der Herzkranzgefäße, erhöhter Blutdruck, Erkrankungen der peripheren Blutgefäße, Magengeschwüre, Sehstörungen, Lebercirrhose.

Nicotinsäure
Nicotinsäureamid
→ Nicacin

Nieren
Hauptausscheidungsorgan und Kontrollorgan des menschlichen Organismus. Funktionen: – regulieren die Wassermenge des Organismus, indem sie die Wasserausscheidung kontrollieren, – regulieren die charakteristische Mineralstoffzusammensetzung der Körperflüssigkeiten, – bilden Hormone, die den Blutdruck konstant halten, – sorgen für die Ausscheidung von Harnstoffen und anderen körperfremden Stoffen.

Nierenerkrankungen, Diäten
Folgende Diätformen sind gebräuchlich: 1. Die Kartoffel-Ei-Diät nach Kluthe und Quirin: Hierbei sind eine streng einweißarme Verordnung von 0,35 bis 0,50 g Eiweiß pro kg Körpergewicht sowie mindestens 35 kcal pro kg Körperge-

wicht pro Tag vorgesehen. 2. Bei der Schwedendiät handelt es sich um eine nicht selektive, proteinarme, kalorienreiche Basiskost, der medikamentös acht bekannte essentielle Aminosäuren und Histidin zugeführt werden. Diese Kost enthält etwa 30 g Eiweiß gemischter biologischer Wertigkeit und 35 kcal/kg Körpergewicht/Tag. 3. Eine empfehlenswerte Diätform ist die von Giovannetti, Giardano und Maggiore propagierte Kost mit biologisch hochwertigem Eiweiß und hoher Kalorienzahl. Von diesen Autoren wurde der Begriff der Eiweißeinheit geprägt. Eine Eiweißeinheit entspricht 7 g biologisch hochwertigem Eiweiß = 96 Prozent essentiellen Aminosäuren = ein mittelgroßes Hühnerei. Diese Diätform erlaubt beim Mann eine Senkung des täglichen Eiweißbedarfs auf 3 EWE, bei der Frau auf 2 EWE entsprechend 21 bzw. 14 g biologisch hochwertigem Eiweiß. Dieses diätetische Ziel kann nur erreicht werden, wenn die üblichen Mehl- und Teigwaren vermieden werden und an deren Stelle Teigwaren aus eiweißfreiem bzw. eiweißarmem Mehl verwendet werden (glutenfreies Mehl). Biologisch hochwertiges Eiweiß findet sich vornehmlich in tierischen Nahrungsmitteln, wie Ei, Milchprodukten, Fisch und Fleisch. Da dieses Eiweiß reich an essentiellen Aminosäuren ist, kann es endogene Proteinverluste gut ersetzen. 4. Die Anwendung von α-Keto- bzw. α-Hydroxyanalogen der essentiellen Aminosäuren kann adjuvant eingesetzt werden, um die Resynthese essentieller und nicht essentieller Aminosäuren zu bewirken mit dem Ziel einer verbesserten Stickstoffbilanz. 5. Im Dialysestadium sollte wieder die übliche tägliche Eiweißzufuhr von 0,8 g/kg Körpergewicht/Tag erlaubt werden, um den Eiweißkatabolismus nach Möglichkeit zu verhindern. Kalorienbedarf: Hauptkalorienträger sind Fette mit 44% und Kohlenhydrate mit 47% Anteil. Ziel der Ernährung beim chronischen Nierenkranken ist die Deckung des täglichen Energiebedarfs von mindestens 35 kcal/kg Körpergewicht. Als Faustregel für die Flüssigkeitszufuhr gilt: 500 ml Trinkmenge + Flüssigkeitsäquivalent entsprechend der Harnmenge des Vortages.

Niereninsuffizienz

Fortschreitendes Nierenversagen, das eine unzureichende Ausscheidungstätigkeit der → Nieren zur Folge hat. Es kommt zu einem Anstieg der harnpflichtigen Substanzen (Harnstoff, Harnsäure, Kreatinin). Daneben kommt es zu → Acidose. Ernährungsempfehlung: – Senkung der Eiweißzufuhr auf 35 – 40 g/Tag, – Auswahl von besonders hochwertigem Eiweiß (→ Kartoffel-Ei-Diät).

Nierensteinleiden

Nephrolithiasis

Folgen makroskopisch sichtbarer Steine in den Hohlräumen der Nie-

ren (Sammelrohre, Kelche und insbesondere Nierenbecken. Bestehen aus Calciumphosphat oder Calciumoxalat. Ursachen für N. können sein: – erhöhte Konzentration der harnpflichtigen Substanzen, – Änderung des pH-Wertes des Harnes, – Infektionen. Symptome: Je nach Größe und Lage der Steine anfallartig heftige Koliken, z.T. Erbrechen und Störungen der Darmtätigkeit.
Ernährungsempfehlung: reichlich Flüssigkeit aufnehmen, damit eine Verdünnung der harnpflichtigen Substanzen erreicht wird. Calciumoxalatsteine: Verzehr calcium- und oxalsäurereicher Lebensmittel einschränken, mäßige Verwendung von Milch, und Milchprodukten, Vermeiden von Spinat, Rhabarber, Kakao. Keine zusätzliche Aufnahme von Vitamin D, da hierdurch die Calciumresorption gefördert würde. Calciumphosphatsteine: Einschränkung in der Verwendung phosphat- und calciumreicher Lebensmittel (Eidotter, Eipulver, Hartkäse, Innereien, Fisch, Kakaopulver, Hülsenfrüchte, Milch und Milchprodukte). Keine alkalisierenden Mineralwässer, keine Zitrussäfte. Harnsäuresteine: Verabreichung einer purinarmen Kost (→ Gicht) unter Verwendung alkalisierender Mineralwässer und Zitrussäfte. Cystinsteine: Verabreichung einer cystinarmen, d.h. eiweißarmen Kost. Keine säuernden Mineralwässer.
→ Harnsteine

Nikotin
→ Nicotin

Nitrat
chem. Symbol NO_3^-
Salz der Salpetersäure. Besteht aus den lebensnotwendigen Elementen Stickstoff (N) und Sauerstoff (O). Als Salz ist es im Wasser leicht löslich und farblos. N. ist natürlicher Bestandteil im Boden, und der im Nitrat gebundene Stickstoff dient den Pflanzen als Nährstoff zum Aufbau von Pflanzeneiweiß. Durch Dünger wird dem Boden zusätzlich N. zugeführt. Der Mensch nimmt N. hauptsächlich über Trinkwasser und pflanzliche Lebensmittel auf. Der gesetzliche Grenzwert liegt nach der Trinkwasserverordnung bei 50 mg Nitrat/l. Die Nitratkonzentration in Lebensmitteln hängt von mehreren Faktoren ab, z.B. Art und Dauer der Sonneneinstrahlung. So enthält Freilandgemüse in der Regel wesentlich weniger Nitrat als Treibhausgemüse, da unter sommerlichen Lichtverhältnissen mehr N. zum Aufbau von Pflanzensubstanz verwendet und dementsprechend weniger gespeichert wird. Einige Gemüsearten enthalten hohe Mengen an N., besonders dann, wenn ihnen durch Düngemittel viel N. angeboten wird. Dazu gehören: Spinat, Kopfsalat, Chinakohl, Rote Bete, Rettich.
Empfehlungen: – den Verzehr von nitratreichen zugunsten nitratärmerer Gemüsearten (z.B. grüne Bohnen, Tomaten, Rosenkohl) ein-

schränken, - Gemüse und Salate der Saison bevorzugen, da Freilandware meist weniger N. enthält als Treibhausware, - Reste von zubereiteten nitratreichen Gemüsen nicht aufbewahren und später erhitzen. - bei Kopfsalat und Blattgemüse Stiele, große Blattrippen sowie die äußeren Blätter entfernen, - für Säuglinge bis zum 4. Monat keine Spinatkost, - Waschen, Blanchieren, Dämpfen, Kochen. (Die Zubereitung insgesamt ist in der Lage, den Nitratgehalt bis zu 50% zu reduzieren; das Kochwasser sollte nicht für Suppen und Soßen weiterverwendet werden), - nitratreiches Gemüse nicht über längere Zeit in größeren Mengen roh verzehren, z.B. während einer Diät.

Richtwerte des Bundesgesundheitsamtes für Nitrat in Spinat: 2000 mg/kg Frischsubstanz, Rote Bete: 3000 mg/kg Frischsubstanz. Grenzwerte für Nitrat in Säuglings- und Kindernahrung: 250 mg/kg verzehrfertiges Erzeugnis. Für Nitrat in Kopfsalat gibt es verbindliche → Höchstmengen, und zwar 2500 mg/kg für Kopfsalat, der in den Monaten Mai bis Oktober in den Verkehr gebracht wird und 3500 mg/kg für die übrige Jahreszeit, wobei bis zum 30. 4. 1995 noch eine Höchstmenge von 4580 statt 3500 mg/kg Salat gilt. Von großem toxikologischem Interesse ist die Tatsache, daß in Abhängigkeit von der oralen Zufuhr beträchtliche Nitratmengen im Speichel vorliegen können. Etwa 20% des im Speichel sezernierten Nitrats werden durch die Mikroorganismen der Mundhöhle in → Nitrit umgewandelt. Einteilung der Gemüsearten nach ihrem Nitratgehalt:

<u>Hohe Nitratgehalte</u>
(1000 bis 4000 ppm):
Spinat, Mangold, Weißkraut, Wirsing, Grünkohl, Kopfsalat, Eissalat, Feldsalat, Gemüsefenchel, Rote Rüben, Rettich, Rhabarber, Endiviensalat

<u>Mittlere Nitratgehalte</u>
(500 bis 1000 ppm):
Rotkraut, Blumenkohl, Kohlrabi, Lauch, Sellerie, Gelbe Rüben, Zucchini, Auberginen

<u>Niedrige Nitratgehalte</u>
(unter 500 ppm):
Rosenkohl, Chicoree, Zwiebel, Knoblauch, grüne Bohnen, Gurken, Gemüsepaprika, Tomaten, Kartoffeln

Nitrit

chem. Symbol NO_2^-

Salz der salpetrigen Säure. Umwandlung von → Nitrat durch Bakterien im Boden, in Trinkwasser, in Lebensmitteln, im Körper (Mundhöhle) des Menschen in Nitrit. N. ist giftig und behindert den Sauerstofftransport des Blutes, besonders gefährdet sind Säuglinge. N. ist Bestandteil des → Nitritpökelsalzes. Nitrit ist in Trinkwasser in der Regel nur in Spuren enthalten. Der gesetzliche Grenzwert nach der Trinkwasserverordnung liegt bei 0,1 mg Nitrit/l Trinkwasser. Nitrit hat gefäßerweiternde Wirkung, wobei es zu Kopfschmerzen, Schwindel, Wärmegefühl im Gesicht und Juckreiz kommen kann (→ Chinarestaurant-Krankheit).

Nitritpökelsalz

Enthält 99,5–99,6 % Kochsalz und 0,5–0,4 % Natriumnitrit. Es wird verwendet zum Pökeln von Fleisch und Fleischerzeugnissen, ausgenommen sind Erzeugnisse, die traditionell ohne Pökelstoffe hergestellt werden (z. B. Grillwürste, weiße Ware, Hackfleisch). Die Höchstmengen an N. sind in der Fleischverordnung vom 21. 1. 1982 (BGBl. I S. 89) festgelegt. Die Restgehalte an → Nitrit in behandelten Fleischerzeugnissen liegen in der Größenordnung von 2–40 ppm Nitrit. Wirkungen von N.: – Umrötung (Myoglobin wird in das intensiv rote, kochbeständige Nitrose-Myoglobin umgewandelt, es gilt als nicht cancerogen), – Aromagebung, – antioxidativer Effekt, – Hemmung des Wachstums von Lebensmittelvergiftern, insbesondere von Clostridium botulinum (→ Botulismus).

Nitrosamine

Sie entstehen durch Reaktion von sekundären Aminen (z. B. Dimethyl-, Diäthyl-, Dipropyl-, Dibutylamin-, Spermidin-, Spermin-, Piperidin- und Pyrrolidinderivaten) mit nitrosierenden Stoffen, z. B. natürlicher Nitritgehalt des Lebensmittels oder → Nitritpökelsalz. Bedingung für eine Nitrosaminbildung ist ein bestimmtes Säuremilieu, eine hohe Umgebungstemperatur (je höher, desto schneller läuft die Reaktion), ein hohes Vorkommen an Nitrit (mengenmäßig viel mehr als Amine) und die Abwesenheit von Hemmstoffen (z. B. Vitamin C, Vitamin E). Nitrosamine sind starke → Carzinogene. Es besteht eine mögliche Hemmung der Nitrosaminbildung durch andere Lebensmittelbestandteile, z. B. Ascorbinsäure. Es wird empfohlen, die Hocherhitzung (Braten, Grillen) von vorher gereiften Pökelwaren zu vermeiden. Besonders zusammen mit aminreichen Lebensmitteln wie Käse sollten nitrithaltige Fleischerzeugnisse (z. B. Kochschinken) nicht hoch erhitzt werden. Kochen als Zubereitungsart ist vorzuziehen, da hier keine nennenswerte Nitrosaminbildung auftritt. Nitrosamine sind im Tabakrauch ebenfalls enthalten.

→ Biogene Amine

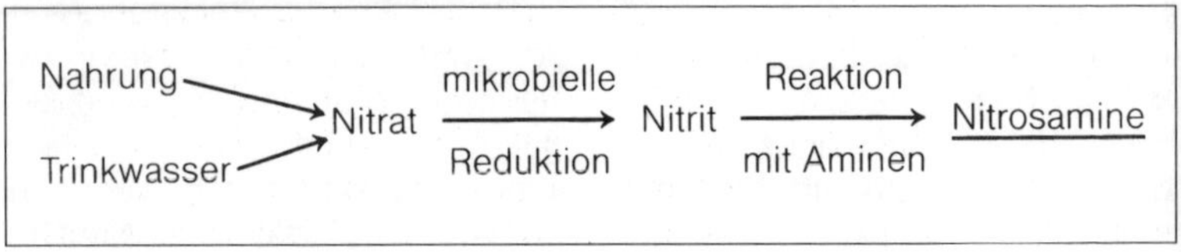

No effect level
= unwirksame Dosis
Maß für die chronische Toxität. Sie betrifft die Zufuhr eines Stoffes bis zu dem Punkt, wo noch keine Symptome einer Schädigung erkennbar sind. Die Aufnahme einer Substanz durch den Menschen darf häufig maximal 1/100 des im Tierversuch ermittelten „no effect level" betragen. Die Versuche sind an mindestens zwei Tierarten mittels anerkannter toxikologischer Methoden durchzuführen.
→ Acceptable Daily Intake

Nomogramm
→ Körpergewicht

Normalgewicht
Errechnet sich nach der Formel: Größe in Zentimeter minus Hundert
→ Adipositas →Körpergewicht

Normalkost
normal diet, regular diet
Ernährung des Patienten, dem keine Nahrungsrestriktionen auferlegt werden.
→ Diätetik

Notvorrat
→ Bevorratung

NPU
→ Nettoproteinverwertung

Nucleoproteide
Befinden sich in den Zellkernen und in den Ribosomen. Es handelt sich um Makromoleküle, die aus Ketten von Mononucleotiden aufgebaut sind. Mononucleotide bestehen aus einer organischen Base (Purin- oder Pyrimidinderivat), einem Kohlenhydratanteil (Ribose oder Desoxiribose) und einem Phosphatrest. N. werden teilweise abgebaut zu → Harnsäure.

Null-Diät
Totaler Verzicht auf die Zufuhr von Nahrungsenergie bei reichlichem Konsum von Flüssigkeit (3 l/Tag in Form von Mineralwasser, Tee, Kaffee Äohne Milch und ZuckerÜ), täglicher Gewichtsverlust 400 g bei Frauen, 350 g bei Männern. Bei längerer Dauer müssen Mineralstoffe, Spurenelemente, Vitamine zugefügt werden. Es ist die wirksamste Methode zur raschen Gewichtsreduktion. Langzeiterfolge sind unbefriedigend. Null-Diät sollte nur unter ständiger ärztlicher Kontrolle mit protokollarischer Überwachung, am besten jedoch stationär, durchgeführt werden. Akute Gegenanzeigen sind Herzrhythmusstörungen, frisch überstandener Herzinfarkt, akute oder chronische Nierenfunktionsstörungen, insulinpflichtige Zuckerkrankheit sowie psychische Störungen.
→ Fasten

Nutrition
→ Ernährung

O

Obesitas

→ Adipositas

Obst

Sammelbegriff für die eßbaren Früchte oder Samen mehrjähriger Pflanzen. Nach dem Aufbau der Früchte oder Samen unterscheidet man: - Kernobst, - Steinobst, - Beerenobst, - Südfrüchte, - Schalenobst. Nährstoffgehalt: etwa 80–85% Wasser, 10–15% Kohlenhydrate in Form von Stärke und Zucker, 1% Eiweiß, 2% Mineralstoffe (Calcium, Phosphor, Eisen, Magnesium), Vitamine A, B_1, B_2 und C. Die im Obst enthaltenen Geschmacks-, Geruchs- und Aromastoffe wirken anregend auf verschiedene Funktionen des Verdauungssystems. Obst ist auch wichtig für die Versorgung mit → Ballaststoffen (Pektine).

Obstessig

Hergestellt aus Obstwein (Apfel- und Birnenwein) durch Gärung. Obwohl der Kaliumgehalt mit 800 mg/l relativ hoch ist, reichen die üblicherweise und nach Herstellerempfehlung verzehrten Mengen nicht aus, um einen wesentlichen Beitrag zur Kalium-Bedarfsdekkung zu leisten. Die im O. enthaltene Essigsäure fördert die Bildung der für die Verdauung erforderlichen Speichel- und Magensäfte. Dabei spielt allein der Säuregehalt eine Rolle, nicht die Essigsorte.

Obstipation

Chronische Verstopfung; Darmträgheit

Funktionsstörung des Dickdarms mit ungenügender und zu seltener Stuhlentleerung. Über drei bis vier Tage wird kein Stuhl ausgeschieden. Dieser ist dann hart und trokken, und der Stuhlgang bereitet heftige Schmerzen. Man unterscheidet drei Formen: - habituelle Obstipation (überwiegend bei Frauen, hat oftmals erziehungsbedingte Ursachen), - spastische Obstipation („Reizkullern") aufgrund ballaststoffarmer Kost, - atonische Obstipation (vor allem bei älteren, bettlägrigen Menschen, kann durch z. B. einen zu niedrigen Calciumspiegel entstehen). Regelmäßige Einnahme von → Abführmitteln kann zu Darmträgheit und Verstopfung führen. Auch die Einnahme von Arzneimitteln kann eine O. bewirken, z. B. durch Tranquilizer, Antihistaminika, Antacida. O. begünstigt z. B. Hämorrhoiden, → Divertikulose, Appendicitis, Krampfadern und möglicherweise Darmkrebs. Ursache der O. ist häufig eine zu geringe Aufnahme an → Ballaststoffen. Krankheitsbild: Seltene Stuhlentleerung, Schmerzen bei der Stuhlentleerung im Bauch und Analbereich, Druckgefühl und Blähungen vorwiegend im rechten Unterbauch. Folgeerscheinungen: Reizung und Veränderungen der Dickdarmschleimhaut, Hämorrhoiden, Analfissuren. Ernährungsempfehlung: - ballaststoffreiche

Kost (z. B. rohe Gemüse, Salate, Obst, ferner Vollkornerzeugnisse, eingeweichtes Trockenobst, Weizenkleie), – milchsäurehaltige Lebensmittel (z. B. Butter- und Sauermilch, Joghurt, Kefir, roher Sauerkrautsaft, rohes Sauerkraut), – Kaffee, – gequetschter Leinsamen. Ungeeignet sind: Schwarzer Tee, Schokolade, Kakao, Rotwein, Heidelbeeren, Bananen, Zucker, eiweißreiche Kost.

Obsttag
Auf den Tag verteilt drei Pfund Obst essen, außerdem drei Scheiben Knäckebrot oder Zwieback. Kalorienarme oder kalorienfreie Getränke erlaubt. Gewichtsabnahme: etwa ein Kilogramm.

Oecotrophologe/in
→ Ernährungswissenschaftler/in
→ Haushaltswissenschaftler/in

Oecotrophologie
Lehre vom Haushalt und von der Ernährung des Menschen. Studiengang, der an Universitäten und Fachhochschulen absolviert werden kann.
→ Ernährungswissenschaftler/in
→ Haushaltswissenschaftler/in

Oestrogene
→ Östrogene

Ökologischer Anbau
→ Anbau, ökologischer

Oligo-antigene Diät
Nahrungszufuhr besteht nur aus wenigen und erfahrungsgemäß kaum → allergieauslösenden Lebensmitteln. Erlaubt sind: Fleisch (Lamm, Huhn, Pute), Nährmittel (Reismehl, Kartoffelmehl, Reis, Kartoffeln), Gemüse (ausgenommen Mais, Tomaten, Soja, Bohnen), Früchte (Äpfel, Birnen, Bananen, Pfirsiche, Aprikosen, Pflaumen, Ananas, Melone, Trauben), Fette (Margarine ohne Milchbestandteile, Sonnenblumenöl), Getränke (Gemüse- oder Obstsäfte der erlaubten Sorten, Fertigsäfte ohne Zucker und Konservierungsstoffe, Wasser, Sodawasser, Mineralwasser, Kräutertees), Gewürze (Salz, Pfeffer, Küchenkräuter). Tritt bei dieser Diät (Dauer drei bis vier Wochen) eine wesentliche Besserung der Symptome ein, versucht man herauszufinden, welche Lebensmittel in der Vergangenheit die Symptome ausgelöst haben. Die Lebensmittel werden nunmehr einzeln (im Abstand von sieben Tagen) der Diät wieder zugesetzt. Es dauert rund drei bis fünf Monate, bis man einen genauen Überblick über die unverträglichen Lebensmittel gewonnen hat. Da mit dieser Diät nicht alle Nährstoffe ausreichend zugeführt werden können, müssen z. B. Calcium und Vitamine ergänzt werden.

Olivenöl
Speiseöl, das überwiegend → Ölsäure enthält. Der → Linolsäuregehalt beträgt etwa 10 %.

Ölsäure
Einfach ungesättigte → Fettsäure. Neuere Untersuchungen haben gezeigt, daß Ö. den Cholesterin- und Triglyceridspiegel positiv beeinflussen kann. Hauptlieferant für die Ö. ist das → Olivenöl.

Omega-3-Fettsäuren
→ Eicosapentaensäure

Ordnungssystem der Nahrung
Kollath erstellte ein naturphilosophisch und verarbeitungstechnisch ausgerichtetes Ordnungssystem der Nahrung. Dabei wird die Nahrung nicht nach ihrem ernährungsphysiologischen Wert, Nahrungswert, Nährwert oder biologischen Wert, sondern nach dem Verarbeitungsgrad eingestuft (→ Vollwert-Kost). Nachstehende Übersicht gibt auszugsweise das Ordnungssystem der Nahrung nach Kollath wieder (s. Tabelle, Anhang S. 342).

Orthophenylphenol
Fruchtbehandlungsmittel zur Verhinderung einer Schimmelbildung auf Zitrusfrüchten. Bisher gilt der von der → FAO/WHO festgelegte → ADI-Wert von 0–1 mg/kg Körpergewicht.
→ Konservierungsstoffe

Osmose
Ausgleich der Konzentration, wenn Lösungsteile durch eine Membran voneinander getrennt sind.

Osteomalazie
Ungenügende Verkalkung der Knochen beim Erwachsenen.
→ Calciferole → Calcium

Oster-Theorie
Es wurde die Hypothese aufgestellt, daß homogenisierte Milch (→ Homogenisierung) ein → Risikofaktor für das Entstehen von → Arteriosklerose sein soll. Grundprinzip soll sein, daß mit den verkleinerten Fettpartikelchen der homogenisierten Milch auch das Enzym Xanthin-Oxidase resorbiert wird und in den Blutkreislauf gelangt. Dort soll es die Zellmembran der Blutgefäße schädigen. Untersuchungen haben jedoch weder den Beweis für eine intestinale Resorption von Xanthin-Oxidase aus resorbierter Milch noch für eine gefäßschädigende Wirkung erbracht.

Osteoporose
Verminderung des Knochengewebes bei gleichzeitiger Vergröberung der Struktur (Knochenschwund). Die Erkrankung tritt vorzugsweise in der zweiten Lebenshälfte auf. Frauen (in der Menopause) sind stärker betroffen als Männer. Die Ursachen für eine Osteoporose sind komplex und vielfältig. Grundsätzlich sind drei verschiedene Formen zu unterscheiden: Bei der primären Verlaufsform handelt es sich um Störungen, die direkt vom Knochen und seinem Stoffwechsel ausgehen. Bei der sekundären Osteopo-

rose liegt die Ursache in einer anderen Grundkrankheit. Hier sind beispielhaft Tumor-Erkrankungen und Funktionsstörungen der Leber oder auch der Niere zu nennen. In diesen Fällen wird die Grundkrankheit behandelt, wodurch sich dann auch der Knochenstoffwechsel bessert. Und schließlich spricht man noch von der sogenannten Altersosteoporose. Bei der Entstehung einer Osteoporose handelt es sich meist um einen chronischen Prozeß. Dementsprechend liegen die besten Möglichkeiten in der Prophylaxe. Neben der Empfehlung, das Skelett angemessen zu trainieren und abgestuft zu belasten, kommt Ernährungsmaßnahmen wesentliche prophylaktische Bedeutung zu. In den Knochenstoffwechsel greifen verschieden Nährstoffe ein. Besondere praktische Bedeutung haben → Calcium, die → Vitamine A und D sowie → Fluorid. Mit 1/2 Liter fettarmer Milch (Buttermilch, Dickmilch, Kefir, Joghurt) und ca. 2 Scheiben Käse werden bereits 1000 mg Calcium aufgenommen und somit 75% der für Osteoporosekranke empfohlenen täglichen Calciummenge abgedeckt.

Östrogene
Oestrogene
Weibliche Geschlechtshormone, die in Lebensmitteln tierischer Herkunft als Rückstände auftauchen können. In der Kälbermast angewendet zögern sie die Geschlechtsreife männlicher Kälber hinaus und fördern den Fleischansatz. Die Anwendung synthetischer, d.h. körperfremder Oestrogene (z.B. Diäthylstilböstrol, DES), aber auch von Thyreostatika und Psychopharmaka ist in der Nutztiermast in der Bundesrepublik verboten. Andere Stoffe mit pharmakologischer Wirkung, wie die Tierarzneimittel und die Futtermittelzusatzstoffe benötigen eine allgemeine Zulassung für ihre Verwendung. Es werden wissenschaftlich begründete Wartezeiten (Zeitraum zwischen Anwendung des Stoffes und Verwertung des Tieres) festgesetzt, so daß normalerweise keine Rückstände in den Lebensmitteln verbleiben. Zu den Tierarzneimitteln und Futtermittelzusatzstoffen werden auch einige oestrogene Stoffe gezählt – aber nicht das DES –, die gleiche Funktionen wie die synthetischen Oestrogene erfüllen, jedoch nicht körperfremd sind und schnell abgebaut werden. Eine gesetzliche Neuerung: Seit 1. 1. 1988 sind alle künstlichen und natürlichen Hormonsubstanzen in der Tiermast in der EG verboten.

Ovo-Lacto-Vegetarier
→ Vegetarische Kost

Oxalatsteine
→ Harnsteine

Oxalsäure
Kommt natürlicherweise in Spinat, Rhabarber, Roten Rüben, Sauerampfer, Mangold und Sellerieknollen vor. Bei Rhabarber steigt der O.-Gehalt mit zunehmendem Alter der Pflanze an. O. führt zur Verschlechterung der Calciumresorption und begünstigt → Nierensteine. Vermeidung der Aufnahme größtenteils durch Weggießen des Kochwassers. Rund ²⁄₃ aller → Harnsteine enthalten Calcium-Oxalat. Kleinere Mengen Oxalsäure entstehen im Stoffwechsel aus Glycerin und Ascorbinsäure. Exogene O. wird nur schlecht resorbiert. Senkung des Oxalsäuregehaltes in gewissem Umfang möglich, z. B. durch gezielte Auslaugung beim Blanchieren. In der Rhabarbersaison kann man leicht das Calcium, das an O. gebunden wird, durch einen vermehrten Verzehr calciumreicher Lebensmittel (Milch, Milchprodukte) ausgleichen.

β-Oxidation
Abbau von Fettsäuren, wobei von der Kohlenstoffkette jeweils zwei Kohlenstoffatome abgespalten werden. Das gebildete aktivierte C_2-Bruchstück wird im Stoffwechsel weiter zu Kohlendioxid und Wasser unter Energieabgabe umgesetzt. Die verbleibende, um 2 Kohlenstoffatome ärmere Fettsäure wird erneut oxidiert, und zwar so lange, bis das ganze Molekül in Form von → Acetyl-Coenzym A vorliegt.

Oxidationswasser
Entsteht im Stoffwechsel durch Oxidation der in der Nahrung enthaltenen Wasserstoffatome (ca. 300 ml/Tag). Aus der Verbrennung der aufgenommenen Nährstoffe werden als O. 107 ml aus 100 g Fett, 41 ml aus 100 g Protein und 55 ml aus 100 g Kohlenhydraten gebildet. → Wasser

Ozon
Besteht aus drei Sauerstoffatomen (O_3). In einer Entfernung von ca. 25 km befindet sich rund um die Erde ein Ozongürtel, der dort lebenswichtige Funktionen für Menschen, Tiere und Pflanzen erfüllt. → Fluorkohlenwasserstoffe beeinträchtigen die Ozonschicht. Mögliche Folgeerscheinungen, die durch die fortschreitende Zerstörung der Ozonschicht entstehen können, sind beispielsweise: – Ansteigen der Hautkrebserkrankungen, – Anstieg der Temperatur von Erde und Atmosphäre, – Ansteigen von Gen-Mutationen.

P

Palatinit
Warenzeichen für → Isomalt

Pankreas
→Bauchspeicheldrüse

Pankreatitis
Unterschieden werden akute und chronische P. Entzündliche bis

nekrotische Veränderungen der Bauchspeicheldrüse aufgrund intravitaler Selbstverdauungsvorgänge. Ursachen: Auslösung der Autodigestion durch eine Aktivierung von inaktiven gespeicherten Verdauungsenzymen, Genuß stark fetthaltiger Mahlzeiten in Verbindung mit reichlichem Alkoholgenuß, in geringerem Umfang auch Infektionskrankheiten und schwere Stoffwechselstörungen. Krankheitsbild: Oberbauchschmerzen, Blutdruckabfall, Durchfall. Ernährungsempfehlung: Bei akuter P. wie auch beim akuten Schub einer chronisch wiederkehrenden P. ist zur sekretorischen Ruhigstellung der Bauchspeicheldrüse keine orale Nahrungs- und Flüssigkeitsaufnahme während 3 bis 5 Tagen erlaubt (parenterale Ernährung). Allmählicher Übergang auf orale Flüssigkeitszufuhr (Tee, nach und nach etwas gesüßt). Nach 8 bis 10 Tagen Beginn mit reiner Kohlenhydratkost (Breie, Suppen, versuchsweise verdünnte Fruchtsäfte) unter Verwendung von Stärkemehlen und Kohlenhydratkonzentraten. Nach 10 bis 15 Tagen Übergang auf eine Kohlenhydrat-Eiweißkost (Eiweiß in leicht aufschließbarer Form: Magerquark, Geflügelfleisch, Reis, Kartoffeln, Brot usw.). Nach 15 bis 20 Tagen nach und nach Zugabe von Fett. Striktes Alkoholverbot. Bei chronischer P. scheinen Häufigkeit kleiner Mahlzeiten und Vermeidung fettreicher Mahlzeiten und kalter Getränke günstig zu sein. Die P. infolge Alkoholmißbrauch erfordert Alkoholverzicht. Bei gestörter Verdauungsfunktion der Bauchspeicheldrüse sind Fette mit niedrigen Schmelzpunkten und → MCT-Fette zu bevorzugen.

Pantothensäure

Vitamin B_3

Ist im Stoffwechsel als Bestandteil des → Coenzyms A von zentraler Bedeutung für den Abbau der Nährstoffe, aber auch für verschiedene Biosynthesen. Wegen der weiten Verbreitung von P. ist alimentärer Mangel beim Menschen bisher nicht beobachtet worden. Bedarfsempfehlung für Jugendliche und Erwachsene: 6 mg/Tag. Ein möglicher Beitrag zur Bedarfsdeckung über die Vitaminsynthese durch Darmbakterien ist zu vernachlässigen. Vorkommen: in praktisch allen Lebensmitteln, allerdings meist in kleinen Mengen. Relativ viel P. enthalten Leber, Fleisch, Fisch, Milch, bestimmte Käsesorten, Vollkornerzeugnisse und Leguminosen (z. B. Erbsen). P. ist wasserlöslich und hitzeempfindlich. Beim Garen und Haltbarmachen sind Zubereitungsverluste mit etwa 30% zu berechnen.

Papain

Eiweißspaltendes Enzym, das aus dem Milchsaft des Melonenbaumes (Carica papaya L.) gewonnen wird. Der Saft wird getrocknet. P. findet in der Medizin bei Verdauungsschwäche (Pepsinmangel) Anwendung) und dient heute vor alle als Zartmacher für zähes Fleisch.

Parathormon
→ Hormon der Nebenschilddrüse, das an der Regulierung des Calcium- und Phosphor-Stoffwechsels im Bereich des Knochengewebes und der Nieren beteiligt ist.

Parboiled Reis
→ Reis

Parenterale Ernährung
→ Ernährung, parenterale

Passagegeschwindigkeit
Passagezeit
→ Transitzeit

Pasteurisierung
Wirksame und hygienisch sichere Maßnahme zum Schutz des Verbrauchers vor krankmachenden Mikroorganismen. Für die Behandlung von Milch sind drei verschiedene Behandlungsmethoden zugelassen: – Dauererhitzung auf 62–65 °C für 30 Minuten, – Kurzzeiterhitzung auf 72–75 °C für mindestens 15 Sekunden, – Hocherhitzung auf mindestens 85 °C für etwa 4 Sekunden. Heute wird vor allem das nährstoffschonende Kurzzeiterhitzungsverfahren angewandt. Der → biologische Wert von Milcheiweiß leidet durch P. nicht. Der Gehalt an Milchzucker und Milchfett wird durch P. nicht beeinflußt, ebensowenig der Gehalt an Fettsäuren. Der Mineralstoff → Calcium geht durch die Erhitzung zum Teil in eine andere Form über, kann aber in dieser Form vom Körper ebensogut verwertet werden. Bei der P. gehen weniger als 10 % der wasserlöslichen Vitamine B_1, B_6, B_{12} und Folsäure verloren; lediglich bei Vitamin C können Verluste bis zu 25 % auftreten.

Patulin
Pilzgift
Penicillium expansum und andere Schimmelpilze können auf Obst, Obsterzeugnissen und anderen Lebensmitteln P. bilden, ein ungesättigtes Lakton. P.-Gehalte werden ab und zu in Apfelsaftproben gefunden. Im Vergleich zu den → Aflatoxinen beinhaltet P. ein nur geringes gesundheitliches Risiko. In umfangreichen Langzeitstudien an Ratten und Mäusen, zum Teil über zwei Generationen mit Dosen bis zu 15 mg P./kg Körpergewicht, fanden sich zwar gelegentlich zu erwartende unspezifisch-toxische Effekte, eine erhöhte Tumorbildung konnte aber stets ausgeschlossen werden. Ein gesetzlicher Grenzwert wurde in der Bundesrepublik Deutschland bisher nicht festgelegt.
→ Mycotoxine

PCB
→ Polychlorierte Biphenyle

Pektine
Pectine
Ein im wesentlichen aus Galakturonsäure aufgebautes, stark gelie-

rendes Polysaccharid. Hauptbestandteil der Mittellamellen von Geweben aller höheren Pflanzen und kommt besonders reich in fleischigen unreifen Früchten vor, z. B. Quitten, Äpfeln, Johannisbeeren, aber auch in Zuckerrüben.Es wird industriell aus Apfeltrestern, Zitrusschalen und Rübenschnitzeln gewonnen und dient als Dickungsmittel zur Herstellung von Marmeladen, Konfitüren und Gelees, verkürzt dabei die Kochzeit und wirkt somit vitaminschonend. Auch als Bindemittel für Speiseeis, Puddingpulver, Soßen und Tortengüsse geeignet.
→ Ballaststoffe → Hydrokolloide

Pellagra
→ Niacin-Mangelkrankheit

Penicillium
Pinselschimmel
Kommt auf vielen Lebensmitteln vor, wobei die Kontamination häufig über die sporenhaltige Luft erfolgt. Es gibt erwünschte P.-Arten, die z. B. bei der Herstellung von Camembert oder Roquefort zur Geschmacksbildung verwendet werden und unerwünschte, die z. B. Fäule bei Obst erzeugen (→ Patulin).

Pepsine
Eiweißspaltende → Enzyme im Magensaft. Es wird vermutet, daß es 7–8 verschiedene Pepsine gibt. Die wichtigsten eiweißspaltenden Enzyme sind Pepsin A und Pepsin C.

Pepsinwein
Arzneimittel, das bei mangelnder Enzymsekretion des Magens verschrieben wird. Hierzu werden → Pepsine aus der Magenschleimhaut frischgeschlachteter Schweine isoliert. Zu beachten ist dabei der Alkoholgehalt.

Peptidasen
→ Enzyme, die Peptidbindungen im Eiweiß spalten, z. B. Pepsin, Trypsin, Chymotrypsin.

Peptide
Verbindung mehrerer → Aminosäuren. Sie entstehen, indem die Carboxylgruppe der einen Aminosäure mit der Aminogruppe der anderen Aminosäure unter Wasserabspaltung reagiert. Man bezeichnet die Peptidketten nach Anzahl der Aminosäurenreste als Dipeptide (zwei), Tripeptide (drei), Tetrapeptide (vier), Oligopeptide (bis zehn) oder als Polypeptide (viele).
→ Exorphine

PER
→ Protein Efficiency Ratio
→ Perchlorethylen

Perchlorethylen
Tetrachlorethan
Abkürzung: PER
Reinigungs-, Lösungs- und Entfettungsmittel mit Verdacht auf krebserzeugende Eigenschaft. Nach der Lösungsmittel-Höchstmengenverordnung vom 25. 7. 1989 (BGBl. I S. 1568) dürfen Le-

bensmittel höchstens 0,1 mg/kg an P., Trichlorethen oder Trichlormethan bzw. 0,2 mg/kg insgesamt enthalten.

Peristaltik
Bewegung des Verdauungstraktes, hervorgerufen durch Ringmuskelkontraktionen, die im Verlauf der Verdauung den Transport aufgenommener Nahrung von der Speiseröhre über den Darm bis ins Rektum bewirken.

Permissible level
Duldbare Rückstandsmenge in einem Lebensmittel.
→ Acceptable Daily Intake

Perniciöse Anämie
Vitamin B_{12} (→ Cobalamine)-Mangelerkrankung

Persorption
Bei der P. handelt es sich um den mechanischen Durchtritt großer, fester, ungelöster Nahrungspartikel aus dem Verdauungstrakt in den Organismus. Die Persorption einer Vielzahl von Nahrungsbestandteilen, insbesondere Stärkekörnern, Cellulosepartikel, Pollen etc. wurde untersucht. Ob der Persorption eine Bedeutung zukommt, ist völlig unbekannt. Es gibt bisher keinerlei Hinweise darauf, daß dieser offenbar physiologische Durchtritt von Nahrungsbestandteilen durch die Darmwand in irgendeiner Weise negative Auswirkungen hat.

Pestizide
Sammelbegriff für → Pflanzenschutz- und Schädlingsbekämpfungsmittel.

Perubalsam
Balsam eines in Peru heimischen Baumes (Myroxylon balsamum). Dank seines Wohlgeruchs stellt er ein Räuchermittel dar, wird aber auch für Parfümmischungen sowie für die Aromatisierung von Kaugummi genutzt.

Pflanzenfasern
→ Ballaststoffe

Pflanzenphenole
Flavonoide mit gewisser Capillarwirksamkeit im Sinne einer Verminderung der Permeabilität und Fragilität verstärken die Ascorbinsäurewirkung, hemmen oxidativ Zerstörung von Adrenalin und verwandten Substanzen, hemmen die Histaminwirkung, hemmen die Hyaluronindase, stabilisieren Kollagen; z. B. Chlorogensäure (in Kaffee), wirkt zentralerregend; Cynarin (in Artischocken) hat choleretische Wirkung.

Pflanzenschutzmittel
Stoffe, die dazu bestimmt sind, Pflanzen oder Pflanzenerzeugnisse vor Schadorganismen oder nichtparasitären Beeinträchtigungen zu schützen und die Lebensvorgänge von Pflanzen zu beeinflussen, ohne ihrer Ernährung zu dienen (Wachstumsregler).
→ Herbizide → Insektizide
→ Höchstmengen

Pfortaderkreislauf
Venöses Gefäßsystem, das in die Pfortader mündet. Es wird Blut aus Magen, Darm, Milz und Bauchspeicheldrüse gesammelt und der Leber zugeführt. Mit dem P. werden die meisten resorbierten Nahrungsbestandteile in die Leber transportiert.

Phasin
→ Phytohämagglutinine

PHB-Ester
→ p-Hydroxybenzoesäure-Ester

Phenylalanin
→ Essentielle Aminosäure, da der Organismus den aromatischen Ring nicht synthetisieren kann. Bitterer Eigengeschmack.

Phenylketonurie
Fölling-Erkrankung
Abkürzung: PKU
Erhöhter Gehalt an Phenylalanin im Serum sowie Ausscheiden großer Mengen Phenylalanin und Phenylbrenztraubensäure mit dem Harn. Seltene, erblich bedingte Stoffwechselerkrankung. In der Bundesrepublik Deutschland werden alle Neugeborenen auf diese Krankheit hin untersucht. PKU-Kinder können die essentielle Aminosäure Phenylalanin nicht abbauen wegen eines Defektes der Phenylalaninhydroxylase, so daß kein → Tyrosin gebildet werden kann. Folgen der Akkumulation von Phenylalanin sind Störungen in der Entwicklung des zentralen Nervensystems, die zu Imbecillität und Idiotie führen. Behandlung durch → chemisch definierte Diät.
→ Aspartam

Phosphatintoxikations-Hypothese
Theorie von Frau Hafer: Menschen mit einem besonderen Konstitutionstypus sollen eine besondere Empfindsamkeit aufweisen. Die Zufuhr einer Starterdosis Phosphat soll zu kurzdauernder Acidose führen und anschließend durch „überkompensierende Entsäuerung“ zur Alkalose, zum Vagotonus und zur Blockade des Noradrenalins im vegetativen System und im Großhirn.
→ Hyperkinetisches Syndrom

Phosphate
→ Polyphosphate

Phosphatreduzierte Kost
Diese von Frau Hafer empfohlene Kost baut auf der Feingold-Diät auf. Sie empfiehlt zusätzlich, einige Lebensmittel wie Milch, Kakao oder Mais zu meiden. Ferner lehnt sie Lebensmittel ab, die phosphathaltige Zusatzstoffe wie Backpulver, Getränkezusätze, Kuttersalz, Schmelzsalz oder Lecithin enthalten. Die „phosphatreduzierte Kost“ ist keine nährstoffdefinierte Diät, sondern ist eine nahrungsmitteldefinierte Diät. Sie ist ernährungswissenschaftlich analysiert und als bedenklich eingestuft worden, weil

bei Phosphatreduktion unter eine bestimmte Grenze mit schweren Gesundheitsschäden zu rechnen ist. Andererseits liegen jetzt ernstzunehmende Ergebnisse nach Behandlung hyperaktiver Kinder mit oligoantigener Diät vor, die mit der sogenannten phosphatreduzierten Kost in einigen Komponenten Übereinstimmungen aufweist. Es ist deshalb nicht ausgeschlossen, daß die phosphatreduzierte Kost unspezifische oder andere von der Phosphatreduktion unabhängige Wirkungen hat. Die hierdurch aufgeworfenen Fragen bedürfen der Überprüfung, bevor abschließend über diätetische Behandlungsmöglichkeiten, insbesondere über die phosphatreduzierte Kost, geurteilt werden kann.
→ Hyperkinetisches Syndrom

Phosphatsteine
→ Harnsteine

Phospholipide
Phospholipoide; Phosphatide
Enthalten zwei Fettsäuren, die mit zwei Hydroxylgruppen des Glycerins verestert sind. Die dritte Hydroxylgruppe des Glycerins ist mit Phosphorsäure verestert, die wiederum mit einem weiteren organischen Bestandteil unterschiedlicher Art verestert ist. P. kommen in Lebensmitteln vor und werden im Körper gebildet. Hierzu gehören z. B. → Lecithine, Kephalin und die Plasmalogene. Einige P. der Nahrung enthalten Bausteine mit Vitamincharakter, z. B. → Cholin und → Inosit. P. befinden sich im menschlichen Organismus in den Zellmembranen, und außerdem sind sie Bestandteil der → Lipoproteine.
→ Essentielle Fettsäuren

Phosphor
chem. Symbol P
Der Bestand an P. im erwachsenen Organismus beträgt etwa 1 % der Körpermasse (= 700 g). Mehr als 85 % des P. befinden sich in anorganischen Verbindungen mit → Calcium zusammen in den Knochen und Zähnen, ca. 65 bis 80 g in den übrigen Geweben und nur etwa 2 g im Blut. Der P.- und Calciumstoffwechsel sind eng miteinander verbunden. Wirkung: Erzeugung und Verwertung von Energie, Bausteine des Skeletts als Bestandteil des Hydroxylapatits; Bestandteil der Zellen (Phosphoproteine) und Baustein der Zellmembranen (Phospholipide). P. kommt außerdem in Nucleinsäuren vor, die Träger und Vermittler von genetischen Informationen sind. Schließlich ist P. Bestandteil verschiedener Stoffwechselzwischenprodukte im → Intermediärstoffwechsel. Die Resorption von P. erfolgt als Phosphat in sehr unterschiedlichem Maße. Die P.-Resorption hemmen Aluminium und Phytinsäure. Gefördert wird die Resorption durch gleichzeitige Gegenwart von Vitamin D (→ Calciferole) in der Nahrung. Eine unzureichende P.-Aufnahme mit der Nahrung wird durch eine Mobi-

lisierung von P. aus dem Skelett ausgeglichen. Bei längerer Dauer kommt es zur → Osteomalazie. Eine überhöhte P.-Zufuhr (mehr als 4 g/Tag) bei gleichzeitig hoher Calciumzufuhr kann zur Nephrocalcinose führen. Bei niedriger Calcium- und sehr hoher Phosphorzufuhr, etwa bei einem Abusus von phosphorsäurehaltigen (z.B. Cola-) Getränken, können Osteopathien mit sekundärem Hyperparathyreoidismus auftreten. Lebensmitteln zugesetzte Ortho- und Polyphosphate sind in dem vom Gesetzgeber zugelassenen Umfang gesundheitlich unbedenklich. Bedarf für den gesunden Erwachsenen: 800 mg/Tag. Der Bedarf des Erwachsenen an P. steht in Beziehung zum Calciumbedarf, wobei ein Calcium zu Phosphor-Verhältnis von 1:1,0–1:1,2 als günstig angesehen wird. Vorkommen: P. ist praktisch in allen Lebensmitteln enthalten. Die Bedarfsdeckung erfolgt am besten durch Milch und Milchprodukte.
→ Mineralstoffe
→ Polyphosphate

Photosynthese
Prozeß der Saccharidbildung in den grünen Pflanzen. Die Pflanzen nehnmen Kohlendioxid und Wasser auf und bilden mit Hilfe von Lichtenergie (Sonne) und Blattgrün (Chlorophyll) → Glucose. Sie geben dabei Sauerstoff ab. (Gleichung siehe unten.)

pH-Wert
Maßeinheit für die Menge der Wasserstoff (H)-Ionen. pH 7 = neutral, pH > 7 = basisch, pH < 7 = sauer.

Phyllochinon
Vitamin K
Vitamin K-aktive Substanzen sind in der Natur sehr verbreitet. Sie leiten sich alle von 2-Methyl-1,4-naphtochinon ab. In Pflanzen wird Phyllochinon = Vitamin K_1 gebildet. Es kommt besonders reichlich in grünen Blättern vor. Von Bakterien wird Menachinon = Vitamin K_2 synthetisiert. Auch die im Dickdarm des Menschen angesiedelten Keime bilden beträchtliche Mengen Vitamin K_2. Ferner sind verschiedene synthetisch gewonnene Verbindungen (z.B. Menadion = Vitamin K_3) als Vitamin K wirksam. Wirkung: Bildung von Prothrombin und mindestens fünf weiteren Proteinen, die an den Blutgerinnungsvorgängen beteiligt sind (Faktor VII, IX und X, Protein C und S). Ferner verantwortlich für die Biosynthese weiterer Proteine, die im Plasma, in der Niere und im Knochen gefunden werden. Mangelsymptome: erhöh-

$$\text{Bilanzgleichung: } \underset{\text{(Kohlendioxid)}}{6\,CO_2} + \underset{\text{(Wasser)}}{6\,H_2O} \xrightarrow[\text{2827 kJ}]{\text{Lichtenergie, Chlorophyll}} \underset{\text{(Glucose)}}{C_6H_{12}O_6} + \underset{\text{(Sauerstoff)}}{6\,O_2}$$

te Blutungsneigung, Hemmung der Blutgerinnung. Bei gemischter Kost ist Mangel selten. Bedarfsempfehlung: Aussagen sind infolge der analytischen Schwierigkeiten bei der Bestimmung von Vitamin K in Lebensmitteln und der Ungewißheit über die Höhe der Synthese durch Darmbakterien mit erheblichen Fehlern belastet. Die empfohlene Zufuhr liegt etwa bei 70–80 g pro Tag für den erwachsenen Menschen. Vorkommen: Grüngemüse, Leber, Fleisch, Fisch, Milch und Milchprodukte, Eier, Sojabohnen, Getreide, verschiedene Früchte. Verluste bei der Speisezubereitung sind gering, empfindlich gegen Tageslicht.

Physiologisches N-Minimum

→ Bilanzminimum

Phytinsäure

Inositolhexaphosphorsäure

Hauptsächlich im Bereich der Frucht- und Samenschale aller Pflanzensamen (Getreidekörner, Hülsenfrüchte) lokalisiert. Durch P. werden die wesentlichen Mineralstoffe der Nahrung (Calcium, Magnesium, Eisen, Zink) mehr oder weniger für den Menschen unverfügbar. Durch die Bildung von Phytinsäure-Protein-Komplexen wird auch die Verfügbarkeit der Proteine reduziert. Durch Mahlen bzw. Zerkleinerung und Entfernung der phytinsäurereichen Teile kann man den Phytinsäure-Gehalt reduzieren, auch durch Einweichen. Phytinsäuregehalt in Brot und Backwaren stark verringert gegenüber rohen oder trocken erhitzten Körnern. Auch durch die Keimung der Bohnen wird der P.-Gehalt stark vermindert.

→ Antimetabolite

Phytohämagglutinine

Glycoproteine, enthalten hauptsächlich Mannose und Glucosamin. Sie führen zu starken Entzündungen der Darmschleimhaut, Zerstörung des Epithels, Bildung von Ödemen und Blutungen im lymphatischen Gewebe. Am bekanntesten ist → Phasin in Bohnen und Sojaagglutinin in Sojabohnen. Proteine mit hämagglutinierender Wirkung werden auch als Lektine bezeichnet. Gegen Phasin werden vom Menschen Antikörper gebildet, die eine Gewöhnung bei chronischer Zufuhr kleiner Mengen möglich machen. Durch 15minütiges Kochen werden P. zerstört.

→ Hämagglutinine

Phytosterine

Hemmen die Resorption von → Cholesterin und senken daher den Blutcholesterinspiegel sowie die Speicherung von Cholesterin in der Leber. Am besten wirkt das β-Sitosterin. P. werden nur schlecht resorbiert und erscheinen daher nicht in meßbaren Mengen im Blut und in der Leber, mit Ausnahme von Campesterin, das geringfügig in der Leber aufgenommen wird (bis zu 7 % der Gesamtsteine).

Pickwick-Syndrom
Krankheitsbild bei hochgradig Fettsüchtigen. Symptome: Blaurotes Aussehen, zunehmende Schläfrigkeit bis zur Bewußtlosigkeit infolge Hypoventilation, Sauerstoffmangels und Kohlendioxidanreicherung.

Podagra
Akuter Gichtanfall in einem Großzehengrundgelenk (→ Gicht). Früher oft als Synonym für Gicht verwendet.

Pökeln
→ Nitritpökelsalz

„Pollen-assoziierte Nahrungsmittelallergie"
Patienten mit einer Blütenstauballergie (Heuschnupfen und/oder Heuasthma) haben eine besondere Neigung, → Allergien durch Lebensmittel pflanzlicher Herkunft (Gemüse, Früchte, Kräuter, Nüsse, Samen, Gewürze, Getreide) zu erwerben. Z.B. können Patienten mit einer Gras- oder Getreidepollenallergie gelegentlich Krankheitserscheinungen durch Getreideprodukte erleben, insbesondere wenn diese übermäßig in wenig verarbeiteter Form verzehrt werden. Überwiegend kommt es hier zu Magen-Darm-Störungen.

Polychlorierte Biphenyle
Abkürzung: PCB
Wurden früher in der Farben-, Lack- und Kunststoffindustrie, ferner in Gemischen mit anderen → Pestiziden und wegen ihrer hervorragenden physikalischen Eigenschaft besonders auch als Transformatorenöle verwendet. Sie reichern sich vor allem in fettreichen Lebensmitteln und Tieren an. P. B. sind schwer abbaubar. Um eine allgemeine Gefährdung von Mensch und Tier zu vermeiden, ist die Verwendung dieser toxischen Stoffe stark eingeschränkt worden. Inzwischen gibt es Höchstmengenregelungen für tierische Produkte.

Polycyclische aromatische Kohlenwasserstoffe
Entstehen bei unvollständiger Verbrennung von anorganischem Material, das Kohlenstoff und Wasserstoff enthält, und zwar bevorzugt bei Pyrolysetemperaturen zwischen 650–850°C. Als „Leitsubstanz" wird üblicherweise das → 3,4-Benzpyren angesehen.

Polydextrose
Ersatzstoff für Zucker und teilweise auch für Fett, der bisher in der Bundesrepublik Deutschland nicht zugelassen ist. Es handelt sich um ein wasserlösliches, ringmäßig verbundenes Polykondensat der Dextrose, in dem geringe Mengen Sorbit und Zitronensäure gebunden sind. Darüber hinaus entstehen infolge der Karamelisierung der Glucose kleine Mengen Levoglucosan und Hydroxymethylfurfural. P. ist nicht süß. P. wird im menschlichen Körper nur teilweise metabolisiert,

der größte Teil wird nicht resorbiert. Der Hauptabbau geschieht durch Verstoffwechslung durch die Darmflora, wobei Kohlendioxid und flüchtige Fettsäuren gebildet werden. Diese Säuren können dann resorbiert und als Energiespender benutzt werden. 1 g P. liefert 1 kcal. Eine abführende Wirkung ist im Bereich von 50–130 g festzustellen. P. weist eine verminderte Kariogenität auf.

Polyensäuren
→ Fettsäuren

Polypeptide
→ Peptide

Polyphosphate
Anorganische, linearverknüpfte kondensierte Phosphate. Sie finden Verwendung in der Lebensmittelindustrie, z. B. zum Enthärten von Wasser, als Schmelzsalz für Schmelzkäse, als Diphosphat bei der Herstellung von Brühwürsten. Polyphosphate sind regelmäßige Bestandteile tierischer Zellen und kommen z. B. in höheren Konzentrationen in Zellkernen und Mitochondrien vor.

Polysaccharide
Vielfachzucker
Makromolekulare Verbindungen, die aus einer großen Anzahl glykosidisch gebundener → Monosaccharide bestehen.
Allgemeine Eigenschaften: – kein süßer Geschmack, – bilden in Wasser kolloide Lösungen oder quellen nur auf, – wirken nicht reduzierend, – sind nicht direkt durch Hefepilze vergärbar.
→ Cellulose → Dextrine → Glycogen → Kohlenhydrate → Pektine → Stärke

Pochieren
Garen in Formen oder Gefäßen im Wasserbad unter dem Siedepunkt.
→ Garmachungsarten

ppb
parts per billion entsprechend µg/kg oder mg/t.
→ Konzentrationen

pp-Faktor
→ Niacin

ppm
parts per million entsprechend mg/kg oder g/t.
→ Konzentrationen

ppt
parts per trillion entsprechend ng/kg oder µg/t.
→ Konzentrationen

Pritikin-Programm
Prinzipien: Energiezufuhr ist reduziert, Mischkost, täglich 650 kcal/2700 kJ (ab und an sind auch 1000 kcal/4200 kJ erlaubt). Fettarme, kohlenhydratreiche, ballaststoffreiche Kost. Salzarme Zubereitung. Empfohlen werden komplexe und unraffinierte Kohlenhydrate in Form von Getreideprodukten, Gemüse,

Hülsenfrüchten (außer Soja) und Obst. Täglich sind 100 g fettarmes Fleisch, Geflügel oder Fisch erlaubt. Zu meiden sind: Sojabohnen, alle Nüsse, Oliven, Avocados, Sahne, jeder Käse, der mehr als 1 % (!) Fett enthält, alle mit Zucker gesüßten Speisen, jede Art von Zucker (wie Honig, Melasse, Sirup), Tee (außer Lindenblütentee), Kaffee, Cola und Alkohol.
→ Schlankheitsdiäten

Prolamine
Zählen zu den → globulären Proteinen. Aufgrund des geringen Gehaltes an → Lysin ist die → biologische Wertigkeit niedrig. Vorkommen in Lebensmitteln: Mais (Zein), Weizen (Gliadine).

Prolin
→ Aminosäuren

Propionsäure und Propionate
Wurden ausschließlich für die Konservierung schimmelanfälliger Backwaren verwendet. P. wird im Körper abgebaut und kann als physiologisches Zwischenprodukt des Intermediärstoffwechsels angesehen werden. In der Natur kommt P. häufig vor, so in Molkereiprodukten (in Schweizer Käse bis 1 %) und in Sauerkraut. Im Pansen von Wiederkäuern fallen täglich 600–1200 g an. Für den → ADI-Wert wurde kein Limit festgesetzt.
Es bestehen zur Zeit keine Anhaltspunkte dafür, daß P. als cancerogen zu bezeichnen und damit mitverantwortlich für das Auftreten von Magenkrebs bei Menschen ist. Die Befunde aus Fütterungsversuchen lassen allerdings erkennen, daß die Verfütterung höherer Dosen von Propionsäure zu ausgeprägten Veränderungen im Drüsenmagen der Ratte und in gewissem Umfang in der Speiseröhre des Hundes führt. Aus Gründen des vorbeugenden Gesundheitsschutzes ist P. als Konservierungsstoff für Backwaren inzwischen verboten.
→ Konservierungsstoffe

Prostaglandine
→ Hormone, die aus → essentiellen Fettsäuren gebildet werden. Es handelt sich um stark vasoaktive, die glatte Muskulatur erregende Substanzen („Gewebshormone“). P. sind starke Hemmer der Lipolyse durch Verminderung des Gehaltes der Fettzellen an cyclischem 3′,5′-AMP. Sie wirken blutdrucksenkend.

Proteide
Zusammengesetzte Eiweißstoffe, die aus Aminosäuren und einem Nichtproteinanteil bestehen.
Man unterscheidet folgende P.: – Phosphoproteine (Protein und Phosphat), z. B. Casein, – Lipoproteine (Protein und Lipide), z. B. Chylomikronen, – Glykoproteine (Protein und Kohlenhydrate), z. B. Mucine, – Metallproteine (Protein und Metall) z. B. Hämoglobin, – Nucleoproteine (Protein und Nucleinsäure).

Proteinase-Inhibitoren
Es handelt sich hierbei hauptsächlich um Trypsin-, Chymotrypsin- und Papain-Inhibitoren, die im Pflanzenreich (→ Bohnen) weit verbreitet sind. Sie führen zu Wachstumshemmungen und Störungen in der Eiweißverdauung. Durch eine geeignete Hitzebehandlung, aber auch Keimung, werden die meisten Proteinase-Hemmstoffe inaktiviert.

Proteine
Eiweißstoffe
Der Name bedeutet „das Erste", „das Wichtigste". Jede Zelle enthält P. Proteine bestehen aus den Elementen Kohlenstoff, Wasserstoff, Sauerstoff, Stickstoff, häufig Schwefel und z.T. Phosphor. Bausteine sind die → Aminosäuren. Der Organismus speichert Eiweiß nur in geringer Menge. Der Bestand an „labilem Protein" macht etwa 1% des gesamten Eiweißbestandes aus. Die Proteine werden eingeteilt in globuläre und fibrilläre Proteine. Globuläre Proteine sind: Albumine, Globuline, Histone, Prolamine. Fibrilläre Proteine sind: Kollagene, Elastine, Keratine. Nahrungsproteine versorgen den Organismus mit den zum Aufbau körpereigener Proteine und zahlreicher Wirkstoffe benötigten Aminosäuren. Der durchschnittliche Mindestbedarf im Bilanzexperiment, bezogen auf Vollei, beträgt für den erwachsenen Menschen 0,34 g/kg seines Körpergewichtes. Bei einer mittleren → biologischen Wertigkeit von 70 ist eine tägliche Proteinzufuhr von 0,8 g/kg, gerundet entsprechend 55 g, für einen gesunden Erwachsenen von etwa 70 kg als empfehlenswert anzusehen (s. Tabelle, Anhang S. 343). Täglich sollten höchstens 15% der Gesamtenergie in Form von P. aufgenommen werden. Für Kinder und Jugendliche ist wegen des Aufbaus von Körpersubstanz ein höherer Wert pro kg Körpergewicht anzusetzen. Durch Muskelarbeit wird der Proteinbedarf nicht gesteigert. Bei Ausdauersportlern ist der Bedarf in Abhängigkeit von Umfang und Intensität der Leistung wegen der →Gluconeogenese bis zum Zweifachen des Normalbedarfs erhöht. Proteinmangel führt im Wachstumsalter zu körperlichen, in schweren Fällen wahrscheinlich auch zu geistiger Unterentwicklung. Schäden überhöhter Proteinzufuhr (bis zum doppelten der empfohlenen Menge) sind beim gesunden Erwachsenen mit sonst ausgeglichener Ernährung nicht bekannt. Tierisches Eiweiß ist jedoch häufig mit Fett, → Cholesterin und (mit Ausnahme von Milch) mit → Purinen vergesellschaftet, deren Zufuhr in größeren Mengen unerwünscht ist. Proteinreiche Lebensmittel sind: Ei, fettarmes Fleisch, Fisch, Milch, fettarme Milchprodukte, Käse, Hülsenfrüchte. Mischungen verschiedener Proteinträger haben in der Regel eine höhere biologische Wertigkeit als einzelne proteinhaltige Lebensmittel (→ biologischer Ergänzungs-

wert). Bei der üblichen Mischkost ist eine sichere Versorgung gewährleistet, wenn ein Drittel des Proteins aus tierischen Lebensmitteln stammt. Im Alter sollte der Anteil an tierischem Eiweiß 50% betragen. Eine optimale Zufuhr ist, abgesehen vom Säuglings- und Kleinkindalter, auch mit Protein ausschließlich pflanzlicher Herkunft möglich, bedarf aber einer besonders sorgfältigen Lebensmittelauswahl (→ vegetarische Kost).

Proteine, toxische
z.B. Trypsininhibitoren oder Inhibitoren anderer Proteasen, → Hämagglutinine, Thiaminasen, Spurenelemente blockierende Proteine. In vitro hemmen sie die enzymatische Spaltung von Proteinen, in vivo wurde durch Verfütterung roher Sojabohnen Wachstumsverzögerung, Hypertrophie und Hyperfunktion des Pankreas bewirkt. Toxische Proteine werden beim Kochen der Lebensmittel inaktiviert.

Protein-Efficiency-Ratio
Wachstumswert
Abkürzung: PER
→ Biologische Wertigkeit im Tierversuch.

Proteinmangel
→ Proteine

Proteinsubstituiertes/ modifiziertes Fasten
→ Fasten, proteinsubstituiertes/ modifiziertes

Provitamine
Vorstufen von → Vitaminen

PSE-Fleisch
P = Pale (blaß), S = Soft (weich), E = Exudative (wäßrig). Qualitativ minderwertiges Fleisch. Die entscheidenden Mängel sind: – blasses Aussehen, – Schrumpfen beim Zubereiten, – schlechtes Bräunen beim Anbraten, – schnelles Grauwerden bei Fleischprodukten, – verminderter Genußwert.

Pseudoallergie
→ Allergie imitierende Intoleranzreaktion, die nicht über eine krankmachende Antigen-Antikörper-Reaktion zustandekommt, z.B. Ekzem auf einer trockenen Haut durch falsche Körperpflege. Merkmale allergischer und pseudoallergischer Reaktionen:

<u>Allergie:</u>
- Sensibilisierung
- eher selten (< 5%)
- bekannte klinische Symptome
- geringe auslösende Dosen
- Familienanamnese manchmal positiv
- hohes Wiederholungsrisiko
- geringe psychische Beeinflussung

<u>Pseudoallergie:</u>
- keine Sensibilisierung
- eher häufig (> 5%)
- oft „unspezifische" Symptome
- z.T. dosisabhängig (z.B. bei Infusionen: Geschwindigkeit!)
- Familienanamnese negativ (Ausnahme: Enzymdefekte)

- mittleres Wiederholungsrisiko
- starke psychische Beeinflussung

→ Lebensmittelunverträglichkeiten

Psoriasis

Schuppenflechte

Eine Diät zur Behandlung der P. gibt es nicht. Es scheint allerdings Hinweise darauf zu geben, daß Übergewicht eventuell diese Krankheit auslösen kann.

P/S-Quotient

Verhältnis von mehrfach ungesättigten Fettsäuren (= polyunsaturated fatty acids) zu gesättigten Fettsäuren (= saturated fatty acids). Der P/S-Quotient in der Kost eines gesunden Erwachsenen sollte mehr als 1 betragen. Bei dem gegenwärtigen hohen Verzehr an versteckten Fetten beträgt der P/S-Quotient in den Industriestaaten jedoch nur etwa 0,3.

Psycho-Diät

Wurde von dem Ehepaar Pearson in einer Klinik in Chicago entwikkelt. Keine Kostvorschrift, sondern psychologische Hilfe zur Therapie des Übergewichtes. Der Mensch soll dadurch ein „mündiger" Esser werden. Wichtige Begriffe sind: „Summendes Essen" = Das Verlangen nach bestimmten Speisen, das nicht durch einen äußeren Reiz ausgelöst wurde, sondern vom Inneren kommt. „Winkendes Essen" = Anblick einer Speise regt zum Essen an, obwohl man sich nicht danach sehnt. Ißt man das „Summende Essen", wird der Hunger (das innere Verlangen) gestillt, man wird satt und zufrieden. Wer nicht auf sein Summen hört, ißt oft um das, was er eigentlich will, „herum". Man ißt z. B. zuerst das winkende Essen und zum Schluß doch das Summende (inneres Verlangen!), oder man ißt vom winkenden Essen sehr viel, um satt zu werden, ist aber trotzdem nie ganz zufrieden. Es sollen keine Kalorien/Joule gezählt werden, man soll das essen, was den eigenen psychischen Bedürfnissen (inneres Verlangen) entspricht = „Summendes Essen". Zu kritisieren ist, daß sich eine vernünftige Ernährungsweise auch an ernährungswissenschaftlichen Grundlagen orientieren muß und daß zu wenig konkrete Hilfestellung zum Erlernen eines kontrollierten Eßverhaltens gegeben wird.

→ Schlankheitsdiäten

Pteroylglutaminsäure

→ Folsäure

Puddingvegetarier

→ Vegetarier mit hohem Konsum an Weißmehlerzeugnissen und isolierten Zuckern.

Punkt-Diät

Prinzipien: Energiezufuhr ist beliebig, fettreiche, eiweißreiche, kohlenhydratarme, ballaststoffarme Kost. Alkohol ist erlaubt. Alle kohlenhydrathaltigen Lebensmittel erhalten Punkte in Relation zu ihrem Kohlenhydratgehalt. Pro Tag dürfen

höchstens 60 Punkte „verbraucht" werden. Es enthalten z.B.: 1 Brötchen = 25 Punkte 1 Orange = 17 Punkte 1 Kartoffel = 21 Punkte 100 g Heringsfilet in Öl = 0 Punkte 100 g Salami = 1 Punkt 500 g Ente = 0 Punkte $^1/_4$ l Bier = 12 Punkte $^1/_{16}$ l Cognac = 1 Punkt Anmerkung: Hohe Gewichtsabnahmen sind durch den sich rasch entwickelnden Widerwillen gegen diese Nahrung und die damit verbundene Energieaufnahme zu erklären.
→ Schlankheitsdiäten

Purine
Lebenswichtige Bestandteile von Zellkernen und Zellsubstanzen. Sie werden im Organismus aufgebaut oder aus purinhaltigen Lebensmitteln aufgenommen. Sie werden abgebaut zu → Harnsäure. Der Puringehalt von Lebensmitteln kann in Purin-N, in Harnsäure-N sowie in Harnsäure angegeben werden. Dabei sind folgende Umrechnungsfaktoren zu berücksichtigen: Purin-N (mg) × 0,8 = Harnsäure-N (mg), Purin-N (mg) × 2,4 = Harnsäure (mg), Harnsäure-N (mg) × 3 = Harnsäure (mg). Nach ihrem Puringehalt unterteilt man die Lebensmittel in drei Gruppen: Lebensmittel mit einem sehr hohen Puringehalt: Puringehalt liegt über 150 mg pro 100 g; Lebensmittel mit einem höheren Puringehalt: Puringehalt liegt zwischen 75 und 150 mg pro 100 g; Lebensmittel mit einem mäßigen Puringehalt: Puringehalt liegt unter 75 mg pro 100 g. Purinreich sind Innereien, Ölsardinen, Fleischextrakte. Purinarm bzw. purinfrei sind Milch, Milchprodukte, Eier, Grieß, Teigwaren, Reis, Gemüse, Obst, Kartoffeln. Alkoholhaltige Getränke enthalten kaum Purine, aber Alkohol hemmt die Harnsäureausscheidung durch die Nieren.
→ Gicht, Ernährung

Purin-5'-Ribonucleotide
Einige üben unter bestimmten Voraussetzungen eine geschmacksverbessernde Wirkung aus. Vertreter dieser Gruppe sind: Inosin-5'-Monophosphat, Guanosin-5'-Monophosphat, Adenosin-5'-Monophosphat. Die Gewinnung der Ribonucleotide erfolgt entweder durch enzymatische Hydrolyse von Ribonucleinsäuren aus Hefen oder durch mikrobiologische Synthese aus einer Zuckerlösung mit anschließender Phosphorylierung.

Putrescin
→ Biogene Amine

Pylorus
Pförtner
Enge Übergangsstelle zwischen Magen und Zwölffingerdarm, deren Hauptfunktion in der rhythmischen Entleerung des Magens besteht.

Pyridoxin
Vitamin B_6
Zur Vitamin B_6-Gruppe zählen Pyridoxin, Pyridoxamin und Pyridoxal bzw. deren Phosphorsäureester. Wirkung: Coenzym von verschie-

denen Enzymsystemen, in erster Linie mit dem Aminosäurestoffwechsel verknüpft. Außerdem werden von Vitamin B_6 Funktionen des Nervensystems, die Immunabwehr und Hämoglobinsynthese beeinflußt. Mangelsymptome: Schwerer Mangel äußert sich in Form einer seborrhoischen Dermatitis im Nasen-Augen-Mund-Bereich, Eisenresistenter Anämie sowie neurologischer Störungen (periphere Neuritis, Sensiblitätsstörungen, epileptiforme Krämpfe im Säuglingsalter. Hohe Dosen (300 mg bis 6 g/Tag) führen zu Schäden (Gangstörungen, Reflexstörungen, Beeinträchtigung von Tast-, Vibrations- und Temperatursinn). Bedarfsempfehlung: Der Bedarf ist mit dem Proteinumsatz korreliert: 0,02 mg Vitamin B_6/g Nahrungsprotein. Die empfohlene tägliche Zufuhr beträgt 1,6–1,8 mg/Tag für den Erwachsenen. Die Reservekapazität reicht für eine Zeit zwischen 2–6 Wochen. Erhöhter Bedarf in Schwangerschaft und Stillzeit. Verschiedene Medikamente (z. B. Anticonvulsiva, Tuberkulostatica, hochdosierte Östrogene) erhöhen bei chronischer Einnahme den Bedarf. Vorkommen: In nahezu allen Lebensmitteln: Fleisch, Leber, Fisch, Milch, Käse, Hefe, Walnüsse, Vollkornerzeugnisse, Gemüsearten (Kohl, grüne Bohnen, Linsen, Feldsalat), Kartoffeln, Weizenkeime, Sojabohnen, Bananen. Pyridoxal (in Milch) ist empfindlich gegenüber Hitze und direkte Sonnenbestrahlung. Pyridoxamin und Pyridoxin (in pflanzlichen Lebensmitteln) sind weniger hitzeempfindlich. Die Zubereitungsverluste liegen bei etwa 20 %.

→ Vitamine

Pyruvat

α-Ketopropionsäure

Wichtiges Zwischenprodukt beim Glucoseabbau. Beim aeroben Kohlenhydratabbau wird P. oxidativ zu → Acetyl-CoA decarboxyliert, beim anaeroben Kohlenhydratabbau wird P. dagegen zu Lactat reduziert.

Q

Qualität

→ Lebensmittelqualität

Quark

ungereifter → Käse, der im wesentlichen durch Milchsäuregerinnung gewonnen wird. Es werden mehrere Arten unterschieden, die in ihrer Konsistenz verschieden sind: Speisequark in verschiedenen Fettstufen (Magerquark, halbfetter und vollfetter Quark) sowie Schichtkäse. Magerquark, halbfetter Quark und Schichtkäse sind besonders reich an hochwertigem Eiweiß.

Quecksilber

chem. Symbol Hg

→ Schwermetall mit toxischer Wirkung. Beim Q. muß unterschieden werden zwischen metallischem Q., anorganischen Quecksilbersalzen und Alkyl-Quecksilberverbindungen, die unterschiedliche Toxizität aufweisen. Q. gelangt durch Industrieabfälle und Pflanzenschutzmittel in die Nahrungskette. Q. wird hauptsächlich mit tierischen Lebensmitteln (z. B. Thunfisch) aufgenommen. Die → WHO hat festgelegt, daß höchstens 0,35 mg Q. pro Woche aufgenommen werden dürfen. Aufgenommene Quecksilberverbindungen werden besonders im zentralen Nervensystem und im Gehirn gespeichert. Hierdurch kommt es zu neurologischen Erkrankungen. Q. wird an die SH-Gruppe der Proteine gebunden und wirkt als Enzymhemmer. Anzeichen einer Quecksilbervergiftung: Absterben von Händen und Füßen, Schädigung des Gehör- und Sehzentrums, Schädigung des Kleinhirns, Verminderung des Wachstums.

Quellstoffe
→ Hydrokolloide

Quellwasser
Wasser unterirdischer Herkunft, muß am Quellort abgefüllt werden. Im Gegensatz zu natürlichem Mineralwasser muß es weder eine vorgegebene Mindestmenge an Mineralstoffen und Spurenelementen enthalten, noch die anderen Anforderungen an natürliche Mineralwässer erfüllen.

Quincke-Ödem
Massive Schwellungen im Bereich der Augenlider und Lippen als Reaktion bei → Allergien und → Pseudoallergien.

Quinoa
Reismeldengewächs (Chenopodium quinoa Willd.), ursprünglich Grundnahrungsmittel der Inkas. Eiweißgehalt beträgt über 15 %, Fettgehalt 7 %, wobei der überwiegende Teil aus Linolsäure besteht, 50–60 % Stärke. Q. enthält Vitamin B1, B2, E und Carotin, ferner Calcium, Kalium, Magnesium, Zink und reichlich Eisen (10,8 mg auf 100 g). Verwendung in der Küche wie Reis, aber auch für Aufläufe und Süßspeisen. Beim Backen mit anderen Getreidearten mischen, da Q. keinen Kleber enthält.

R

Rachitis
Englische Krankheit
Vitamin D-Mangelkrankheit (→ Calciferole)

Rachitis-Prophylaxe
Vorbeugende Maßnahme durch künstliche Zufuhr von Vitamin D-Präparaten, weil die natürliche Vitamin D-Zufuhr im Säuglings- oder Kleinkindalter noch nicht ausreicht, um eine → Rachitis zu verhüten.

Radioaktivität
Als R. bezeichnet man die Eigenschaft instabiler Atomkerne, sich unter Aussendung von Strahlen umzuwandeln. Je nach Zerfallart kann die radioaktive Strahlung verschiedene Formen annehmen: – α-Strahlen. Sie bestehen aus massiven Teilchen, die vom radioaktiven Atomkern abgestoßen werden. Obwohl sie groß sind, kann man sie durch ein normales Blatt Papier abschirmen. – β-Strahlen. Sie bestehen ebenfalls aus Teilchen. Ihre Reichweite ist größer als die der Alphastrahlen. Um sie abzuschirmen, braucht man eine Bleifolie. – γ-Strahlen. Sie bestehen im Gegensatz zu den anderen Strahlungsarten nicht aus Teilchen. Sie sind wie unsichtbare Lichtstrahlen von sehr hoher Energie. Um sie abzuschirmen, braucht man dicke Bleiwände. Gammastrahlen werden oft auch als Röntgenstrahlen oder X-Strahlen bezeichnet. Radioaktive Strahlen können Zellen schädigen oder die Erbinformation verändern. Es gibt jedoch Reparaturmechanismen, die in der Lage sind, Fehler zu erkennen und zu verbessern. Bei einer zu hohen Strahlendosis sind diese jedoch überfordert.

Radioaktivität, künstliche
Radioaktivität, die durch den Menschen verursacht wird (z.B. durch Kernkraftwerke, in der Medizin, durch Atombombenversuche). Durchschnittlicher Wert: ca. 50 Millirem/Jahr.

Radioaktivität, natürliche
Besteht aus drei Teilen: 1. Kosmische Strahlung (ca. 40 Millirem/Jahr) Die Sonne gibt nicht nur Wärme ab, sondern auch radioaktive Strahlung, gegen die der Mensch durch die irdische Luftschicht abgeschirmt wird. In größerer Höhe nimmt die Stärke der kosmischen Strahlung zu, da die schützende Luftschicht dünner ist als auf Meeresniveau. 2. Terrestrische Strahlung (ca. 50 Millirem/Jahr) Bei der Erdentstehung bildeten sich eine Vielzahl von radioaktiven Isotopen, wobei nur diejenigen mit einer langen Lebensdauer noch heute zerfallen. Der Hauptanteil stammt von den Zerfällen von Uran, Thorium und dem radioaktiven Kalium. Die Stärke der terrestrischen Strahlung ist unterschiedlich von Ort zu Ort. 3. Innere Strahlung (ca. 20 Millirem/Jahr) Mit der Nahrung nimmt der Mensch ebenfalls natürliche radioaktive Stoffe auf. Am wichtigsten ist dabei das Kalium, das sich zu 0,012 % aus dem radioaktiven Kalium-40 zusammensetzt.

Radionuklide
Instabile Atome, deren Kerne durch Aussendung von α-, β- und/oder γ-Strahlen in stabile Atomkerne übergehen. R. werden über pflanzliche und tierische Lebensmittel oder über das Trinkwasser aufgenommen.

→ Cäsium-137 → Jod-131 → Radium-226 → Strontium-90

Radium-226

chem. Symbol ^{226}Ra
Der Radium-Gehalt fast aller Lebensmittel liegt unter 0,2 Bq/kg, dagegen enthalten Paranüsse zwischen 100 und 1000 mal mehr Radium als andere Lebensmittel. Es ist anzunehmen, daß Paranüsse weitgehend die Bodenaktivität übernehmen.
→ Radionuklide

Raffination

Vorgang bei der Fettherstellung, um gesundheitsschädliche Substanzen zu beseitigen, die Genußwert, Haltbarkeit und technische Weiterverarbeitung nachteilig beeinflussen. Die R. umfaßt folgende Schritte: – Vorreinigung, Entschleimung, – Entsäuerung (Entfernung freier Fettsäuren), – Entfärbung, – Desodorierung (Entfernen von unerwünschten Geruchs- und Geschmacksstoffen), – eventuell weitere Reinigungs- und Trennverfahren. In raffinierten Ölen ist der Linolsäuregehalt genau so hoch wie in kaltgepreßten Ölen. Durch den intensiven Reinigungsprozeß werden auch mögliche Schadstoffe, wie Pestizid-, Schwermetall- und Schimmelpilzrückstände entfernt. Vermindert werden bei der Raffination der Gehalt an Carotinoiden und der Vitamin E-Gehalt. → Kaltpressung

Ranzigwerden

Durch Einwirken von Luftsauerstoff und Enzymen werden die → Fettsäuren in kurzkettige Fettsäuren oder auch in flüchtige Substanzen (Aldehyde und Ketone) zersetzt. Der Verzehr von ranzigen Fetten sollte vermieden werden. Die ranzigen Fette wirken außerdem vitaminzerstörend. Die Vitaminversorgung an Vitamin A, C, D, B_6 und Pantothensäure des Organismus kann durch den Genuß von ranzigen Fetten gefährdet werden.

Raucharomen

Zubereitungen aus Rauch, der bei herkömmlichen Verfahren zum Räuchern von Lebensmitteln verwendet wird.
→ Aromastoffe

Räuchern

Nach dem → LMBG wird unter „Räucherrauch" der frisch entwickelte Rauch an naturbelassenen Hölzern und Zweigen, Heidekraut und Nadelholzsamenständen, auch unter Mitverwendung von Gewürzen, verstanden. Fleisch und Fisch werden häufig durch R. konserviert. Die konservierende Wirkung des R. beruht auf: 1. der mikrobiziden Wirkung der Inhaltsstoffe des Rauches, z. B. Formaldehyd, Phenole, Essig- und Ameisensäure; 2. dem Wasserentzug, der Trocknung der Lebensmittel während des Räucherns; 3. der Hitzeeinwirkung beim Räuchern. Der Gehalt an → 3,4 Benzpyren darf 1 µg/kg geräuchertes Lebensmittel nicht überschreiten.

Reaktionsaromen

Reaktionsaromen sind Erzeugnisse, die bei einer Temperatur von 180 °C maximal 15 Minuten erhitzt werden dürfen. Dabei können nach redlichem Herstellungsbrauch auch Verfahren mit einer geringeren Erhitzungstemperatur und einer entsprechend längeren Erhitzungsdauer als zulässig angesehen werden.
→ Aromastoffe

Recommended Dietary Allowances

→ Empfehlungen für die Nährstoffzufuhr

Reduktionsdiät

→ Reduktionskost

Reduktionskost

Kalorienarme Kost; Reduktionsdiät
Vollwertige Mischkost in reduzierten Mengen (energiereduzierte Mischkost) zur Gewichtsabnahme bei → Übergewicht und Fettsucht. Gesamtenergiezufuhr: 600–1500 kcal (2500–6200 kJ) pro Tag. Verteilung der Nährstoffe: bei 6200 kJ: 20 % Eiweiß, 30–35 % Fett, 45–50 % Kohlenhydrate; bei 2500 kJ: 35 % Eiweiß, 30 % Fett, 35 % Kohlenhydrate. Empfehlenswert ist der Verzehr von magerem Fleisch, magerem Fisch, Geflügel, Gemüse, Salat, Obst, Vollkornbrot, Kartoffeln, Magermilchprodukten. Die R. ist am besten geeignet, komplikationslos eine Gewichtsreduktion zu erzielen. Verhaltensregeln: – Eine genaue Einkaufsliste erstellen – nur diese Lebensmittel besorgen; – aufschreiben, was man täglich ißt; – eine Liste mit energiearmen Lebensmitteln zusammenstellen; – regelmäßig – zu festgelegten Zeiten – kleine Mahlzeiten einnehmen. Nicht zwischendurch essen; – vor jeder Mahlzeit ein Glas Wasser trinken oder eine Portion Rohkost essen; – immer am gleichen Platz essen; – nur die Speisen auf den Tisch stellen, die gegessen werden dürfen; – während des Essens weder Zeitung lesen noch fernsehen; – den Teller nie ganz voll füllen. Nur einmal etwas auf den Teller tun; – langsam essen – gründlich kauen. Die Mahlzeit sollte etwa 20 Minuten dauern; – anstelle von Knabbereien und Süßigkeiten Radieschen, Gurken, Möhren usw. für den Heißhunger vorrätig haben; – keine Knabbereien, Süßigkeiten oder sonstige Lebensmittel in der Wohnung herumstehen haben; – keinen Alkohol trinken; – Sport treiben – öfter zu Fuß gehen; – die Wohnung nicht so stark heizen, auch Wärmeverlust bedeutet Energieverbrauch; – regelmäßige Gewichtskontrolle durchführen; – fettarme Garmachungsmethoden bevorzugen; – Zucker sparsam verwenden; – reichlich Küchenkräuter anstelle von Salz verwenden. Normalerweise ist anfangs der Gewichtsverlust hoch, wird aber dann immer geringer, da der Stoff-

wechsel sich verlangsamt. Der → Grundumsatz wird niedriger. Dieser Vorgang wird im wesentlichen durch zwei hormonelle Systeme gesteuert: 1. vermindert sich die Aktivität des sympathischen Nervensystems, 2. wird die Umwandlung des → Schilddrüsenhormons Thyroxin in das Hormon Trijodthyronin (T 3) verringert. Weniger T 3 führt zu einem geringeren Energieverbrauch des Körpers. Der Grundumsatz pendelt sich auf einen niedrigeren Wert ein, so daß man nach Abschluß der Reduktionskost im Durchschnitt 25% weniger essen muß als vor der Diät.
→ „Brigitte"-Diät → Molkediät

Referenzgewicht
→ Körpergewicht

Referenzmaße
Durchschnittliche Körpergröße und durchschnittliches Körpergewicht bei verschiedenen Altersstufen für die Berechnung des → Grundumsatzes. Toleranzbereich um das Referenz-Körpergewicht, in dem 80% aller Kinder und Jugendlichen liegen (s. Tabelle, Anhang S. 344).
→ Bezugspersonen

Referenzprotein
Bezugseiweiß mit gleichbleibender → biologischer Wertigkeit.

Reformernährung
Reformkost
Es handelt sich um eine Ernährungsweise, die aus Zielen und Inhalt der sogenannten „Lebensreform" Ende des 19. Jahrhunderts hervorgegangen ist. Ziele sind: Gesunde Lebensweise, naturnahe Ernährung, natürliche Heilweisen. Sie entspricht der → alternativen Ernährung. Grundsätze der R.: 1. Wichtigste Parameter zur Einstufung der ernährungsphysiologischen Qualität von Lebens- und Nahrungsmitteln sind das naturgegebene Potential essentieller Nährstoffe und der Grad an Naturbelassenheit. Beispiele hierfür sind Vollgetreideschrot, Vollgetreideflocken und Vollkornmehl. Sie weisen im Vergleich zu „Weißmehl" beträchtlich höhere Gehalte an Vitaminen, Mineralstoffen und essentiellen Spurenelementen auf. 2. Ausreichende Aufnahme bisher bekannter und ggf. nicht identifizierter essentieller Nährstoffe (einschl. ggf. unbekannter biologisch aktiver Substanzen) soll durch Verzehr naturbelassener Lebensmittel am sichersten gewährleistet werden. 3. Nahrungsmittel, die ausschließlich und ohne Begleitung essentieller Nährstoffe Energie liefern (z.B. Zucker, Stärkemehle, sog. Auszugsmehle, raffinierte Fette) wird keine „ernährungsphysiologische Qualität" zuerkannt. Aus der Nahrung sind sie entweder auszuschließen oder nur in geringen Mengen zu verzehren. 4. Vegetabile Frischkost (Rohkost, Rohgemüse) und Vollgetreidenahrung (insbesondere

Gerichte aus Vollgetreideschroten und Vollgetreideflocken) sind regelmäßig aufzunehmen. 5. Vorwiegend sind Proteine aus Vegetabilien, Milch und Milchprodukten zur Deckung des Eiweißbedarfes auszuwählen; der Verzehr an Fleisch und Fleischwaren ist einzuschränken. 6. Insgesamt ist eine pflanzenbetonte (ovo-lacto-vegetabile Ausrichtung) Ernährung mit geringer Energiedichte, günstiger Relation von Energie, essentiellen Nährstoffen, hohem Gehalt an Ballaststoffen, geringem Gehalt an gesättigten Fettsäuren, Cholesterin und harnsäurebildenden Purinen anzustreben. 7. Es werden Erzeugnisse einer Landwirtschaft und Tierhaltung bevorzugt, die keine chemischen Pflanzenschutzmittel einsetzt, auf rasch verfügbare synthetische Stickstoffdünger verzichtet, die natürliche Bodenfruchtbarkeit fördert, Massentierhaltung ablehnt, streng rückstandskontrollierte Futtermittel verabfolgt, den Einsatz von Hochleistungsmast- und Masthilfsmitteln ausschließt und die Verwendung von Tierarzneimitteln auf unbedingt notwendige tierärztliche Indikationen reduziert (sog. „Biologische Landwirtschaft"). Reformernährung ist nicht ausschließlich auf Produkte aus dem Reformhaus angewiesen, obgleich in Reformhäusern in besonders großer Auswahl und Variation qualitätskontrollierte Lebensmittel angeboten werden, die für Reformernährung typisch sind und mit entsprechender Beratung verkauft werden. Über Auswirkungen einer hier in Grundsätzen dargestellten Reformernährung bezüglich der Prävention ernährungsabhängiger Gesundheitsstörungen (Übergewicht, zuviel Cholesterin, Fett und Blutdruckwerte, chronische Verstopfung) und ernährungsabhängiger Krankheiten liegen außer Erfahrungsbeobachtungen bisher keine Ergebnisse kontrollierter und genügend langfristiger Ernährungsstudien vor.
→ Vollwert-Ernährung

Reformkost
→ Reformernährung

Refsum-Syndrom
Phytansäure-Speicherkrankheit, Heredopathia atactica polyneuritiformis
Speicherung der verzweigtkettigen Fettsäure Phytansäure in verschiedenen Zellen und Organen (Leber, Niere, Muskulatur, Zentralnervensystem, periphere Nerven, Erythrozyten). Ursachen: Seltene, autosomal-rezessiv vererbte Störung der Phytansäure-Alpha-Hydroxylase. Symptome: Einengung des Gesichtsfeldes, Nachtblindheit, Unsicherheit beim Gehen, Lähmungen und Störung der Hautsensibilität, Taubheit, Fehler der Geruchsempfindung und Hautveränderungen. Maßnahmen: Vermeiden aller chlorophyllreichen Nahrungsmittel, insbesondere Blatt-

gemüse. Vermeiden phytansäurereicher (= fettreicher) Nahrungsmittel wie Fleisch und Fleischprodukte, aber auch Vollmilch, Butter, Eigelb u. a. Magere Produkte sind in kleinen Mengen möglich. Verabreichung von fettfreien bzw. fettarmen Formeldiäten und Nährstoffkonzentraten.

Reinwert
Begriff aus der → Vollwert-Ernährung. Gibt das Ausmaß der Reinheit bzw. das Fehlen von Schadstoffen in Lebensmitteln an.

Reis
Rispengras (Oryza sativa L.). Wird nach der Bearbeitungsstufe in Braunreis/Naturreis und Weißreis eingeteilt. Naturreis ist der entspelzte (enthülste) R., der noch das Vitamin B_1-reiche Siberhäutchen und den Keim und daher mehr Vitamine, Mineralstoffe und Fette enthält als Weißreis. Naturreis benötigt im allgemeinen eine etwas längere Kochzeit und ist weniger lange haltbar als Weißreis. Weißreis ist geschälter, geschliffener und polierter R. ohne Silberhäutchen und Keim. Parboiled Reis (Vollwertreis) ist vorbehandelter Reis. Mit Hilfe von Wasser, Wärme und Druck gehen Vitamine und Mineralstoffe aus dem Silberhäutchen in das Korninnere über. Nach dem Trocknen wird der Reis geschält und geschliffen. Parboiled Reis ist vitamin- und mineralstoffreicher als Weißreis. Wildreis ist kein R. im eigentlichen Sinne, sondern eine freiwachsende Grassorte mit schwarzen Samenkörnern.

Reisdiät
Reis-Obst-Tage
→ Kempnersche Reisdiät

Reizkolon
→ Irritables Kolon

Rem
Maßeinheit für die Äquivalenzdosis, die angibt, wie gefährlich eine radioaktive Quelle für den Organismus ist.

Rennin
Ein dem → Pepsin verwandtes → Enzym, das im Labmagen des saugenden bzw. milchgefütterten Kalbes synthetisiert wird.

Resorption
Ausnutzung; Verfügbarkeit
Aufnahme der durch die Verdauung angefallenen Spaltprodukte der Nährstoffe durch Haut oder Schleimhaut in die Blut- oder Lymphbahnen. Hauptort der R. ist beim Menschen der Dünndarm. Auch bei normaler Verdauungstätigkeit resorbiert der Körper nicht alle Stoffe. So werden von einer mitteleuropäischen gemischten Kost im Durchschnitt nur 90–95 % des aufgenommenen Brennwertes genutzt.
→ Verdaulichkeit

Respiratorischer Quotient

Abkürzung: RQ

Verhältnis der mit der Atemluft ausgeatmeten Menge an Kohlendioxid zur im gleichen Zeitraum aus der eingeatmeten Luft verbrauchten Menge an Sauerstoff.

$$RQ = \frac{\text{ausgeatmetes } CO_2}{\text{verbrauchter Sauerstoff}}$$

Man rechnet heute allgemein mit folgenden Werten:

Nährstoff	R. Q.
Kohlenhydrate	1,0
Fett	0,71
Eiweiß	0,80

Retinol

Vitamin A; Axerophtol

Vitamin A entsteht im Organismus aus dem Provitamin β-Carotin sowie einigen anderen ähnlich gebauten Carotinoiden. Wichtig für die Umwandlung in Vitamin A ist die gleichzeitige Anwesenheit von Fett oder Milch. Eine früher übliche Berechnung in Form von internationalen Einheiten (IE = 0,3 μg Retinol oder 0,344 μg Retinylacetat = 0,6 μg β-Carotin = 1,2 μg andere Provitamin A-Carotinoide) gilt nur für bestimmte standardisierte Versuchsbedingungen im Tierversuch. In der Ernährungspraxis beim Menschen wird aus ß-Carotin weniger Vitamin A gebildet. Wirkung: Funktion beim Sehprozeß (Bestandteil des Sehpurpurs), Bedeutung für die Fortpflanzung, wichtig zur Erhaltung von Struktur und Funktion von Schleimhautepithelien und Knorpelgewebe, Erhaltung der Infektionsabwehr. Es ist zunehmend wahrscheinlich, daß Carotinoide das Risiko vermindern, an Lungen-, Speiseröhren- und Magenkrebs zu erkranken. Mangelsymptome: Atrophie und Verhornung der Schleimhäute von Atem- und Geschlechtsorganen, Nachtblindheit. Im fortgeschrittenen Vitamin-A-Mangel spärlicher Tränenfluß (Xerophthalmie), Geschwürbildungen der Hornhaut (Keratomalazie), Labilisierung biologischer Membranen und dadurch Abwehrschwäche gegen Infektionen, bei jungen Individuen schwere Wachstumsstörung des Skeletts. Bedarfsempfehlung für den Erwachsenen: 0,8 (weibliche Personen) – 1 mg (männliche Personen) pro Tag. Bei der Benutzung von Nährwerttabellen sind ungefähr 20% Zubereitungsverluste zu berücksichtigen. Der Bedarf wird häufig in Retinoläquivalenten angegeben: 1 mg Retinoläquivalent = 6 mg all-trans-β-Carotin = 12 mg andere Provitamin A-Carotinoide = 1,15 mg all-trans-Retinylacetat = 1,83 mg all-trans-Retinylpalmitat. Da Vitamin A in der Leber in größerer Menge gespeichert wird, können erhebliche tägliche und durch die Jahreszeit bedingte Schwankungen der Vitamin-A-Zufuhr ausgeglichen werden. Bei Überdosierung (mehr als 2–3 mg (10000–12000 IE) für den Säugling, mehr als 15 mg (50000 IE) beim Erwachsenen) treten folgende Symptome auf:

– Kopfschmerzen, – Hautveränderungen, – Lebervergrößerung, – schmerzhafte Skelettveränderungen. Durch Provitamine können keine durch Vitamin A bedingte Schäden ausgelöst werden, da die Resorption von Provitaminen und deren Umwandlung in Vitamin A durch die Darmschleimhaut nur begrenzt möglich sind. Vorkommen: Leber, Karotten, Spinat, Grünkohl, grüne Bohnen, Feldsalat, Tomaten, Eigelb, Fischleberöl, Butter, Käse, Hefe, Hering und andere Fettfische. Die Einwirkung von Hitze oder Licht in Gegenwart von Sauerstoff verursacht Verluste von R.

Retinoläquivalent
→ Retinol

Rheuma
Sammelbegriff für verschiedenartige Erkrankungen des „rheumatischen Formenkreises“. Unterschieden werden die Gruppen: – entzündliche Gelenk- und Wirbelsäulenprozesse (Arthritis, 10–20 %), – degenerative Gelenk- und Wirbelsäulenerkrankungen (Arthrosen, 40–60 %), – Weichteilrheumatismus (schmerzhafte, chronisch entzündliche oder degenerative Veränderungen am Bindegewebe, von Sehnen, Sehnenscheiden, Schleimbeuteln, Knochenhaut oder Muskelgewebe). Die Krankheit beginnt oftmals bereits in jüngeren Jahren, so der chronische Gelenkrheumatismus (chronische Polyarthritis) am häufigsten zwischen 20 und 45 Jahren, ebenso die Arthritis psoriatica, eine Hauterkrankung mit rheumatischem Gelenkbefall. Arthrosen treten häufig ab 35 Jahren auf, die „Bechterew'sche Krankheit“, ein chronisch entzündliches Leiden der Gelenke mit Befall der Wirbelsäule, zwischen 18 und 35 Jahren. → Risikofaktoren sind Übergewicht, berufliche Belastungen, Stoffwechselerkrankungen, frühere Gelenkerkrankungen und Knochenbrüche. Zwischen dem 55. und 57. Lebensjahr sind praktisch alle Menschen von rheumatischen Erkrankungen betroffen. Bei der Behandlung steht vor allem die Bekämpfung von Schmerz und Entzündung im Vordergrund. Eine wissenschaftlich gesicherte Diättherapie rheumatischer Erkrankungen gibt es bisher nicht. Für übergewichtige Patienten ist die Verordnung einer → Reduktionskost empfehlenswert, um die Gelenke zu entlasten. Nach neueren Untersuchungen scheint das totale Fasten (7 Tage) bei der chronischen Polyarthritis positiv zu wirken (Besserung der Entzündungszeichen, Rückgang der Blutsenkungsbeschleunigung).
→ Jarvis, Kost nach

Riboflavin
Vitamin B_2; Lactoflavin
Wirkung: Riboflavin ist Bestandteil von zwei Coenzymen (FMN = Flavinmononucleotid und FAD = Flavi-

nadenindinucleotid), die zentrale Bedeutung im oxidativen Stoffwechsel haben. Mangelsymptome: Rhagaden in den Mundwinkeln (Cheilosis), Athrophie der Zungenschleimhaut, Rötung und Schuppenbildung der Haut um Auge, Nase, Lippen, ferner Dystrophie der Fingernägel, Wachstumshemmung und in schweren Fällen nicht selten Anämien. Bedarfsempfehlung für den Erwachsenen: 1,5 bis 1,7 mg pro Tag. Erhöhter Bedarf in Schwangerschaft und Stillzeit, bei schweren Krankheiten, nach Operationen und Traumen, bei Resorptionsstörungen, bei chronischem Alkoholmißbrauch und durch Wechselwirkung mit verschiedenen Medikamenten (z. B. Antidepressiva). Vorkommen: Milch, Käse, Fleisch, Eier, Vollkorngetreideerzeugnisse, Leber, Seefische, Hefe, Nüsse, Blattgemüse. R. ist weitgehend hitzestabil, wird aber durch Licht inaktiviert. Die Zubereitungsverluste liegen bei etwa 20%.

Ribonucleotide
Niedermolekulare Substanzen, die aus einer Purinbase, Zucker und Phosphat bestehen. Wichtigste Vertreter sind Inosin-5′-monophosphat und Guanosin-5′-monophosphat. R. haben nur einen schwachen Eigengeschmack, aber eine ausgeprägte geschmacksverstärkende Wirkung in salzigen Speisen.

Riessche Eierkur
2–6 Eier täglich, dreimal wöchentlich eine Scheibe Brot, zusätzlich Fleisch, Gemüse und Obst. Aufgrund des hohen → Cholesteringehaltes ist diese Kur zur Gewichtsabnahme als ausgesprochen risikofördernd zu beurteilen.

Risikofaktoren
Krankheitsbeeinflussende äußere und innere Faktoren, die die Entstehung von Herz- und Gefäßkrankheiten begünstigen. Neben den naturgegebenen Bedingungen wie Geschlecht, Alter, Vererbung und bestimmte Erkrankungen werden als Risikofaktoren angesehen: – Blutzucker > 180 mg/100 ml, – Cholesterin > 260 mg/100 ml, – Harnsäure > 8 mg/100 ml, – Triglyceride > 200 mg/100 ml, – Blutdruck > 160 mm Hg systolisch oder > 95 mm Hg diastolisch, – Zigarettenrauchen > 10 Stück/Tag, – Übergewicht > 20% über → Normalgewicht, – Bewegungsmangel, – Streß.
→ Adipositas → Arteriosklerose → Exzeßrisiko

Rohfaser
Stoffe, die nach dem Kochen der Lebensmittel mit Säure und Lauge als unlösliche Nahrungsbestandteile zurückbleiben. Nicht identisch mit dem Begriff → Ballaststoffe, weil bei der Bestimmung der Rohfaser nach Weender-Analyse nur ein Teil der Ballaststoffe erfaßt wird. Rohfaserwert liegt durchschnittlich

4–5mal niedriger als Ballaststoffgehalt.

Rohkost
Kostform, fleischlos, aus ungekochten pflanzlichen Lebensmitteln. Bevorzugt werden rohe Gemüse, Gemüsebrühe, Obst nach Jahreszeit und Südfrüchte, Nüsse, Mandeln, Getreide, Kräutertee, Honig, meist auch Sahne, Butter neben Ölen und Margerine, Quark und Milch. Rohkost ist entweder eine streng-vegetarische oder eine lakto-vegetabile Kost, die roh genossen wird, allerdings unter Einbeziehung von Vollkornbrot als gegartem Lebensmittel. Gewürzt wird vor allem mit Zitrone, Kräutern und Gewürzen sowie Salz. Um eine vollwertige Rohkost herzustellen, ist ein hohes Maß an Sachkenntnis und besondere Sorgfalt nötig. Die Kost ist sehr reich an → Ballaststoffen. Die Tatsache, daß viele Lebensmittel erst durch Erhitzen für die Verdauungsenzyme zugänglich gemacht werden, bleibt unberücksichtigt. Die Nahrung soll „naturbelassen" bleiben. Rohkost als ausschließliche Kostform birgt in ihrer Einseitigkeit die Gefahr einer Mangelernährung in sich und ist durch das Bevorzugen von Mandeln und Nüssen als Eiweißquelle meist auch teuer. Rohkost als tägliche Beikost in Form von rohen Salaten aller Art, von frischem Obst und frischen Preßsäften ist heute ein selbstverständlicher Bestandteil einer ausgewogenen gemischten Kost.

Rohzucker
→ Brauner Zucker

Rohrzucker
→ Zucker aus Zuckerrohr, der gegenüber Rübenzucker keine ernährungsphysiologischen Vorteile bietet.

Rosmarin
Immergrüner Strauch (Rosmarinus officinalis L.). Enthält kampferartige Öle, die z.B. bei Erschöpfungszuständen helfen.

Rösten
Garen in direktem Kontakt mit einer beheizten Unterlage bei hohen Temperaturen bis ca. 350 Grad Celsius.
→ Garmachungsarten

Rotalgen
Rohstoff für → Agar Agar. Getrocknete Thalli von „Dulse" (Palmaria palmata) werden an allen Küsten des Nordatlantik und Pazifik gegessen, während „Pepper-Dulse" (Laurencia pinnatifida) wegen ihres scharfen Geschmacks mehr als Gewürz dient. „Laverbread" sind die zarten Thalli von Porphyra laciniata. Andere Porphyra-Arten liefern in Japan den Rohstoff für die „Nori"-Produkte.

Rotationsdiät
Kostform zum Herausfinden der Verursacher von Unverträglichkeitsreaktionen (→ Lebensmittelunverträglichkeiten). Jedes Le-

bensmittel darf höchstens einmal in vier bis fünf Tagen gegessen und/oder getrunken werden. Wichtig ist dabei die Kenntnis, zu welcher „Lebensmittelfamilie" das betreffende Lebensmittel gehört. Da die aus einer Familie stammenden Lebensmittel (z.B. Nachtschattengewächse) oft gleiche oder ähnliche Stoffe enthalten, können diese gleiche oder ähnliche Reaktionen hervorrufen. Die R. sollte mindestens ein halbes Jahr durchgeführt werden.
→ Allergene

Rote-Bete-Saft
Rote-Bete-Saft ist der unverdünnte Saft aus Roten Beten (Beta vulgaris L.). Er wird von einigen Wissenschaftlern zur Vorbeugung von Krebserkrankungen sowie als Zusatztherapie empfohlen. Der im Rote-Bete-Saft enthaltene Farbstoff Betanin soll die Zellatmung steigern und dadurch die Entartung von Zellen zu Krebszellen verhindern. Diese Wirkung ist wissenschaftlich umstritten. Rote-Bete-Saft weist besonders hohe → Nitratgehalte auf (durchschnittlich 1696 mg/l). Rote-Bete-Saft kann in kleinen Mengen (100 ml/Tag) getrunken werden, Säuglingen sollte kein Rote-Bete-Saft gegeben werden.

RQ
→ Respiratorischer Quotient

Rückstände
Reste von Stoffen (Pflanzenschutz-, Vorratsschutz-, Schädlingsbekämpfungsmittel, Tierarzneimittel) in und auf Lebensmitteln, die diesen oder deren Vorprodukten (z.B. lebenden Tieren und Böden) absichtlich zugeführt werden, um dort einen positiven Effekt zu bewirken, z.B. eine Produktionssteigerung, einen Produktionsschutz oder eine Qualitätsverbesserung.

Ruhe-Umsatz
Ruhe-Nüchtern-Umsatz
→ Grundumsatz

S

Saccharin
→ Süßstoff; chemisch das cyclische Imid der o-Sulfobenzoesäure. S. wurde 1878 von C. Fahlberg und I. Remsen entdeckt. Vorläufiger ADI-Wert: 0–5,0 mg/kg. Von größerer Bedeutung als Saccharin selbst ist sein ebenfalls süß schmeckendes Natriumsalz. Im Vergleich zu Saccharoselösung der Konzentration 0.1 mol/l hat S. die → Süßkraft etwa 550 und Saccharinnatrium etwa 450. Der Süßgeschmack wird bei höheren Konzentrationen von einem metallisch bitteren Beigeschmack begleitet, der die in Lebensmitteln einsetzbaren Mengen begrenzt. S. wird im menschlichen Körper langsam absorbiert, im Kör-

per nicht umgewandelt, schnell und unverändert über die Nieren wieder ausgeschieden. Auf den Stoffwechsel von Diabetikern hat es keinen Einfluß. Um jegliches Risiko für den Menschen auszuschalten, hat die → WHO eine obere Sicherheitsgrenze für den täglichen Süßstoffverbrauch festgesetzt. Dieser liegt für Erwachsene für Saccharin bei 11 Tabletten pro Tag, wenn eine Tablette 16,5 mg S. enthält. Aufgrund einiger toxikologischer Tests in den USA, bei denen nach außergewöhnlich hohen Saccharingaben bei Ratten Blasenkrebs aufgetreten war, stand seine gesundheitliche Unbedenklichkeit für eine gewisse Zeit in Frage. Die Rechtsgrundlage in den USA verlangt, daß in solchen Fällen ein Stoff verboten werden muß. In der Bundesrepublik Deutschland wurde zu keiner Zeit ein Süßstoffverbot ausgesprochen, da langjährige Untersuchungen und Kontrollen verschiedener Krebsforschungsinstitute keine negativen Auswirkungen von Süßstoffen nachweisen konnten.

Saccharose

Rohr- oder Rübenzucker; Haushaltszucker

Doppelzucker, besteht aus → Glucose und → Fructose. Vorkommen: Zuckerrübe, Zuckerrohr. Durch Kochen mit verdünnten Säuren entsteht → Invertzucker.

→ Caramel → Zucker

Saccharose-Isomaltose-Malabsorption

Durch das Fehlen der Enzymaktivität von Maltase 3, 4 und 5 hervorgerufene Störungen im Saccharose- und Isomaltoseabbau. Ursachen: Defekt im Apoenzym von Maltase 3, 4 und 5 (Saccharase 1 und 2, Isomaltase). Symptome: Diarrhöen nach Aufnahme von Saccharose und größeren Mengen Stärke (Isomaltose). Maßnahmen: Ersatz der Saccharose durch Glucose und/oder Fructose. Vermeiden großer Mengen Stärke in der Nahrung.

Safloröl

Distelöl

Gewonnen aus dem Samen der Färberdistel (Carthamus tinctorius L.). S. enthält 10% gesättigte Fettsäuren, 15% ungesättigte Fettsäuren, 75% mehrfach ungesättigte Fettsäuren. Vitamin E-Gehalt: 29 mg%.

Saftfasten

Saftkur; Safttage; Buchinger-Fasten

Energieaufnahme: 150–300 kcal (600–1300 kJ) pro Tag. Beginnt mit „Entlastungstagen“ in Form von Obst-, Reis- oder Rohkosttagen. meist wird hierbei in ein bis drei Tagen die Nahrungsaufnahme reduziert. Danach dürfen nur noch Vitamine, Mineralstoffe, geringe Mengen an Kohlenhydraten in Form von Obst-und Gemüsesäften, warmen Gemüseabkochungen und ähnlichem, Kräutertee mit

Honig aufgenommen werden; zusätzlich 2 l Mineralwasser und Tee. Gewichtsverluste: 150 bis 300 g pro Tag. Im Anschluß an das Fasten wird eine → Aufbaukost gegeben.

Salbei
Gewürzpflanze (Salvia officinalis L.), enthält kampferartige Öle, wirken heilend auf Magenschleimhaut, helfen, Erkältungskrankheiten zu lindern, machen fette Gerichte bekömmlicher.

Salicylsäure
Ein früher angewendeter → Konservierungsstoff, der wegen gesundheitlicher Bedenklichkeit nicht mehr verwendet werden darf. S. ist Inhaltsstoff in Obst, Beeren, Gemüsen, Gewürzen, die bei einer exzessiven oralen Aufnahme zu → Pseudoallergie führen können.

Saliuretika
→ Diuretika

Salmonellen
Gramnegative Stäbchen von etwa 0,5 μm Länge, die Endotoxine bilden. Optimale Vermehrungstemperatur: + 37 °C. Auch durch monatelanges Tiefkühlen werden Salmonellen nicht abgetötet. Abtötung der S. und Zerstörung der Toxine durch zehnminütiges Erhitzen auf 80 °C. Folgende Lebensmittel sind besonders häufig infiziert: – Geflügel (Hähnchen), – Eier, insbesondere Enteneier, – Hackfleisch, – Wurstwaren, Fleischsalat. Hauptursachen für eine Lebensmittelinfektion (→ Samonellose) sind: – unsaubere Lebensmittelverarbeitung, – warme Lagerung von Lebensmitteln.
Salmonellen leben im Dickdarm von Tieren oder im Dickdarm von Menschen (→ Dauerausscheider).

Salmonellose
Meldepflichtige Erkrankung (→ Bundesseuchengesetz), hervorgerufen durch → Salmonellen. Inkubationszeit: 3 bis 24 Stunden. Krankheitsdauer 1–8 Tage. <u>Vergiftungssymptome:</u> Fieber, Kopfschmerzen, Gliederschmerzen, Durchfall, Übelkeit, Erbrechen. Die Krankheit kann tödlich verlaufen. Salmonellen können im Stuhl nachgewiesen werden. Es besteht die Gefahr der Dauerausscheidung. <u>Maßnahmen zur Verhinderung einer Salmonellose:</u> – Nach Toilettenbenutzung Hände waschen. – Geräte, die mit Fleisch in Berührung kamen, z. B. Messer, vor der weiteren Verwendung gründlich abwaschen. – Größere tiefgekühlte Fleischstücke – besonders Geflügel vor dem Garen vollständig auftauen lassen. Auftauwasser in einem Gefäß auffangen und wegschütten. Fleisch gut durchgaren. – Enteneier 10 Minuten garen. – Speisen nicht längere Zeit warm halten, sondern rasch herunterkühlen. Zum Verzehr wieder aufwärmen, noch besser kurz durchkochen oder -braten. – Verderbliche Lebensmittel und Speisen bei

Temperaturen unter 10 °C aufbewahren (im Kühlschrank).

Salomonsche Stundenkost
Genaue stündliche Kostanweisungen für Darmsensible.

Salz
→ Kochsalz

Sambunigrin
Enthalten in Holunderbeeren, kann beim Verzehr von rohen Holunderbeeren Magenkrämpfe, Übelkeit, Erbrechen und Durchfall auslösen. Hitzeeinwirkung hat entgiftende Wirkung.

Saponine
Stickstofffreie Glykoside, die aus einem Sapogenin und einem Zucker bestehen. S. sind natürlich vorkommende Substanzen in Sojabohnen, Alfalfa, Spinat, Quinoa, Rote Bete. Aufnahme größerer Mengen führt zu Schleimhautreizungen und zur Hämolyse. Die Entfernung der S. bei Sojabohnen kann bis zu 40 % durch Erhitzen erfolgen.

Sättigung
Zustand vollständiger Befriedigung des Verlangens nach Nahrung. Die im Unterbewußtsein ablaufende Regulierung erfolgt durch das → Sättigungszentrum im Zwischenhirn.

Sättigungseffekt
Sättigungsgefühl; Sättigungswert
→ Sättigungswirkung

Sättigungskurve
→ Essenskurven

Sättigungswirkung
Sättigungswert; Sättigungseffekt; Sättigungsgefühl
Abhängig von einer Anzahl von Einflüssen. Eine Einflußgröße ist die Beschaffenheit (Konsistenz) des Lebensmittels und die damit verbundene Kaudauer beim Verzehr. Ein weiterer Faktor ist die Magenfüllung. Der Körper braucht etwa 20 Minuten, um ein Sättigungsgefühl zu empfinden.

Sättigungszentrum
Das Sättigungszentrum befindet sich im Zwischenhirn. Eine Reizung bewirkt im Tierversuch die Einstellung der Nahrungsaufnahme. Das S. wird durch äußere Faktoren (Geruch, Geschmack, Aussehen der Nahrung) und durch innere Faktoren (Magen-, Darmfüllung, hoher Blutzuckerspiegel, ausreichender Versorgungsgrad der Zellen und des Gewebes) angeregt.

Sauerampfer
Zarte junge Blätter der Pflanze Rumex acetosa L. var. hortensis haben eine herb-frische Säure, enthalten viel Vitamin C (47 mg pro 100 g, aber auch → Oxalsäure (0,36 g pro 100 g). Verwendung roh als Salat oder gedünstet als Gemüse.

Saugerfläschchenkaries
→ Zuckerteekaries

Säuglinge, Ernährung
Vollgetreideprodukte sollten erst ab dem 6. Lebensmonat allmählich eingeführt werden. Nach den Richtlinien der ESPGAN (European Society Pediatry Gastroenterology and Nutrition) sollten glutenhaltige Getreideprodukte möglichst nicht vor dem 6. Monat in die Ernährung von Säuglingen eingeführt werden. Eine frühe Zufuhr glutenhaltiger Lebensmittel könnte bei prädisponierten Personen zu besonders frühzeitigen und schwerwiegenden Ausprägungen der → Coeliakie führen. Gegen den Einsatz glutenfreier Getreideprodukte wie Maisstärke, Maltodextrin und Reisschleim bestehen keine Bedenken. Jedoch ist die Fähigkeit von Säuglingen, Stärke zu verdauen und zu resorbieren, begrenzt. Wird das Stärkeprodukt in einer günstigen Verarbeitungsform angeboten, so sollten mit 100 ml trinkfertiger Säuglingsmilchnahrung nicht mehr als 2 g Stärke verabreicht werden. Von der Verwendung einer sogenannten „Frischkornmilch" nach Bruker, die schon im ersten Vierteljahr gegeben werden soll, ist abzuraten: Frischgemahlenes, über Nacht eingeweichtes Getreide wird hierbei mit Rohmilch und Honig vermischt. Neben den o.g. Bedenken gegen die Getreidebestandteile birgt das Stehenlassen von eingeweichtem Getreide über Nacht das Risiko einer Lebensmittelvergiftung. Rohmilch sollte für Säuglinge im ersten Jahr wegen erhöhter Infektionsgefahr überhaupt strikt gemieden werden (s. Tabellen, Anhang S. 345/346).

Säure-Basen-Gleichgewicht
Aufrechterhaltung des Gleichgewichts zwischen sauren und alkalischen Reaktionen in den Geweben und Flüssigkeiten des Körpers, die in der Konstanthaltung eines bestimmten → pH-Wertes zum Ausdruck kommt und durch viele äußere und innere Faktoren beeinflußt wird (s. Tabelle, Anhang S. 347).

Säurelocker
Stoffe, die die Magensäurebildung anregen, z. B. Alkohol, Kaffee, Fleischextrakte, Gewürze, Obstessig.

Sautieren
Kurzzeitiges Garen kleingeschnittener Lebensmittel in wenig Fett, unter gelegentlichem Schwenken, bei Temperaturen ab 160 °C.
→ Garmachungsarten

Saxitoxin
Gehören zur Gruppe der → Mykotoxine. Muscheln und Austern können unter bestimmten Bedingungen Saxitoxin enthalten. In Betracht kommen alle 28 Arten, die verzehrt werden können. Die Tiere selbst enthalten kein Gift, ernähren sich aber von Meeresplankton, der giftige Einzeller enthalten kann. Es handelt sich hierbei um sogenannte Dinoflagellaten. Unter bestimm-

ten Bedingungen vermehren sich die Dinoflagellaten sehr stark, so daß das Meerwasser 20 bis 40 Millionen dieser Organismen pro Liter enthalten kann. Muscheln und Austern filtern diese Einzeller je nach Größe aus 19 bis 40 Litern Wasser pro Tag. Die Symptome der Vergiftung treten bereits 5 bis 30 Minuten nach dem Verzehr der Muscheln auf. Sie bestehen in Prickeln in der Lippengegend und Starre der Mundmuskulatur, die von völliger Lähmung der Extremitäten und der Standmuskulatur gefolgt sein kann. Auch Prickeln an den Extremitäten kann auftreten. Der Schweresinn ist gestört. Der Tod kann durch Atemlähmung erfolgen. Das Gift blockiert die Fortleitung der physiologischen Reize in motorischen und sensiblen Nerven. Außer dem Saxitoxin sind auch noch andere Gifte bekannt, die dem Saxitoxin chemisch nahe verwandt sind und als Neosaxitoxin und Gonyautotoxine I–V bezeichnet werden. Auch in mehreren Krabbenarten wurden Saxitoxin und Neosaxitoxin in Meeresgebieten nachgewiesen, in denen die toxischen Flagellaten vorkommen.

Scarsdalediät
Kost mit verdreifachter Eiweißaufnahme. Die Fettaufnahme ist um die Hälfte verringert. Ebenso ist eine verringerte Kohlenhydrataufnahme gegenüber der empfohlenen Normalkost festzustellen. Die Kost besteht aus Obst, Salat, Gemüse, Fleisch, Fisch, Geflügel, proteinhaltigem Brot. Ansonsten muß viel getrunken werden (Wasser).

Scenedesmus
→ Algen

Schadstoffe
Bestandteile von Lebensmitteln, die unerwünschte, nachteilige Wirkungen auf Wohlbefinden und Gesundheit ausüben und in schweren Fällen sogar den Tod verursachen können.
→ Kontaminanten

Schichtarbeiter, Ernährung
Schichtarbeit ist eine im Wechsel zu verschiedener Zeit geleistete Arbeit. Für den Schichtarbeiter ist es besonders wichtig, zu regelmäßigen Zeiten eine Mahlzeit zu sich zu nehmen, um negative Folgen wie Schlafstörungen, Stoffwechselkrankheiten und Magengeschwüre zu verhindern. Entscheidend ist die Regelmäßigkeit der Mahlzeitenaufnahme in der Mitte der Arbeitszeit. Ferner steht das Angebot leichter, warmer Mahlzeiten im Vordergrund.
→ Nachtschichtarbeiter, Ernährung

Schilddrüse
Gehört zu den lebenswichtigen Organen des Körpers, die körperliche und geistige Entwicklung des Organismus und somit seine Gesundheit entscheidend beeinflussen. Die Sch. produziert die Schilddrüsenhormone Tetrajodthyronin

(T–4) und Trijodthyronin (T–3). Der essentielle Bestandteil dieser → Hormone ist das → Jod. Die Schilddrüsenhormone beeinflussen beispielsweise: – Eiweißstoffwechsel, – Kohlenhydratstoffwechsel, – Fettstoffwechsel, – Energiestoffwechsel, – Muskelstoffwechsel, – Mineralstoffhaushalt, – Temperaturregulation, – körperliche und geistige Entwicklung im Wachstumsalter, – körperliche und geistige Leistungsfähigkeit bei Erwachsenen, – Tätigkeit anderer Drüsen. Eine gesunde Schilddrüse ist äußerlich weder sichtbar noch fühlbar. Sie wiegt bei Neugeborenen etwa 2 g, bei Schulkindern 10 bis 15 g, bei Erwachsenen 20 bis 40 g.
→ Hypothyreose → Kropf

Schimmelpilze
→ Mycotoxine

Schlankheitsdiäten
Schlankheitskost, Schlankheitskur
→ Air-Force-Diät → Apfel-Diät → Atkins-Diät → Brot-Diät → China-Kur → Felix-Diät → F-Plan-Diät → Hollywood-Kur → Hollywood-Star-Diät → Körner-Kur → Lutz-Diät → Mayo-Diät → Pritikin-Programm → Punkt-Diät → Psycho-Diät → Schnitzer-Intensiv-Kost → Schwindel-Diät → Vollweizengel-Kur
Übersicht: s. Tabellen, Anhang S. 348–350.

Schlankheitsmittel
→ Appetitzügler

Schlankheitstees
Wirken allenfalls harntreibend, bauen kein Körperfett ab.

Schleimzucker
→ Galaktose

Schmidt-Probekost
Belastungskost zum Nachweis einer Verdauungsschwäche bei Pankreaserkrankungen. Sie ist heute weitgehend überholt.

Schmoren
In heißem Fett bei höheren Temperaturen (160–200 °C) bräunen, bei verminderter Temperatur (98–100 °C) mit wenig Flüssigkeit fertig garen.
→ Garmachungsarten

Schnellimbiß
→ Fast Food

Schnitzer-Intensiv-Kost
Intensiv-Kost
Prinzipien: Streng vegetarische Rohkosternährung. Grundsätzlich sind alle Lebensmittel tierischer Herkunft wie Fleisch, Wurst, Fisch, Milch und Milcherzeugnisse zu meiden. Da keinerlei erhitzte Speisen verzehrt werden dürfen, sind sämtliche Brotsorten, auch Vollkornbrot, verboten. Das Frühstück besteht immer aus dem sog. „Naturmüsli“: gemahlenes Weizen-Vollkorn, frisches Obst, Nüsse, Zitronensaft und Pulvin (Mineralstoffgemisch). Als Getränke werden Tee und mineralarmes Tafelwasser

empfohlen. Das Mittag- und Abendessen besteht jeweils aus dreierlei Salaten und Getreideschrot oder gekeimten Körnern und Sojabohnen. Abends sollen andere Salate gegessen werden als mittags, zubereitet werden sie mit Zitronensaft oder Obstessig, Kräutern und kaltgepreßtem naturbelassenen Öl. Energiegehalt der Kost: etwa 1500 kcal (6300 kJ) pro Tag.
Kritik: Diese Diät ist nicht empfehlenswert, da die Versorgung mit Eiweiß, Eisen, Calcium, Vitamin B_{12} nicht sichergestellt ist, insbesondere bei Risikogruppen (Kinder, Heranwachsende, Schwangere).
→ Schlankheitsdiäten → Schnitzer-Kost

Schnitzer-Kost
Schnitzer-Normalkost
Lebensmittel, die bei der Schnitzer-Kost zu meiden sind: – Jeglicher Industriezucker (Rüben-, Rohr-, Frucht-, Traubenzucker usw.), – alle Auszugsmehle und damit hergestellte Produkte, – alle Säfte außer Zitronensaft, – gekochte Gemüse und gekochtes Obst, – Fleisch, Fleischwaren und Fisch, – gehärtete Fette und übliche Speiseöle, – Bier, Wein, Alkoholika, – Kaffee, Nikotin und andere Suchtgifte, – hitzebehandelte (z.B. pasteurisierte) Lebensmittel. Lebensmittel, die bei der Schnitzer-Kost empfohlen werden: – Vollwertige, natürliche Lebensmittel, z.B. Weizen-, Roggenkörner, grüne Sojabohnen, Vollreis, frisches Obst und Gemüse, verschiedene Nüsse, – Lebensmittel aus kontrolliertem Anbau, – nicht hitzebehandelte Lebensmittel, z.B. Vorzugsmilch und daraus hergestellte Sauermilchprodukte, – kaltgepreßte, hochungesättigte Pflanzenöle, – Blütenpollen, – frische oder getrocknete Küchenkräuter, – Obstessig, Zitronensaft, – Teesorten zum frischen Aufgießen (z.B. Pfefferminz-, Schwarz-, Kräuter-, Hagebutten-, Lindenblütentee), – mineralarmes Tafelwasser, – Pulvin (Mineralstoffgemisch). Energiegehalt etwa 2200 kcal (9200 kJ) pro Tag Behauptete Wirkungen der Schnitzer-Kost: – Tiefgreifende Erneuerung und konstitutionelle Gesundung des ganzen Organismus, – stabile, gesunde Nerven, – schlank werden und langfristig bleiben, – natürliche Darmfunktion in wenigen Tagen, – Rheuma, Herz-, Gefäß- und Kreislauferkrankungen werden verhütet, verbessert, geheilt, – Funktionen von Leber, Galle, Magen, Darm, Bauchspeicheldrüse werden normalisiert, – Schutz vor Infektionskrankheiten, – Zahnkaries, Parodontose, Zahnfehlstellungen werden verhütet und gestoppt, – Normalisierung des Stoffwechsels, – neue Vitalität, Leistungsfähigkeit und Lebensfreude, – Schönheit und Sympathie, – leichte Schwangerschaft und Geburt, – gesunde und fröhliche Kinder. Anmerkung: Als Dauerkost durchaus empfehlenswert. Problematisch ist jedoch die Vorschrift, Rohmilch zu trinken.

Aus hygienischen Gründen kann rohe Milch ein erhöhtes Gesundheitsrisiko darstellen, besonders für Schwangere und Säuglinge.
→ Schnitzer-Intensivkost

Schonkost
In früherer Zeit wurde eine Reihe sogenannter Schonkostformen für die verschiedensten Erkrankungen empfohlen. Bei Erkrankungen im Bereich des Gastrointestinaltraktes glaubte man, mit einer Magen-Schonkost, Pankreas-Schonkost, Gallen-Schonkost, Leber-Schonkost, Darm-Schonkost usw. die verschiedensten Erkrankungen der jeweiligen Organe positiv beeinflussen zu können. Eine Schonkost wurde verordnet bei Magen- und Zwölffingerdarm-Geschwüren, der chronischen Pankreatitis, akuter und chronischer Hepatitis, Leberzirrhose, Cholelithiasis und anderen Gallenwegserkrankungen, der Colitis Ulcerosa, dem Morbus Crohn usw. Erst Mitte der fünfziger Jahre wurde damit begonnen, den therapeutischen Effekt solcher Diäten zu überprüfen. Hierbei fand man keinen positiven Effekt der genannten Kostformen. Die Folge war, daß man im Rahmen einer Rationalisierung der Diätetik auf diese Kostformen verzichtete und für die genannten Erkrankungen der Verdauungsorgane eine sogenannte → leichte Vollkost vorschlug.

Schrothkur
Die stationär durchgeführte, mindestens dreiwöchige Kur sieht die Zufuhr von vergleichsweise viel Alkohol vor. Die Kur gliedert sich in „Trockentage" mit Dörrobst, sog. Kurgebäck, Glühwein oder Tee, zwei Scheiben Toast- oder Leinsamenbrot; „kleine Trinktage" mit Glühwein, Pflaumensuppe, Toast- oder Leinsamenbrot, einem halben Liter Wein; „große Trinktage" mit Gemüsesuppe mit Einlage, Toast- oder Leinsamenbrot, 1 Liter Wein. Hinzu kommen viel Bewegung an frischer Luft sowie Kur-Schwitz-Packungen. Die tägliche Energiezufuhr stellt sich wie folgt dar: – Trockentag: 300 kcal (1300 kJ) – kleiner Trinktag: 500 kcal (2100 kJ), – großer Trinktag: 1000 kcal (4200 kJ).

Schulfrühstück
Wichtige → Zwischenmahlzeit, um Konzentrationsschwächen und Nervosität zu vermindern (→ Leistungskurve).

Schulkinder, Ernährung
→ Kleinkinder und Schulkinder, Ernährung

Schultz-Friese und Gadal, Kost nach
Wesentliche Bestandteile der Kostform sind: Rote Bete-Saft, Vollkornprodukte, Frischkost, milchsäurehaltige Lebensmittel etc.
Zu meiden sind: Alkohol, „denaturierte" Kohlenhydrate, Fleisch und andere eiweißreiche Lebensmittel etc.
→ Krebsdiäten

Schwangerschaft, Ernährung

In den ersten vier Monaten ändert sich die Energiezufuhr kaum. Ab dem 4. Schwangerschaftsmonat erhöht sich die Energiezufuhr um 300 kcal (1260 kJ).

Empfohlene Mengen für Schwangere ab 4. Monat nach DGE:

Energie	2300–2500 kcal bzw. 9660–10500 kJ
Eiweiß	75–80 g
Fett	70–95 g
Kohlenhydrate	300–330 g
Kalzium	1200 mg
Magnesium	400 mg
Eisen	25 mg
Vitamin A	1,1 mg
Vitamin D	10 µg
Vitamin E	14 mg
Vitamin B_1	1,5 mg
Vitamin B_2	1,8 mg
Vitamin B_6	2,6 mg
Folsäure	800 µg
Vitamin C	100 mg

Wünschenswerte Gewichtszunahme während der Schwangerschaft (Richtwerte):

- keine Gewichtszunahme bis zum 3. Schwangerschaftsmonat
- im 4. und 5. Schwangerschaftsmonat 2,35 Kilogramm
- im 6. Schwangerschaftsmonat 1,5 Kilogramm
- im 7. Schwangerschaftsmonat 1,9 Kilogramm
- im 8. Schwangerschaftsmonat 2,0 Kilogramm
- im 9. Schwangerschaftsmonat 2,0 Kilogramm
- im 10. Schwangerschaftsmonat 1,25 Kilogramm.

Schwedendiät

Kostform bei Nierenerkrankungen, die sich nicht auf die Zufuhr von Eiweiß mit hoher → biologischer Wertigkeit beschränkt, sondern auch den Genuß von schmackhaften Proteinquellen mit geringerer biologischer Wertigkeit gestattet. Die Funktion des Eiweißhaushaltes wird dabei durch eine Supplementierung mit essentiellen Aminosäuren gesichert.

→ Nierenerkrankungen, Diäten

Schweflige Säure und Sulfite

SO_2 ist bei Raumtemperatur ein farbloses, stechend riechendes, nicht brennbares Gas. Bisulfite gibt es nur in Lösungen, beim Trocknen entstehen Pyrosulfite. Sch. wirkt antimikrobiell, antioxidativ, enzymhemmend und reduzierend. Hauptanwendung bei der Weinherstellung.

→ Antioxidantien → Konservierungsstoffe

Schweinefleisch

Leistet einen wichtigen Beitrag zur Deckung des Bedarfs an essentiellen Nährstoffen, wie → Eiweiß und vor allem → Eisen und → Thiamin. Sein Verbrauch ist in letzter Zeit zunehmend kritisch betrachtet worden. Obwohl der Verbrauch an Sch. mehr als 50% des gesamten Fleischkonsums ausmacht, erlaubt der Stand der wissenschaftlichen

Untersuchungen keinen exakten Nachweis, inwieweit beim Menschen gewisse Krankheitserscheinungen, namentlich → Allergien, auf den sehr hohen Sch.-Verbrauch zurückzuführen sein könnten. Gelegentlich ist die Behauptung zu hören, im Sch. lägen „Sutoxine" vor, über die Reckeweg 1977 als angeblich im Sch. enthaltene Gifte oder Belastungsfaktoren berichtet hat. Es gibt keine Bestätigung für seine Behauptung, Sch. sei besonders reich an „toxischen Fettsäuren". Untersuchungen über die Zusammensetzung von Schlachttierfetten widerlegen dies. → Cholesterin wird von Reckeweg als spezielles „Schweinefleischgift" bezeichnet. Es ist aber tatsächlich in allen Fleischarten, die dem menschlichen Verzehr dienen, enthalten: Der Cholesteringehalt im Sch. ist mit 60–80 mg/100 g dem in anderen Fleischarten mengenmäßig vergleichbar. Weiter wird dem im Sch. angeblich im Übermaß vorhandenen → Histamin nachgesagt, zu Juckreiz und Entzündungen verschiedener Art zu führen. Der Histamingehalt im frischen Sch. – wie auch in anderen frischen Fleischarten – beträgt etwa 1 mg/kg. Höhere Histamingehalte findet man in fermentativ zubereiteten Lebensmitteln, wie Wein, Rohwurst, Käse. Diese Lebensmittel enthalten im Vergleich zu frischem Sch. etwa das 10fache an Histamin. Auch diese Menge liegt jedoch noch weit unter den Konzentrationen, die klinische Symptome hervorzurufen in der Lage sind. Selbst wenn im Sch. sowohl die Mucopolysaccharide als auch das → Wachstumshormon (somatotropes Hormon) in größeren Mengen vorkämen, wie von Reckeweg beschrieben, würden diese beim Verzehr von Sch. keine Gefährdung für die menschliche Gesundheit darstellen, da sie im Verdauungstrakt zerlegt und als niedermolekulare unspezifische Bausteine resorbiert werden. Für die Behauptung von Reckeweg, Sch. enthalte besonders große Mengen eines „eigentümlichen Blutfaktors", des sog. „onkogenen Agens", gibt es bis heute keinerlei wissenschaftlichen Nachweis. Die Ansicht von Reckeweg von einer Übertragung des Grippevirus durch Sch. ist zu widerlegen. Sollten die relativ wenigen zum menschlichen Verzehr kommenden Lungen wirklich Grippeviren enthalten, so würden diese durch die thermische Behandlung bei der Weiterverarbeitung mit Sicherheit abgetötet werden. Zusammenfassend gibt es bis heute weder wissenschaftlich gesicherte Anhaltspunkte noch wissenschaftlich gesicherte Nachweise für eine Stoffgruppe „Sutoxine" und damit für eine spezifische Schädlichkeit von Schweinefleisch.

Schwerarbeiter
→ Berufsschwere

Schwerstarbeiter
→ Berufsschwere

Schwermetalle, toxische
Zu den toxischen Sch. zählen Metalle mit Dichte über 5, z. B. → Blei, → Cadmium, → Quecksilber sowie das Halbmetall → Arsen. Sie kommen ubiquitär in Lebensmitteln einschließlich Trinkwasser vor.

Schwindel-Kost
Prinzipien: 6 Tage energiereduzierte Mischkost mit täglich 1000 kcal/ 4200 kJ. Der 7. Tag ist ein sog. „Schlemmertag", d. h. es ist alles erlaubt, worauf man Appetit hat. Danach folgen wieder 6 Tage mit energiereduzierter Mischkost usw...
→ Schlankheitsdiäten

Scombroid-Vergiftung
Ursache: Genuß von Fischen, insbesondere von Thunfischen und Makrelen, deren Fleisch reich an freiem → Histidin ist, wobei durch bakterielle Decarboxylasen hohe Konzentrationen an → Histamin entstehen. Symptome: Hautrötungen, Kopfschmerzen, Benommenheit, Übelkeit, gelegentlich Erbrechen und Durchfall. Inkubationszeit: wenige Minuten bis zu 3 Stunden. In den meisten Fällen sind am darauffolgenden Tag die Symptome verschwunden.

SCP
= Single Cell Protein
→ Einzellerprotein

Selen
chem. Symbol Se
Aufgaben: Wirkt als wasserlösliches Antioxidans. Selen ist integraler Bestandteil der Glutathionperoxidase. Dieses → Enzym wirkt zusammen mit → Vitamin E, schwefelhaltigen Aminosäuren sowie den Enzymsystemen Superoxiddismutasen und Katalase der Lipidperoxidation in Membranen von Zellen entgegen und verhindert somit die Bildung vieler zellschädigender Produkte des oxidativen Stoffwechsels. Daneben wird dem S. auch eine anticancerogene Wirkung zugesprochen. Eine synergistische Beziehung von S. hinsichtlich der Lipidschutzfunktion besteht zu den → Tocopherolen. Mangel beim Menschen wurde bisher nie beobachtet. Bedarf: Der Schätzwert für eine angemessene Zufuhr für Jugendliche und Erwachsene liegt bei 0,02 bis 0,1 mg Selen pro Tag (s. Tabelle, Anhang S. 324). Die Wirksamkeit einer die genannten Schätzwerte übersteigenden Zufuhr von S. bei der Vorbeugung von Herzinfarkt, Krebs oder Störungen des Immunsystems ist noch nicht ausreichend geklärt. Die Aufnahme von 800 µg Selen pro Tag, über längere Zeit hinweg eingenommen, gilt für den Menschen bereits als chronisch toxisch. Vorkommen: Leber, Muskelfleisch, Fisch, Innereien, Nüsse, Getreide, Hülsenfrüchte.
→ Mineralstoffe

Sellerie-Beifuß-Gewürz-Syndrom
→ Allergie

Sensibilisierungsgrad
Maßstab für die Potenz eines → Allergens. Darstellung durch Hauttitration mit steigenden Allergenverdünnungen bzw. prozentuale Aktivitätsmessung des spezifischen Immunglobulin-E im Radio-Allergo-Sorbent-Test (RAST).

Sensibilisierungsindex
Prozentuale Anzahl der Sensibilisierten zur Gesamtzahl der Exponierten.

Sensorik
Die Ursprünge der heutigen analytischen Sensorik liegen in der altbekannten Organoleptik, die das Probieren, Berühren, Abschmekken, Beriechen, Besehen eines Lebensmittels und die anschließende Beschreibung der Eindrücke beinhaltet. Die S. kann als wissenschaftliche Methode der Planung, Durchführung, Auswertung und Interpretation von Sinnenprüfungen definiert werden.

Sensorischer Wert
Summe der Eigenschaften eines Lebensmittels, die mittels Sinnenprüfung erfaßbar sind, also Merkmale wie Farbe, Form, Geruch, Geschmack und strukturelle Beschaffenheit. Erklärende und weitere Bezeichnungen: äußere Beschaffenheit, Genußwert.
→ Lebensmittelqualität

Serin
Nichtessentielle → Aminosäure. Kann im Organismus aus → Glycin hergestellt werden. Bildet mit Phosphat Ester und ist so Bestandteil von Eiweißstoffen und Phosphatiden (Serin-Kephalin). Schmeckt süß.
→ Aminosäuren

Serotonin
5-Hydroxytryptamin
Bananen, Walnüsse und Tomaten enthalten größere Mengen von S. Reichlicher Genuß kann bei empfindlichen Menschen einen Migräneanfall bewirken. Andererseits ist S. Botenstoff für die Nervenzellen, damit Körpersignale übertragen werden können: zum Einschlafen, zum Appetitdämpfen, aber auch für die gute Laune. → Biogene Amine

Serumcholesterinspiegel
Blutcholesterinspiegel; Cholesterinblutspiegel
Nach der → Framingham-Studie bedeuten Plasmacholesterinwerte über 260 mg/100 ml ein dreifach größeres Risiko gegenüber Werten unter 200 mg/100 ml und können damit → Arteriosklerose und Herzinfarkt begünstigen. Menge und Fettsäurezusammensetzung der Nahrungsfette beeinflussen den S. Niedrige Fettzufuhr verhütet Steigerung des S., Aufnahme von Ölen mit hohem Gehalt an einfach und mehrfach ungesättigten → Fettsäuren führt zu einer Senkung erhöhter Serumcholesterinwerte bzw. einer Verhütung des Anstiegs. Die Senkung des S. durch → Polyensäuren beruht hauptsächlich auf

einer Vergrößerung der Ausscheidung in Form der neutralen Steroide und Gallensäuren.
Therapeutische Gesamtcholesterin-Grenzwerte für Männer und Frauen:

Alter (Jahre)	Mittleres Risiko (mg/dl)	Hohes Risiko (mg/dl)
20–29	> 200	> 220
30–39	> 220	> 240
> 40	> 240	> 260

Das Gesamtcholesterin im Blutserum wird heute unterteilt in das → Arteriosklerose fördernde LDL (β)-Cholesterin und in das gefäßschützende HDL (α)-Cholesterin. Der HDL-Cholesterinspiegel sollte beim Mann 40 mg/100 ml, bei der Frau 45 mg/100 ml nicht unterschreiten, der LDL-Wert sollte unter 155 mg/100 ml liegen. Bei einem Serumcholesteringehalt von mehr als 260 mg % ist praktisch immer das LDL-(β)-Cholesterin vermehrt, im Grenzbereich 220–260 mg % lohnt es sich, das HDL (α)-Cholesterin zu bestimmen. Basisdiät bei erhöhten Werten: → Hypercholesterinämie
→ Cholesterin

Siderophilin
→ Transferrin

Silicium
chem. Symbol Si
Vorkommen in Form verschiedener Silikate und als Quarz. S. ist eine wesentliche Komponente von Knorpel, Bindegewebe und Haut und spielt eine essentielle Rolle im Mucopolysaccharid-Stoffwechsel. Über den S.-Bedarf des Menschen liegen bisher keine gesicherten Daten vor. Im Tierversuch wurden bei S.-Mangel Wachstumsstörungen festgestellt. Pflanzliche Lebensmittel sind relativ reich an S.

Single Cell Protein
→ Einzellerprotein

Sippy-Diät
Kostform bei Magen- und Zwölffingerdarm-Geschwüren. Beruht im Prinzip auf der Tatsache, daß Nahrungsfette die Säureproduktion und die Mobilität des Magens hemmen, und Eiweiß eine hohe Pufferkapazität gegenüber Säuren besitzt. Nach der von dem Amerikaner Sippy propagierten Diätform erhält der Patient stündlich ein Milch-Sahne-Gemisch, außerdem Natriumcarbonat zur Neutralisation der Magensäure sowie passierte Gemüse und Getreidebreie. Bei Durchführung dieser Kostform werden Unterernährung sowie Unterversorgungszustände an Thiamin, Vitamin C sowie Eisen beobachtet. Die unzureichende Aufnahme an Ballaststoffen führt zu Verdauungsstörungen. Heute wendet man bei Erkrankungen des Magen-Darmtraktes die → leichte Vollkost an.

β-Sitosterin
→ Phytosterine

Skatol
Abbauprodukt der Aminosäure → Tryptophan. S. ist Bestandteil der menschlichen Faeces und sehr geruchsintensiv.

Skleroproteine
→ Gerüsteiweißstoffe

Skorbut
Vitamin C-Mangelkrankheit
→ Ascorbinsäure

Sojabohne
Die Sojabohne wird in vielen Sorten insbesondere in Ostasien angebaut. Aufgrund der Sortenvielfalt weist der Gehalt an Inhaltsstoffen beträchtliche Schwankungen auf: im Durchschnitt 37 % Protein, 18 % Fett, 6 % verwertbare Kohlenhydrate und 5 % Mineralstoffe. Aufgrund des hohen Gehalts an Fett und Eiweiß ergeben sich verschiedene Verwendungsmöglichkeiten. Sojafett wird hauptsächlich zur Öl- und Margarineherstellung genutzt. Das Fett der Sojabohne besitzt aufgrund seines hohen Gehalts an mehrfach ungesättigten Fettsäuren einen hohen ernährungsphysiologischen Wert. Sojaöl enthält rund 53 % Linolsäure, 8 % Linolensäure und 20 % Ölsäure. Daher eignet es sich zum Einsatz in der diätetischen Behandlung von → Hyperlipoproteinämien. Bei der Reinigung des Sojaöls gewinnt man → Lecithin. Die Zusammensetzung des Eiweißes der Sojabohne ist günstig, da alle für den Menschen essentiellen Aminosäuren enthalten sind. Die → biologische Wertigkeit des Eiweißes ist vergleichbar mit der von Milch und Käse. Soja kann daher anstelle und zur Ergänzung tierischer Proteinlieferanten vielfältig genutzt werden. Sojaprodukte sind nicht purinfrei, der → Puringehalt ist aber, bezogen auf den Eiweißgehalt, niedriger als in Schweinefleisch. Der Einsatz vernünftiger Mengen ist also auch in der Ernährung des → Gichtkranken möglich. Hinsichtlich des Vitamingehaltes ist der hohe Anteil an → Vitamin B_1 bemerkenswert, ebenso der an → Folsäure und → Vitamin E. Insgesamt gesehen kann Soja als ernährungsphysiologisch wertvolles Lebensmittel angesehen werden. Unerwünschte Substanzen wie → Trypsin-Inhibitoren werden durch Erhitzen zerstört. Verschiedene Sojaprodukte können eine Bereicherung des Speisezettels darstellen. Soja stellt z. B. eine Möglichkeit dar, weniger Fleisch zu essen – doch sollte Soja nicht als Fleischersatz angesehen werden. Die aus entfettetem Sojamehl durch Extrudieren und Verspinnen hergestellten Produkte, die als → TVP (Textured Vegetable Protein) bezeichnet werden, sind weder Kunstfleisch noch Fleischersatz, denn sie verlangen ein entsprechendes Würzen zur Zubereitung von schmackhaften Speisen, die als Alternativen zu üblichen Fleischmahlzeiten angesehen werden können.

Sojabohnenagglutinin
→ Phytohämagglutinine

Sojabohnenkeimlinge
Sehr vitamin- und mineralstoffreich, leicht verdaulich und kalorienarm. Die Keimlinge enthalten das leichtgiftige → Phasin, das beim Kochen zerstört wird. Sie sollten deshalb etwa 10 Minuten schonend gedünstet werden. Im Handel werden häufig gekeimte → Mungobohnen angeboten, die mit Sojabohnenkeimlingen verwechselbar sind. Keimlinge von Mungobohnen können direkt verzehrt werden. Aber auch hier wird ein kurzes Blanchieren angeraten, da es während des Keimungsprozesses zu einer starken Vermehrung von Bakterien kommen kann.

Sojaeiweiß
→ Sojabohnen

Sojafleisch
→ Texturierte Sojaprodukte

Sojamilch
Wäßriger Sojabohnen-Extrakt. Entspricht nicht den Anforderungen, die an eine optimale Ernährung von Kindern zu stellen sind und wie sie durch Frauen- bzw. Kuhmilch erfüllt werden.

Sojaöl
→ Sojabohne

Sojasoße
Shoyu, Shoju
Gibt es in den unterschiedlichsten Aroma- und Gechmacksrichtungen, abhängig von den verwendeten Rohstoffen und den Herstellungsverfahren. Zur Herstellung wird das Gemisch der Ausgangsstoffe (Sojabohnen/Getreide) mit Schimmelpilzkulturen 2 bis 3 Tage bei 30–35 °C unter Belüftung bebrütet. Hierdurch entsteht Koji. Koji wird mit der gleichen oder einer etwas größeren Menge Salzlake vermischt, so daß eine Konzentration von etwa 18 % Kochsalz erreicht wird. Diese Maische („Moromi") wird mit Milchsäurebakterien und Hefe beimpft. Die Fermentation benötigt 6 bis 12 Monate. S. enthält große Mengen an → Glutaminsäure. Sojasauce hält sich im Prinzip unbegrenzt. Allerdings beginnt sie, in der geöffneten Flasche nach etwa sechs Monaten ihren Geschmack leicht zu verändern. Deshalb stets lieber kleine Flaschen kaufen, die man rasch aufbrauchen kann und diese dann im Kühlschrank aufbewahren.
→ Chinarestaurant-Krankheit

Solanin
Giftiges → Alkaloid. Vorkommen in grünen Tomaten, Kartoffelkeimen, grünen Kartoffeln, Auberginen, rotem und grünem Pfeffer. S. hemmt das → Enzym Cholinesterase, das für die Reizleitung der Nerven von entscheidender Bedeutung ist. Es kommt zu neurologischen und gastrointestinalen Störungen. S. wird während des Kochvorganges

zum Teil aus der Kartoffel herausgelöst. Vergiftungssymptome sind: Schleimhautreizung, Kopfschmerzen, Fieber, Erbrechen, Seh- und Hörstörungen, Krämpfe, Tod durch Atemlähmung. Technologische Maßnahmen zur Ausschaltung der Giftwirkung durch Kontrolle der Anbau- und Erntebedingungen, Schutz vor Lichteinfluß, geeignete Lagertemperaturen, Schälen, Putzen, hitzestabil, nur bedingt wasserlöslich (durch Zusatz von Essig erhöht). In unreifen, grünen Tomaten wurden sehr unterschiedliche S.-Gehalte gefunden (1 bis 30 mg je 100 g Frischmasse). Bei der Verarbeitung derartiger Früchte (mindestens Walnußgröße) zu Konfitüre, erhält man eine mittlere S.-Verlustquote von 35 %, fast ausschließlich auf den rezepturbedingten Verdünnungseffekt zurückzuführen. Bei der Verwendung geschälter Tomaten kann eine weitere Reduzierung um 10 % erzielt werden. Wegen der geringen Verzehrsmengen bestehen keine Bedenken gegen den Konsum derartiger Konfitüren. Bei süß-sauer eingelegten, grünen Tomaten werden 90 % des S.-Ausgangswertes wiedergefunden. Hier ist von einer Herstellung bzw. einem Verzehr abzuraten.

Sollgewicht
→ Körpergewicht

Somatotropin
Wachstumshormon
→ Hormon des Hypophysenvorderlappens, das vielfältige Wirkungen auf den Stoffwechsel ausübt: – Herabsetzung der Stickstoffausscheidung, – fettmobilisierende Wirkung, – Einschränkung der Glucoseverwertung, – fördert Bildung von Bindegewebe, den Einbau von Sulfat in die Mucopolysaccharide des Körpers und die Kollagensynthese.

Sondenernährung
Sondenkost, Sondennahrung
Nahrungsgemisch, das durch eine dünne Sonde über den Nasen-Rachen-Raum in den Magen oder Zwölffingerdarm eingeführt wird. Man verwendet, auch aus hygienischen Gründen, überwiegend standardisierte Fertigpräparate. Die S. ist immer dann indiziert, wenn ein Patient nicht essen will (Übelkeit bei Cytostase oder Bestrahlung maligner Tumoren → Anorexia nervosa, senile und präsenile Demenz), nicht essen kann (neurogene und myopathische Schluckstörungen, Bewußtseinsstörungen, mechanische Behinderung der Nahrungspassage) oder nicht essen darf (frische Operation in Mundhöhle, Pharynx oder Larynx, ösophagotradeale Fisteln, schwere Entzündungen bzw. Geschwüre in der Speiseröhre). Die Funktionen des Magen-Darm-Traktes müssen weitgehend erhalten sein. In der Ernährungstherapie ist es angebracht, eine Art „Stufenschema“ zu berücksichtigen, wo-

bei Stufe 1 Normalkost bzw. Diätformen beinhaltet, Stufe 2 das Trinken einer Nährlösung, Stufe 3 die intragastrale, -duodenale oder -jejunale Sondenernährung, Stufe 4 die peripher-venöse Ernährung und Stufe 5 die zentral-venöse Ernährung. Es sollte hierbei angestrebt werden, falls es der Zustand des Patienten erlaubt, sobald wie möglich die Stufenleiter in Richtung auf Stufe 1 hinabzusteigen.
→ Chemisch definierte Diät → Nährstoffdefinierte Diät

Sonnenblumenkerne
Enthalten 36 % Fett mit reichlich Linolsäure, 27 % Eiweiß, 23 % Kohlenhydrate, 3 % Ballaststoffe, reich an Vitaminen der B-Gruppe und E, reich an Mineralstoffen, z. B. Magnesium und Eisen, kalorienärmer als Haselnüsse. Verwendung in Müsli, Backwaren, Dessertspeisen.

Sonnenkost
S. besteht aus sonnengereiftem Obst und Gemüse, Nüssen und Samen. Die Nahrung soll roh verzehrt werden, das Erhitzen von Lebensmitteln wird abgelehnt.

Soor
Infektiöse Erkrankung der Mundhöhle, verursacht durch einen Hefepilz (Candida albicans).

Sorbinsäure und Sorbate
Ist von ihrer chemischen Struktur her eine Fettsäure (Capronsäure) und wird im Körper wie eine natürliche Fettsäure abgebaut. Die Wirkung der S. richtet sich hauptsächlich gegen Hefen und Schimmelpilze, einschließlich Aflatoxinbildner. S. hemmt aber auch viele Bakterien. → ADI-Wert: 0–25 mg/kg Körpergewicht/Tag
→ Konservierungsstoff

Sorbit
Kommt natürlich in einer Reihe von Früchten vor. Technisch wird S. durch Hydrieren von Glucose hergestellt. Die Metabolisierung erfolgt praktisch ausschließlich in der Leber. Die → Süßkraft beträgt 48 % derjenigen von → Saccharose. Die Grenzdosis liegt bei 50 g/Tag, sonst treten osmotisch bedingte Durchfälle auf. Die langsame Resorption führt zu Vergrößerungen des Caecums, zu Veränderungen der Darmflora und ferner zu einer Vermehrung der intestinalen Synthese von B-Vitaminen.
→ Zuckeraustauschstoffe

Spätmahlzeit
Spätstück
Als 6. Mahlzeit ist für Diabetiker und ältere Menschen eine Spätmahlzeit empfehlenswert, um einen zu starken Blutzuckerabfall während der Nacht zu vermeiden.
→ Mahlzeiten → Zwischenmahlzeiten

Speichel
Sekret der Mundspeicheldrüsen, das die Funktion hat, die gekaute Nahrung gleitfähig zu machen,

saure Nahrungsbestandteile zu neutralisieren und die Kohlenhydratverdauung einzuleiten. Je nach Art und Menge der Nahrung, nach Häufigkeit der Nahrungsaufnahme und nach Intensität des Kauens werden pro Tag 0,7–1,5 l S. abgesondert.

Speise
Verzehrfertige, rohe oder zubereitete Lebensmittel.

Speisefette und Speiseöle
Speisefette werden nach ihrer Herkunft in pflanzliche und tierische → Fette und nach ihrer Beschaffenheit in feste, flüssige oder streichfähige Fette unterteilt. Sie sind wichtig für die Zufuhr von fettlöslichen → Vitaminen und → essentiellen Fettsäuren.
→ Olivenöl → Safloröl → Weizenkeimöl

Speisesalz
→ Kochsalz

Spezifisch-dynamische Wirkung (SDW)
Nach Rubner erhöht jede Nahrungsaufnahme den Energieumsatz. Ausmaß und Dauer dieser Umsatzsteigerung ist von Art und Menge der Speise sowie dem Ernährungszustand des Probanden abhängig. Die SDW ist am größten für Eiweiß (Aminosäuren), gering für Kohlenhydrate und praktisch gleich 0 für Fette. Nach Krebs bedeutet SDW der Prozentsatz an Extraenergie, die für die ATP-Synthese benötigt wird. Hauptverantwortlich sind zwei Faktoren: – ATP-Bedarf für die Harnstoffsynthese, – geringer ATP-Gewinn beim Aminosäurenabbau im Vergleich zu anderen Nährstoffen. Die Energiesteigerung nach einer Mahlzeit aus gemischter Kost beträgt etwa 6 %. Sie ist nach Eiweißaufnahme viel ausgeprägter als nach Fett- und Kohlenhydratzufuhr (im Mittel 17 %) und möglicherweise mitverantwortlich für die Wirksamkeit eiweißreicher Diäten bei Abmagerungskuren.

Sphingolipide
Gehören zur Gruppe der komplexen Lipide (→ Lipoide). Sie enthalten statt des Glycerins als alkoholische Komponente das Sphingosin, einen zweiwertigen Aminoalkohol. Vertreter sind z. B.: – Sphingomyelin (Vorkommen in der Markscheide der markhaltigen Nervenfasern, Bestandteil der Membranen), – Cerebroside (in allen Zellen, besonders in der weißen Substanz der Nervengewebe).

Spirillen
→ Bakterien

Spirulina
→ Algen

Sportler, Ernährung
Der Energiebedarf ist abhängig von der durchgeführten Sportart. Die Energiezufuhr sollte 8–13 kJ/

kg Körpergewicht/Stunde nicht übersteigen (s. Tabelle, Anhang S. 351).
Wichtig ist die ausreichende Flüssigkeitszufuhr, um Elektrolytverluste auszugleichen und für eine ausreichende Energiezufuhr zu sorgen. Z.B. können bei einem Fußballspiel Gewichtsverluste bis zu 3 kg, bei einem Marathonlauf sogar bis zu 4 kg durch Entzug von Wasser und Elektrolyten auftreten. Durch Wasserentzug eingedicktes Blut kann die Zellen nicht mehr ausreichend versorgen und auch nicht genügend Abfallprodukte und Wärme abtransportieren, so daß sich die Leistungsfähigkeit verringert. Ferner werden mit jedem Liter Schweiß etwa 1,2 g Natrium, 1,0 g Chlorid, 0,3 g Kalium und zahlreiche andere Mineralstoffe ausgeschieden. Von der Industrie werden „Sportdrinks" angeboten, die dieses Verluste ausgleichen. Aber man kann sich auch selbst geeignete Durstlöscher herstellen, z.B. Apfelsaft mit einem elektrolytreichen Mineralwasser im Verhältnis 1:1 mischen. Einige Regeln sind zu beachten: - Schon eine halbe Stunde vor dem Einsatz 1–2 Tassen trinken. - Keine eiskalten Getränke rasch hinunterstürzen (Durchfallgefahr). - Ein kleines Trinkglas voll während häufiger kurzer Pausen genießen. Glucose ist der Hauptenergielieferant bei sportlichen Leistungen. Da sie jedoch zu schnell resorbiert wird, werden vor und während sportlicher Leistungen Oligosaccharidgemische (150 g/l = 2500 kJ) verwendet. Der Fettbedarf liegt bei etwa 1,5 g/kg Körpergewicht, der Eiweißbedarf bei 2 g/kg Körpergewicht während der Trainingsphase, in der übrigen Zeit 1,2–1,5 g/kg Körpergewicht. Es wird angenommen, daß der Bedarf an B-Vitaminen bei Sportlern aufgrund des erhöhten Energiebedarfs ebenfalls erhöht ist.

Sprue
→ Coeliakie

Spurenelemente
Unter S. versteht man einen nicht näher festgelegten Unterbegriff für → Mineralstoffe in Organismen, ihrer Nahrung und ihrem Lebensraum. Dazu gehören Metalle, z.B. → Eisen und → Quecksilber, Nichtmetalle wie → Fluorid und → Jod und dazwischenstehende Elemente wie Arsen und → Selen. Die Konzentration im Organismus ist gering (ca. < 0,005 %), und sie werden nur in Spuren (Milligramm bis Mikrogramm) gebraucht. Die meisten der essentiellen S. spielen neben ihrem Vorkommen in der Speicher- und Transportform eine strukturelle und funktionelle Rolle bei Aufbau und Wirkungsweise der → Enzyme und → Hormone.
→ Aluminium → Bor → Chrom → Kobalt → Kupfer → Mangan → Molybdän → Nickel → Strontium → Thallium → Vanadium → Zink

Stabilisatoren
Verhindern das Entmischen oder Absetzen von Stoffen. Zu dieser Gruppe zählen → Emulgatoren, → Verdickungsmittel, → Geliermittel, → Phosphate.

Staphylokokken
Bakterien der Gattung Staphylococcus aureus (Eitererreger). Sie bilden Exotoxine, die an die Lebensmittel abgegeben werden. Die Bakterien können durch Hitze abgetötet werden, die Toxine sind erst nach 90-minütigem Erhitzen auf 100°C zerstört. Vorkommen der Eitererreger in eiternden Wunden, auf Nasen- und Rachenschleimhäuten. Folgende Lebensmittel sind besonders häufig infiziert: – Kartoffelsalat, – Fleisch-, Geflügelsalat, – gekochter Schinken, – Cremes, Flammeris, Tortenfüllungen. Hauptursachen für die Lebensmittelinfektion sind: – unsaubere, manuelle Verarbeitung von Lebensmitteln, eiternde Wunden, – Lagerung bei Zimmertemperatur oder Warmhalten von Speisen. 0,5–1 µg Toxin bewirken das Ausbrechen der Erkrankung. Inkubationszeit: 2–6 Stunden. Krankheitsdauer: 1–3 Tage. Vergiftungssymptome: Erbrechen, Durchfall, Leibschmerzen, evtl. Kreislaufstörungen. Eine Therapie ist meist nicht erforderlich. Maßnahmen zur Verhinderung einer Lebensmittelinfektion mit St.: – Wunden sauber abdecken. – Lebensmittel kühl lagern, nicht längere Zeit warmhalten. – Speisen nicht mit unsauberen Löffeln probieren. – Lebensmittel, z. B. gekochten Schinken, nicht mit den Händen anfassen.

Stärke
Mengenmäßig vorherrschendes → Kohlenhydrat. Hauptquelle sind Getreide, Reis und Kartoffeln. Stärke von Kartoffeln und einigen Getreidesorten besteht aus zwei unterschiedlichen → Polysacchariden: Amylose befindet sich im Inneren des Stärkekorns, Amylopektin bildet die Hüllschicht. Gekochte Stärke wird vollkommen ausgenutzt, rohe Stärke praktisch nicht. Da die Spaltung im Darm eine gewisse Zeit benötigt, steigt der Blutzuckerspiegel relativ langsam an. Eigenschaften der Stärke: – geschmacksneutral, – unlöslich im Wasser, – verkleistert bei etwa 70°C, – bindet, – nicht vergärbar, – sättigend.
→ Bindemittel → Dextrine → Hydrokolloide

Steatosis hepatitis
→ Fettleber

Sterculiasäure
Fettsäure mit toxischen Eigenschaften (krebserregend, Störungen des Eisenstoffwechsels), die in Baumwollsaatöl vorkommt.

Sterilmilch
Das Sterilisieren erfolgt unter ähnlichen Bedingungen wie das Einkochen im Haushalt (Erhitzen in ge-

schlossener Verpackung). St. ist frei von lebenden Keimen und bei Zimmertemperatur bis zu einem Jahr in ungeöffneter Packung haltbar. Bei der Sterilisation treten jedoch Eiweißveränderungen und Vitaminverluste auf. Daher ist sie für die Säuglingsernährung ungeeignet.

Steroidhormone
In den Keimdrüsen und Nebennieren gebildete → Hormone, deren Ausgangsprodukt das → Cholesterin ist. Die St. sind an der Regulierung des Nährstoff-Stoffwechsels beteiligt. Zu den St. zählen die Glucocorticoide, die Mineralocorticoide und die Sexualhormone.

Steviosid
→ Süßstoff, der in der Bundesrepublik Deutschland bisher nicht zugelassen ist. Es handelt sich um ein Glucosid, das in den Blättern der südamerikanischen Pflanze Stevia rebaudiana enthalten ist. Es besteht aus dem Aglycon Steviol, einem Diterpen, und drei Glucose-Molekülen, von denen zwei in Form des Disaccharids Sophorose vorliegen. Die → Süßkraft im Vergleich zu Saccharose beträgt etwa 200. Die Süße ist von einem lakritzähnlichen bis bitteren Beigeschmack begleitet. Ergebnisse langzeittoxikologischer Untersuchungen sind bisher nicht bekannt geworden.

Stickstoff-Bilanzminimum
Bei der Bilanzmethode wird die untere Grenze der Proteinzufuhr bestimmt, bei der Stickstoffzufuhr und Stickstoffausscheidung im Gleichgewicht (= Stickstoffbilanz) sind. Die Summe der Stickstoffverluste durch Harn, Faeces, Haut, Haare und Nägel bei proteinfreier Ernährung repräsentiert den Minimalbedarf an Protein-Stickstoff, der über die Nahrung ersetzt werden muß. Beim erwachsenen Menschen beträgt der Mindestbedarf 54 mg N/kg KG entsprechend 0,34 g Protein/kg Körpergewicht oder etwa 24 g Protein/Tag für einen 70 kg schweren Erwachsenen.
→ Bilanzminimum

Stickstoffminimum, absolutes
Absolutes N-Minimum, minimale N-Ausscheidung. Beträgt etwa 2,5–3,0 g/Tag. Hinzu kommen noch N-Verluste durch den Darm, so daß auch bei eiweißfreier Ernährung 3,5 g N (= 20 g Eiweiß) ausgeschieden werden („Abnutzungsquote“ nach Rubner).
→ Bilanzminimum

Stillende, Ernährung
Die Kost sollte in dieser Zeit wie während der → Schwangerschaft reich an Obst und Gemüse (beides oft in roher Form oder als Saft), an Milch und Milchprodukten sein. Alkohol, Nikotin und Coffein sind zu meiden, da diese Stoffe sonst mit der Milch in den kindlichen Organismus gelangen. Der zusätzliche Energiebedarf und der Nährstoffbedarf während der Stillzeit sind

von der jeweiligen Milchmenge abhängig: pro 100 ml Milch 500 kJ und 2,4 g Eiweiß. Bei einer Stilleistung von 500 ml Milch entspräche dies also einem Energiemehrbedarf von 2500 kJ und einem Eiweißmehrbedarf von 12 g. Vitamin-, Mineralstoff- und Flüssigkeitsbedarf sind während der Stillzeit ebenfalls erhöht.

Stimulation, elektrische
Unter dem Sammelbegriff elektrische Stimulation wird eine Anwendung niederfrequenter und mittelfrequenter Ströme (meist 0,1–100 Hz oder 5–10 kHz) zur Auslösung von Muskelkontraktionen verstanden. Diese Ströme verursachen bei niedrigen Reizfrequenzen Einzelzuckungen des gesamten Muskels, bei höheren Frequenzen kann eine Dauerkontraktion des Muskels ausgelöst werden. Alle Anwendungsmöglichkeiten der Elektrostimulation basieren auf der direkten Reizung, die ausschließlich an Nerven- und Muskelzellen auftritt. Reizströme üben nach heutigem Erkenntnisstand auf andere Zellen des Organismus, wie Fettzellen, keinen Einfluß aus. Im Fettgewebe wird der Fettabbau nicht gefördert, andere biologische Prozesse werden nicht angeregt.

Stoffwechsel
Gesamtheit aller physiologischen, biophysikalischen und biochemischen Vorgänge, die die Aufnahme, → Verdauung und → Resorption der Nahrung und ihrer Inhaltsstoffe, deren Aufbau zu körpereigenen Substanzen, Umbau, Abbau und Verwertung aller Substanzen im Zwischenstoffwechsel. Als eigentliches Zentrum des Stoffwechselgeschehens sind die Zellen anzusehen. Die Zellen nehmen zur Aufrechterhaltung ihres → Baustoffwechsels und → Betriebsstoffwechsels ständig organische und anorganische Substrate aus den Gewebeflüssigkeiten auf.

Stoma
Medizinische Bezeichnung für eine operativ angelegte Öffnung zur Körperoberfläche. Diese Operation wird meistens dann nötig, wenn ein Teil des Darms durch Krebs, chronische Schleimhautentzündung des Dickdarms oder Nervendefekte nicht richtig funktioniert. Der kranke Darmteil wird entfernt und die künstliche Darmöffnung (→ Anus praeter) angelegt. Stuhl und Darmgase werden in einem auswechselbaren Plastikbeutel aufgefangen, wenn sie durch das Stoma den Körper verlassen haben. Die Ernährung des Stoma-Trägers läuft im Prinzip auf eine → leichte Vollkost hinaus. Blähende Substanzen (z.B. Kohl, Zwiebeln) sind zu meiden.

Strahlenbehandlung von Lebensmitteln
→ Bestrahlung

Streng natriumarme Kost
→ Natriumarme Kost

Streß
Jede Reaktion des Körpers auf Umweltreize. Merkmale: Reizbarkeit, schnelle Ermüdbarkeit, Erschöpfung, Schlafstörung, Kopf- und Magenschmerzen, Herzjagen, Konzentrationsschwäche, Leistungsabfall. Folgen: Bluthochdruck, Magengeschwüre, Regulationsstörungen des Herzens und des Kreislaufes, seelische Erkrankungen, allgemeine vegetative Störungen. Streß ist → Risikofaktor für Herz- und Gefäßkrankheiten.

Strontium
chem. Symbol Sr
→ Spurenelement, das in Mengen von 1–4 mg täglich aus pflanzlichen und tierischen Lebensmitteln aufgenommen wird. Über eine physiologische Funktion ist bisher nichts bekannt.

Strontium-90
chem. Symbol ^{90}Sr
→ Radionuklid. Hauptmenge findet sich im Knochen. Bei einer Konkurrenz zwischen → Calcium und Strontium-90 bevorzugt der Organismus Calcium. Die Halbwertzeit beträgt 28 Jahre. Das aufgenommene Strontium-90 beeinträchtigt den Calcium-Stoffwechsel im Knochen. Im wachsenden Organismus wird dadurch das Wachstum und die weitere Entwicklung der Knochen gehemmt. Es kann eine Leukämie entstehen.

Struma
→ Kropf

Substratspezifität
Wirkungsspezifität
Jedes → Enzym kann jeweils nur auf ein ganz bestimmtes Substrat oder höchstens auf Stoffe einer bestimmten chemischen Gruppe einwirken. Die S. ist im Apoenzym lokalisiert.

Sucht
Zustand periodischer oder chronischer Vergiftung, der durch den wiederholten Genuß eines natürlichen oder synthetischen Mittels hervorgerufen wird.
→ Appetitzügler

Sufu
Chinesischer Sojabohnen-Käse
→ Tofuwürfel werden für etwa 1 Stunde in eine Kochsalz-Zitronensäurelösung gelegt und danach 10–15 Minuten mit Heißluft bei 100 °C pasteurisiert. Anschließend werden sie mit Mucor- oder Actinomucor-Species beimpft. In 3–7 Tagen bildet sich ein dichtes, festes Pilzmycel aus. Danach erfolgt eine Ausreifung in 12%iger Salzlake, die 1–10 Monate dauern kann. S. läßt sich wie Käse verwenden oder als Beilage zu Gemüse oder Fleisch garen.

Sulfite
→ Antioxidantien → Schweflige Säure und Sulfite

Sunett
Markenname für → Acesulfam

Supplemente
Dienen der gezielten Ergänzung einer Basisernährung. Sie sind für sich allein nicht bedarfsdeckend. Z. B. werden Eiweißkonzentrate eingesetzt zur Deckung eines erhöhten Bedarfs oder zur → Anreicherung energiereduzierter Diäten mit essentiellen Nahrungsbestandteilen.

Supplementierung
→ Anreicherung

„Sus agnatum"
Schweinefleisch mit angeblich besonders geringem Cholesteringehalt. Nach bisher vorliegenden Analysen weist dieses Fleisch keinen signifikant niedrigeren Cholesteringehalt als vergleichbares Schweinefleisch auf.

Süßkraft
Faktor, um den bei gleicher Süße eine Saccharose-Lösung konzentrierter ist als eine Lösung eines anderes Süßungsmittels. Die Süßkraftangaben beziehen sich häufig auf den Vergleich mit 0,1 mol/l Saccharose-Lösungen oder Lösungen ähnlicher Konzentrationen. Die Bestimmung kann nur sensorisch vorgenommen werden.
Süßkraft von Süßstoffen im Vergleich zu Saccharose:

Saccharose	1
Cyclamat	40
Glycyrrhizin	50
S 23/46	150
Acesulfam K	200
Aspartam	200
Dulcin	250
Suosan	300
Steviosid	200
Saccharinnatrium	450
Saccharin	550
Neohesperidin dihydrochalcon	330
Monellin	2000
Perillartin	2000
Thaumatin	3500
Ultrasüß	4000

Süßstoff
Erzeugnis, das als Süßungsmittel dienen kann und eine wesentlich höhere → Süßkraft als → Saccharose, aber nicht entsprechenden Nährwert besitzt. Süßstoffe können synthetisch hergestellt oder aus Pflanzen isoliert werden. Sie sind wichtig in der → Diabetes-Diät und in der → Reduktionskost. S. wirken nicht kariogen.
→ Acesulfam-K → Aspartam → Cyclamat → Dulcin → Saccharin

„Sutoxin"
→ Schweinefleisch

Synergisten
Substanzen, die die Wirkung bestimmter anderer Stoffe verstärken.

T

Tabakprotein
Tabakblätter enthalten 3–4 % hochwertiges Eiweiß. Die Proteinfraktion besteht aus reiner Ribulose–1,5 Di-

phosphat-Carboxylase. Es hat ein sehr hohes Molekulargewicht, besitzt eine hohe Thermostabilität und ist frei von Natrium, Fett, Kohlenhydraten, Purinen, Pyrimidinen, Nikotin und Polyphenolen. Das Tabakprotein ist wegen seiner optimalen Aminosäurezusammensetzung, sehr hohen Verdaulichkeit, biologischen Wertigkeit und den o. a. Eigenschaften als Proteinadditiv, Milchproteinersatzstoff und für therapeutische Zwecke gut geeignet.

Tafelwasser
Anforderungen gemäß Mineral- und Tafelwasserverordnung: – wird nicht an der Quelle abgefüllt, sondern hergestellt aus – natürlichem salzreichem Wasser (Natursole) oder natürlichem Mineralwasser, dem Wasser entzogen wurde und/oder – Meerwasser. – Erlaubte Zusätze: NaCl, $CaCl_2$, Na_2, CO_3, $NaHCO_3$, $CaCO_3$, Mg CO_3, CO_2 (E 290) – Ca- oder Mg-Gehalt = 1,5 mmol/l und Säurekapazität = 1,5 mmol/l. Mikrobiologische Anforderungen: wie natürliches → Mineralwasser und Quellwasser, aber ohne Prüfung am Quellaustritt. – Höchstwerte für bestimmte Stoffe müssen eingehalten werden (z. B. auch für organische Kohlenwasserstoffe).

Tagesdosis, zulässige
→ Acceptable Daily Intake

Tageskost
Folgende Richtlinien sind generell zu beachten: – Quantität der Nahrung (→ Energiebedarf), – Qualität der Nahrung (Bedarf an den einzelnen Nahrungsbestandteilen: → Proteinen, → essentiellen Aminosäuren, → Fetten, → essentiellen Fettsäuren, → Kohlenhydraten, → Ballaststoffen, → Vitaminen, → Mineralstoffen und → Wasser), – Ausnutzbarkeit der Lebensmittel (→ Verdaulichkeit), – Verminderung des Gehaltes an Nährstoffen durch die Zubereitung, – Sättigungswert, – Geschmackswert, Geruch, Aussehen, – eventueller Schadstoffgehalt. Bei der Zubereitung der Speisen sollten folgende Regeln beachtet werden: – Nährstoffverluste durch längeres Einwirken von Wasser und Hitze vermeiden. Regeln für das Waschen und Garen von Lebensmitteln müssen beachtet werden. – Gartechniken wählen, die keinen oder nur wenig Fettzusatz erfordern. Durch falsche Zubereitung wird der Energiegehalt der Speisen unnötig erhöht. – Speisen durch Zusatz vitaminreicher Küchenkräuter aufwerten. – Speisen abwechslungsreich würzen, um den Appetit und die Verdauung anzuregen. Dabei möglichst wenig Salz verwenden.

Tageskostplan
Aufstellung aller Speisen und Mahlzeiten, ggf. mit Berechnung bestimmter Nährstoffe und der Energie, die an einem Tag verzehrt werden sollen. Der T. hat besondere Bedeutung für die → Betriebsverpflegung.

Tannin
Gerbsäure, enthalten z.B. in Tee und Rotwein.

Tannine, kondensierte
Wachstumshemmende Substanzen, vor allem in Faba-Bohnen. Der Gehalt kann durch Schälen, Kochen oder Einweichen der Bohnen reduziert werden.

Tarakernmehl
Wird aus dem Samendosperm von Caesalpina-Arten (Tarastrauch) gewonnen. Verwendung als Gelierstoff.
→ Hydrokolloide

Tartrazin
Als Farbstoff (E 102) nur noch für bestimmte Spirituosen zugelassen. Überempfindliche Personen reagieren auf T. mit Reaktionen wie Urticaria, Asthma oder Purpurea, ohne daß der genaue Wirkungsmechanismus bekannt ist. Betroffen sollen insbesondere gegenüber Aspirin überempfindliche Personen sein.
→ Allergie → Pseudoallergie

Taurin
Decarboxylierungsprodukt der Cysteinsäure. T. wird weder für die Proteinsynthese noch als Energiequelle verwertet. Seine bekannteste Funktion ist die als Bestandteil der Gallensäure-Konjugate. Darüber hinaus scheint T. spezifische Funktionen in der Netzhaut des Auges und im Zentralnervensystem zu haben. In der Natur kommt T. vor allem in tierischen Geweben vor. Pflanzliche Produkte enthalten kaum oder kein T. Frauenmilch enthält etwa zehnmal soviel T. wie Kuhmilch. Keine essentielle Aminosäure.
→ Minorbestandteile

Teiladaptierte Säuglingsnahrung
Ist teilweise der Muttermilch angeglichen, z. B. im Eiweiß- und Fettgehalt. Durch Zusatz von anderen Zuckerarten als Milchzucker und Zusatz von Stärke ist sie sämiger und sättigender als → adaptierte Säuglingsmilchnahrung.

teilfertig
halbfertig, zubereitungsfertig
Lebensmittel, die weiterer Zutaten und/oder einer weiteren Behandlung (z.B. Zerkleinern, Mischen, Garen, Erwärmen) bedürfen.

Tempeh
Von eingeweichten gelben Sojabohnen werden die Schalen entfernt, die geschälten Sojabohnen werden etwa 1 Stunde gedämpft und in dünner Schicht abgekühlt, bis die Oberfläche abgetrocknet ist. Nun wird etwas T. aus der vorangegangenen Produktion oder eine Rhizopus-Kultur zugesetzt. Das weiße Rhizopus-Pilzmycel durchwächst die Sojabohnen bei Raumtemperatur in 1–2 Tagen völlig und bildet eine wie einen Kuchen zusammenhängende Masse mit an-

genehm frischem Pilzgeruch und einem milden Geschmack. T. wird roh gegessen oder gebraten.

Teratogene Schäden
Bezeichnungen von Fruchtschäden jeder Art. Sie reichen von intrauterinem Fruchttod über morphologische Mißbildungen, die bereits bei der Geburt bestehen, bis hin zu funktionellen Abweichungen (Unreife, Lebensschwäche).

Tetanie
Krämpfe, die bei einem Abfall des Blut-Calcium-Spiegels auftreten.

Textured Vegetable Protein
→ Texturierte Sojaprodukte

Texturierte Sojaprodukte
Textured Vegetable Protein (TVP); Sojafleisch
Als Ausgangsprodukt dient fettarmer Sojaschrot, weiterverarbeitet zu Sojamehl, Proteinkonzentraten oder Proteinisolaten. Durch Texturierung solcher Mehle, Konzentrate oder Isolate werden die texturierten Sojaprodukte hergestellt. Als Bindemittel dient ein Gemisch aus Albumin, Gluten und entfettetem Ölsamenmehl. Ferner erfolgen Zusätze von Farb- und Aromastoffen, essentiellen Aminosäuren, Fetten, Kohlehydraten, Vitaminen, Mineralstoffen u. a. Erzeugnisse werden als Zusatz zu Speisen (z. B. zu Fleischerzeugnissen, Pasteten, Pizzabelägen, Snacks), aber auch als „Fleischersatz" verwendet.

T-Faktor-Diät
Entwickelt vom US-Ernährungswissenschaftler Martin Kathan. Prinzip: Beim Abnehmen zählt nicht die Menge der Kalorien, sondern woher sie stammen. Nur die Kalorien aus Fett machen dick. Wenn man kein Fett ißt, so setzt man nach seiner Ansicht auch keines an. Auch hier gilt wie bei jeder anderen → Schlankheitsdiät: Es muß eine Änderung des Eßverhaltens erreicht werden, um langfristig abzunehmen.

Thallium
chem. Symbol Tl
Toxisches → Spurenelement. Eine biologische Notwendigkeit von T. im Organismus besteht weder bei Pflanzen noch bei Tieren. Das Bundesgesundheitsamt hat 1987 den Thallium-Richtwert für Obst und Gemüse auf 0,1 mg Tl/kg Frischsubstanz festgelegt.

Thaumatin
→ Süßstoff. Es handelt sich um ein Gemisch von drei strukturell ähnlichen Proteinen, die im Arillus der Früchte von Thaumatococcus daniellii, die in Westafrika beheimatet ist, enthalten ist. Aus 1 kg der Früchte lassen sich etwa 6 g T. isolieren. Die → Süßkraft im Vergleich zu Saccharose beträgt etwa 2000–3000. T. wird vom Organismus als Polypeptid metabolisiert, trägt aber aufgrund seiner hohen Süßkraft praktisch nicht zum Nährwert bei. Neben dem Süßgeschmack kann

ein lakritzartiger Beigeschmack wahrgenommen werden. Toxikologische Langzeitversuche stehen noch aus. T. ist bisher in der Bundesrepublik Deutschland nicht zugelassen.

Theobromin
→ Alkaloid der Kakaobohne. T. hat ähnliche, aber schwächere Wirkung als → Coffein.

Theophyllin
Substanz im Tee, die zu einer Verbesserung der Koronargefäßdurchblutung führt, die Herzleistung steigert und eine harntreibende Wirkung besitzt. Bei einer Überschreitung der therapeutischen Dosis kann es zu einer unerwünschten erregenden Wirkung auf das Zentralnervensystem kommen.

Thermogenese
Bezeichnung für die Bildung von Wärmeenergie im Zwischenstoffwechsel (→ Stoffwechsel). Die produzierte Wärme wird dann über die Haut abgegeben. Durch Infrarotbilder hat man festgestellt, daß dicke Menschen weniger Wärme über die Haut abgeben als schlanke Personen. Der Energieüberschuß wird dann als Fett eingelagert. Hauptort der T. ist offensichtlich das braune Fettgewebe. Unterschieden wird die sog. zitterfreie T. bei Kälteakklimatisation und die nahurngsinduzierte T. Letztere besteht beim Menschen aus zwei völlig getrennten Komponenten: 1. der metabolischen (obligatorischen) T., die sich aus dem Energieaufwand für Verdauungs- und Umwandlungsprodukte der aufgenommenen Nährstoffe ergibt; 2. der adaptiven oder regulatorischen (fakultativen) T., die von der Stimulierung des sympathischen Nervensystems abhängt und im Gegensatz zur erstgenannten Komponente über mehrere Stunden anhält.

Thermostatische Theorie
Danach wird angenommen, daß auch die Umgebungstemperatur die Nahrungsaufnahme beeinflußt. Sie ist umso geringer, je wärmer es ist und umgekehrt.

Thiabendazol
→ Fruchtbehandlungsmittel → Konservierungsstoffe

Thiamin
Vitamin B_1; Aneurin
Wirkungen: → Coenzym bei wichtigen Reaktionen im Energie- und Kohlenhydratstoffwechsel. Mangelkrankheit: Beri Beri (steifer Gang). Mangelsymptome: Störungen im Kohlenhydratstoffwechsel, Gewichtsverluste, Anorexie, Muskelschwäche, Tachykardie, Veränderungen des EKG, psychische Veränderungen (Müdigkeit, Depressionen, Verschlechterung des Gedächtnisses). Schwerer Thiaminmangel führt zum Krankheitsbild der Beriberi, das je nach Verlaufsform und Mitbeteiligung

weiterer Nährstoffe durch neurologische Ausfälle, Skelettmuskelschwund, Herzmuskelschwäche und Ödeme gekennzeichnet ist. Bedarfsempfehlung für den Erwachsenen: 1,1–1,3 mg/Tag bzw. 0,5 mg/1000 kcal. Erhöhte Werte gelten bei Schwangerschaft und Stillzeit. Speicherfähigkeit ist gering. Vorkommen: Fleisch, besonders Schweinefleisch, Leber, Fisch, Getreidekörner (insbesondere Haferflocken), Hefe, Hülsenfrüchte, Kartoffeln, Nüsse, Eigelb. Durch schweflige Säure wird T. rasch zerstört. Zubereitungsverluste liegen bei 20–40%.
→ Vitamine

Thiocyanate
Natürlich vorkommende Substanzen im Weißkraut, Rotkraut, Wirsing, Blumenkohl, Speiserüben, Rettich, Zwiebeln, Gartenkresse, weißem Senf, Meerrettich. Gehalt führt zur Hemmung der Jodeinlagerung in der Schilddrüse. Entfernung größtenteils durch Erhitzen.

Threonin
Unterscheidet sich von → Serin durch eine zusätzliche Methylgruppe, es ist eine → essentielle Aminosäure. Süßer Eigengeschmack.

Thyroxin
→ Hormon der → Schilddrüse

Tiefgefrieren
Schonendes Konservierungsverfahren durch Anwendung von Temperaturen von −18 °C und tiefer. Positive Nährstoffveränderungen während des Tiefgefrierens: - Die Eiweißstoffe werden denaturiert, sie sind leichter verdaulich. - Durch enzymatische Spaltung der Eiweißstoffe entstehen Geschmacks- und Aromastoffe. - Die Zellwände - Cellulose - werden teilweise zerstört, so daß die Verdauungsenzyme leichter in die Zellen eindringen können. - Das Eisen kann zu einem größeren Anteil resorbiert werden. - Auch die Vitamine der B-Gruppe können zu einem höheren Anteil resorbiert werden. - Die Garzeit ist bis zu 30% verkürzt. - Vitaminverluste lassen sich durch Blanchieren und durch luftundurchlässige Verpackung mindern.

Tiefgefrorene Lebensmittel
Industriell vorgefertigte Lebensmittel, die in geeigneten Vorrichtungen unter sachgerechter Anwendung der Verfahrenstechnik tiefgefroren werden. Zum Zeitpunkt des Gefrierens ist die Kerntemperatur mindestens minus 18 °C oder tiefer.

Tintenfische, Richtwerte für Cadmium und Blei
Tintenfische und -erzeugnisse können extrem hohe Cadmiumgehalte aufweisen, vor allem dann, wenn sie noch „innere Organe" enthalten. Durch entsprechende Säuberungs- und Reinigungsschritte, wodurch die „inneren Organe" gründlich entfernt werden, kann in

jedem Falle das Auftreten von Spitzenwerten eliminiert werden. ohe Bleigehalte sind im allgemeinen durch die Verwendung gelöteter Dosen zu erklären. Der technische Stand der Dosenherstellung erlaubt ohne weiteres die Verwendung von bleilotfreiem Verpackungsmaterial. Das Bundesgesundheitsamt hat folgende Richtwerte festgelegt: 0,5 mg Cadmium bzw. 0,5 mg Blei pro kg Frischgewicht Tintenfische und -erzeugnisse.

Tocopherole

Vitamin E

Es gibt mehrere Tocopherole, die sich in ihrer Aktivität stark unterscheiden. Nach verschiedenen Kriterien der Vitaminwirkung an Ratten ergibt sich für α-, β-, Gamma- und Delta-Tocopherol eine Wirksamkeit von etwa 100:50:25:1. Als Bezugsgröße wird die Aktivität von D-α-Tocopherol verwendet (1 mg D-α-Tocopherol Äquivalent = 1,1 mg D-α-Tocopherylacetat = 2 mg D-β-Tocopherol = 4 mg D-Gamma-Tocopherol = 100 mg D-delta-Tocopherol = 3,3 mg D-α-Tocotrienol = 1,49 mg D, L-α-Tocopherylacetat). Nach der neuen Nomenklatur werden natürliche T. als RRR-Verbindungen, z.B. RRR-Tocopherol (früher D-Tocopherol) bezeichnet. T. wirken als Antioxidantien. Sie schützen mehrfach ungesättigte Fettsäuren vor der Oxidation und verhindern die Bildung von Peroxiden. T. wirken in vivo als eines der wichtigsten Schutzsysteme vor Lipidoxidation. In dieser Funktion werden sie von nichtenzymatischen (z.B. Vitamin C, ß-Carotin) und enzymatischen (z.B. selenhaltige Glutathion-Peroxidase) Systemen unterstützt. Beim Vitamin E-Mangel kommt es als Folge der Anhäufung von Radikalen und der Lipidoxidation zu verschiedenen Ausfallserscheinungen, welche den Muskelstoffwechsel, die Membranfunktion und das Nervensystem betreffen. In Untersuchungen wurde festgestellt, daß Vitamin-E-Mangel die Lebensspanne von roten Blutkörperchen (Erythrozyten) bei Ratten verkürzt. Neben einer beschleunigten Zerstörung der Erythrozyten konnte auch nachgewiesen werden, daß der Anteil der dichteren, gealterten Zellen zunahm. Diese Zellen wurden zu mehr als 85 % von den Freßzellen des Körpers, den sog. Makrophagen, phagozytiert, d.h. „aufgefressen“. Der Grad der Phagozytose korrelierte mit der Vitamin-E-Versorgung. Auf der Membran von gealterten, beschädigten oder lange gelagerten Erythrozyten wurde ein Oberflächenprotein, das einen spezifischen Immunglobulin G (IgG) Autoantikörper bildet, entdeckt. Durch die Bindung dieses IgG an dieses Oberflächenprotein unterscheiden sich dann diese „alten“ Erythrozyten von den übrigen Erythrozyten. Die Makrophagen erkennen die überalterten Erythrozyten an dieser IgG-Bindung und

phagozytieren die entsprechenden roten Blutkörperchen. Das „phagozytose-induzierte-IgG-bindende Antigen" wird auch als „senescent cell antigen" bezeichnet. Dieses Antigen wurde auch auf Blutplättchen, weißen Blutkörperchen und in Zellkulturen menschlicher Leber und Niere gefunden. Es wird vermutet, daß bei Vitamin-E-Mangel durch die Einwirkung von Sauerstoff-Radikalen, die Membran von Erythrozyten und anderen Zellen so verändert wird, daß das „senescent cell antigen" entsteht. Bei normalen Vitamin-E-Spiegeln wird eine Schädigung vermieden, da Vitamin E die Zellen vor den „Attacken" durch die Sauerstoff-Radikale schützt. Der mögliche Zusammenhang zwischen zellulärem Altern und Vitamin E scheint somit offensichtlich. Mangelsymptome treten äußerst selten auf und äußern sich in Störungen des Muskelstoffwechsels und der Gefäßpermeabilität. Eine Überdosierung wurde bisher nur im Tierversuch und bei Menschen unter experimentellen Bedingungen beobachtet. Sie führt zu Amenorrhoe, Oligospermie, vermehrter Ausscheidung von Geschlechtshormonen im Urin, Kreatinase, Sehstörungen, Müdigkeit, verminderten Konzentrationen der Schilddrüsenhormone im Blut. Bedarfsempfehlung für den Erwachsenen: 12 mg-Äquivalent Tocopherol/Tag. Hauptspeicherort sind Leber und Fettgewebe. Auch im Herz, Skelettmuskel, Testes und Nebennieren kommen bedeutende Mengen vor. In der Schwangerschaft ist der Bedarf vermutlich etwas erhöht. Der Bedarf steigt mit der Menge aufgenommener mehrfach ungesättigter Fettsäuren. Die Empfehlung berücksichtigt eine durchschnittliche Polyensäurezufuhr von 21 g/Tag. Für eine Mehrzufuhr werden 0,5 mg D-α-Tocopherol pro g berechnet. Vorkommen: Getreidekeimöle, Sojaöl, Leinöl, Baumwollsamenöl, Rapsöl, Weizenkeime, Eigelb, Lauch, Petersilie, Schwarzwurzeln, Haferflocken, Hülsenfrüchte. Bei der Zubereitung sind ungefähr 10% Verluste mitzuberechnen.
→ Antioxidantien

Tofu

Sojaquark

Herstellung: Eiweiß aus Sojamilch wird bei 70–80 °C durch Zugabe von Calciumsulfat langsam ausgeflockt und in Formen von der Molke abgepreßt. Das quarkähnliche Produkt wird mehrere Stunden in fließendes Wasser gebracht, um überschüssiges Calciumsulfat auszuwaschen und das Produkt zu kühlen. T. wird roh verzehrt oder als Fleischersatz gebraten.

Tolerable Weekly Intake

= zulässige wöchentliche Aufnahme. Mit dem → Acceptable Daily Intake vergleichbarer Grenzwert für die maximal zulässige Dosis eines Stoffes, die bei lebenslanger Aufnahme zu keiner Gesundheitsgefährdung des Menschen führt.

Tomatin

Giftiges → Alkaloid in Tomaten, besonders reichlich vorkommend in grünen und unreifen Tomaten.

Topf- und Tellerverluste

In Nährwerttabellen ist nicht der bei der Lagerung und haushaltsüblicher Aufbereitung entstehende Verlust von eßbarer Substanz enthalten. Es kann sich sowohl um unvermeidliche Verluste handeln, wie Festhaften von Nahrungsresten an Töpfen und Schüsseln, um Verderb oder Schwund oder um Lebensmittel, die an Haustiere verfüttert werden. Diese Verluste sind von Lebensmittel zu Lebensmittel und von Nährstoff zu Nährstoff sehr verschieden. Derartige Verluste an genießbarer Substanz sind mit rund 10% zu veranschlagen.

Topinambur

Knollenbildendes hochwüchsiges Sonnenblumengewächs (Helianthus tuberosus) aus Amerika, das etwa zur gleichen Zeit wie die Kartoffel nach Europa gebracht wurde, aber wegen der schlechten Lagerfähigkeit nur beschränkt verwendungsfähig wurde. Heute wird T. mehr als Viehfutter und zur Gewinnung von Ethanol eingesetzt. Nach dem Branntweingesetz wird T. zu den Obstsorten gerechnet, in der Diätetik jedoch als Gemüse eingesetzt und dabei roh, gekocht, geröstet und gebacken als Beigabe zu anderen Speisen und als Saft angeboten. Die rötlich-violetten Knollen werden ähnlich wie Kartoffeln zubereitet. T. enthält etwa 16% → Inulin und schmeckt süßlich. Geeignet für die → Diabetes-Diät wegen der Unverdaubarkeit des Inulins und des hohen Fructose-Glucose-Quotienten. Nebenwirkungen können Flatulenz und Meteorismus sein. T.-Knollen haben einen Energiewert von rund 80 kcal je 100 g Rohmasse, davon 15–22% Kohlenhydrate, 3% Eiweiß, 0,5% Fett und 480 mg Kalium. T.-Saft ist sehr kaliumreich (4380 mg/l).

Total diet studies

Untersuchungen der verzehrfertig vorbereiteten Nahrung nach Standardrezepten.

Toxikologie

Lehre von den Giftstoffen, ihren Wirkungen und deren Verhütung.

Toxine

Von einigen Bakterien, Pilzen, Pflanzen oder Tieren gebildete Giftstoffe, die bei Menschen, Tieren oder Pflanzen Erkrankungen verursachen.

Toxizität

Giftigkeit eines Stoffes, die anhand von akuten, chronischen und subchronischen Toxizitätsprüfungen ermittelt wird.

Traganth
Exsudat aus der Leguminosenart Astralos gummifer. Verwendung als Dickungsmittel für Süßwaren.
→ Hydrokolloide

Transferrin
Siderophilin
Transportform von → Eisen. In dieser Form wird das Eisen von den Zellen der Darmschleimhaut zur Leber, dem Knochenmark und der Milz transportiert.

trans-Fettsäuren
Ungesättigte → Fettsäuren mit einer trans-Konfiguration sind in verschiedenen tierischen und pflanzlichen Fetten enthalten. Sie entstehen durch bakterielle Hydrierung von Polyensäuren, aber auch bei der partiellen Hydrierung von Polyensäure-reichen Fetten (→ Fetthärtung). trans-Linolsäure und trans-Arachidonsäure haben keine Wirkung im Sinne einer → essentiellen Fettsäure. trans-Fettsäuren werden vom Organismus abgebaut. Beim Menschen sind keine toxischen Wirkungen von trans-Fettsäuren bekannt. Sie erhöhen aber den Bedarf an essentiellen Fettsäuren und sollten deshalb in der Nahrung des Menschen in möglichst geringen Mengen enthalten sein. Größere Mengen sollen das Entstehen von → Arteriosklerose begünstigen. Bis zu Temperaturen von 190 °C ist nicht mit der Bildung von trans-Fettsäuren zu rechnen. Erst ab 270 °C findet ein deutlicher Anstieg statt. Übliche maximale Temperaturen bei der Dämpfung liegen bei 240 °C–260 °C. Bei 240 °C liegen die Gehalte der trans-Fettsäuren von Sonnenblumenöl, Raps-, Soja- und Palmöl unter 4 %. Bei kaltgepreßten Ölen kommen weniger trans-Fettsäuren vor. trans-Fettsäuren sind aber nichts Unnatürliches. Sie kommen auch in Rinderfett, Milch und Butter vor (bis ca. 6 %).

Transitzeit
Passagegeschwindigkeit; Passagezeit; Magenpassage; Verweildauer
Geschwindigkeit, mit der der Magen entleert wird. Grundsätzlich gilt, daß größere Nahrungsmengen im Magen länger verweilen als kleinere. Höhermolekulare Nahrungsbestandteile verweilen im allgemeinen länger im Magen als niedermolekulare wie beispielsweise Glucose, Fructose und Saccharose. Kohlenhydrate wiederum verlassen den Magen schneller als eiweißreiche und/oder fettreiche Lebensmittel. Fettzusätze zur Nahrung vermindern die Passagegeschwindigkeit. Milde Erhitzung verkürzt, starke Hitzebehandlung der Lebensmittel verlängert die Passagezeit. Passagegeschwindigkeiten: 1–2 Std.: Kürzester Aufenthalt: jeweils ein Glas Wasser, Mineralwasser, Tee ohne jede Zutat, Kaffee ohne Zutat, Bier und leichter Wein, gekochte Milch, klare Fleischbrühe; zwei weiche Eier. 2–3 Std.:

Milchkaffee, saure Milch (1/2 l), zwei rohe oder hartgekochte Eier, gekochtes Kalbshirn, Blumenkohl, gekochter Spargel, Kartoffeln (150 g), Weißbrot, Zwieback, gekochter Fisch (je 200 g). 3–4 Std.: Beefsteak, kalt, gebraten oder roh (100 g), magerer Kalbsbraten und gekochtes Rindfleisch (je 100 g), roher oder gekochter Schinken, 250 g gekochtes Huhn, 150 g Schwarzbrot, 150 g gekochter Reis, Äpfel, Spinat, Möhren, Radieschen (je 150 g). 4–5 Std.: Gebratenes Rinderfilet, Schnitzel, geräucherte Rindszunge (je 250 g), 100 g Rauchfleisch in Scheiben, Hasenbraten, Entenbraten, gebratenes Rebhuhn (jeweils 250 g), 200 g Salzhering, 200 g Erbsenbrei, 150 g gekochte Schnittbohnen. 5–6 Std.: Schon ab 100 g: Schweinespeck, Schweinebraten und gebratenes Geflügel jeder Art, Gurkensalat, Lachs, Thunfisch. 6–8 Std.: Unabhängig von der Menge liegen am längsten und am schwersten im Magen: Nuß-Marzinpantorte, Eisbein, gebackener Karpfen, Sardinen in Öl, Gänsebraten, Räucheraal. Die Geschwindigkeit, mit der die Nahrung den Magen verläßt, hat Einfluß auf den Sättigungswert der Kost und auf die → Bekömmlichkeit. Im Dünndarm beträgt die normale Passagegeschwindigkeit 1 m/Std., im Dickdarm dagegen nur 6 cm/Std.

Traubenzucker
→ Glucose

Trennkost
→ Hay'sche Trennkost

Trennmittel
→ Zusatzstoffe, die die Streu- und Rieselfähigkeit von Pulvern verbessern und/oder erhalten. Ferner verhindern sie das Anhaften oder Ankleben eines Lebensmittels an einer Form, Unterlage, Umhüllung oder das Verkleben untereinander.

Trestatin
→ Amylaseinhibitor

Triglyceride
→ Fette

Trichinen
Parasit aus der Klasse der Fadenwürmer (Trichinella spiralis).

Trichinose
Durch Genuß von trichinösem Fleisch von Haus- und Wildschweinen verursachte Magen-Darm-Erkrankung. In der Bundesrepublik Deutschland ist Trichinenschau gesetzlich vorgeschrieben, so daß die T. nicht mehr auftritt.

Trinkwasser
Durch die Trinkwasser-Verordnung vom 5. 12. 1990 (BGBl. I S. 2612) ist gesetzlich geregelt, daß der Verbraucher qualitativ gutes und hygienisch einwandfreies Wasser erhält. Anforderungen an Trinkwasser: 1. Es muß frei von Krankheitserregern sein (Typhus, Paratyphus, Cholera und Salmonellen). 2. Es

muß keimarm sein (höchstens 100 Keime/ml Wasser). Hierzu wird das Trinkwasser ständig mit Hilfe einfacher bakteriologischer Untersuchungsmethoden untersucht: Keimzählung und Coli-Titer. Coli-Bakterien gehören zur normalen menschlichen und tierischen Darmflora, ihr Vorkommen im Wasser weist also auf eine Verunreinigung hin. (In 100 ml Wasser dürfen Coli-Bakterien nicht nachzuweisen sein.) Grund- und Quellwasser sind meist durch die erfolgte Reinigung in den Erdschichten keimarm. Oberflächenwasser muß dagegen in besonderen Aufbereitungsanlagen durch künstliche Filter und durch den Zusatz von Desinfektionsmitteln (Chlor- und Ozonverfahren) entkeimt (gereinigt) werden. 3. Trinkwasser soll frei von gesundheitsschädlichen Stoffen sein, z.B.: Blei, Arsen, Chrom. 4. Trinkwasser sollte eine mittlere Gesamthärte aufweisen. Carbonathärte und Nichtcarbonathärte ergeben zusammen die Gesamthärte des Wassers. Die Härte des Wassers wird in Millimol (1 Millimol = 1 mmol = 56 g CaO Calciumoxid in 1 l Wasser) Gesamthärte je Liter angegeben. 5. Trinkwasser soll klar, farblos, ohne Geruch und ohne fremdartigen Geschmack sein. Der Nitratgehalt liegt bei höchstens 50 mg/Liter.
→ Wasserhärte

Trinkwasserfluoridierung
Anreicherung des Trinkwassers mit → Fluorid zur Karies-Prophylaxe. Optimale Konzentration ist 1 mg Fluorid/l Trinkwasser. T. ist seit Jahrzehnten nicht nur in vielen Großversuchen in verschiedenen Ländern, sondern auch durch die Natur selbst erprobt: In Gebieten, in denen das Wasser natürlicherweise den optimalen oder sogar höheren Fluoridgehalt aufweist, haben sich sowohl die Wirksamkeit als auch die Unschädlichkeit des Fluorids gezeigt. In den USA benutzen mehr als 100 Millionen Einwohner angereichertes Trinkwasser. In einigen Staaten Amerikas ist die T. per Gesetz vorgeschrieben. In der Bundesrepublik Deutschland ist die T. bisher nicht vorgesehen.

Trisaccharide
→ Kohlenhydrate mit drei Monosaccharidmolekülen, z.B. Raffinose, die aus einem Galaktose-, einem Glucose- und einem Fructoserest besteht.

Trizepshautfalte
Maß für die gespeicherten Fettdepots. Dicke wird mittels → Caliper gemessen. Zusammen mit dem Armumfang läßt sich der Muskelumfang errechnen nach der Formel:
Armmuskelumfang = Armumfang minus Trizepshautfalte × 3,14 (in cm)
(s. Tabelle, Anhang S. 351)

Trockenobst
Durch Wasserentzug haltbar gemachte Obstfrüchte, bei denen der

natürliche Wassergehalt der Rohware unter die für das Bakterien- und Pilzwachstum kritische Grenze von ungefähr 20 % gebracht wird. Beim Aufquellen von T. in Wasser (Rehydratisieren) soll die ursprüngliche Beschaffenheit der frischen Früchte weitgehend wiederhergestellt sein.
→ Trocknen

Trocknen
Diese Konservierungsmethode beruht auf dem Wasserentzug, die Wasseraktivität wird vermindert. Beim Trocknen treten Farbveränderungen und teilweise Aromaverluste auf. Außerdem werden hitze- und sauerstoffempfindliche Vitamine (A, B_1, Folsäure, Pantothensäure, C, D, E, K) zu einem großen Teil zerstört.

Trypsin
Eiweißspaltendes → Enzym des Verdauungstraktes, das vom Pankreas als Trypsinogen (inaktive Vorstufe) produziert und in den Zwölffingerdarm abgegeben wird. Dort erfolgt eine Aktivierung mittels Enteropeptidase.

Trypsininhibitor
Natürlich vorkommende Substanz in Hülsenfrüchten, Kartoffeln, Roten Rüben, Rüben und Getreide. T. führt zu einer Hemmung von eiweißspaltenden Enzymen. Zerstörung größtenteils durch längeres Kochen über mindestens 15 Minuten.
→ Proteinase-Inhibitoren

Tryptophan
→ Essentielle Aminosäure. Sie kann im Organismus zu → Niacin umgebaut werden. Tryptophanmangel führt zu Anämie.
→ Aminosäuren

Tumordiät
→ Krebsdiäten

TVP
→ Texturierte Sojaprodukte

Typenzahl
Hinweis beim Mehl, die angibt, wieviel mg Asche (= unverbrennbare Mineralstoffe) in 100 g Mehl enthalten sind. So enthält das Weizenmehl Type 405 etwa 405 mg Mineralstoffe in 100 g Mehl.
→ Ausmahlungsgrad

Tyramin
Steigert den Blutdruck, indem es Noradrenalin aus den sympatischen Nervenendigungen freisetzt. Avocado, Bananen, Zitrusfrüchte, Himbeeren, Pflaumen, Tomaten enthalten beträchtliche Mengen an T. Wenn man davon ausgeht, daß etwa 100 mg T. oral als Einzeldosis bei etwa 80 % der Migräneanfälligen Kopfschmerzen hervorrufen, dann reichen ca. 100 g eines tyraminreichen Lebensmittels aus, um einen Migräneanfall zu provozieren.
→ Biogene Amine

Tyrosin
→ Aminosäure, die aus → Phenylalanin aufgebaut werden kann.

U

Überernährung

Eine Form der → Fehlernährung, die durch zu reichliche Nahrungsaufnahme gekennzeichnet ist.

Übergewicht

Mäßige bis starke Vermehrung des Speicherfettes. Ursachen: Erbanlagen, gefördert durch falsche Ernährungs- und Eßgewohnheiten, Ersatzbefriedigung bei seelischen Störungen. Bei → Fettsucht gestörte Steuerung des Appetit- und Sättigungsgefühls, zu wenig Bewegung. Selten liegt eine „Drüsenstörung" vor. Ü. ist ein → Risikofaktor für die Entstehung von Herz- und Gefäßkrankheiten.
→ Adipositas

Überzugsmittel

→ Zusatzstoffe, die direkt auf die Oberfläche eines (stückigen) Lebensmittels gebracht werden, um das Austrocknen zu vermeiden, Aromaverluste zu verhindern und die Oberfläche zu schützen. Neben der Schutzfunktion haben sie auch eine Dekorfunktion. Ü. sind z. B. bestimmte Harze und Wachse.

Ubichinone

Coenzym Q
Chinonabkömmlinge, die in vielen Lebensmitteln vorkommen und im menschlichen Körper gebildet werden. Die U. sind Glieder des Elektronen-Transportsystems in der → Atmungskette. Der Stoffwechsel der U. ähnelt dem der → Phyllochinone. Bei gemischter Kost werden etwa 5–10 mg täglich aufgenommen. Ursachen für einen Mangel an U. können ihre vermehrte Zerstörung durch gesteigerte Fettperoxidation oder ein Mangel an → Niacin, → Pyridoxin, → Pantothensäure, → Folsäure und → Cobalaminen sein, die zur Biosynthese von U. benötigt werden. Unter diesen Bedingungen erhalten die U. der Nahrung Vitamincharakter.

Ulcus

→ Magenerkrankungen, Ernährung

Ultrahocherhitzen

Angewandte Wärmebehandlung bei Milch, die mindestens 1 Sekunde auf 135–150 °C erhitzt wird. Die so behandelte Milch ist als H-Milch im Handel erhältlich. Sie ist im Nährwert der Vollmilch vergleichbar. Die hohen Temperaturen verändern zwar die Eiweißbausteine, zerstören sie aber nicht. Hitzeempfindliche Vitamine sind in H-Milch weniger vorhanden als in der pasteurisierten Milch.

Umami-Substanzen

Das Wort „Umami" stammt aus Japan und kann am ehesten mit „Schmackhaftigkeit" übersetzt werden. Oft wird es als der „fünfte Grundgeschmack" bezeichnet.
→ Geruch → Geschmack

Umesterung

→ Fetthärtung

Umsatzgeschwindigkeit, absolute
absolute turnover rate; flux rate
Geschwindigkeit, mit der Moleküle im Gesamtkörperpool entfernt und wieder ersetzt werden (Dimension = Masse/Zeit).

Umsatzgeschwindigkeit, relative
relative turnover rate; fractional turnover rate
Bruchteil eines Pools, der pro Zeiteinheit erneuert wird (Dimension = $Zeit^{-1}$).

Umsatzzeit
turnover time
Zeit, in der 63 % der alten Moleküle eines Pools durch neue ersetzt werden. Berechnung aus der → Halbwertzeit möglich: Umsatzzeit = $t^1/_2 \times 1{,}44$.

Umweltkontaminanten
Schadstoffe, z. B. → Schwermetalle, → Pestizide, → Radionuklide.

Ungesättigte Fettsäuren
→ Fettsäuren

Unterernährung
Eine Form der → Fehlernährung, die durch unzureichende Nahrungsaufnahme gekennzeichnet ist. Unterschieden werden zwei Formen der U.: – Eiweißmangelernährung (→ Kwashiorkor), – Energie- und Eiweißmangelernährung (→ Marasmus).

Untergewicht
Eine unter dem → Normalgewicht liegende Körpermasse.

Urämie
Letztes Stadium eines chronischen Nierenleidens als Folge des Versagens der Ausscheidungsfunktion der Niere. Symptome: Erbrechen, Übelkeit, Durchfälle, urinöser Mundgeruch, zunehmender Kräfteverfall. Zur Behandlung ist eine streng eiweißarme Diät (→ Urämiediät) erforderlich.

Urämiediät
Streng eiweißarme Nierendiät, die zuerst von Giordano und Giovanetti angewandt wurde. Durch hohe Kalorienzufuhr mit möglichst eiweißarmen Grundnahrungsmitteln und einem Zusatz des biologisch hochwertigen Eiproteins erreicht man über eine Eiweißmenge von 20–25 g eine Bilanzierung des Stickstoffhaushalts ohne vermehrte Retention von Eiweißabbauprodukten und Eiweißmangelzustände.

Uratsteine
→ Harnsteine

Urethan
→ Ethylcarbamat

Urticaria
Nesselsucht
Typisches Erscheinungsbild bei → Allergien und → Pseudoallergien.

V

Valin
→ Essentielle Aminosäure. Enthält verzweigte Kohlenstoffketten und kann vom Organismus nicht synthetisiert werden.
→ Aminosäuren

Valin-Leucin-Urie
→ Ahornsirupkrankheit

Vanadium
chem. Symbol V
→ Spurenelement, das mit Lebensmitteln pflanzlicher Herkunft, insbesondere pflanzlichen Ölen, aufgenommen wird. Die tägliche Aufnahme liegt zwischen 1 und 4 mg V. V. hat eine Bedeutung für den Mineralisationsprozeß im Knochen- und Zahngewebe sowie eine hemmende Wirkung auf die Cholesterinsynthese im Stoffwechsel. Der tägliche Bedarf wird auf 1–2 mg geschätzt.

Vanillin
Kommt als Gluko-Vanillin (an Zukker gebunden) in einer Reihe von Pflanzen vor, wie z. B. zu 2 % in Vanilleschoten, in etherischen Ölen, Harzen, Baumrinden, Zuckerrüben, Spargelsprossen und Ahornsirup. Wirkt als Geschmacksstoff und geschmacksverstärkend.

Vasopressin
→ Hormon, das im Hypothalamus gebildet wird und eine wichtige Rolle für den Wasserhaushalt spielt. V. erhöht die Rückresorption von Wasser, ist an der Durchblutungsregulation der Nieren und Nebennieren beteiligt und fördert die Abgabe von → Aldosteron aus der Nebennierenrinde.
→ Diabetes insipidus

Veganer
→ Vegetarische Kost

Vegetarische Kost
Man unterscheidet drei Formen des Vegetarismus: – Ovo-Lacto-Vegetarier: lehnen Fleisch von warm- und kaltblütigen Tieren ab, essen aber tierische Produkte wie Milch, Milchprodukte, Eier. – Lacto-Vegetarier: verzichten zusätzlich auf den Genuß von Eiern. – Veganer: lehnen den Genuß sämtlicher von Tieren stammender Lebensmittel ab. Relativ einheitlich wird bei fast allen Gruppen eine Vorliebe für → Rohkost gefunden. Vegetarier und Veganer sprechen sich auch meist gegen Alkohol und Nikotin aus, propagieren körperliche Arbeit und reichlich Bewegung. Die Behauptung, daß vegetarische Kost Mangelernährung verursache, war und ist für die (ovo-)lacto-vegetarische Ernährung sicher so nicht richtig. Das Weglassen von Fleisch und Fisch aus einer im übrigen abwechslungsreichen, gemischten Kost mit den biologisch hochwertigen Eiweißträgern Milch und Eier braucht ernährungsphysiologisch zu keiner Fehlernährung zu führen. Die (ovo-) lacto-vegetarische Er-

nährung kann eine vollwertige Kost sein, die allenfalls bei einseitiger Handhabung zu Unterversorgung mit einzelnen Nährstoffen führt. Sie hat somit keine bekannten Nachteile, bietet aber eine Reihe von Vorteilen. Sie ist als Dauerernährung für den Erwachsenen geeignet. Die veganische Ernährung, die auf jede Zufuhr von tierischen Produkten verzichtet, kann zu Mangelerscheinungen führen. Protein, Eisen, Calcium und Vitamin B_{12} stehen dabei im Vordergrund. Die → Deutsche Gesellschaft für Ernährung gibt folgende Empfehlungen für die Bevölkerung: Obwohl nach kritischer Durchsicht der zur Verfügung stehenden Befunde vieles dafür spricht, daß eine Ernährung ohne Fleisch und Fleischwaren aus ernährungsmedizinischer Sicht Vorteile bringt, steht der endgültige Beweis noch aus, ob durch eine derartige Ernährungsweise Sterblichkeit und Krankheitshäufigkeit gesenkt und ein höheres Alter in Gesundheit erreicht werden kann. Langzeituntersuchungen an Vegetariern, wie sie in Berlin vorgesehen sind, werden hier Klarheit bringen. Für Menschen, die sich nicht vegetarisch ernähren wollen oder können, läßt sich nach dem Stand der Wissenschaft die gesicherte Erkenntnis vermitteln, daß eine vermehrte Berücksichtigung pflanzlicher Proteinquellen, wie Brot und Kartoffeln, bei der Zusammensetzung des Speiseplans von gesundheitlichem Vorteil ist. Es sprechen gewichtige Gründe dafür, Fleisch und Fleischprodukte eher als Beilage zu verwenden. Die streng vegetarische Kost der Veganer dürfte nur bei gut überlegter Kostzusammenstellung, die umfangreiche Kenntnisse erfordert, gesundheitlich unbedenklich sein. Grundsätzlich muß jedoch eine zusätzliche Vitamin B_{12}-Zufuhr in medikamentöser Form erfolgen. Säuglinge und Kleinkinder dürften durch vegetarische Kost gefährdet sein. Auch schwangeren und stillenden Frauen ist von veganischer Kost abzuraten.

→ Anthroposophische Ernährungslehre

Verdaulichkeit

Maß für den prozentualen Anteil der Nahrung, der während der Verdauung in Bausteine zerlegt wird. Lebensmittel werden im Verdauungstrakt aufgeschlossen und resorbiert. Die V. der Grundnährstoffe hängt von der Zusammensetzung der Kost ab. Im allgemeinen weisen Kohlenhydrate (KH) und Fette (F) eine höhere V. auf als Eiweißstoffe (EW).

Lebensmittel	Ausnutzung in %		
	EW	F	KH
Pflanzliche Lebensmittel (durchschnittlich)	76	72	95
Tierische Lebensmittel (durchschnittlich)	95	98	98

Verdauung
Digestion
Hydrolytische Aufspaltung von polymeren Nahrungsbestandteilen zu monomeren durch → Enzyme im Magen-Darm-Trakt: Im Mund erfolgt Zerkleinerung der Speisen und Vermischung mit Mundspeichel (täglich 1 l). Der Speichel enthält ein kohlenhydratspaltendes Enzym (Amylase); es erfolgt eine Umwandlung der Stärke in Disaccharide. Der Speisebrei gelangt durch die Speiseröhre in den Magen. Der Magensaft (täglich 2,5 l) enthält etwa 0,5 prozentige Salzsäure, die den Speisebrei nach und nach durchsäuert. Die Magensalzsäure hat einige wichtige Funktionen zu erfüllen: 1. Quellung und Denaturierung der Eiweißstoffe, so daß die Enzyme leichter angreifen können, 2. Aktivierung von Enzymen, 3. Abtötung der mit der Nahrung aufgenommenen Bakterien, 4. Förderung der Eisenresorption. Der Magensaft enthält außerdem fett- und eiweißspaltende Enzyme. Geringe Mengen bereits emulgierten Fettes werden in Glycerin und Fettsäuren gespalten. Die Verweildauer der Speisen im Magen ist recht unterschiedlich (→ Transitzeit). Der Speisebrei wird dann Schub um Schub durch den Pförtner aus dem Magen in den Zwölffingerdarm, den oberen Abschnitt des Dünndarms, befördert. In den Zwölffingerdarm mündet der Ausführungsgang der Bauchspeicheldrüse (Pankreas) und der Gallengang. Der Bauchspeichel (täglich etwa 1 l) enthält kohlenhydrat-, fett- und eiweißspaltende Enzyme. Der Gallensaft (1,0 l) emulgiert die Fette, um sie so leichter aufschließbar zu machen. Im oberen Dünndarm kommt zu diesen Verdauungssäften noch der Darmsaft (täglich etwa 3 l) hinzu. Der Darmsaft enthält kohlenhydrat- und eiweißspaltende Enzyme. Im Dünndarm erfolgt der Abschluß des Hauptabbaus der Kohlenhydrate in Monosaccharide, der Fette in Glycerin und Fettsäuren und der Proteine in Aminosäuren. Die gelösten Nährstoffe treten durch die Darmwände in Blut und Lymphe über (→ Resorption). Im Dickdarm wird der unverdauliche Darminhalt durch Entzug des Wassers eingedickt. Eine weitere wichtige Funktion des Dickdarms besteht darin, daß hauptsächlich hier das Wasser und die darin gelösten Mineralstoffe resorbiert werden.

Verdickungsmittel
→ Bindemittel

Verfügbarkeit
→ Resorption

Verstopfung
→ Obstipation

Verträglichkeit
→ Bekömmlichkeit

Verunreinigungen
Stoffe, die unbeabsichtigt mit Lebensmitteln oder deren Vorproduk-

ten, z. B. über die Luft, das Wasser oder den Boden, in Berührung gekommen sind und dabei teilweise in diese übergehen.

Verweildauer
→ Transitzeit

Very Low Density Lipoprotein
Abkürzung: VLDL
→ Lipoproteine

verzehrfertig
genußfertig, konsumfertig
Lebensmittel oder Speisen, die unmittelbar gegessen oder getrunken werden können. Gegebenenfalls ist das Entfernen oder Öffnen der Verpackung erforderlich.

Verzehrsgewohnheiten
→ Ernährungsgewohnheiten

Vesper
→ Mahlzeiten → Nachmittagsmahlzeit → Zwischenmahlzeiten

Vielfachzucker
→ Polysaccharide

„Vitalstoffe"
Alle Substanzen, die zum Leben notwendig sind, und um die Zelle lebensfähig, leistungsfähig und gesund zu erhalten, nicht aber die energieliefernden Kohlenhydrate, Proteine und Fette. Wegen der Subsumierung einer Vielzahl verschiedener Substanzen ist dieser Begriff für den wissenschaftlichen Gebrauch wenig geeignet. Es handelt sich um eine summarische Bezeichnung für → Nährstoffe, die in der Ernährung überwiegend Wirkstoffcharakter besitzen. Es sind „aktive Nährstoffe", d. h. reaktionstragende und reaktionsauslösende Systeme der Zellen aller Organismen und ihrer Bausteine wie: essentielle Aminosäuren, ungesättigte Fettsäuren, Vitamine, Enzyme, Hormone, Mineralstoffe, Spurenelemente, Wasser und Sauerstoff, bei Pflanzen Kohlensäure sowie Ballaststoffe.

Vitamine
Organische Verbindungen, welche dem Organismus als solche oder in Form von Vorstufen (Provitaminen) mit der Nahrung zugeführt werden müssen, da sie vom Organismus benötigt, aber nicht (oder nicht in ausreichendem Umfange) im eigenen Stoffwechsel erzeugt werden können. Es sind Nahrungsbestandteile, die keine Energie liefern, aber für den richtigen Ablauf des Stoffwechsels unentbehrlich sind. Ihr Fehlen erzeugt Mangelkrankheiten, z. B. → Skorbut oder → Rachitis. Sie werden als Bestandteile von → Enzymen (Coenzyme) wirksam oder greifen an bestimmten Stellen unmittelbar in den Stoffwechsel ein. Die Einteilung der Vitamine kann erfolgen: – nach ihrem Vorkommen und ihren Funktionen, – nach ihren Löslichkeitseigenschaften. Vorkommen und Funktionen: 1. Vitamine als Bestandteile

von → Enzymen. Hierzu gehören die Vitamine der B-Gruppe und K. Sie kommen vorwiegend in den Zellen vor und sind wichtig für den Abbau der Fette, Kohlenhydrate und Proteine. 2. Vitamine, die spezifische Aufgaben zu erfüllen haben. Sie sind nicht Bestandteile von Enzymen, hierzu gehören die Vitamine A, C und D. Sie kommen vorwiegend im Blut vor. Eine unzureichende Zufuhr an Vitamin A und D kann zu Schäden führen. Einteilung nach Löslichkeit: 1. Fettlösliche Vitamine (A, D, E, K).2. Wasserlösliche Vitamine (B-Gruppe, C). Vitamin A → Retinol, Vitamin B_1 → Thiamin, Vitamin B_2 → Riboflavin, Vitamin B_3 → Pantothensäure, Vitamin B_5 → Niacin, Vitamin B_6 → Pyridoxin, Vitamin B_{12} → Cobalamine, Vitamin C → Ascorbinsäure, Vitamin D → Calciferole, Vitamin E → Tocopherole, → Biotin, Vitamin K → Phyllochinone, Vitamin M → Folsäure
→ Antivitamine → Avitaminose

Vitaminierung
Anreicherung von Lebensmitteln mit Vitaminen. Bei einem Hinweis auf den Zusatz von Vitaminen ist zugleich Art und Menge anzugeben.

Vitaminmangelkrankheiten
Allgemeine Bezeichnung für Erkrankungen, die durch Vitaminmangel auftreten, z. B. → Skorbut bei Vitamin C-Mangel. Vitaminmangel kann auftreten aufgrund – unzureichender Vitaminzufuhr, bedingt durch einseitige Ernährung, durch Unterernährung oder durch Zerstörung der Vitamine aufgrund falscher Lagerung und Zubereitung, – Störung der Darmflora, z. B. durch eine Antibiotikatherapie oder die Dauereinnahme von Abführmitteln, – Resorptionsstörungen, bedingt durch chronischen Durchfall, krankhafte Veränderungen der Darmschleimhaut oder operative Entfernung eines Darmabschnittes.
→ Avitaminose → Hypovitaminose

Vitaminüberversorgung
→ Hypervitaminose

Vitaminverluste
Können durch folgende Faktoren eintreten: – Wasser, – Hitze, – Licht, – UV-Strahlen, – (Luft-)Sauerstoff, – Enzyme, – Metalle, – sauren oder alkalischen pH-Bereich. Die Vitaminzerstörung erfolgt meist nicht durch einen einzelnen Faktor, sondern durch das Zusammenwirken mehrerer Faktoren. Entscheidend für die V. sind auch Dauer und Intensität der Einwirkung. Folgende Regeln können die Verluste gering halten:
– Obst und Gemüse möglichst frisch verwenden, – schnell und gründlich waschen, – Salat und Gemüse erst nach dem Waschen zerkleinern, möglichst sofort zubereiten, – richtige Temperatur wählen. Zu Beginn höchste Temperatur einstellen, um eine schnelle Erhitzung zu erzielen, dann mit geringer Hitze

weitergaren, - stets einen Deckel verwenden, - möglichst kurz garen, - langes Warmhalten vermeiden (s. Tabelle, Anhang S. 352).

VLDL
Abkürzung für Very-Low-Density-Lipoproteins
→ Lipoproteine

Vollkonserve
Durch Hitzebehandlung haltbar gemachte langfristig haltbare Konserven (z.B. 4 Jahre bei 20 bis 25 °C).

Vollkornmehl
Mehl, das die gesamten Bestandteile der gereinigten Körner einschließlich des Keimlings enthält. Die Körner können vor der Vermahlung von der äußeren Fruchtschale befreit werden. Vollkornmehle haben einen hohen Gehalt an → Ballaststoffen.

Vollkost
Kost, die - den Bedarf an essentiellen Nährstoffen deckt, - in ihrem Energiegehalt den → Energiebedarf berücksichtigt, - präventivmedizinische Erkenntnisse der Ernährungsforschung berücksichtigt, - in ihrer Zusammensetzung den üblichen Ernährungsgewohnheiten angepaßt ist, soweit die drei oben genannten Punkte nicht berührt werden.
→ Leichte Vollkost

Vollkost, leichte
→ Leichte Vollkost

Vollmilch
→ Milch

Vollweizengel-Kur
Weizengel-Kur
Prinzipien: Formula-Diät, Energiezufuhr ist reduziert, fettarme, kohlenhydratreiche Kost. Pro Tag werden fünf Portionen Weizengel je 55 g empfohlen, sie enthalten ohne Zusätze (z.B. von Saft, Obst oder Joghurt): 23 g Fett, 52 g Eiweiß, 172,5 g Kohlenhydrate entsprechend 1105 kcal bzw. 4620 kJ. Vollweizengel besteht aus Weizenkörnern (volles Korn) mit Zusatz von Milch- und Sojaeiweiß, linolsäurereichem Pflanzenfett, sowie von Vitaminen und Mineralstoffen.
→ Schlankheitsdiäten.

Vollwert
Sinngehalt muß der → Ernährungslehre von Kollath entnommen werden. Der V. eines Lebensmittels ergibt sich danach in erster Linie aus der Naturbelassenheit und der Frische bei möglichst hohem „Reinwert" (möglichst frei von Schadstoffen aller Art). Die Vollwertlehre geht davon aus, daß diese Kriterien weitgehend mit dem → Gesundheitswert übereinstimmen. Ein weiteres Kriterium sind sog. Auxone, d.h. bisher nicht nachgewiesene Inhaltsstoffe der Nahrung, denen Kollath eine gesundheitsfördernde

Wirkung zuschreibt. Die Empfehlungen zur Auswahl der Lebensmittel lauten: pflanzliche Lebensmittel gegenüber tierischen Lebensmitteln bevorzugen, Samen gegenüber Früchten und Gemüse den Vorzug geben.

Vollwert-Ernährung
Vorwiegend ovo-lacto-vegetabile Kost, verbunden mit der Empfehlung von Lebensmitteln (statt Nährstoffempfehlungen), die möglichst wenig verarbeitet bzw. zubereitet werden sollten und möglichst aus ökologischer Landwirtschaft stammen sollen. Die Kost besteht überwiegend aus Vollgetreide, Gemüse, Obst, naturbelassenen Fetten und Milchprodukten; sie kann mäßige Anteile an Fleisch (ein bis zweimal pro Woche), Fisch (einmal pro Woche) und Eiern (drei pro Woche) enthalten. Stark reduziert wird der Verbrauch von übertrieben be- und verarbeiteten Lebensmitteln, z.B. Auszugsmehlen, isolierten Zukkern und gehärteten Fetten.
Prinzipien der Vollwert-Ernährung: – Vorwiegend ovo-lacto-vegetabile Kost; – Lebensmittel möglichst aus kontrollierter biologischer (ökologischer) Landwirtschaft; – möglichst geringer Verarbeitungsgrad der Nahrung durch Prozeßtechniken und Zubereitungsverfahren; – Meiden isolierter und raffinierter Produkte wie Zucker und Auszugsmehle sowie Genußmittel; – Empfehlung von Lebensmitteln anstatt Nährstoffen.
Ziele der Vollwert-Ernährung: – Optimale Versorgung des Organismus mit allen essentiellen Nahrungsinhaltsstoffen, auch der (z. T. noch nicht identifizierten) möglicherweise essentiellen Substanzen; – Gesunderhaltung durch optimale Ausbildung von Abwehrkräften gegenüber Krankheiten; – Optimale körperliche und geistige Entwicklung sowie Leistungsfähigkeit; – ökologische Lebensweise durch Meidung von Veredelungsverlusten, Energie-Einsparung und Schonung der Umwelt; – Vorbild für Menschen in Industrie- und Entwicklungsländern; – Senken der Kosten im Gesundheitswesen. Die Vollwert-Ernährung erhebt den Anspruch, in ganzheitlicher Betrachtungsweise unseres Ernährungssystems die Herkunft, Produktion, Lagerung, Verarbeitung und Zubereitung unserer Lebensmittel sowie ernährungsphysiologische Erkenntnisse, ökologische Erfordernisse und weltweite Auswirkungen unseres Ernährungsverhaltens zu berücksichtigen. Es handelt sich um eine Ernährungsweise, in der wertvolle, überwiegend pflanzliche Lebensmittel, möglichst aus kontrolliertem ökologischem Anbau, verzehrt werden. Sie soll zu optimaler körperlicher und geistiger Entwicklung und Leistungsfähigkeit sowie zu bestmöglicher Widerstandskraft gegenüber Gesundheitsstörungen beitragen. Sie stellt eine Synthese von bewährten Erfahrungen und vielfälti-

gen wissenschaftlichen Erkenntnissen dar. Die Tabelle (Anhang S. 353) gibt auszugsweise einen Überblick über die neuen Empfehlungen für die Vollwert-Ernährung. Die → Deutsche Gesellschaft für Ernährung (DGE) hat zur V. eine ausführliche Stellungnahme abgegeben, wobei festgestellt wird, daß sich die Ernährungsvorschläge der V. in vielen Punkten mit den Empfehlungen der DGE decken: – Bevorzugung von Vollkornprodukten, – erhöhter Verzehr von Gemüse, Salaten, Obst, – Reduzierung des Fleischkonsums, – Herabsetzung des Verzehrs von Zucker und Süßwaren u.a.m.

Unbestritten ist, daß die Umstellung von einer falschen, einseitigen Ernährung auf die V. bei bestimmten Krankheiten günstige Auswirkungen haben kann. Die gleichen Erfolge sind jedoch auch zu beobachten bei Umstellung auf eine → vollwertige Ernährung.

→ Alternative Ernährung → Biokost → Frischkost

Vollwertige Ernährung

Dieser Begriff wurde schon vor 30 Jahren in den 10 Regeln der Deutschen Gesellschaft für Ernährung dargelegt, die darunter eine möglichst abwechslungsreiche, gemischte Kost mit hohen Anteilen an Getreideprodukten, Gemüse, Obst und Milchprodukten bei möglichst schonender Zubereitung der Nahrung versteht. Empfehlungen: 1. Ausgeglichene Energiebilanz, 2. Kost muß die Mindestmenge an Eiweiß, Fett und Kohlenhydraten enthalten, 3. sie soll den Mindestbedarf an Vitaminen, Salzen und Spurenelementen decken, 4. im Hinblick auf die Zusammensetzung bzw. Zubereitung ist zu beachten, daß die toxischen Obergrenzen der Vitamine und Mineralstoffe nicht überschritten werden.

Vollwertkost

→ Vollwert-Ernährung

vorgefertigt

Gewerblich oder industriell be- und/oder verarbeitete Lebensmittel, die entweder → verzehrfertig oder → teilfertig sein können.

Vorratshaltung

→ Bevorratung

Vorzugsmilch

Amtlich besonders überwachte Milchsorte, die in der natürlichen Beschaffenheit mit unverändertem Fettgehalt roh (nicht erhitzt) in den Verkehr gebracht wird. Deshalb werden besonders strenge Anforderungen an den Gesundheitszustand der Kühe, an die laufende Überprüfung und an die Beschaffenheit der Milch, an Behandlung, Verpackung und Beförderung gestellt. Der Gesundheitszustand des Personals wird ebenfalls überwacht.

W

Wachse
→ Ballaststoffe

Wachstumshormon
→ Somatotropin

Wachstumswert
→ Protein-Efficiency-Ratio

Waerland-Diät
Lacto-vegetabile Kostform (→ Vegetarismus). Die W. besteht vorwiegend aus einem Getreidebrei oder Brot aus grob gemahlenem Schrot von Weizen, Roggen, Gerste und Hafer. Daneben sind Sauermilchprodukte, Butter, Obst und Gemüse sowie deren Säfte und Bienenhonig erlaubt. Die W. wurde besonders für Krebskranke empfohlen. Sie ist nach dem heutigen Wissensstand aber nicht haltbar.

Waist-Hip-Ratio
Abkürzung: WHR
Quotient aus den Umfängen von Taille und Hüfte zur Bestimmung der verschiedenen Formen der Fettsucht (→ androide Fettsucht, → gynoide Fettsucht). Ausreichend sicher für die Diagnose einer androiden Adipositas ist die Ermittlung einer WHR von deutlich über 1.0 beim Mann und über 0.8 bei der Frau.

Wasser
Lebensnotwendiger Nährstoff. Der menschliche Organismus besteht zur Hälfte und mehr aus Wasser; beim erwachsenen Mann zu 60%, bei der erwachsenen Frau (mit ausgeprägtem Fettgewebe) zu 50% und beim Säugling zu 70%. Das Körperwasser ist auf verschiedene Räume verteilt: – Hauptanteil in den Zellen (Quellungswasser), – teilweise zwischen den Zellen (Gewebsflüssigkeit), – teilweise außerhalb der Zellen (Blut, Lymphe, Verdauungssäfte). Zwischen diesen Bereichen findet ein ständiger Austausch von Stoffen statt. Aufgaben des Wassers im Organismus: – Baustoff (Quellungswasser), – Lösungsmittel, – Dielektrikum, – Transportmittel, – Regulator des Wärmehaushalts. Die Wasserbilanz ist normalerweise ausgeglichen. Wasserabgabe durch Niere (1300 g), Darm (150 g), Haut (500 g) und Lunge (450 g). Die Wasserabgabe beträgt insgesamt 2400 ml pro Tag. Wasseraufnahme durch Getränke (1300 g), Wasser in fester Nahrung (800 g) und → Oxidationswasser (300 g). Die Gesamtwasseraufnahme beträgt täglich 2400 ml. Ein Wasserverlust von mehr als 35% des Wasserbestandes des Organismus ist tödlich. Bedarfsempfehlung für den Erwachsenen: 25 bis 30 ml/kg Körpergewicht pro Tag (s. Tabelle, Anhang S. 354). Die Richtwerte für die Höhe der Gesamtzufuhr von Wasser betragen beim Erwachsenen etwa 1 ml/kcal. Empfohlen werden 2–3 l täglich, wovon die eine Hälfte durch Getränke, die andere Hälfte durch fe-

ste Nahrung gedeckt werden soll. Wassermangel führt zu Bluteindikkung, Kreislaufversagen, schlechterem Gewebsturgor, Verwirrungszuständen. Der Wasserbedarf ist erhöht bei hohem Energieumsatz, Hitze, Hitzearbeit, Fieber, Erbrechen, Durchfall, Aufenthalten in großer Höhe, trockener kalter Luft, salzreicher Kost, hoher Proteinzufuhr. Besonders ältere Menschen haben auf eine regelmäßige und ausreichende Flüssigkeitszufuhr zu achten (> 1 ml/kcal). Bei ihnen kann das Durstempfinden so abgeschwächt sein, daß sie nicht mehr in der Lage sind, ein bestehendes Flüssigkeitsdefizit adäquat wahrzunehmen.

Wasserhärte

Man unterscheidet vier Härtebereiche, wobei die Härte des Wassers abhängig ist vom Gestein der jeweiligen Landschaft, von der Regenhäufigkeit und von der Jahreszeit. Frühere Maßeinheit: 1 Grad Deutscher Härte (1° d) = 0,18 mmol CaO (Calciumoxid) pro Liter. Heutige Maßeinheit: 1 Millimol (mmol) = 56 g CaO (Calciumoxid) in 1 Liter Wasser.

Übersicht: Wasserhärte

bis 1,3 mmol/l	weiches Wasser
1,3 – 2,5 mmol/l	mittelhartes Wasser
2,5 – 3,8 mmol/l	hartes Wasser
über 3,8 mmol/l	sehr hartes Wasser

Weight Watchers

Die 1963 in den USA gegründete Organisation ist heute in fast allen westlichen Ländern Europas verbreitet. In der Bundesrepublik Deutschland bestehen über 20 WW-Center. Das WW-Programm setzt sich aus den Komponenten „Ernährungsprogramm“, „persönlichem Verhaltensplan“, „Gruppenunterstützung“ und „Bewegungsprogramm“ zusammen. Das Ernährungsprogramm, vom amerikanischen Ernährungswissenschaftler Sebrell konzipiert und von Cremer an deutsche Verhältnisse adaptiert, basiert auf dem Prinzip der kalorienreduzierten Mischkost mit erhöhtem Eiweißanteil. Frauen beginnen in der ersten Abnehmwoche mit 1000 kcal/Tag. Die Energiezufuhr wird danach bis zu einem sogenannten Basis-Programm erhöht. Der „persönliche Verhaltensplan“ besteht aus einem Paket schriftlicher Anweisungen zur Veränderung des Eßverhaltens auf der Grundlage verhaltenstherapeutischer Selbstkontrolltechniken (nach Stuart, USA). Falsches Eßverhalten wird schrittweise aufgezeigt und verändert. Die Mitglieder werden zu körperlicher Aktivität angeregt, ihr Bewegungsablauf soll in den ersten drei Wochen protokolliert werden. Einmal wöchentlich treffen sich die Weight-Watchers. Die Teilnahme ist verbindlich und kostenpflichtig. Voraussetzung für eine Gruppenteilnahme ist ein Übergewicht von 5 kg über → Broca-Normalgewicht. Die Gruppen (etwa 45 Teilnehmer) werden von ausgebildeten Laien, ehemaligen

Weight-Watchers-Mitgliedern, angeleitet. Die Gestaltung der Treffen ist streng an den Vorschriften der Gesellschaft orientiert. Nach Erreichen des Zielgewichts setzt das Erhaltungsprogramm ein. Wird das Gewicht über 6 Monate gehalten, kann eine Dauermitgliedschaft beantragt werden, die kostenlos ist, solange das Zielgewicht nicht mit mehr als einem Kilo überschritten wird.

Weinsäure
Organische Säure mit einem → ADI-Wert von 0 bis 30 mg/kg. Sie wird nur zu etwa 20 bis 30% aus dem Darm resorbiert, 10 bis 25% werden unverändert über den Urin ausgeschieden.

Weizengel-Kur
→ Vollweizengel-Kur

Weizenkeime
Weizenkeime sind die verarbeiteten Keimlinge des Weizenkorns, die vor der Vermahlung vom Korn getrennt werden. Sie sind reich an mehrfach ungesättigten Fettsäuren, an Kalium, Eisen, Vitamin B_1 und Vitamin E.

Weizenkeimöl
Speiseöl mit einem hohen Anteil an mehrfach ungesättigten Fettsäuren (44%), besonders reich an Vitamin E (156 mg/100 ml).

Weizenkleie
Hergestellt aus den Randschichten des Weizenkorns, die einen hohen Anteil an → Ballaststoffen enthalten. Es gibt W. in grober Flockenform und als Tabletten mit und ohne Zukker. Die Wirkung von W. beruht vorwiegend auf ihrer Wasserbindungsfähigkeit. 50 g W. können 220 g Wasser binden. Zur Vermeidung von Kleiepfropf im Darm und zur Verbesserung der Wirkung sollte reichlich Flüssigkeit aufgenommen werden, pro Portion (10 g = 2 leicht gehäufte Eßlöffel) mindestens $^1/_4$ l Flüssigkeit.

Weltgesundheitsorganisation
World Health Organization, WHO
Am 7. April 1948 gegründete Sonderorganisation der Vereinten Nationen, welche die Aufgabe des 1907 in Paris gebildeten Internationalen Gesundheitsamtes übernahm. Ziel der Arbeit der WHO ist die Erreichung des höchstmöglichen Gesundheitszustandes für alle Menschen.
→ Codex Alimentarius Commission

Wertigkeit, biologische
→ Biologische Wertigkeit

WHO
World Health Organization
→ Weltgesundheitsorganisation

WHR
→ Waist-Hip-Ratio

Wilsonsche Krankheit
→ Morbus Wilson

Wirkstoffe
Schutz- und Reglerstoffe, z.B. → Vitamine und → Mineralstoffe. Sie dienen als Schutzstoffe, z.B. vor Krankheiten oder zur Regelung von Körpervorgängen.

Wirkungsspezifität
→ Substratspezifität

Wohlfühlgewicht
Persönliches → Idealgewicht. Bei einer Frau von 168 cm z.B. zwischen 56 und 74 kg, bei einem Mann von 178 cm 63 bis 83 kg.

X

Xanthan
Hochmolekulares Polysaccharid, das von dem Mikroorganismus Xanthomonas campestri gebildet wird.
→ Hydrokolloide

Xanthinoxidase
→ Oster-Theorie

Xanthinsteine
→ Harnsteine

Xylit
→ Zuckeralkohol. Kommt in Früchten, Beeren, Gemüse und Pilzen vor. Bei Tier und Mensch Zwischenprodukt im Glucuronsäure-Xylulose-Cyclus. X. hat etwa die gleiche → Süßkraft wie → Saccharose. Technische Herstellung durch Hydrolyse der Hemicellulose Xylan und anschließendes Hydrieren. Wichtige Anwendungsgebiete von X. sind nichtkariogene Süßwaren und verwandte Produkte. Die karieshemmende Wirkung ist vermutlich darauf zurückzuführen, daß X. das Bacterium Streptococcus mutans hemmt, das hauptsächlich für die schädliche Säurebildung aus Zucker an den Zähnen verantwortlich ist. Außerdem wird die Art der Zahnbeläge durch X. günstig beeinflußt und die Menge des Zahnbelages vermindert. Weiterhin unterstützt X. die Remineralisierung des Zahnschmelzes. X. liefert die gleiche Energiemenge wie → Sorbit und → Fructose. Bei Mengen über 50 g/Tag können Durchfälle auftreten.
→ Zuckeraustauschstoffe

Y

Yin-Yang-Prinzip
→ Mazdaznan-Bewegung

Z

zahnfreundlich
Bezeichnung für Produkte, die süß schmecken, aber keine Karies verursachen. Wissenschaftlich bewertet müssen es Produkte sein, die keinen pH-Abfall unter 5,7 während rund 30 Minuten nach ihrem Ver-

zehr in den Zahnbelägen verursachen.

ZEBS

→ Zentrale Erfassungs- und Bewertungsstelle für Umweltchemikalien

Zein

Bestandteil des Klebereiweißstoffes von Mais, gehört zu den Prolaminen.

Zellulose

→ Cellulose

Zentrale Erfassungs- und Bewertungsstelle für Umweltchemikalien

Abkürzung: ZEBS
Nachgeordnete Organisation des Bundesgesundheitsamtes. Die ZEBS sammelt seit 1974 Daten über Rückstände und Verunreinigungen in Lebensmitteln. Die Arbeitsergebnisse werden in einer Schriftenreihe (ZEBS-Berichte, Dietrich Reimer Verlag, Berlin) veröffentlicht.

Zink

chem. Symbol Zn
Lebenswichtiges → Spurenelement (→ Mineralstoffe). Wirkung: Enzymaktivierung, Funktionen bei der Insulinspeicherung und im Immunsystem. Mangelsymptome: Abschwächung der Geschmacksempfindung (Hypogeusie), Veränderungen der Geschmacksempfindung (Dysgeusie), Appetitlosigkeit, Wachstumsdepressionen, Verzögerung in der Wundheilung, erhöhte Infektanfälligkeit. Der Zinkbestand des Menschen beträgt 1,4 bis 2,1 g. Allgemein ist die Resorbierbarkeit aus Lebensmitteln tierischer Herkunft höher als aus solchen pflanzlicher Herkunft. Histidin und Cystein können die Resorption verbessern, während → Phytat und ein zu hoher Calciumgehalt der Nahrung die Resorption beeinträchtigen. Vorkommen: Fleisch, verschiedene Fischarten, Innereien, Milchprodukte und besonders Schalentiere. Empfehlenswerte Zufuhr für Jugendliche und Erwachsene: 15 mg pro Tag für männliche Personen, 12 mg pro Tag für weibliche Personen (s. Tabelle, Anhang S. 355).

Zinn

chem. Symbol Sn
Physiologische Bedeutung als Spurenelement (→ Mineralstoffe) ist noch nicht bekannt. Lediglich bei Ratten konnte eine essentielle Funktion festgestellt werden.

Zitronensäure

→ Citronensäure

Zitronensaftkur

Prinzip der Diät: 6–12 Gläser (150 ml) Zitronensaft täglich trinken, gelegentlich auch Pfefferminztee. Für ein Glas werden 2 Eßlöffel frisch gepreßter Zitronensaft, 2 Eßlöffel → Ahornsirup und 1 Prise Cayennepfeffer benötigt, die mit lauwarmem bis kaltem Wasser auf 150 ml aufgefüllt werden. Während der ganzen Diät (mindestens 10 Tage) soll keine andere Nahrung aufgenommen werden. Die Diät wird empfohlen zur Entschlackung und Reinigung des Körpers, aber auch als Abmagerungskur. Wegen der Einseitigkeit der Zusammensetzung ist sie jedoch nicht empfehlenswert.

Zivilisationskrankheiten
→ Ernährungsabhängige Krankheiten

Zöliakie
→ Coeliakie

Zucker und zuckerhaltige Erzeugnisse
Zucker besteht ausschießlich aus → Kohlenhydraten, er enthält keine Mineralstoffe oder Vitamine und auch keine Ballaststoffe. Üblicherweise wird unter Zucker das Disaccharid → Saccharose verstanden. Z. hat einen hohen Energiegehalt, ist leicht verdaulich und liefert schnell Energie. Die Zuckersorten werden in erster Linie nach besonderen Formmerkmalen, die vom jeweiligen Bearbeitungsverfahren abhängen, unterschieden.
→ Brauner Zucker → Farinzucker → Karies → Rohzucker → Rohrzucker

Zuckeralkohole
→ Zuckeraustauschstoffe

Zuckeraustauschstoffe
Stoffe, die im Austausch gegen Zucker eingesetzt werden. Sie werden bei Störungen der Glucoseverwertung (z.B. → Diabetes-Diät) oder in bestimmten Stoffwechselsituationen bei der parenteralen Ernährung anstelle von Saccharose oder Glucose angewendet. Dazu zählen: → Fructose und die Zukkeralkohole, → Sorbit, → Xylit, → Mannit, → Isomalt, → Maltit und → Lactit. Die überwiegende Metabolisierung erfolgt in der Leber, verzögerte Umwandlung in Glucose, dadurch langsamer Blutzuckeranstieg. Bei zu hohen Einzeldosen kann es zu osmotisch bedingten Durchfällen kommen, die sich durch gleichmäßige Verteilung einer Gesamtmenge von 40 bis 60 g über den Tag vermeiden lassen. Der Zuckeraustauschstoff Xylit wirkt karieshemmend, da er von den Mikroorganismen der Mundflora nicht verwertet wird. Z. besitzen einen dem Haushaltszucker vergleichbaren Energiewert, aber unterschiedliche Koch- und Backeigenschaften.
→ Isomalt → Lactit

zuckerfrei
Werblicher Hinweis bei Lebensmitteln, die ohne Zucker (→ Saccharose) hergestellt sind. Sie können aber → Zuckeraustauschstoffe oder → Süßstoffe enthalten.

Zuckerkrankheit
→ Diabetes

Zuckerteekaries
Saugerfläschchenkaries

Verlaufsformen von frontaler Frühkaries. Sie werden zwar durch äußere Einwirkungen, z.B. Säurelyse kariogen wirkender Kohlenhydrate, lokale Entkalkung des Zahnschmelzes und bakterielle Beteiligung, beeinflußt, führen aber erst zu unterschiedlich schwerer Milchzahnkaries, wenn die bedrohten Zahngruppen strukturelle Vorschäden und Mineralisationsdefekte erlitten haben, die auf bereits unzureichende Mineral- und Nährstoffresorption von Mutter und Kind sowie auf Früherkrankungen zurückgeführt werden können. Gesüßter → Kindertee ist also nur ein Faktor, der Z. mitbegünstigen kann.

Zusatzstoffe
Zusatzstoffe sind durch § 2 → Lebensmittel- und Bedarfsgegenstände Gesetz (LMBG) definiert als Stoffe, die dazu bestimmt sind, Lebensmitteln zur Beeinflussung ihrer Beschaffenheit oder zur Erzielung bestimmter Eigenschaften oder Wirkungen zugesetzt zu werden; ausgenommen sind Stoffe, die natürlicher Herkunft oder den natürlichen chemisch gleich sind und nach allgemeiner Verkehrsauffassung überwiegend wegen ihres Nähr-, Geruchs- oder Geschmackswertes oder als Genußmittel verwendet werden, sowie Trink- und Tafelwasser. Zusatzstoffe sind also alle Stoffe, die nicht normale Lebensmittelrohstoffe oder deren Inhaltsstoffe sind und die bei der Herstellung von Lebensmitteln zum Einsatz kommen. Sie dürfen nur nach amtlicher Zulassung verwendet werden. Unabdingbare Voraussetzung für die Zulassung von Zusatzstoffen: – Nachweis der gesundheitlichen Unbedenklichkeit (→ ADI-Wert), – Nachweis der technologischen Notwendigkeit. Zusatzstoffe werden eingesetzt, – um den Nährwert zu verbessern (z.B. durch Zusatz von → Vitaminen), – um die Haltbarkeit zu verbessern (z.B. durch Zusatz von → Konservierungsstoffen zur Schimmelverhütung), – um die Konsistenz (Festigkeit, Streichfähigkeit etc.) zu verändern bzw. zu erhalten (z.B. durch Zusatz von → Emulgatoren oder → Geliermitteln), – um optische oder geschmackliche Eigenschaften positiv zu beeinflussen (durch Zusatz von → Farbstoffen, etwa bei Süßigkeiten oder durch Zusatz von → Süßstoffen bei diätetischen Lebensmitteln).
→ Antioxidationsmittel → EG-Nummer → Farbstoffe → Hydrokolloide → Konservierungsstoffe

Zutatenliste
Aufzählung der Zutaten eines Lebensmittels in absteigender Reihenfolge ihres Gewichtsanteiles zum Zeitpunkt ihrer Verwendung bei der Herstellung des Lebensmittels. Die rechtlichen Bestimmungen sind in der Lebensmittel-Kennzeichnungsverordnung (LMKV) enthalten.

Zwischenmahlzeiten
Zwischenmahlzeiten sind Mahlzeiten mit geringeren Nahrungsmengen (höchstens 10% der Tagesenergiemenge), z.B. zweites → Frühstück, → Vesper, → Spätmahlzeit. Zwischenmahlzeiten ergänzen die Hauptmahlzeiten. Sie sollten vitamin- und mineralstoffreich sein.
→ Mahlzeiten

Zwischenstoffwechsel
→ Intermediärstoffwechsel

Tab.: Beispiele möglicher Beeinträchtigung der Nährstoffversorgung durch Arzneimittel

Arzneimittel	**Nährstoffe**
Orale Kontrazeptiva	Pyridoxin, Folsäure
Diuretika	Kalium, Calcium, Magnesium, Thiamin
Appetitzügler	Ascorbinsäure
Antidiabetika	
Biguanid-Derivate	Vitamin B_{12}, Calcium
Urikosurika, Urikostatika	Eisen Riboflavin
Antikonvulsiva	
Phenobarbital, Phenytoin, Primidon	Vitamin D, Folsäure
Analgetika, Antirheumatika	Ascorbinsäure, Folsäure, Eisen
D-Penicillamin	Pyridoxin
Psychopharmaka	
Phenothiazinderivate	Folsäure, Calcium, Magnesium
Laxantia	
Paraffinemulsionen	Natrium, Kalium, Vitamine A, D, E, K
Antazida	
Aluminiumhydroxid	Phosphor, Eisen, Vitamin A
Natron, Calciumcarbonat	Thiamin
Carbenoxolon	Kalium
Antibiotika	
Tetracyclin	Eisen, Folsäure
Penicilline	Kalium
Chloramphenicol	Eisen

Quelle: Menden, E.: Arzneimittel und Ernährung. Ernährungs-Umschau **35** (8), Beilage, B 37 – B 40 (1988)

Tab.: Empfohlene Zufuhr von Calciferolen (Vitamin D)

Alter	Vitamin D µg/Tag
Säuglinge	
0 bis unter 4 Monate	10[1] + 10[2]
4 bis unter 12 Monate	10[3] + 10[2]
Kinder	
1 bis unter 4 Jahre	5
4 bis unter 7 Jahre	5
7 bis unter 10 Jahre	5
10 bis unter 13 Jahre	5
13 bis unter 15 Jahre	5
Jugendliche und Erwachsene	
15 bis unter 19 Jahre	5
19 bis unter 25 Jahre	5
25 bis unter 51 Jahre	5
51 bis unter 65 Jahre	5
65 Jahre und älter	5
Schwangere	
ab 4. Monat	10
Stillende	10

[1] 400 IE = 10 µg Vitamin D/l in industriell hergestellter Säuglingsmilchnahrung

[2] 500 IE = 12,5 µg Vitamin D in 1 Tablette zur Rachitisprophylaxe

[3] Im 2. Lebenshalbjahr abnehmend mit rückläufigem Anteil an industriell hergestellter Säuglingsmilchnahrung

Quelle: Deutsche Gesellschaft für Ernährung, Empfehlungen für die Nährstoffzufuhr, 5. Überarb. 1991, Frankfurt, S. 89

Tab.: Empfohlene Zufuhr von Calcium

Alter	**Calcium** empfohlene Zufuhr mg/Tag	**Calcium** mg/MJ[1] (Nährstoffdichte) m	w
Säuglinge			
0 bis unter 4 Monate	500	217	
4 bis unter 12 Monate	500	152	
Kinder			
1 bis unter 4 Jahre	600	111	
4 bis unter 7 Jahre	700	93	
7 bis unter 10 Jahre	800	95	
10 bis unter 13 Jahre	900	96	100
13 bis unter 15 Jahre	1000	95	104
Jugendliche und Erwachsene			
15 bis unter 19 Jahre	1200	96	120
19 bis unter 25 Jahre	1000	91	111
25 bis unter 51 Jahre	900	90	106
51 bis unter 65 Jahre	800	89	107
65 Jahre und älter	800	100	114
Schwangere	1200		118
Stillende	1300[2]		111

[1] Berechnet für Jugendliche und Erwachsene mit überwiegend sitzender Beschäftigung
[2] Zum Ausgleich der Verluste während der Schwangerschaft

Quelle: Empfehlungen für die Nährstoffzufuhr der DGE, 5. Überarb. 1991, S. 51

Tab.: Schätzwerte für eine angemessene Zufuhr von Spurenelementen

Alter	**Kupfer** mg/Tag	**Mangan** mg/Tag	**Selen** µg/Tag	**Chrom** µg/Tag	**Molybdän** µg/Tag
Säuglinge					
0 bis unter 4 Monate	0,4 - 0,6	0,3 - 0,6	5 - 15	10 - 40	15 - 30
4 bis unter 12 Monate	0,6 - 0,7	0,6 - 1,0	5 - 30	20 - 60	20 - 40
Kinder					
1 bis unter 4 Jahre	0,7 - 1,0	1,0 - 1,5	10 - 50	20 - 80	25 - 50
4 bis unter 7 Jahre	1,0 - 1,5	1,5 - 2,0	15 - 70	30 - 120	30 - 75
7 bis unter 10 Jahre	1,0 - 2,0	2,0 - 3,0	15 - 80	50 - 200	50 - 150
über 10 Jahre	1,5 - 2,5	2,0 - 5,0	20 - 100	50 - 200	75 - 250
Jugendliche und Erwachsene	1,5 - 3,0	2,0 - 5,0	20 - 100	50 - 200	75 - 250

Quelle: Empfehlungen für die Nährstoffzufuhr der DGE, 5. Überarb. 1991, S. 75

Tab.: Empfohlene Zufuhr von Eisen

Alter	**Eisen**			
	mg/Tag		mg/MJ[5] (Nährstoffdichte)	
	m	w[4]	m	w
Säuglinge[1]				
0 bis unter 4 Monate	6[2]		2,6	
4 bis unter 12 Monate	8		2,4	
Kinder				
1 bis unter 4 Jahre	8		1,5	
4 bis unter 7 Jahre	8		1,1	
7 bis unter 10 Jahre	10		1,2	
10 bis unter 13 Jahre	12	15	1,3	1,7
13 bis unter 15 Jahre	12	15	1,1	1,6
Jugendliche und Erwachsene				
15 bis unter 19 Jahre	12	15	1,0	1,5
19 bis unter 25 Jahre	10	15	0,9	1,7
25 bis unter 51 Jahre	10	15	1,0	1,8
51 bis unter 65 Jahre	10	10	1,1	1,3
65 Jahre und älter	10	10	1,3	1,4
Schwangere		30		2,9
Stillende		20[3]		1,7

[1] Ausgenommen Unreifgeborene
[2] Ein Eisenbedarf besteht infolge der dem Neugeborenen von der Plazenta als Hb-Eisen mitgegebenen Eisenmenge erst ab dem 4. Monat
[3] Zum Ausgleich der Verluste während der Schwangerschaft
[4] Nichtmenstruierende Frauen, die nicht schwanger sind oder stillen: 10 mg/Tag
[5] Berechnet für Jugendliche und Erwachsene mit überwiegend sitzender Beschäftigung

Quelle: Empfehlungen für die Nährstoffzufuhr der DGE, 5. Überarb. 1991, S. 60

Empfohlene Nährstoffzufuhr pro Tag* nach DGE

Alter	Protein g/kg[1] m	Protein g/kg[1] w	g m	g w	ess. Fett-säuren % der Energie	Calcium mg m	Calcium mg w	Magnesium mg m	Magnesium mg w	Eisen mg m	Eisen mg w	Jod µg	Zink mg m	Zink mg w
Säuglinge														
0 bis unter 4 Monate	2,2		11		4,5	500		40		6[5,6]		50	5	
4 bis unter 12 Monate	1,6		13		3,8	500		60		8		80	5	
Kinder														
1 bis unter 4 Jahre	1,2		16		3,5	600		80		8		100	7	
4 bis unter 7 Jahre	1,1		21		3,5	700		120		8		120	10	
7 bis unter 10 Jahre	1,0		27		3,5	800		170		10		140	11	
10 bis unter 13 Jahre	1,0		38	39	3,5	900		230	250	12	15	180	12	12
13 bis unter 15 Jahre	1,0		51	50	3,5	1000		310	310	12	15	200	15	12
Jugendl. u. Erwachsene														
15 bis unter 19 Jahre	0,9	0,8	60	47	3,5	1200		400	350	12	15	200	15	12
19 bis unter 25 Jahre	0,8		60	48	3,5	1000		350	300	10	15	200	15	12
25 bis unter 51 Jahre	0,8		59	48	3,5	900		350	300	10	15	200	15	12
51 bis unter 65 Jahre	0,8		58	48	3,5	800		350	300	10	10	180	15	12
65 Jahre und älter	0,8		55	47	3,5	800		350	300	10	10	180	15	12
Schwangere		58[2,3]		58[2]	3,5		1200		300		30	230		15[2]
Stillende		63[3]		63	3,5		1300[7]		375		20[7]	260		22

* Richtwerte für die Zufuhr von Wasser, Energie, Fett, Cholesterin, Saccharose, Ballaststoffen, Natrium, Kalium und β-Carotin sowie Angaben zu Chlorid und Phosphor befinden sich im Text

1 g/kg Sollgewicht und Tag

2 Ab 4. Monat der Schwangerschaft

3 g/Tag

4 Nichtmenstruierende Frauen, die nicht schwanger sind oder stillen: 10 mg

5 Ausgenommen Unreifgeborene

6 Ein Eisenbedarf besteht infolge der dem Neugeborenen von der Plazenta als Hb-Eisen mitgegebenen Eisenmenge erst ab dem 4. Monat

7 Zum Ausgleich der Verluste während der Schwangerschaft

Empfohlene Nährstoffzufuhr pro Tag* nach DGE (Fortsetzung)

Alter	Vit. A mg RÄ[8]		Vit. D µg	Vit. E mg TÄ[9]	Vit. K µg		Thiamin mg		Riboflavin mg		Niacin mg NÄ[10]		Vit. B_6 mg		Folsäure µg		Vit. B_{12} µg	Vit. C mg
	m	w			m	w	m	w	m	w	m	w	m	w	[11]	[12]		
Säuglinge																		
0 bis unter 4 Monate	0,5		10	3	5		0,3		0,3		5		0,3		–	40	0,5	40
4 bis unter 12 Monate	0,6		10	4	10		0,4		0,5		6		0,6		80	40	0,8	50
Kinder																		
1 bis unter 4 Jahre	0,6		5	6	15		0,7		0,8		9		0,9		120	60	1,0	55
4 bis unter 7 Jahre	0,7		5	8	20		1,0		1,1		12		1,2		160	80	1,5	60
7 bis unter 10 Jahre	0,8		5	9	30		1,1		1,2		13		1,4		200	100	1,8	65
10 bis unter 13 Jahre	0,9	0,9	5	10	40	40	1,2	1,2	1,4	1,3	15	14	1,6	1,5	240	120	2,0	70
13 bis unter 15 Jahre	1,1	1,0	5	12	50	50	1,4	1,2	1,5	1,4	17	15	1,8	1,6	300	150	3,0	75
Jugendl. u. Erwachsene																		
15 bis unter 19 Jahre	1,1	0,9	5	12	70	60	1,6	1,3	1,8	1,7	20	16	2,1	1,8	300	150	3,0	75
19 bis unter 25 Jahre	1,0	0,8	5	12	70	60	1,4	1,2	1,7	1,5	18	15	1,8	1,6	300	150	3,0	75
25 bis unter 51 Jahre	1,0	0,8	5	12	80	65	1,3	1,1	1,7	1,5	18	15	1,8	1,6	300	150	3,0	75
51 bis unter 65 Jahre	1,0	0,8	5	12	80	65	1,3	1,1	1,7	1,5	18	15	1,8	1,6	300	150	3,0	75
65 Jahre und älter	1,0	0,8	5	12	80	65	1,3	1,1	1,7	1,5	18	15	1,8	1,6	300	150	3,0	75
Schwangere		1,1[2]	10[2]	14[2]		65[2]		1,5[2]		1,8[2]		17[2]		2,6[2]	600	300	3,5[13]	100[2]
Stillende		1,8	10	17		65		1,7		2,3		20		2,2	450	225	4,0	125

[8] 1 mg Retinol-Äquivalent = 6 mg all-trans-β-Carotin = 12 mg andere Provitamin A-Carotinoide = 1,15 mg all-trans-Retinylacetat = 1,83 mg all-trans-Retinylpalmitat

[9] 1 mg RRR-α-Tocopherol-Äquivalent = 1,1 mg RRR-α-Tocopherylacetat = 2 mg RRR-β-Tocopherol = 4 mg RRR-γ-Tocopherol = 100 mg RRR-δ-Tocopherol = 3,3 mg RRR-α-Tocotrienol = 1,49 mg all-rac-α-Tocopherylacetat

[10] 1 mg Niacin-Äquivalent = 60 mg Tryptophan

[11] Berechnet auf „Gesamtfolat" (Summe folatwirksamer Verbindungen in üblicher Nahrung)

[12] Folat-Äquivalente bzw. freie Folsäure (Pteroyl-monoglutamat)

[13] Insbesondere zur Erhaltung der Nährstoffdichte

Tab.: Richtwerte für die Energiezufuhr

Alter	kcal/Tag m	kcal/Tag w	MJ/Tag m	MJ/Tag w
Säuglinge				
0 bis unter 4 Monate	550		2,3	
4 bis unter 12 Monate	800		3,3	
Kinder				
1 bis unter 4 Jahre	1300		5,4	
4 bis unter 7 Jahre	1800		7,5	
7 bis unter 10 Jahre	2000		8,4	
10 bis unter 13 Jahre	2250	2150	9,4	9,0
13 bis unter 15 Jahre	2500	2300	10,5	9.6
Jugendliche und Erwachsene[1]				
15 bis unter 19 Jahre	3000	2400	12,5	10,0
19 bis unter 25 Jahre	2600	2200	11,0	9,0
25 bis unter 51 Jahre	2400	2000	10,0	8,5
51 bis unter 65 Jahre	2200	1800	9,0	7,5
65 Jahre und älter	1900	1700	8,0	7,0
Schwangere				
ab 4. Monat		+300		+1,2
Stillende	bis	+650	bis	+2,7

[1] Die Werte gelten für Personen mit vorwiegend sitzender Tätigkeit (Leichtarbeiter). Für andere Berufsschweregruppen sind folgende Zuschläge erforderlich: Mittelschwerarbeiter: 2,5 MJ (600 kcal); Schwerarbeiter: 5,0 MJ (1200 kcal); Schwerstarbeiter: 6,7 MJ (1600 kcal).

Quelle: Empfehlungen für die Nährstoffzufuhr der DGE, 5. Überarb. 1991, S. 22

Tab.: Richtwerte für die Zufuhr von Fetten

Alter	**Fett** % der Energie
Säuglinge	
0 bis unter 4 Monate	45 - 50
4 bis unter 12 Monate	40 - 45
Kinder	
1 bis unter 4 Jahre	35 - 40
4 bis unter 7 Jahre	30 - 35
7 bis unter 10 Jahre	30 - 35
10 bis unter 13 Jahre	30 - 35
13 bis unter 15 Jahre	30 - 35
Jugendliche und Erwachsene	
15 bis unter 19 Jahre	30 - 35[1]
19 bis unter 25 Jahre	25 - 30[1,2]
25 bis unter 51 Jahre	25 - 30[1]
51 bis unter 65 Jahre	25 - 30
65 Jahre und älter	25 - 30
Schwangere	
ab 4. Monat	25 - 35
Stillende	30 - 35

[1] Schlanke Hochleistungssportler oder Schwerstarbeiter können höhere Prozentsätze benötigen

[2] Entsprechen 67 - 80 g Gesamtfett bei einer Energiezufuhr von 10 MJ

Quelle: Empfehlungen für die Nährstoffzufuhr der DGE, 5. Überarb. 1991, S. 29

Tab.: Richtwerte zur angemessenen Fluoridgesamtzufuhr (Nahrung, Trinkwasser und Supplemente) sowie zu Fluoridsupplementen zur Kariesprävention (Tabletten, Tropfen)

Alter	**Fluorid**	
	Bereich der Gesamtzufuhr mg/Tag	Supplemente mg/Tag[1, 2, 3]
Säuglinge		
0 bis unter 4 Monate	0,1 - 0,5	0,25
4 bis unter 12 Monate	0,2 - 1,0	0,25
Kinder		
1 bis unter 2 Jahre	0,5 - 1,5	0,25
2 bis unter 3 Jahre	0,5 - 1,5	0,5
3 bis unter 6 Jahre	1,0 - 2,5	0,75
6 bis unter 15 Jahre	1,5 - 2,5	1,0
Jugendliche und Erwachsene[4]		
15 bis unter 19 Jahre	1,5 - 4,0	1,0
19 bis unter 65 Jahre	1,5 - 4,0	1,0
65 Jahre und älter	1,5 - 4,0	1,0

[1] Die Höhe der Supplemente wurde aufgrund prospektiver Studien empirisch ermittelt. Die Gesamtzufuhr (einschließlich Supplemente) ist toxikologisch noch unbedenklich, sie sollte aber die angegebene Obergrenze über längere Zeiträume nicht überschreiten. Davon ausgenommen sind therapeutische Gaben pharmakologischer Mengen von Fluorid unter ärztlicher Überwachung (z. B. bei Osteoporose).

[2] Bei Fluoridkonzentrationen im Trinkwasser von 0,3 - 0,7 mg Fluorid/l ist die Supplementmenge jeweils zu halbieren. Bei höherer Fluoridkonzentration als 0,7 mg/l wird kein Fluoridsupplement empfohlen.

[3] Tabletten enthalten meist Natriumfluorid; 1 mg Fluorid wird mit 2,2 mg Natriumfluorid erreicht (Atomgewichte: Natrium 23, Fluorid 19).

[4] Schwangere können für die Gesundheit ihrer eigenen Zähne Fluoridsupplemente erhalten. Die Wirksamkeit dieser Supplemente zur Kariesprophylaxe beim Fetus gilt als wissenschaftlich nicht hinreichend gesichert.

Quelle: Empfehlungen für die Nährstoffzufuhr der DGE, 5. Überarb. 1991, S. 68

Tab.: Grundumsatz berechnet nach dem Sollgewicht[1]

Alter Jahre	MJ m	kcal m	MJ w	kcal w
25	7,52	1800	5,93	1420
45	6,85	1640	5,54	1320
65	6,21	1480	5,10	1220
75	5,61	1340	4,86	1160

Quelle: Empfehlungen für die Nährstoffzufuhr der DGE, 5. Überarb. 1991, S. 19

[1] s. nachstehende Tabelle

Tab.: Referenzmaße von Körpergröße und Körpergewicht für die Berechnung des Grundumsatzes (Sollgewicht)

Alter	Körpergröße cm		Körpergewicht kg	
	m	w	m	w
Säuglinge[1]				
0 bis unter 4 Monate	57,9	56,5	5,1	4,7
4 bis unter 12 Monate	70,8	68,9	8,7	8,1
Kinder[1]				
1 bis unter 4 Jahre	90,9	90,5	13,5	13,0
4 bis unter 7 Jahre	113,0	111,5	19,7	18,6
7 bis unter 10 Jahre	129,6	129,3	26,7	26,7
10 bis unter 13 Jahre	146,5	148,2	37,5	39,2
13 bis unter 15 Jahre	163,1	160,4	50,8	50,3
Jugendliche und Erwachsene[2]				
15 bis unter 19 Jahre[3]	174,0	166,0	67,0	58,0
19 bis unter 25 Jahre[4]	176,0	165,0	74,0	60,0
25 bis unter 51 Jahre[4]	174,0	165,0	73,0	60,0
51 bis unter 65 Jahre[4]	173,0	164,0	72,0	59,0
65 Jahre und älter[4]	169,0	163,0	68,0	58,0

[1] Die Referenzwerte entsprechen den 50er Percentilen der Wachstumsdaten des amerikanischen National Center for Health Statistics (NCHS), die auch in den RDA 1989 als Referenzwerte verwendet werden. Angegeben sind die interpolierten Werte für die Mitte des jeweiligen Altersbereichs, d.h. für 2,0; 8,0 Monate sowie 2,5; 5,5; 8,5; 11,5; 14,0 Jahre.

[2] Nach Größenmessungen an einer für die Bundesrepublik Deutschland repräsentativen Personengruppe (Pudel V: Ernährungsbericht 1980), sowie unveröffentlichte Daten der Verbundstudie VERA und der Nationalen Verzehrsstudie

[3] Körpergewicht berechnet aus den Größenmessungen gemäß einem Body Mass Index (BMI = Körpergewicht [kg]/Quadrat der Körperlänge [m]) von 22 für Männer und 21 für Frauen (12)

[4] BMI 24 für Männer und 22 für Frauen (Definition von MBI siehe [3])

Quelle: Empfehlungen für die Nährstoffzufuhr der DGE, 5. Überarb. 1991, S. 18

Halbpfundregel/Verzehrsmengen nach Kluthe:

pro Tag	pro Woche
250 g Kartoffeln	250 g Wurstwaren (⅓ Koch-, ⅓ Schnitt-, ⅓ Streichwurst)
250 g Brot	250 g Fleisch (oder Fisch)
250 g Gemüse	250 g Käse
250 g Obst	250 g Eier (4–5 Stück)
250 g Fruchtsaft	250 g Fett (je 100 g Butter u. Margarine, 50 g Öl)
250 g Milch (oder Sauermilchprodukte)	250 g Honig, Konfitüre
	250 g Getreidekörner (ganz oder geschrotet)
	250 g Reis (oder Teigwaren)

Energiegehalt und Gehalt an wichtigen Nährstoffen pro Tag:

kcal	kJ	Protein g	Fett g	Kohlenhydrate g	Ballaststoffe g
2150	9000	70	75	280	40

Natrium mg	Kalium mg	Calcium mg	Phosphor mg	Magnesium mg	Eisen mg
2100	4500	1000	1750	500	19

Thiamin (B_1) mg	Ascorbinsäure (C) mg	Cholesterin mg	Linolsäure g	Purine mg
1,7	260	400	10	170

Richtlinien zur Hyperlipidämie-Therapie:

Basisdiagnostik		**Behandlungsmaßnahmen**
A **(I)**	Cholesterin 200–250 mg/dl	Bei Übergewicht Kalorienreduktion
	Triglyceride < 200 mg/dl	Ernährungsberatung und Korrektur anderer Risikofaktoren
B **(IIa)**	Cholesterin 200–300 mg/dl	wie **A**
	Triglyceride < 200 mg/dl	Fettmodifizierte Diät Falls unzureichend, Medikament
C **(III)**	Cholesterin < 200 mg/dl	wie **A**
	Triglyceride 200–250 mg/dl	Fettsenkende Diät
D **(IV)**	Cholesterin 200–300 mg/dl	wie **C**
	Triglyceride 200–500 mg/dl	Falls unzureichend, Medikament
E **(V)**	Cholesterin > 300 mg/dl und/oder Triglyceride > 500 mg/dl	Überweisung an Spezialisten

Quelle: nach Kasper, H.: Ernährungsmedizin und Diätetik. München: Urban und Schwarzenberg [6]1987

Tab.: Empfohlene Zufuhr von Jod

Alter	**Jod** µg/Tag	µg/MJ[1] (Nährstoffdichte) m	w
Säuglinge			
0 bis unter 4 Monate	50	22	
4 bis unter 12 Monate	80	24	
Kinder			
1 bis unter 4 Jahre	100	19	
4 bis unter 7 Jahre	120	16	
7 bis unter 10 Jahre	140	17	
10 bis unter 13 Jahre	180	19	20
13 bis unter 15 Jahre	200	19	21
Jugendliche und Erwachsene			
15 bis unter 19 Jahre	200	16	20
19 bis unter 25 Jahre	200	18	22
25 bis unter 51 Jahre	200	20	24
51 bis unter 65 Jahre	180	20	24
65 Jahre und älter	180	23	26
Schwangere	230		23
Stillende	260		22

[1] Berechnet für Jugendliche und Erwachsene mit überwiegend sitzender Beschäftigung

Quelle: Empfehlungen für die Nährstoffzufuhr der DGE, 5. Überarb. 1991, S. 65

Konzentrationen:

1 % (Prozent)	= 1 Teil von 100 Teilen oder 10 g/kg
1 ‰ (Promille)	= 1 Teil von 1000 Teilen oder 1 g/kg
1 ppm (part per million)	= 1 Teil von 1 Million Teile oder 1 Milligramm/kg oder 0,001 g/kg
1 ppb (part per billion)	= 1 Teil von 1 Milliarde Teile oder 1 Mikogramm/kg oder 0,000 001 g/kg
1 ppt (part per trillion)	= 1 Teil von 1 Billion Teile oder 1 Nanogramm/kg oder 0,000 000 001 g/kg
1 ppq (part per quadrillion)	= 1 Teil von 1 Billiarde Teile oder 1 Picogramm/kg oder 0,000 000 000 001 g/kg
Beispiel:	
1 Stück Würfelzucker (2,7 g)	in 0,27 l gelöst = 1 %
1 Stück Würfelzucker	in 2,7 l gelöst = 1 ‰
1 Stück Würfelzucker	in 2700 l (Tanklastwagen) gelöst = 1 ppm
1 Stück Würfelzucker	in 2,7 Millionen l (Tanker) gelöst = 1 ppb
1 Stück Würfelzucker	in 2,7 Milliarden l (Östertal-Talsperre) gelöst = 1 ppt
1 Stück Würfelzucker	in 2,7 Billionen l (Starnberger See) gelöst = 1 ppq

Nomogramm: BMI-Tabelle (Body-Mass-Index) von Dr. H. U. Iselin nach G. A. Bray, J. S. Garrow und Lewellyn

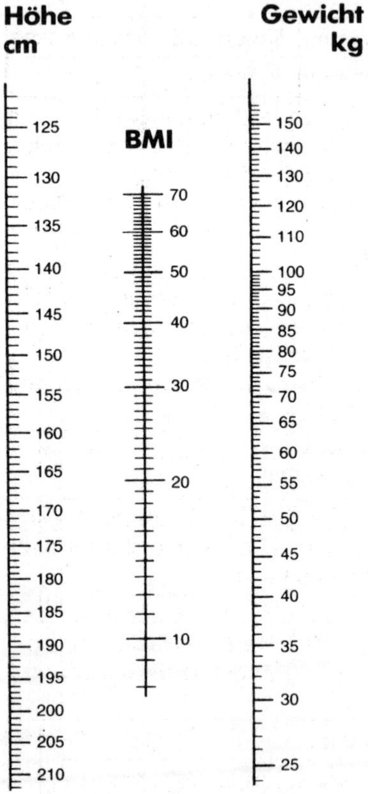

Der Körper-Massen-Index (BMI oder Body-Mass-Index) wurde Mitte des 19. Jahrhunderts von einem belgischen Astronomen entwickelt und ist seither zu einem der wertvollsten Instrumente der Epidemiologie geworden. Gesundheitsprogramme in Dritte Welt-Ländern stützen sich zur Beurteilung des Ernährungszustandes seit Jahrzehnten durchgehend auf diese Meßgröße. Der Wert des BMI für die Beurteilung von Störungen des Ernährungszustandes liegt darin, daß sowohl Zustände der Mangelernährung wie der Überernährung erkannt werden können. So gilt ein BMI von unter 15 kg/m^2 bei einem jungen Menschen mit Verdacht auf Anorexia nervosa als beweisend für diese Diagnose und ergibt gleichzeitig eine Indikation für eine Spitalbehandlung. Ein Massenindex über 25 kg/m^2 entspricht einem Übergewicht, welches negative Konsequenzen für die Alterserwartung hat. Patienten mit hohem Blutdruck, Fettstoffwechselstörung, Diabetes sollten deshalb alles daran setzen, ihren Körper-Massen-Index unter 25 kg/m^2 zu bringen. Unterhalb dieser Meßgröße, aber auch oberhalb eines Wertes von 18 kg/m^2, sind forcierte therapeutische Maßnahmen zur Veränderung des Körpergewichtes nicht zweckmäßig.

Bestimmung des BMI-Wertes: ein Lineal links an der Skala für die Größe und rechts an der Skala für das Gewicht einer Person anlegen und in der Mitte den dazugehörigen BMI-Wert ablesen.

Lebensmittelauswahl bei leichter Vollkost:

Lebensmittelgruppen	Empfehlenswerte Lebensmittel
Brot	abgelagertes Brot
Backwaren	fettarme Sorten: z. B. Biskuit, Kekse
Kartoffeln, Reis, Teigwaren	fettarme Zubereitung
Gemüse und Salate	junge, zarte Gemüsesorten: z. B. Karotten, Blumenkohl, Kopfsalat, Feldsalat, abgezogene Tomaten Gemüse ohne Mehlschwitze zubereiten, oft als fein zerkleinerte Rohkost essen
Obst	rohes, reifes Obst: Bananen, weiche Pfirsiche, Himbeeren oder als Kompott bzw. Obstsaft Bei Obstkonserven den Zuckergehalt beachten
Fleisch	mageres, zartes Fleisch; gekocht oder gegrillt
Fleischwaren	magere Sorten: z. B. Zunge, Geflügelwurst, roher oder gekochter Schinken ohne Fettrand
Fisch	Magerfisch: z. B. Rotbarsch, Kabeljau, Seelachs, Heilbutt, Hecht, Scholle, Forelle; gekocht gedünstet oder gegrillt
Eier	Eier im Glas, zum Legieren, Eierstich
Milch und Milchprodukte	fettarme Sorten: Magermilch, Buttermilch, Joghurt, Kefir, Magerquark, milde und fettarme Käsesorten
Kräuter	frische, tiefgefrorene und getrocknete Kräuter
Getränke	Gemüse- und Obstsäfte, Kräutertees, fettarme Milch, Wasser

Quelle: Schlieper, C. A.: Grundfragen der Ernährung, Hamburg: Verlag Handwerk und Technik, 1992, 11. Aufl., S. 417

Tab.: Empfohlene Zufuhr von Magnesium

Alter	**Magnesium**			
	mg/Tag		mg/MJ[1] (Nährstoffdichte)	
	m	w	m	w
Säuglinge				
0 bis unter 4 Monate	40		17	
4 bis unter 12 Monate	60		18	
Kinder				
1 bis unter 4 Jahre	80		15	
4 bis unter 7 Jahre	120		16	
7 bis unter 10 Jahre	170		20	
10 bis unter 13 Jahre	230	250	24	28
13 bis unter 15 Jahre	310	310	30	32
Jugendliche und Erwachsene				
15 bis unter 19 Jahre	400	350	32	35
19 bis unter 25 Jahre	350	300	32	33
25 bis unter 51 Jahre	350	300	35	35
51 bis unter 65 Jahre	350	300	39	40
65 Jahre und älter	350	300	44	43
Schwangere		300		29
Stillende		375		32

[1] Berechnet für Jugendliche und Erwachsene mit überwiegend sitzender Beschäftigung

Quelle: Empfehlungen für die Nährstoffzufuhr der DGE, 5. Überarb. 1991, S. 57

Empfehlungen für die Lebensmittelwahl:

Stufe	Cerealien, Buchweizen	Gemüse	Suppe	Tier. Protein	Salate, Früchte	Nachtisch	Getränke, Flüssigkeiten
7	100%	–	–	–	–	–	
6	90%	10%	–	–	–	–	
5	80%	20%	–	–	–	–	
4	70%	20%	10%	–	–	–	So wenig wie möglich
3	60%	30%	10%	–	–	–	
2	50%	30%	10%	10%	–	–	
1	40%	30%	10%	20%			
– 1	30%	30%	10%	20%	10%	–	
– 2	20%	30%	10%	25%	10%	5%	
– 3	10%	30%	10%	30%	15%	5%	

Quelle: Ohsawa, G.: Zen-Makrobiotik, Thiele-Verlag, 1987, 13. Auflage

Mindest- bzw. Höchstgehalte von Mineralstoffen in Mineralwässern gemäß Mineral- und Tafelwasser-VO vom 1. 8. 1984:

Angaben oder gleichsinnige Angaben gemäß Mineral- und Tafelwasserverordnung	Anforderungen		
Mit geringem Gehalt an Mineralien	Mineralstoffgehalt	≦	500 mg/l
Mit sehr geringem Gehalt an Mineralien	Mineralstoffgehalt	≦	50 mg/l
Mit hohem Gehalt an Mineralien	Mineralstoffgehalt	>	1500 mg/l
Bicarbonathaltig	HCO_3-Gehalt	>	600 mg/l
Sulfathaltig	SO_4-Gehalt	>	200 mg/l
Chloridhaltig	Cl-Gehalt	>	200 mg/l
Calciumhaltig	Ca-Gehalt	>	150 mg/l
Magnesiumhaltig	Mg-Gehalt	>	50 mg/l
Fluoridhaltig*	F-Gehalt	>	1 mg/l
Eisenhaltig	Fe^{2+}-Gehalt	>	1 mg/l
Natriumhaltig	Na-Gehalt	>	200 mg/l
Geeignet für die Zubereitung von Säuglingsnahrung	Na-Gehalt	≦	20 mg/l
	NO_3-Gehalt	≦	10 mg/l
	NO_2-Gehalt	≦	0,02 mg/l
	F-Gehalt	≦	1,5 mg/l
	Spezielle mikrobiolog. Anforderungen		
Geeignet für natriumarme Ernährung	Na-Gehalt	<	20 mg/l

* Bei einem F-Gehalt von > 1,5 mg/l ist die Angabe „Fluoridhaltig" vorgeschrieben.
Bei einem F-Gehalt von > 5 mg/l ist ein Warnhinweis vorgeschrieben, daß das Wasser nur in begrenzten Mengen verzehrt werden darf.

Katalog wichtiger Nahrungsmittelallergene

Nahrungsmittelallergene tierischen Ursprungs Fisch* Schalentiere* (Muscheln, Krabben, Hummer) Hühnerei (-klar und -gelb)* Kuhmilch und Kuhmilchproteine (Casein, alpha-Lactalbumin, beta-Lactoglobulin) Fleisch (Rind, Schwein, Hammel) Geflügel (Huhn, Ente, Gans) Innereien*	*Nahrungsmittel-allergene pflanzlichen Ursprungs* *Nüsse/Samen* Haselnüsse* Walnüsse* Mandeln* Paranüsse* Erdnüsse* Sesam* Mohn* *Stein- und Kernobst* Äpfel* Kirschen* Pfirsiche *exotische Gemüse und Früchte* Kiwi Maracuja Mango Avocado u.a. *Gemüse* Sellerie* Fenchel* Karotte* Hülsenfrüchte* Paprika	*Gewürze und Kräuter* Anis Kamille Fenchelsamen* Sellerie* Dill Koriander Kümmel Paprika Schnittlauch Pfefferminz Pfeffer Kurkuma Thymian Salbei Basilikum Liebstöckel Zitronenmelisse Brennessel u.a.
Seltene Auslöser akuter oder chronischer allergischer Reaktionen Zitrusfrüchte Erdbeeren Beerenfrüchte Bananen Tomaten Kohlgemüse Spargel Getreide *andere* Hefen (Bäckerhefe) (Bierhefe)		

* Potentiell aggressive Allergene (fakultative Auslöser akuter bedrohlicher Sofortreaktionen). Anmerkung: Prinzipiell kann gegen jedes Nahrungsmittel im Individualfall ein hoher Sensibilisierungsgrad bestehen.

Quelle: Claudia Thiel: Allergien durch Lebensmittel, Ernährungs-Umschau **35** (2), Beilage, B 5 – B 9 (1988)

Ordnungssystem der Nahrung nach Kollath:

Lebensmittel (vollwertig)			Nahrungsmittel (teilwertig)		
a) natürlich	b) mechanisch	c) fermentativ	d) erhitzt	e) konserviert	f) präpariert
Samen I Ölsaaten Nüsse Mandeln Oliven	Öle zerkleinerte Ölsaaten	Eigenfermente Hefe Bakterien	Gebäcke aus Vollkorn	Gebäcke Dauerback- waren auch aus Vollkorn- mehl	Pflanzl. Präparate Fabrikfette raffinierte Öle Margarinen Eiweiß alle Fabrikzucker- arten weißer Zucker brauner Zucker Trauben-, Frucht-, Milch-, Malzzucker Süßigkeiten, Sirup Zuckerkonzentrate Produkte aus Aus- zugsmehl (Weiß- mehl, Graumehl)
Samen II Getreide	Mahlprodukte Vollkornmehl Schrote	Breie ungekocht aus Vollkorn	Breie gekocht aus Vollkorn		Stärke, Grieß, Nudeln, geschälter Reis

Quelle: Kollath, W.: Die Ordnung unserer Nahrung, 15. Aufl. Heidelberg: Karl F. Haug Verlag 1992

Tab.: Empfohlene Zufuhr von Proteinen

Alter	**Protein** g/kg[1] m	w	g/Tag[1] m	w	g/MJ[2] (Nährstoffdichte) m	w
Säuglinge						
0 bis unter 4 Monate	2,2		11		4,8	
4 bis unter 12 Monate	1,6		13		3,9	
Kinder						
1 bis unter 4 Jahre	1,2		16		3,0	
4 bis unter 7 Jahre	1,1		21		2,8	
7 bis unter 10 Jahre	1,0		27		3,2	
10 bis unter 13 Jahre	1,0		38	39	4,0	4,3
13 bis unter 15 Jahre	1,0		51	50	4,9	5,2
Jugendliche u. Erwachsene						
15 bis unter 19 Jahre	0,9	0,8	60	47	4,8	4,7
19 bis unter 25 Jahre	0,8		60	48	5,5	5,3
25 bis unter 51 Jahre	0,8		59	48	5,9	5,6
51 bis unter 65 Jahre	0,8		58	48	6,4	6,4
65 Jahre und älter	0,8		55	47	6,9	6,7
Schwangere						
ab 4. Monat				58		5,7
Stillende				63[3]		5,4

[1] Bezogen auf das Sollgewicht
[2] Berechnet für Jugendliche und Erwachsene mit überwiegend sitzender Beschäftigung
[3] Ca. 2 g Protein-Zulage pro 100 g sezernierter Milch

Quelle: Empfehlungen für die Nährstoffzufuhr der DGE, 5. Überarb. 1991, S. 25

Toleranzbereich um das Referenz-Körpergewicht:

Körpergröße in cm	Toleranzbereich Körpergewicht in kg		Körpergröße in cm	Toleranzbereich Körpergewicht in kg	
	von	bis		von	bis
80	11	13	136	26	37
82	11	13	138	27	38
84	11	14	140	28	39
86	11	14	142	29	41
88	11	15	144	30	42
90	12	15	146	31	44
92	12	16	148	33	45
94	12	17	150	34	47
96	12	17	152	35	48
98	13	18	154	37	50
100	13	19	156	38	52
102	14	19	158	39	54
104	14	20	160	41	55
106	15	21	162	42	57
108	15	22	164	44	59
110	16	23	166	46	61
112	16	23	168	47	63
114	17	24	170	49	65
116	17	25	172	51	67
118	18	26	174	52	69
120	19	27	176	54	72
122	20	28	178	56	74
124	20	29	180	58	76
126	21	30	182	60	78
128	22	32	184	62	81
130	23	33	186	64	83
132	24	34	188	66	86
134	25	35	190	69	88

Quelle: Ernährungsbericht 1984, hrsg. von der Deutschen Gesellschaft für Ernährung, Frankfurt 1984, S. 106

Tab.: Ernährungsplan für das erste Lebensjahr in Anlehnung an die Empfehlungen des Forschungsinstituts für Kinderernährung, Dortmund

Alter	Anzahl der Mahlzeiten				
1.– 5. Lebensmonat	M[1]	M	M	M	M
5. Lebensmonat	M	(M)[2]	Gemüse-Kartoffel-Fleisch-Brei	M	M
6. Lebensmonat	M	(M)	Gemüse-Kartoffel-Fleisch-Brei	M	Vollmilch-Getreide-Brei
7.– 9. Lebensmonat	M	(M)	Gemüse-Kartoffel-Fleisch-Brei	Getreide-Obst-Brei	Vollmilch-Getreide-Brei
10.–12. Lebensmonat	M oder Brot und Milch	Getreide-[3] Obst-Brei oder Brot u.a. Getreide-produkte, Obst oder Obstsaft	Gemüse-Kartoffel-Fleisch-Brei	Getreide-[3] Obst-Brei oder Brot u.a. Getreide-produkte, Obst oder Obstsaft	Vollmilch-Getreide-Brei oder Brot, Milch und Obst

[1] Muttermilch oder Säuglingsmilchnahrung
[2] ab dem 5. Lebensmonat sind i. d. R. vier Mahlzeiten ausreichend
[3] kleine Zwischenmahlzeiten

Quelle: DGE-Broschüre: Von Anfang an, Frankfurt, 1. Auflage 1992

Tab.: Wünschenswerte tägliche Zufuhr ausgewählter Nährstoffe

	Säuglinge	
	0 bis unter 4 Monate	4 bis unter 12 Monate
Energie kcal	550	800
kJ	2300	3300
Eiweiß g/kg KG	2,2	1,6
Fett in % der Tagesmenge	45 - 50	40 - 45
ess. Fettsäuren in % der Energie	4,5	3,8
Calcium, mg	500	500
Eisen, mg	6[1, 2]	8
Jod, µg	50	80
Vitamin A, mg[3]	0,5	0,6
Vitamin D, µg	10	10
Thiamin, mg	0,3	0,4
Riboflavin, mg	0,3	0,5
Vitamin B_6, mg	0,3	0,6
Vitamin C, mg	40	50

g = Gramm
kcal = Kilojoule
kg = Kilogramm
KG = Körpergewicht
mg = Milligramm
µ = Mikrogramm

[1] Ausgenommen Unreifgeborene
[2] Ein Eisenbedarf besteht infolge der dem Neugeborenen von der Plazenta als Hb-Eisen mitgegebenen Eisenmenge erst ab dem 4. Monat
[3] 1 mg Retinol-Äquivalent = 6 mg all-trans-β-Carotin = 12 mg andere Provitamin A-Carotinoide = 1,15 mg all-trans-Retinylacetat = 1,83 mg all-trans-Retinylpalmitat

Quelle: Empfehlungen für die Nährstoffzufuhr der DGE, 1991

Reaktionen der Körperflüssigkeiten (Säure-Basen-Gleichgewicht)

Alkalische Reaktion	Pankreassaft Lebergalle Darmsaft Blut	pH-Wert 8.8 pH-Wert 8.2 pH-Wert 8.0 pH-Wert 7.4
Saure Reaktion	Speichel Harn Magensaft	pH-Wert 6.3 pH-Wert 5–7.0 pH-Wert 0.9–1.8

Quelle: Schlieper, C. A.: Grundfragen der Ernährung, Hamburg: Verlag Handwerk und Technik, 1992, 11. Aufl., S. 156

Die Zusammensetzung, die Vor- und Nachteile einiger gebräuchlicher Diäten zur Gewichtsnormalisierung

Name, Bezeichnung	Zusammensetzung	Angepriesene Eigenschaften	Kritische medizinische Bemerkungen	Bemerkungen
Kohlenhydratreich:				
Reis-Diät (Kempner)	Reis und Apfelmus (nach 4 Wochen Fleisch und Gemüse)	Entwässernd; rasche Gewichtsabnahme	Einseitig; Protein- und Vitaminmangel	Eintönig; für Schalttage geeignet
Schrothkur	Trockensemmeln, Reis und Grießbrei, Obst, Nüsse, Rohgemüse und Wein; Durst- und Hungertage, 300 bis 1000 kcal/Tag	Als Diätkur angepriesen; rascher Gewichtsverlust	Einseitig; Mineral- und Vitaminmangel; Alkohol (!)	Wirkt rasch überdrüssig; kurzdauernder Erfolg
Kartoffeldiät	Kartoffeln, Gemüse, Obst, Magermilchprodukte	Gut verträglich; verdauungsfördernd (ballaststoffreich)	Einseitig	Für kurze Zeit praktikabel
Eiweiß- und/oder fettreich:				
Mayo-Diät	Viel Eier, mageres Fleisch, ausgewähltes Obst und Gemüse, wenig Fett	Umstimmung des Stoffwechsels; rasche Gewichtsabnahme	Einseitig; cholesterinreich	Wirkt rasch überdrüssig, „Mayo“: irreführender Name
Punkte-Diät	Fleisch, Fett, Käse; Alkohol gestattet	Umstimmung des Stoffwechsels; rasche Gewichtsabnahme, „Schlemmerdiät“	Einseitig; cholesterinreich; übersäuernd; Vitaminmangel; Alkohol (!)	Riskant für Herz- und Gichtkranke
Atkins-Diät	Fleisch, Speck, Eier, Käse, Sahne			

Die Zusammensetzung, die Vor- und Nachteile einiger gebräuchlicher Diäten zur Gewichtsnormalisierung (Forts.)

Name, Bezeichnung	Zusammensetzung	Angepriesene Eigenschaften	Kritische medizinische Bemerkungen	Bemerkungen
Mischkost: (Kalorienreduziert)				
Brigitte-Diät	Ausgeglichen, 15 % Eiweiß, 30 % Fett, 55 % Kohlenhydrate, 1000 bis 1500 kcal/Tag	Allmähliche Gewichtsreduktion	Empfehlenswert	Als Langzeitdiät geeignet
Weight Watchers	Fettarme, relativ eiweißreiche, vollwertige Mischkost, ca. 1200 kcal/Tag	Allmähliche Gewichtsreduktion	Empfehlenswert	Psychologische Stützung durch Gruppe
Formuladiäten	Nährstoffgemische mit konstanter Zusammensetzung, mit Obst und Gemüse kombinierbar, unter 1000 kcal/Tag	Unterschiedlich, je nach Marke; Gewichtsabnahme bis 2 kg wöchentlich	Keine Einwände	Eintönig und teuer; leicht anzuwenden; als Langzeitdiät geeignet
Fastenkuren:				
Null-Diät	Nur kalorienfreie Getränke (Wasser, Tee), 0 kcal	Rasche Gewichtsabnahme	Eiweiß-, Mineralstoff- und Vitaminmangel	Ärztliche Überwachung! Nur kurzfristig durchführbar
Gemüsesaftfasten	Nur Frucht- und Gemüsesäfte, Mineralwasser und Tee, 100–300 kcal/Tag	Rasche Gewichtsabnahme	Eiweißmangel	Kurzfristig durchführbar; für Schalttage geeignet
Modifiziertes Fasten	Eiweiß und Kohlenhydrate, viel Flüssigkeit, 300 kcal/Tag	Rasche Gewichtsabnahme	Wenn nicht angereichert: Eiweiß-, Mineralstoff- und Vitaminmangel	Zur Einleitung einer längerdauernden Abmagerungskur

Die Zusammensetzung, die Vor- und Nachteile einiger gebräuchlicher Diäten zur Gewichtsnormalisierung (Forts.)

Name, Bezeichnung	Zusammensetzung	Angepriesene Eigenschaften	Kritische medizinische Bemerkungen	Bemerkungen
„Schalttage“	Abwechslungsweise Obst-, Obstgemüse-, Quark-, Reis-, Milch- oder/und Kartoffeltage	Entschlackung, Entwässerung des Körpers	Unbedenklich, wenn an den anderen Tagen normale Kost gegessen wird	Gefahr, daß an den „Eßtagen“ kompensiert wird
Außenseitermethoden:				
Haysche Trennkost	Ein Fünftel Brot, Käse, Fleisch, Eier; vier Fünftel Gemüse, Salate und Früchte	Verspricht Heilung bei Krankheiten	Trennung von Eiweiß und Kohlenhydraten, ernährungswissenschaftlich unsinnig; nicht gesundheitsschädlich	Kohlenhydrate und Proteine müssen getrennt gegessen werden
Makrobiotische Kost	Je nach Stufe, Getreide, Nüsse, Bohnen, Samen. Höchste Stufe: reine Getreide-(Vollkorn-)ernährung	Verspricht Gesundheit nach Yin-Yang-Prinzip; rascher Gewichtsverlust	Endstufen gesundheitsgefährdend	Lebensphilosophie
Ahornsirup, Zitronensaft, Grapefruitsaft usw.	Fruchtsäfte, Gemüsesäfte, Tee und Honig	Umstellung des Stoffwechsels; Gewichtsreduktion	Einseitig; Eiweiß-, Vitaminmangel; ernährungsphysiologisch unhaltbar	Eintönig; verleidet rasch; kurzlebige Modewelle

Quelle: Ernährung/Nutrition **12** (12), 811 – 814 (1988)

Energiebedarf in Abhängigkeit von der Sportart:

Sportart	Energiebedarf kJ / kg KG / h
Gymnastik, Fechten Reiten, Sprinten	8,4–10
Geräteturnen Rudern, Hockey, Fußball Schwimmen (Sprint)	10–11,3
Radfahren (Straße) Schwimmen (Langstrecke) Ringen, Skilanglauf Eishockey	11,3–12,5

Der Energiebedarf von Sportlerinnen liegt ca. 5–10 % niedriger als der von Sportlern

Quelle: Schlieper, C. A.: Grundfragen der Ernährung, Hamburg: Verlag Handwerk und Technik, 1992, 11. Aufl., S. 366

Trizepshautfalte (nach Bässler, Fekl, Lang):

	Standardwerte in cm	
	Männer	Frauen
mittlerer Oberarmmuskel, Umfang	25,3	23,2
mittlerer Oberarm, Umfang	29,3	28,5
Trizepshautfalte	1,25	1,65

Vitaminverluste:

Vitamine	Zerstörung durch						Durchschnittl. Verluste
	Hitze	Sauerstoff	Licht	UV-Strahlen	Säure	Alkali	
Vitamin A, Carotin	+	++	++	+	+	O	20%
Thiamin (B_1)	++	+	O	+	O	+	30%
B_2-Komplex							
Riboflavin	+	O	+	+	O	+	20%
Niacin	O	O	O	O	O	O	20%
Folsäure	+	+	+	O	+	O	40%
Pantothensäure	+	O	O	O	+	+	35%
Pyridoxin (B_6)	O	O	+	O	O	O	20%
Cobalamin (B_{12})	O	+	+	+	O	O	–
Ascorbinsäure (C)	++	++	++	O	O	+	40%
Calciferol (D)	O	+	O	+	O	+	–
Tocopherol (E)	O	+	+	O	O	O	–
Phyllochinon (K)	O	O	+	+	O	+	–

Zeichenerklärung: + = geringe Zerstörung, ++ = stärkere Zerstörung, O = beständig

Quelle: Schlieper, C. A.: Grundfragen der Ernährung, Hamburg: Verlag Handwerk und Technik, 1992, 11. Aufl., S. 285

Tab.: Vollwert-Ernährung

I	II	III	IV
Sehr empfehlenswert	Empfehlenswert	Weniger empfehlenswert	Nicht empfehlenswert
Unerhitzte Lebensmittel	Erhitzte Lebensmittel	Stark verarbeitete Lebensmittel	Isolierte Lebensmittelsubstanzen
Etwa die Hälfte der Nahrung	Etwa die Hälfte der Nahrung	Nicht täglich verzehren	Möglichst vermeiden
Gekeimtes Getreide Rohes Vollkornschrot (z. B. Frischkornmüsli)	Vollkornprodukte (z. B. Vollkornbrot, -gebäck, -nudeln)	Auszugsmehlprodukte Weißbrot, Graubrot Weißer Reis	Isolierte Stärke Isoliertes Protein Isolierte Ballaststoffe
Rohes Gemüse (auch milchsauer) Rohes Obst Gekeimte Hülsenfrüchte	Erhitztes Gemüse Gemüse- und Obstsäfte Kartoffeln Erhitzte Hülsenfrüchte	Gemüsekonserven Obstkonserven, Nektare Kartoffelprodukte	Isolierte Zucker Isolierte Vitamine Weitere Isolate
Nüsse, Samen (auch gekeimt) Kaltgepreßte, unraffinierte Öle Ungehärtetes Kokosfett	Ungehärtete Pflanzenmargarine mit hohem Anteil an Kaltpreßölen	Extrahierte, raffinierte Fette und Öle	Produkte aus isolierten Substanzen: Süßigkeiten Nährstoffpräparate Schlankheitspräparate
Vorzugsmilch Rohmilchprodukte	Pasteurisierte Milch(-produkte) Butter (mäßige Menge)	H-Milch Milchpulver	Sterilmilch
	Fisch Mäßig, wenn überhaupt: Eier, Fleisch	Fleischwaren Wurstwaren Fleischkonserven	Innereien Schweineschmalz
Natürliches Mineralwasser	Leitungswasser Kräuter-, Früchtetee Malz-(Getreide-)Kaffee Kakao (ungezuckert)	Schwarzer Tee Bohnenkaffee Bier, Wein	Fruchtsaftgetränke Limonaden Cola-Getränke Instant-Getränke Spirituosen
Frische Kräuter und Samen Jodiertes Meersalz (wenig)	Erhitzte Kräuter und Samen Meersalz, Jodiertes Kochsalz (wenig)	Gewürzextrakte	Isolierte/künstliche Aromastoffe Kochsalz
Rohes, süßes Obst Eingeweichtes Trockenobst	Mäßig und verdünnt: Honig, Apfel- und Birnendicksaft	Zuckerrübensirup, Melasse Ahornsirup	Isolierte Zucker Künstliche Süßstoffe

Quelle: AID-Verbraucherdienst, Sonderdruck, 4. Aufl. 1990

Tab.: Richtwerte für die Zufuhr von Wasser[1]

Alter	Gesamtwasseraufnahme[2] ml/Tag	Oxidationswasser ml/Tag	Wasserzufuhr durch Getränke ml/Tag	Wasserzufuhr durch feste Nahrung[3] ml/Tag	Wasserzufuhr durch Getränke und feste Nahrung[4] ml/kg/Tag
Säuglinge					
0 bis unter 4 Monate	780	70	710	-	140
4 bis unter 12 Monate	1000	100	400	500	110
Kinder					
1 bis unter 4 Jahre	1550	150	950	450	110
4 bis unter 7 Jahre	1900	200	1100	600	90
7 bis unter 10 Jahre	2000	250	1100	650	65
10 bis unter 13 Jahre	2200	250	1200	750	50
13 bis unter 15 Jahre	2400	300	1300	800	40
Jugendliche					
15 bis unter 18 Jahre	2700	350	1450	900	35
Erwachsene					
19 bis unter 25 Jahre	2400	300	1300	800	30
25 bis unter 50 Jahre	2300	300	1250	750	30
51 bis unter 65 Jahre	2000	250	1100	650	25
65 Jahre und älter	1800	200	1000	600	25
Schwangere	2500	300	1350	850	35
Stillende	3200	300	1950	950	45

[1] Bei normaler Energiezufuhr und durchschnittlichen Lebensbedingungen

[2] Gestillte Säuglinge etwa 1,5 ml Wasser/kcal, Kleinkinder etwa 1,2 ml/kcal, Schulkinder und junge Erwachsene etwa 1,0 ml/kcal einschließlich Oxidationswasser (etwa 0,125 ml/kcal)

[3] Wasser in fester Nahrung etwa 0,33 ml/kcal

[4] Wasserzufuhr durch Getränke und feste Nahrung = Gesamtwasseraufnahme − Oxidationswasser

Quelle: Empfehlungen für die Nährstoffzufuhr der DGE, 5. Überarb. 1991, S. 43

Tab.: Empfohlene Zufuhr von Zink

Alter	**Zink**			
	mg/Tag		mg/MJ[1] (Nährstoffdichte)	
	m	w	m	w
Säuglinge				
0 bis unter 4 Monate	5		2,2	
4 bis unter 12 Monate	5		1,5	
Kinder				
1 bis unter 4 Jahre	7		1,3	
4 bis unter 7 Jahre	10		1,3	
7 bis unter 10 Jahre	11		1,3	
10 bis unter 13 Jahre	12	12	1,3	1,3
13 bis unter 15 Jahre	15	12	1,4	1,3
Jugendliche und Erwachsene				
15 bis unter 19 Jahre	15	12	1,2	1,2
19 bis unter 25 Jahre	15	12	1,4	1,3
25 bis unter 51 Jahre	15	12	1,5	1,4
51 bis unter 65 Jahre	15	12	1,7	1,6
65 Jahre und älter	15	12	1,9	1,7
Schwangere				
ab 4. Monat		15		1,5
Stillende		22		1,9

[1] Berechnet für Jugendliche und Erwachsene mit überwiegend sitzender Beschäftigung

Quelle: Empfehlungen für die Nährstoffzufuhr der DGE, 5. Überarb. 1991, S. 72

Literaturnachweis

Bei der Erstellung dieses Lexikons wurde von der Autorin folgende Literatur verwendet:

Bücher

Baltes, W.: Lebensmittelchemie. Heidelberg: Springer 1983

Bäßler, K.-H.; Fekl, W.; Lang, K.: Grundbegriffe der Ernährungslehre. Heidelberg: Springer ^{3}1979

Bitsch, R.; Kasper, H.: Ernährung und Diätetik. Stuttgart: Deutscher Apotheker Verlag 1986

Classen, H.-G.; Elias, P.S.; Hammes, W.P.: Toxikologisch-hygienische Beurteilung von Lebensmittelinhalts- und -zusatzstoffen sowie bedenklicher Verunreinigungen. Hamburg: P. Parey 1987

Deutsche Gesellschaft für Ernährung e.V. (Hrsg.): Ernährungsberichte 1976, 1980, 1984, 1988, 1992. Frankfurt: Umschau Verlag

Deutsche Gesellschaft für Hauswirtschaft e.V. (Hrsg.): Lebensmittelverarbeitung im Haushalt. Stuttgart: Ulmer 1968

Feldheim, W.; Steinmetz, A.: Ernährungslehre. Stuttgart: Kolhammer ^{2}1986

Fresenius AG (HAGb): Diätfibel – Krankheiten und ihre diätetische Behandlung. Frankfurt, ^{5}1986

Hahn, P.; Muermann, B.: Lexikon Lebensmittelrecht. Hamburg: B. Behr's Verlag 1986

Heilmeyer, L.; Holtmeier, H.-J. (Hrsg.): Ernährungswissenschaften. V. Symposium in Freiburg am 28./29. April 1967 der Deutschen Gesellschaft für Fortschritte auf dem Gebiet der Inneren Medizin. Stuttgart: Georg Thieme Verlag 1968

Hötzel, D.: Kleine Ernährungslehre. Baltmannsweiler: Burgbücherei Schneider ^{6}1976

Hofmann, M.; Lydtin, H.: Gesunde Ernährung und Krankenkost. Martinsried: Birken-Verlag GmbH 1985

Holtmeier, H.-J.: Diät bei Übergewicht und gesunde Ernährung. Stuttgart: Georg Thieme Verlag ^{6}1975

Kasper, H.: Ernährungsmedizin und Diätetik. München: Urban und Schwarzenberg ^{6}1987

Kastner, A.: Gesund durch richtige Ernährung. Hamburg: Dr. Felix Büchner – Verlag Handwerk und Technik ^{14}1990

Ketz/Baum (Hrsg.): Ernährungslexikon. Leipzig: VEB Fachbuchverlag 1986

Kollath, W.: Die Ordnung unserer Nahrung. Heidelberg: Karl F. Haug Verlag ^{15}1992
Krusen, F.: Unsere Lebensmittel – Zusammensetzung, Verarbeitung, Nährwert. Hamburg: B. Behr's Verlag, 1989
Lang, K.: Biochemie der Ernährung. Darmstadt: Steinkopff ^{4}1979
Muermann/Gnauer: Das große Lebensmittel-Lexikon. Innsbruck: Pinguin Verlag; Frankfurt: Umschau Verlag ^{3}1985
Leitzmann/Öhrig/Dauer: Wörterbuch der Ernährungswissenschaft – Deutsch, Englisch, Französisch, Italienisch, Spanisch. Stuttgart: Ulmer Verlag, 1988
Menden, E. (Hsg.): Wie funktioniert das? Die Ernährung. Mannheim: Meyers Lexikonverlag, 1990
Dr. Oetker Lexikon Lebensmittel und Ernährung. Bielefeld: Ceres Verlag ^{3}1989
Ohsawa, G.: Zen Makrobiotik. Hamburg: Franz Thiele Verlag ^{13}1987
Schild, E.: Der junge Bäcker 2. Gießen: Fachbuchverlag Dr. Pfanneberg ^{12}1985
Schlieper, C. A.: Ernährung heute. Hamburg: Dr. Felix Büchner – Handwerk und Technik, ^{4}1991
Schlieper, C. A.: Grundfragen der Ernährung. Hamburg: Dr. Felix Büchner – Verlag Handwerk und Technik ^{11}1992
Schwedt, G.: Chemie und Analytik der Lebensmittelzusatzstoffe. Stuttgart: Thieme Verlag 1986
Skobranek, H.: Blickpunkt Ernährung. München: Lexika Verlag 1985
Spiess, I.-Ch.: Selbstheilung bei Nahrungsmittelallergien. Reinbek: Rowohlt Taschenbuch-Verlag GmbH 1987
Von Koerber, K. W.; Männle, Th.; Leitzmann, C.: Vollwert-Ernährung. Heidelberg: Haug ^{7}1993
Wagner, Ch.: Fachkunde Nahrung und Ernährung. Hamburg: Dr. Felix Büchner – Verlag Handwerk und Technik 1985
Wirths, W.: Lebensmittel in ernährungsphysiologischer Bedeutung. Paderborn: Schöningh ^{3}1985
Worm, N.: Ratgeber Ernährung. München: TR-Verlagsunion GmbH 1987

Zeitschriften

(Jahrgänge 1991 und 1992 insbesondere)

AID-Verbraucherdienst. Bonn: Köllen Druck & Verlag GmbH
Aktuelle Ernährungsmedizin. Stuttgart: Thieme Verlag
Arbeitsmedizin Sozialmedizin Präventivmedizin. Stuttgart: A. W. Gentner Verlag

Bundesgesundheitsblatt. Berlin: Carl Heymanns Verlag
Deutsche Gesellschaft für Ernährung (Hrsg.): Ernährungsberatungsdienst Haushalt und Heime
Ernährung/Nutrition. Wien: Fachzeitschriftenverlagsges.mbH
Ernährungs-Umschau. Frankfurt: Umschau Verlag
essen & trinken. Hamburg: Grunder + Jahr
Getränkefachgroßhandel. Mindelheim: Verlag W. Sachon
Internationale Zeitschrift für Lebensmitteltechnologie und -Verfahrenstechnik. Coburg: Fachverlag O. Ohler GmbH
Lebensmittelchemie und gerichtliche Chemie. Weinheim: VCH Verlagsgesellschaft
test. Stiftung Warentest Berlin
Vitamine Mineralstoffe Spurenelemente. Stuttgart: Hippokrates Verlag

Broschüren

AOK: Infothek BLEIB GESUND 1 – Essen mit Genuß. Frankfurt 1993
Arbeitskreis Ernährungs- und Vitamininformation e.V.: Was Sie schon immer über Vitamine wissen wollten. Frankfurt 1987
Bund für Lebensmittelrecht und Lebensmittelkunde e.V.: Zusatzstoffe in Lebensmitteln – Eine Information. Bonn 1990
Deutsche Gesellschaft für Ernährung: Empfehlungen für die Nährstoffzufuhr. Frankfurt: Umschau Verlag [5]1991
dragoco-report – Informationsdienst. Holzminden 1986/1987
Fast Food – Eßunkultur oder zeitgemäßer Ernährungsstil? Heft 7 der Schriftenreihe des Verbandes der Diplom-Oecotrophologen e.V., Köln 1986
Formaldehyd in Haus und Haut. Verbraucherzentrale Nordrhein-Westfalen 1986
Fragen und Antworten zum Thema Radioaktivität aus der Wissenschaftsshow. September 1986
Gesundheitskost – gesunde Kost? Verbraucherzentrale Nordrhein-Westfalen 1986
Grüne Liste 1992. Verzeichnis diätetischer und diätgeeigneter Lebensmittel. Herausgeber: Diätverband. Editio Cantor Verlag Aulendorf
Nitrat in Wasser und Gemüse. Verbraucherzentrale Nordrhein-Westfalen 1985
Schriften zur Oecotrophologie der Fachhochschule Hamburg, Fachbereich Ernährung und Hauswirtschaft
Schwermetalle – eine Gefahr für uns Menschen? Verbraucherzentrale Nordrhein-Westfalen 1985

VCI-Schriftenreihe Chemie + Fortschritt. Frankfurt
Wirths, W.: Kleine Nährwerttabelle. Frankfurt: Umschau Verlag [35]1991
Broschüren der Deutschen Gesellschaft für Ernährung, des Auswertungs- und Informationsdienstes (AID), der Krankenkassen